周平安临床医案集

主　编

焦　扬

副主编

曹　芳

编　委

牛　洁	马瑞鸿	王玉光	王　玮
付小芳	白晓旭	朱晓丹	刘清泉
刘文洪	刘锡瞳	刘艳芳	孙海燕
杨承芝	杨效华	李　慧	李晓莉
吴志松	陈小松	林鸿春	姜　苗
曹　芳	崔启东	焦　扬	傅开龙

人民卫生出版社

图书在版编目（CIP）数据

周平安临床医案集/焦扬主编．—北京：人民卫生出版社，2015

ISBN 978-7-117-21043-0

Ⅰ.①周… Ⅱ.①焦… Ⅲ.①医案－汇编－中国－现代 Ⅳ.①R249.7

中国版本图书馆 CIP 数据核字（2015）第 156611 号

人卫社官网	www. pmph. com	出版物查询，在线购书
人卫医学网	www. ipmph. com	医学考试辅导，医学数据库服务，医学教育资源，大众健康资讯

周平安临床医案集

主　　编：焦　扬

出版发行：人民卫生出版社（中继线 010-59780011）

地　　址：北京市朝阳区潘家园南里 19 号

邮　　编：100021

E - mail：pmph @ pmph.com

购书热线：010-59787592　010-59787584　010-65264830

印　　刷：三河市尚艺印装有限公司

经　　销：新华书店

开　　本：850×1168　1/32　印张：16.5

字　　数：413 千字

版　　次：2015 年 8 月第 1 版　2016 年 5 月第 1 版第 2 次印刷

标准书号：ISBN 978-7-117-21043-0/R · 21044

定　　价：45.00 元

打击盗版举报电话：010-59787491　E-mail：WQ @ pmph.com

（凡属印装质量问题请与本社市场营销中心联系退换）

前言

　　2007 年北京市中医管理局开展了北京中医药薪火传承工程，在北京中医药大学东方医院成立了周平安名医工作站，2012 年国家中医药管理局也成立了全国名老中医经验继承周平安名医工作室，2013 年北京中医药大学成立了周平安教授名医研究室，我们工作站的全体学生开展了学习、传承周平安教授学术思想和临床经验的工作。

　　在长期的临床实践中，周平安教授一直追求中西兼通，坚持辨证论治与辨病论治的有机结合，将西医病理、生理和中药现代药理知识，融入中医辨病、辨证治疗体系，赋予病理生理学以中医证候学内涵，把现代中药药理研究成果与传统本草学知识相结合，深入探索、准确把握中医方药的应用指征，提高中医药疗效，擅长治疗多种疑难杂病，现在仍在临床一线诊治大量患者。

　　为了更好地传承周平安教授的临床经验，收集、整理周平安教授在多种疾病治疗方面的理论思想和辨证论治经验，我们工作站的全体学生整理了这本《周平安临床医案集》，以记录、分析、学习、传承周平安教授的临床诊疗经验。

　　衷心感谢国家中医药管理局、北京市中医管理局、北京中医药大学、东方医院给予我们的大力支持！

2015 年 3 月

周平安名医工作站

目 录

目　录

第一章 呼吸系统疾病

第一节 感 冒

感冒是由于鼻病毒、冠状病毒、副流感病毒、呼吸道合胞病毒等引起的以鼻塞、打喷嚏、流涕、全身不适、肌肉酸痛为主要临床表现的急性上呼吸道感染，其临床症状特点是上呼吸道症状明显而全身症状相对较轻，是急性上呼吸道病毒感染中最常见的病种。

感冒的临床表现：感冒的潜伏期 1～3 天不等，随病毒而异。起病突然，大多先有鼻和喉部灼热感，而后出现鼻塞、打喷嚏、流涕、全身不适和肌肉酸痛，症状在 48 小时达高峰，通常不发热或仅有低热。可有眼结膜充血、流泪、畏光、眼睑肿胀，咽喉黏膜水肿。鼻腔分泌物初始为大量水样清涕，以后变为黏液性或脓性。咳嗽通常不剧烈，可持续长达 2 周。实验室检查：①外周血白细胞总数正常或偏低，中性粒细胞减少，淋巴细胞相对增多。②胸片无阳性发现。感冒多呈自限性，如无并发症，一般病程为 4～10 天。但可能引起多种并发症如化脓性咽炎、鼻窦炎、中耳炎、支气管炎、原有呼吸道疾病急性加重和恶化等。

诊断：根据临床症状特点，上呼吸道症状明显而全身症状相对较轻，并排除过敏性鼻炎等非感染性上呼吸道炎，即可做出诊断。

感冒可归属于中医的感冒范畴。

病案 1

谢某某，女，30 岁。

2011 年 12 月 7 日来诊。患者由于感冒三天而来诊。患者外受风寒，喷嚏连连，鼻塞流涕，恶寒怕冷，周身酸痛，头痛，恶心欲呕，不思饮食，胃脘疼痛，脘腹胀满，舌苔白腻，脉弦紧。

处方：九味羌活汤加减

柴胡 10g　荆芥 10g　防风 10g　葛根 20g

川芎 10g　羌活 10g　生姜 15g　姜竹茹 10g

姜半夏 10g　厚朴 10g　紫苏梗 10g　芦根 15g

桔梗 6g　甘草 6g

3 剂，水煎服，日一剂。

患者病由感受风寒引起，恶寒身痛，鼻塞流涕，同时表现出恶心欲呕，脘腹胀满，舌苔白腻等湿邪中阻的临床表现，因此辨证为风寒夹湿，治以疏风散寒，行气化湿。方中荆芥、防风、川芎、羌活疏风散寒；生姜、竹茹、半夏、厚朴、苏梗行气化湿。

病案 2

郑某某，女，81 岁。

2012 年 1 月 12 日来诊。因外感风寒，引起鼻塞流涕，口干咽痒，咳嗽，干咳无痰，平素即气短乏力，大便干结。舌质淡胖，苔白略腻，脉弦滑。

处方：参苏饮加减

太子参 15g　生黄芪 10g　紫苏叶 10g　紫苏梗 10g

生白术 30g　生薏苡仁 15g　枳实 10g　全瓜蒌 30g

防风 10g　　乌梅 10g　　天花粉 15g　　南沙参 15g

桔梗 6g　　生甘草 6g

5 剂，水煎服，日一剂。

患者为高龄女性，素体肺脾气虚，气短乏力，大便干结，外感风寒后引起鼻塞流涕，咽痒，咳嗽，干咳无痰，为肺脾气虚，风寒闭肺，肺气失宣的证候，治以益气补肺，疏风散寒。方中太子参、黄芪益气补肺；生白术、薏苡仁健脾，配伍枳实、瓜蒌润肠通便；苏叶、防风疏风散寒；天花粉、南沙参、乌梅滋阴养液。

病案 3

安某某，女，64 岁。

2012 年 8 月 6 日来诊。患者盛暑外出，感受暑湿之邪，周身酸困，疲乏无力，咽干咽痛，咳嗽痰黄，口渴喜饮，脘腹胀满，大便不成形，舌质淡红，体胖，苔腻微黄，脉弦滑。患者既往有慢性胃炎病史，平素即易食后腹胀，大便长期不成形。

处方：藿香正气散加减

广藿香 10g　　佩兰 10g　　苦杏仁 9g　　白术 15g

薏苡仁 15g　　芦根 15g　　黄芩 10g　　连翘 15g

浙贝母 10g　　射干 6g　　桔梗 6g　　甘草 6g

防风 10g　　紫苏梗 10g　　大腹皮 10g

5 剂，水煎服，日一剂。

患者外感暑湿之邪，暑为阳邪，有炎热之性，故而患者咽干咽痛，咳嗽痰黄，口渴喜饮；患者素体脾胃虚弱，水湿内停，易感外湿，暑湿困表，故而周身酸困，疲乏无力；中虚湿阻，故而脘腹胀满，大便溏薄，舌胖苔腻，治以清暑化湿，行气化痰。方中藿香、佩兰芳香化湿解表，杏仁、白术、薏苡仁宣肺健脾化湿，黄芩、连翘清热解毒，浙贝母、射干、桔梗清肺化痰。

病案 4

李某，女，40 岁。

2012 年 7 月 16 日来诊。平素即怕冷、怕风，易感冒，因开会吹空调后出现流涕鼻塞，鼻痒喷嚏不止，周身酸困，咽痒，声音嘶哑，口干咽干，干咳少痰。舌淡红，苔薄白，脉细。

处方：

柴胡 10g　荆芥 10g　防风 10g　葛根 30g

辛夷 10g　白芷 6g　蝉衣 6g　木蝴蝶 10g

桔梗 6g　甘草 6g　杏仁 9g　浙贝母 10g

南沙参 15g　芦根 15g

7 剂，水煎服，日一剂。

7 月 24 日二诊。药后鼻塞流涕已减，声音能出，仍咽痒咳嗽，干咳无痰，口干口渴，怕风，进空调房间易喷嚏流涕，舌淡红，苔薄白，脉细。

处方：

生黄芪 10g　白术 15g　杏仁 9g　浙贝母 10g

南沙参 15g　麦冬 15g　防风 10g　乌梅 10g

炙紫菀 10g　炙冬花 10g　桔梗 6g　甘草 6g

7 剂，水煎服，日一剂。

由于空调的普遍应用，夏季感冒的类型已经比较暑湿感冒复杂多变，常见感受风寒，或者表寒里热，或者表寒里湿热等，临床要注意鉴别诊断。本例初期即为感受风寒邪气，风寒束肺，卫表不和，故而周身酸困，鼻塞流涕；寒邪阻滞，气机不利，故而咽痒，声音嘶哑，治宜疏风散寒，宣肺开音，方中荆芥、防风、辛夷、白芷疏风散寒；蝉衣、木蝴蝶、桔梗、生甘草利咽开音，服药后患者表解，音开。复诊时表现为卫表气虚，津液不足，故以玉屏风散益气固表，南沙参、麦冬、乌梅滋阴润肺，炙紫菀、炙冬花润肺止咳。

病案 5

董某某，女，54 岁。

2010 年 11 月 16 日就诊。患者主诉发热伴呕吐一天。昨日因受风寒引起恶寒发热，T 37.5℃左右，头身疼痛，呕逆，恶心，呕吐一次，为胃内容物，口干喜饮，大便不畅，每日一行，昨日行经，每次经期均有头痛、恶寒症状。对青霉素过敏。舌红苔白腻，脉细数。

处方：

柴胡 10g　黄芩 10g　荆芥 10g　薄荷 6g（后下）

金银花 15g　连翘 10g　苏叶 10g　黄连 5g

姜半夏 9g　枳壳 10g　莱菔子 10g　藿香 10g

旋覆花 10g（包煎）　竹茹 10g　生甘草 6g

5 剂，水煎服，日一剂。

患者由于感受风寒邪气，邪犯肌表则恶寒发热，寒邪克胃则呃逆，恶心，呕吐，病属感冒，辨证为表寒里热，胃气上逆，治宜疏风解表，和胃降逆。治疗中在疏解表邪基础上，用苏叶、黄连和胃止呕，姜半夏、竹茹、旋覆花和胃降逆止呕，枳壳、莱菔子理气消胀，肺胃同治，表里双解，诸症得除。

病案 6

李某某，女性，63 岁。

2010 年 11 月 12 日初诊。患者常年易反复感冒，冬季尤其怕冷，汗出畏风，头痛鼻塞，恶心，胃脘不适，嗳气，四末不温。舌红苔白，脉沉细。

处方：

生黄芪 20g　炒白术 15g　防风 10g　桂枝 10g

白芍 15g　炙甘草 6g　大枣 10g　当归 10g

半夏 9g　桑叶 15g　枳壳 10g　莱菔子 10g

旋覆花 10g（包煎）　炮附子 10g（先煎）

14 剂，水煎服，日一剂。

2010 年 11 月 26 日二诊。患者服药后自觉体力明显增加，时有上腹部胀满，嗳气，四末不温。舌红苔白，脉沉细。

处方：

生黄芪 20g　炒白术 15g　防风 10g　桂枝 10g

白芍 15g　炙甘草 6g　茯苓 15g　陈皮 10g

半夏 9g　辛夷 10g　苍耳子 10g　苏叶 10g

炮姜 6g　竹茹 10g　藿香 10g　旋覆花 10g（包煎）

14 剂，水煎服，日一剂。

本案患者多年来易于外感，正气虚弱，尤其冬季怕冷，手脚发凉，舌红苔白，脉沉细，为肾阳不足，失于温煦，肺气亏虚，卫外不固。治以益气固表，温肺散寒。桂枝汤见于《伤寒论》，是治疗风寒表虚感冒的方剂，具有解肌祛风，调和营卫的作用，《金匮心典》曰："桂枝汤，外证得之，为解肌和营，内证得之，为化气和阴阳。"玉屏风散见于《丹溪心法》，具有益气固表止汗之功，主治表虚自汗，易受风邪之证。方中重用黄芪益气固表；白术健脾益气，二药相配，使气旺表实，则汗不能外泄，邪亦不易内侵；更配防风走表祛风并御风邪，三药组成了补中有散，散中寓补之方，是临床治疗气虚卫外不固，反复感冒的常用方剂；然而虚人自汗，易感风邪者，用玉屏风散固表止汗，对于正气不足之外感，单用表散，邪气难撼，徒伤表气，唯益气解表才是稳妥之策。

临 证 备 要

一、病因病机分析

感冒是因风邪引起，由于外感风邪或兼夹其他外邪，客于肺卫，引起肺卫功能失调，卫表不和，肺失宣肃而引发感冒，一般病程较短，在整个病程中很少传变。

感冒的发生有外因也有内因。外因主要是季节更替，气候变化尤其是异常变化，常常可引起感冒。四季中冬季应严寒当令，春季温暖多风，夏季暑湿交蒸，秋季天气凉爽，如果气候反常，冬季不寒而反温，春季应温而反寒，夏季应热而反凉，秋季应燥而反湿，都给感冒的发生提供了外在条件。但是如果人体正气充盛，腠理固密，调摄适宜，并不会发病，外因必须通过内因才能起作用，只有人体存在气血阴阳的失调，正气不足，卫外不固，或者素体健康之人，由于起居不慎，肺卫失调，卫气虚于一时，才能感受外邪而发病。

二、辨证治疗要点

根据患者的不同体质，气血阴阳的偏盛偏衰，是否患有基础疾病，感冒可分为实证和虚人感冒两类进行辨证论治。

周平安教授认为，感冒的辨证首先要辨别寒热，根据患者寒热的轻重，有无咽痛，口干口渴，舌边尖红等临床表现和舌脉特征，可以辨别是风寒还是风热。辨别关键在于是否有咽痛，一般咽痒、咽干、咽紧可能都是感寒的表现，而一旦患者出现咽痛，诊查可见咽部充血，则可认为是风热。

其次，要辨别兼夹证，夹湿者，周身困重疼痛，头痛如裹；夹痰湿者，舌苔白腻，咳吐较多白黏痰；夹食滞者，脘腹胀满，嗳腐吞酸，大便不爽。而年高体弱，或有基础疾病者，需要辨别气血阴阳的盛衰，根据气虚、血虚、血瘀、痰滞、阴虚、阳虚的不同情况，分别治疗。

周教授认为，感冒是由于外邪侵入人体而致，临床治疗的第一要义，当是祛邪外出，邪去则正安。因此治疗用药首先要给邪气以去路，病中无汗者，要辛散发汗，以辛凉为主，给邪气以外泄之路，风寒者可用辛温如苏叶、荆芥、防风等，使邪从汗解。如果病中大便不通，则要注意开肠通便，使邪气从便而出。如有汗、便通，就要注重清热，清热解毒以祛邪，常用金银花、连翘、蒲公英、野菊花等。

根据感受寒邪轻重的不同，可以选用不同的方药，如感寒较轻，仅有周身酸困不适，可用葱豉汤加苏叶、荆芥，以通阳散寒，宣表达邪，或以生姜红糖水热饮后覆被以解散表寒。如果感邪较重，可应用荆防败毒散或九味羌活汤。如果重感寒邪，恶寒重，头痛剧烈，周身疼痛，可用麻黄汤，葛根汤治疗。

周平安教授在治疗夏季感冒时，常用时令鲜药，如鲜藿香、鲜佩兰、鲜芦根、鲜荷叶、荷梗、西瓜翠衣等，以清暑化湿，解表透邪。由于现代生活交通便捷，空调广泛使用，因此夏季感冒更常见感受寒邪，或夹杂饮冷引起的寒湿困表，因此临床要注意辨别，如仅有表寒，可用荆芥、防风、羌活等，如夹杂寒湿，可用羌活、独活、生姜等，如有内热，可加连翘、黄芩、蒲公英等。

妇女产后，或女性月经期间，感受风寒，头痛身痛，发热，可用傅青主加味生化汤，羌活，防风，当归，川芎，生姜，甘草。头痛重可加白芷，葛根，腹痛可加延胡索，白芍。

注意煎药及服药要求，汤药宜于轻煎，一般煎煮 10～15 分钟即可，不宜过煮，趁温热服，服后避风寒并覆被取微汗，或进食热稀饭、米汤以助药力。

第二节　急性咽炎

急性咽炎（acute aore throat）是咽黏膜、黏膜下组织及其淋巴组织的急性炎症，常为上呼吸道感染的一部分，亦可单独发生，多数由病毒感染引起，部分亦可由细菌感染引起，少数病例由物理及化学因素刺激引起，如高温、刺激性气体等。

急性病毒性咽炎多数由鼻病毒、腺病毒、流感病毒、副流感病毒、肠病毒或呼吸道合胞病毒等引起，多通过飞沫和亲密接触而传染，临床主要表现为咽部发痒和灼热感，咳嗽少见。流感病毒和腺病毒感染时可有发热和乏力，咽部明显充血水肿，颌下淋巴结肿痛。

急性细菌性咽炎则由溶血性链球菌、流感嗜血杆菌、肺炎链球菌和葡萄球菌等致病菌引起，有学者证实，急性细菌性咽炎部分病例是由多种细菌混合感染引起。临床特点为起病急、咽痛明显、畏寒、发热（体温可达 39℃ 以上）等，病情之轻重与多种因素有关，若为毒力强的细菌感染，其周围血象白细胞总数及中性粒细胞分类很高，全身症状表现严重，如由 A 族 β 型链球菌引起者，细菌入血后甚至可引起远处器官的化脓性病变，称急性脓毒性咽炎，有少数治疗不及时者，可并发急性风湿热、急性肾小球肾炎等。为明确致病菌，常采用咽拭子培养及细菌药敏试验。

急性咽炎的临床表现：起病较急，初觉咽干、咽痒、灼热感及异物感，继而有咽痛，多为灼痛，且空咽时咽痛较剧。疼痛可放射至耳部。上述局部症状多见于成年人，而全身症状较轻或无。幼儿及成人重症患者，可伴有全身症状，如寒战、高热、头痛、全身不适、食欲不振、口渴和便秘等，甚至有恶心、呕吐。体检可见口咽部黏膜呈急性弥漫性充血、肿胀，咽后壁淋巴滤泡隆起、充血；咽侧索受累时，可见口咽外侧壁有纵行条索状隆起，亦呈充血状；感染较重时，悬雍垂及软腭可出现水肿。下颌角淋巴结可肿大，并伴有压痛。辅助检查：①外周血白细胞总数正常或偏低，由细菌引起或合并细菌感染时白细胞总数升高，中性粒细胞增多。②咽拭子培养可确定病原菌。急性咽炎一般预后良好，身体抵抗力低下或治疗不及时，炎症扩散可引起中耳炎、鼻窦炎、喉炎、气管支气管炎及肺炎等并发症。

诊断：根据患者临床症状特点及咽部检查所见即可做出诊断。

急性咽炎可归属于中医的急喉痹范畴。

病案1

王某，男，30岁。

2011年12月13日来诊。因咽痛1周而就诊。1周前受凉后出现咽痛，喑哑，咳嗽，咯少量白痰，咽中异物感。舌红苔白，脉细。

处方：银翘散合增液汤加味

金银花15g　连翘10g　菊花10g　薄荷6g（后下）

生地黄15g　玄参15g　麦冬15g　白芍15g

牡丹皮10g　法半夏10g　厚朴10g　紫菀10g

款冬花10g　桔梗6g　诃子10g　甘草10g

7剂，水煎服，日一剂。

患者感受风寒，入里化热，热邪直袭咽喉，导致咽痛、喑哑；热邪熏灼津液，炼液为痰，痰热蕴肺，肺失宣降，故咳嗽，咯少量白痰；痰气交阻故见咽中异物感；舌红苔白，脉细均为风热内蕴之证。治疗以疏风清热、利咽解毒为主，方中金银花、连翘、菊花、薄荷疏风清热；生地黄、玄参、麦冬增液润燥；半夏、厚朴行气散结，降逆化痰；紫菀、款冬花、桔梗、诃子等利咽解毒、清热化痰。

病案 2

赵某，男，49 岁。

2011 年 9 月 9 日来诊。患者咽痛、喑哑 1 周，现咽痛甚，喑哑，咳嗽，咯少量黄痰，口干，大便干。舌黯红苔黄腻，脉弦滑。

处方：

桑叶 15g　炙枇杷叶 10g　炙百部 10g　紫菀 10g

款冬花 10g　柴胡 10g　黄芩 10g　射干 10g

蝉衣 10g　桔梗 6g　薄荷 6g（后下）　牛蒡子 10g

石菖蒲 10g　锦灯笼 10g　虎杖 15g　生甘草 6g

7 剂，水煎服，日一剂。

患者感受风热之邪，邪热壅盛传里，火邪熏灼咽喉，则咽痛，喑哑；邪热炼液为痰，痰热内阻，肺失宣降，故见咳嗽，咳少量黄痰；口干、大便干，舌黯红苔黄腻，均为肺胃热盛之证。治疗以泻热解毒、清利咽喉为主。方中桑叶、枇杷叶、百部、紫菀、款冬花、黄芩等清热化痰止咳；射干、蝉衣、桔梗、薄荷、牛蒡子、锦灯笼利咽解毒；对于已经热结肠腑者，用虎杖泻下热结，虎杖味微苦而性平，作用柔和，不致攻伐太过。

临 证 备 要

一、病因病机分析

周教授根据多年经验认为，在临床上急性咽炎的患者多证属外感风热或肺胃热盛。外感风热，常因气候急剧变化，起居不慎，肺卫失固，风热邪毒乘虚侵袭，咽喉首当其冲，邪热循经犯肺，肺卫蕴热，上炎咽部而致咽喉红肿疼痛。或外感病失治误治，邪热传里，肺胃热盛，或平素过食辛辣炙煿厚味之品，肺胃积热，循经上蒸，结灼咽部而为病。另外风寒犯于皮毛，致营卫失和，邪郁而不能外达，壅结于咽喉，可导致风寒喉痹，此证临床少见，且往往短时间内热化。

二、辨证治疗要点

急性咽炎多为风热外侵，直袭咽喉所致，故以疏风清热，解毒利咽治疗为主，常用玄参、薄荷、桔梗、射干、牛蒡子、锦灯笼、穿心莲等药物；若治疗不及时，邪热壅盛传里，火邪熏灼咽喉，则以宣泄热毒、利咽消肿为主，常用金银花、连翘、黄芩、板蓝根、贯众、牡丹皮等。

如果发热重者可加柴胡，荆芥疏风解表；咳甚者可加用杏仁、枇杷叶等下气止咳；便秘者可加用虎杖、酒大黄等通腑泄热。对于风寒结于咽喉导致的风寒喉痹，以辛温解表、疏风散寒为主，常用防风、荆芥、苏叶、生姜等辛温解表，同时配伍清热解毒之金银花、连翘、薄荷、射干以解毒利咽。

周教授治疗急性咽炎、急性扁桃体炎等咽喉肿痛疾病喜用锦灯笼，锦灯笼又名挂金灯，为茄科酸浆属多年生宿根草本植物，味酸甘，性寒，归肺、肾经，功用清热解毒，利咽化痰，利尿通淋。锦灯笼善清气分风热，为治疗咽喉肿痛专药，单用即效，赵学敏在《本草纲目拾遗》中说："此草主治虽夥，惟咽喉是其专治，用之功最捷。"周老师临床处方常用量为10～15g，也可单用锦灯笼一味煎汤代茶饮，均有良好的清热解毒，消肿止痛作用。

第三节 慢性咽炎

慢性咽炎即慢性单纯性咽炎，是由于烟酒过度、粉尘及有害气体刺激等引起的以咽部不适为主要症状的慢性咽部炎症。

慢性咽炎的临床表现：以咽部不适感、异物感、痒感、灼热感、干燥感或刺激感等局部症状为主，全身症状多不明显。体检可见黏膜弥漫充血、血管扩张、色暗红，附有少量黏稠分泌物。悬雍垂肿胀或松弛延长。鼻咽顶部常有黏液与干痂附着。慢性咽炎多见于成年人，病程长，易复发。

诊断：根据病史、症状及局部检查，即可做出诊断。

慢性咽炎可归属于中医的慢喉痹范畴。

病案 1

周某某，女，59 岁。

2012 年 4 月 24 日来诊。咽部异物感半年余，现咽干，口干，咽部异物感，早上痰中带血，有时咳嗽，头昏，胃中不适，反酸，腰酸腰痛。舌红少苔，脉弦。

处方：增液汤加味

玄参 15g　麦冬 15g　生地黄 15g　升麻 6g

柴胡 10g　枳壳 10g　浙贝母 10g　煅瓦楞子 30g

连翘 10g　锦灯笼 10g　桔梗 6g　白茅根 30g

桑寄生 15g　川断 15g

14 剂，水煎服，日一剂。

患者肺肾阴虚，咽喉失于濡养，故见咽干、口干、咽部异物感；肺阴亏虚，肺失润降，肺络损伤，故咳嗽，痰中带血；肾精亏虚，腰脊失养，故腰酸；肾精亏虚，脑窍失养，故头昏。治宜滋阴利咽，方中以增液汤之生地、玄参、麦冬增液养阴生津；白茅根、连翘、锦灯笼、桔梗、浙贝母清热解毒、利咽化痰；柴胡、升麻，引药上行，直达病所；桑寄生、川断补肾强腰。锦灯笼是周教授治疗急慢性咽炎的常用药物，其味酸甘，性寒，归肺、肾经，善清气分风热，为治疗咽喉肿痛专药，单用即效，既安全又价廉。

病案 2

申某某，男，37 岁。

2011 年 8 月 26 日来诊。慢性咽炎病史 4 年余，现咽干、咽痛，不咳，无痰，头痛，鼻塞，不流涕，大便不成形，每日 2~3 次。舌淡黯苔薄白，脉沉细。

处方：五味消毒饮加减

金银花 15g　野菊花 10g　连翘 10g　桔梗 6g

生黄芪 20g　当归 10g　太子参 30g　知母 10g

白芷 10g　生薏苡仁 15g　辛夷 10g　苍耳子 10g

川芎 10g　川牛膝 15g　细辛 3g　甘草 6g

14 剂，水煎服，日一剂。

患者素体脾胃不足，故见大便不成形；素体亏虚，复感外邪，结于咽喉，故见咽干、咽痛；外邪束表，肺气不宣，上蒙清窍，故见鼻塞、头痛；治宜益气补中，清热利咽，方中黄芪、太子参、当归补益脾胃，金银花、连翘、桔梗、野菊花清热利咽；辛夷、苍耳子、细辛疏风解表、宣通鼻窍；白芷、川芎祛风止痛。

病案 3

李某，女，43 岁。

2008 年 12 月 2 日来诊。咽部不适 6 月余。患者素有慢性咽炎病史，近 6 个月感觉咽部不适，频繁清嗓子，咽中如有物阻感，时有咳嗽，咳吐少量白色泡沫痰，咽干咽痛。舌黯红苔薄微黄，脉弦细。

处方：半夏厚朴汤加减

半夏 9g　厚朴 10g　茯苓 15g　苏叶 10g

射干 10g　蝉衣 10g　玄参 15g　旋覆花 10g（包煎）

桔梗 6g　炙百部 10g　款冬花 10g　生甘草 6g

辛夷 10g

14 剂，水煎服，日一剂。

2008 年 12 月 16 日二诊。药后咽痛减，仍感咽部不适，需时常清嗓，鼻塞流涕，喷嚏。舌红苔黄，脉弦细。

处方：

上方去款冬花

加苍耳子 10g、穿山龙 15g、白芷 10g。

14 剂，水煎服，日一剂。

《素问·至真要大论》中有："诸气膹郁，皆属于肺"。该患者素患慢性咽炎，常常由于外感或其他因素诱发急性发作，发则迁延不愈，肺之宣降失常，痰气郁于咽喉，气滞湿停，凝聚成痰，交阻于咽喉，故致如有物阻感。治疗当理气开郁，化痰止咳。本证即《金匮要略·妇人杂病脉证并治》所说："妇人咽中如有炙脔，半夏厚朴汤主之"。《医宗金鉴·诸气治法》将本证称为"梅核气"。方用半夏厚朴汤加减，辛苦并施，散降同用，痰气交结之势得散，逆上之势得降。痰为病理产物又为致病因素，故用旋覆花、炙百部、桔梗、款冬花理气化痰止咳，射干、蝉蜕、玄参疏利咽喉。二诊中患者外感流涕，原方加用《济生方》的苍耳子散以疏风散邪，通利鼻窍。

病案 4

朱某，女，79 岁。

2011 年 7 月 12 日来诊。患者素有慢性咽炎病史，现讲话多则声音嘶哑，恶风怕冷，鼻塞，易感冒，咽干，喜饮水，大便偏干。舌红苔白，脉弦细。查体：咽部充血，双侧扁桃体 I 度肿大。

处方：

生黄芪 20g　金银花 20g　野菊花 10g　射干 10g
蝉衣 10g　玄参 15g　蟅虫 6g　麦冬 15g

川芎 10g　石菖蒲 10g　赤芍 15g　生甘草 10g

辛夷 10g　苍耳子 10g　白芷 10g

14 剂，水煎服，日一剂。

患者有慢性咽炎病史，常因外感等因素引起急性发作，病久耗伤肺气，肺气亏虚故恶风怕冷、易感冒；风热袭于咽喉，耗伤肺阴，故见咽干、喑哑、喜饮水；邪气侵袭，鼻窍闭塞，故见鼻塞；舌红苔白，脉弦细亦为肺虚有热之象。治宜益气养阴，清热化痰。方中生黄芪、麦冬益气养阴；金银花、野菊花清热；射干、蝉衣、玄参、䗪虫利咽解毒；辛夷、苍耳子、白芷、川芎宣通鼻窍。

临 证 备 要

一、病因病机分析

慢性咽炎常与烟酒过度，情志失调，吸入粉尘及有害气体刺激等病因有关。

患者或烟酒过度，酿生内热，灼伤津液，咽喉失养；或吸入粉尘、有害气体，肺气郁闭不宣，津液不布，咽喉失润；或情志不畅，肝气郁结，气滞痰凝，阻于咽喉，咽喉不利；或气郁久而化火，循经上蒸，熏蒸咽喉；或久病不愈、年老体衰，肺肾亏虚，津液不足，虚火上炎，咽喉失养；或阴损及阳，气阴两虚，咽喉失养，均可导致慢性咽炎。

二、辨证治疗要点

慢性咽炎的治疗应注意辨别阴阳，阴虚为主者治以滋阴清热，生津利咽，方用增液汤加味；若短气、乏力，劳累后症状加重，可加用太子参、麦冬等益气养阴；纳差、脘腹胀满等脾虚者，可加用白扁豆、山药、炒山楂、生麦芽等健脾益胃；头眩目胀，性急易怒，肝阳上亢者，可加用羚羊角粉、生石决明等平肝潜阳。

气阴两虚者以益气养阴为主，佐以清热利咽，常用生脉散加味，短气、乏力者，可加用生黄芪、党参益气补中；大便溏薄者加用焦白术、焦山楂以健脾止泻；腰酸腰痛者加用桑寄生、补骨脂、川断、狗脊等补肾强腰。

气滞痰凝者，以行气化痰为主，常用半夏厚朴汤加减化裁，此类患者常有咽部异物感，主诉咽中物阻，吞之不下，吐之不出，乃由肝失疏泄，肺失宣降，痰气郁于咽喉，气滞湿停，凝聚成痰，交阻于咽喉，而致如有物阻感。治疗当理气开郁，本证即《金匮要略·妇人杂病脉证并治》所说："妇人咽中如有炙脔，半夏厚朴汤主之"。半夏厚朴汤辛苦并施，散降同用，痰气交结之势得散，逆上之势得降。常配伍旋覆花、苏梗、竹茹以理气降逆；生麦芽、薄荷疏肝理气；桔梗、射干、杏仁宣肺利咽。

临床上西医治疗常以抗炎药物为主，而这些药物反复长期使用会损伤脾胃，使病情不易于好转；从经络循行方面来说，足阳明胃经，上齿中，出挟环口唇……沿咽喉入缺盆；脾经上行挟食管两旁，循经咽喉连于舌根；从脾胃的生理功能分析，全身各组织器官的濡养滋润，均赖于脾胃化生之水谷精微，所以咽喉部也赖于脾胃的濡养，因此，周老师在慢性咽炎的治疗中还强调，要注意顾护脾胃，建中以利咽。

周平安教授治疗慢性咽炎常加用䗪虫。䗪虫，性寒味咸，有小毒，归肝经，功能破血逐瘀，续筋接骨。周平安教授借鉴干祖望教授治疗咽喉炎经验及现代络病学说，认为䗪虫具有通经活络、活血化瘀作用，能入络搜剔经络深处的病邪，能够改善局部血液循环、改善瘀血。且䗪虫缓中补虚，作用柔和，各年龄段均可用，内服一般用6g，临床常用醋炒，这种炮制方法保留有效成分较多，胃肠道反应较小。

第四节　急性支气管炎

急性支气管炎是由感染、物理、化学等刺激或过敏因素引起的以咳嗽和咳痰为主要临床表现的支气管黏膜的急性炎症。

急性支气管炎的临床表现：急性感染性支气管炎起病较急，常先有急性上呼吸道感染的症状，然后出现干咳或伴少量黏液性痰，随后可转为黏液脓性或脓性，痰量逐渐增多，咳嗽症状逐渐加重。全身症状一般较轻，可有低到中度发热，多在3~5天后降至正常。有些患者出现胸骨后烧灼样疼痛，咳嗽时加重。偶有痰中带血。体检时两肺呼吸音多粗糙，可闻及散在干、湿性啰音，啰音部位常常不固定，咳嗽后可减少或消失。实验室和辅助检查：①外周血白细胞总数正常或偏低，由细菌引起或合并细菌感染时白细胞总数升高，中性粒细胞增多。②胸片示肺纹理增粗或正常。咳嗽和咳痰可持续2~3周，如反复发作、迁延不愈可演变成慢性支气管炎。

诊断：根据急性上呼吸道感染病史，咳嗽咳痰等临床症状，两肺可闻及散在干、湿性啰音，结合外周血及胸片检查结果，可对本病做出临床诊断。

急性支气管炎可归属于中医学的外感咳嗽范畴。

病案 1

洪某某，女，30岁。

2012年4月17日来诊。3天前外感，现咳嗽，痰黏量不多，咽痛，口渴，无汗，胃痛，大便干。舌红苔黄腻，脉滑数。听诊：右下肺呼吸音粗。

处方：银翘散加减

金银花 15g　　连翘 10g　　牛蒡子 6g　　荆芥穗 6g

薄荷 6g（后下）　紫苏叶 6g　防风 6g　生甘草 5g

炙枇杷叶 10g　前胡 6g　桔梗 6g　瓜蒌 20g

生麦芽 15g　淡豆豉 10g

3 剂，水煎服，日一剂。

患者外感风热之邪，内袭于肺，肺失清肃，故见咳嗽；肺热津伤故见咽痛、口渴、大便干；肺热内蕴，蒸液为痰，故痰黏量不多；舌红苔黄腻，脉滑数均为风热犯肺之征。治疗以疏风清热、宣肺止咳为主。方中金银花、连翘、牛蒡子、荆芥穗、薄荷、紫苏叶、防风等疏风清热；枇杷叶、前胡、桔梗、瓜蒌等化痰止咳，瓜蒌又能润肠通便；淡豆豉加强解表之力。

病案 2

王某某，女，47 岁。

2011 年 8 月 26 日来诊。咳嗽 5 天。现咳嗽，痰多白黏，鼻塞声重，喷嚏，流清涕，咽痛，咽痒，头痛，易腹泻，无发热。舌淡黯，苔薄黄，脉细滑。

处方：麻杏石甘汤加味

炙麻黄 6g　杏仁 10g　生石膏 30g（先煎）　生甘草 6g

柴胡 10g　黄芩 10g　辛夷 10g　白芷 10g

生薏苡仁 15g　紫菀 10g　款冬花 10g　炙枇杷叶 10g

桑叶 15g　紫苏叶 10g　生麦芽 15g　焦山楂 15g

7 剂，水煎服，日一剂。

患者外感风寒，肺失宣降，肺气上逆，故见咳嗽；风寒束表，毛窍闭塞，故见鼻塞声重、喷嚏、流清涕、头痛；寒邪郁而化热，故见咽痒、咽痛，蕴热熏蒸津液，炼液为痰，故痰多质黏；舌淡黯，苔薄黄，脉细滑均为外寒内热之征。治疗以疏风散寒、清泻肺热为主。方中炙麻黄、杏仁、甘草重在宣肺散寒；柴胡、黄芩疏通表里，和解少阳；辛夷、白芷通窍止痛；紫菀、款冬花、枇杷叶止咳化痰；桑叶、生石膏清肺胃邪热；生麦芽、焦山楂消食和胃。

病案 3

夏某，女，31 岁。

2012 年 1 月 13 日来诊。患者外感 2 天，咳嗽少痰，咽痒，鼻流黄涕，鼻塞，喷嚏，口干，不发热。脉细数，舌黯红少苔少津。

处方：止嗽散加减

紫苏叶 10g　荆芥 10g　防风 10g　前胡 10g

白前 10g　柴胡 10g　桔梗 6g　生甘草 6g

黄芩 15g　射干 10g　辛夷 10g　白芷 10g

生黄芪 15g　金银花 15g　玄参 15g　瓜蒌皮 15g

3 剂，水煎服，日一剂。

患者感受风热燥邪，肺失清润，故见咳嗽痰少；燥热灼津故口干；燥邪与风热并见，风燥外客，卫表不和，故鼻塞、喷嚏、流黄涕；舌黯红少苔少津，脉细数均为风燥伤肺的表现。治宜疏风清肺，润燥止咳。方中金银花、紫苏叶、荆芥、防风疏风清肺；柴胡、黄芩、前胡、白前、桔梗清热止咳化痰；辛夷、白芷疏风通窍；射干、玄参清热滋阴解毒利咽。

病案 4

王某某，男性，22 岁。

2011 年 3 月 11 日来诊。患者主诉咳嗽 1 月余。患者一月前外感后引起咳嗽，胸闷憋气，胸部发紧，咽痒，咽干，干咳无痰，说话则咳，对烟雾、刺激性气味敏感，便溏。舌红苔白，脉细滑。

处方：

炙杷叶 10g　炙百部 10g　紫菀 10g　冬花 10g

穿山龙 15g　石韦 15g　浙贝母 10g　瓜蒌皮 15g

厚朴 10g　黄芩 10g　桔梗 6g　甘草 10g

蝉衣 10g　苏叶 10g　射干 10g　诃子 10g

　　　　　　　　　　　7 剂，水煎服，日一剂。

　　患者为青年男性，以干咳为主，为风邪犯肺，久而化热，热盛伤津，治疗当以润肺止咳，清肺化痰利咽为主。方中炙杷叶、炙百部、紫菀、冬花均有润肺止咳之效；穿山龙、石韦可清肺止咳；浙贝母、瓜蒌为清热化痰之良药；苏叶、厚朴下气消满；黄芩清肺热，合诸药可理胸中之气，清胸肺之热；桔梗、甘草，为伤寒论之桔梗甘草汤，可清热化痰利咽；蝉衣、射干、诃子俱有清热利咽之效，合用改善咽部症状。

病案 5

　　张某某，女性，42 岁。

　　2008 年 11 月 24 日来诊。主诉咳嗽半月余，患者半月前外感，咳嗽痰少，痰白黏，咽干咽痒，自觉怕冷，恶心，反酸，纳差。舌红苔黄，脉细数。

　　处方：

炙杷叶 10g　炙百部 10g　紫菀 10g　冬花 10g

桔梗 6g　苏叶 10g　枳壳 10g　旋覆花 10g（包煎）

厚朴 10g　莱菔子 10g　白果 9g　煅瓦楞子 20g

浙贝母 10g　姜半夏 9g　竹茹 10g　生甘草 5g

　　　　　　　　　7 剂，水煎服，日一剂，分 2 次温服。

　　患者咳嗽由于感受外邪，邪气留恋，迁延日久，表邪未尽，肺失宣肃，肺胃失和，气机上逆而致。治疗以通宣肺气，止咳化痰，和胃降逆。方用止嗽散宣散气机，散敛结合，恢复肺之宣降为根本；加用桔梗以开宣肺气，祛痰利咽止咳；与旋覆花之降气化痰止咳，宣降结合，调和肺气，增强止咳化痰之力；苏叶辛温不燥，解肌发表，增强疏风解表之力，驱除余邪；以紫菀、冬花化痰止咳；浙贝母、竹茹清热化痰，煅瓦楞配浙贝母又可和胃制酸；《素问·咳论》有云："五脏六腑皆令人咳，非独肺也"，脾胃的升降失常也会影响到肺的宣肃，厚朴、莱菔子、姜半夏燥湿降气化痰；枳壳苦辛行气化痰，宣降肺之气机。

病案 6

吴某某，女性，50 岁。

2009 年 6 月 3 日就诊。患者主诉咳嗽 2 月余。患者为感冒后咳嗽，白痰难咯，咽痒，咽干，恶热，口渴喜饮。舌淡苔白，脉细滑。

处方：

炙杷叶 6g　炙百部 9g　紫菀 10g　　冬花 10g

穿山龙 10g　石韦 10g　浙贝母 10g　瓜蒌皮 15g

黄芩 10g　半夏 9g　杏仁 9g　甘草 6g

天竺黄 10g　金荞麦 15g　天花粉 15g　诃子 10g

　　　　　　7 剂，水煎服，日一剂，分 2 次温服。

本案乃外感风邪，入里化热，热郁于肺，灼津为痰，肺气不利，故见咳嗽，白痰难咯；热壅于肺，热势不盛，故恶热，咽干，咽痒；舌淡苔白，脉细滑为外风入里化热而热未盛之征，当治以清热化痰，润肺止咳。《医门法律·咳嗽门》云："凡邪盛咳频，断不可用劫涩药。咳久势衰，其势不锐，方可涩之。"方中黄芩功专清上焦实热；杏仁味苦，入肺经，降肺气之中兼有宣肺之功，为治咳喘之要药；百部、紫菀、冬花功擅润肺化痰止咳；浙贝母、瓜蒌皮、枇杷叶、天竺黄、金荞麦、石韦、穿山龙清热化痰；天花粉清热生津、清肺润燥；半夏燥湿化痰；少佐酸涩之诃子以敛肺止咳；甘草止咳而调诸药。

临 证 备 要

一、病因病机分析

中医内科学将咳嗽分为外感咳嗽与内伤咳嗽两大类。外感咳嗽的临床特征包括起病急、发病快、病程短，与急性支气管炎的起病类型一致，因此，急性支气管炎多属于外感咳嗽的范畴。

外感咳嗽多因天气冷热失常，气候突变，人体未能适应，卫外功能失调，风、寒、暑、湿、燥、火六淫之邪或从口鼻而入，或从皮毛而受，内犯于肺，肺失宣肃，则肺气上逆而为咳。虽然六淫之邪皆令人咳，但因四时主气不同，故感邪亦有别。夏令暑热袭肺，肺气不宣会导致咳嗽；秋季天气干燥，最易伤津耗液，故秋令咳嗽以燥咳居多；冬季天气寒冷，风寒之邪易致肺闭不宣；春季风木当令，风邪袭肺，肺失宣降，更易兼夹他邪合而为病。因而临床表现风寒、风热、燥热等不同证候。其中尤以风寒咳嗽为多。《景岳全书·咳嗽篇》说："六气皆令人咳，风寒为主"。风为六气之首，所以外感咳嗽以风为先导，而夹有寒、热、燥之邪。

二、辨证治疗要点

周平安教授认为，外感咳嗽的治疗应该通过对感受病邪的性质、患者的个体体质等进行综合判断，以辨证论治。

外感咳嗽以风邪为先导，风邪除了六淫中的特定含义外，还应包括多种过敏致病因素，如吸入花粉、烟尘、尘螨、异味等，治疗当以宣散、疏风为先，可用麻黄、紫苏叶、防风、荆芥、蝉衣、苍耳子等。风邪挟寒者以疏风散寒为主，常用三拗汤和止嗽散加减；风邪挟热者以疏风清热为主，常用桑菊饮和银翘散加减；同时临床上还应注意寒热二者的兼夹与转化，如风寒客肺，未能及时宣散，郁而化热，而表寒未解；或肺有蕴热而外感风寒，表现为"外寒内热证"者当解表散寒、清肺泄热并施。

燥邪伤肺，应辨别温凉，一般以属热者为多，表现为燥邪与风热并见，为温燥，多发于初秋，治疗以疏风清热润燥为主，常用桑杏汤加减；表现为燥邪与风寒并见，为凉燥，多发于深秋、初冬，治疗以辛苦温润，用药当温而不燥，润而不凉，常用杏苏散加减。

外感咳嗽的治疗还应该注意患者的个体体质，重视整体，内外合治。气虚外感咳嗽，在宣肺化痰止咳的基础上多加用生黄芪、太子参、党参等扶正祛邪，并酌情配伍陈皮、枳壳等防止参芪等补气之壅滞。阴虚外感咳嗽，治疗时应慎用燥药，并配伍养阴生津之品，轻者加芦根、南沙参等；若阴伤较重，加用麦冬、玄参、生地黄等；或用清燥救肺汤为主方加减。阳虚外感咳嗽，治疗时可加用干姜、细辛、五味子等温阳散寒。素体痰湿壅盛之人，可加用二陈汤或三子养亲汤以燥湿化痰。痰热壅肺，腑气不通，可加用虎杖、大黄等以通腑泄热；中焦湿浊明显，可加用藿香、佩兰、白豆蔻、薏苡仁等以芳香化湿。

外感咳嗽以外邪束表为主，治疗宜因势利导，疏散外邪，忌用苦寒及敛肺止咳之品，误用会导致肺气壅遏不得宣，邪不能外达而变生他病。治疗时还应掌握药性，如病势向上，咳而呕者，宜用降逆下气之品，如前胡、枇杷叶、旋覆花、竹茹等；伴有大便溏者，宜避免使用玄参、牛蒡子、瓜蒌等滋阴凉润之品。

第五节　慢性支气管炎

慢性支气管炎（chronic bronchitis）简称慢支，是指气管-

支气管黏膜及其周围组织的慢性非特异性炎症。临床上以咳嗽、咳痰或伴有喘息及反复发作的慢性过程为特征。以老年人及冬季多发。与病毒、支原体、细菌感染、地区差异、长期吸烟、环境和大气污染及免疫功能低下等有关。

慢支的临床表现：

1. 症状

（1）咳嗽：长期、反复、逐渐加重的咳嗽是本病的突出表现。轻者仅在冬春季节发病，尤以清晨起床前后最明显，白天咳嗽较少。夏秋季节，咳嗽减轻或消失。重症患者则四季均咳，冬春加剧，日夜咳嗽，早晚尤为剧烈。

（2）咳痰：一般痰呈白色黏液泡沫状，晨起较多，常因黏稠而不易咯出。在感染或受寒后症状迅速加剧，痰量增多，黏度增加，或呈黄色脓性痰或伴有喘息。偶因剧咳而痰中带血。

（3）喘息或气短：部分患者有支气管痉挛，可引起喘息，常伴有哮鸣音，可因吸入刺激性气体而诱发。早期常无气短，反复发作，并发慢性阻塞性肺疾病时，可伴有轻重程度不等的气短。

2. 体征　本病早期多无特殊体征，在多数患者的肺底部可以听到少许湿性或干性啰音。有时在咳嗽或咳痰后可暂时消失。长期反复发作的病例可发现有肺气肿的征象。

3. 分型与分期

（1）分型：根据1979年全国慢性支气管炎临床专业会议将慢性支气管炎分为：单纯型和喘息型。单纯型患者表现咳嗽、咳痰两项症状。喘息型慢支除咳嗽、咳痰外，尚有喘息症状，并经常或多次出现哮鸣音。

（2）分期：按病情进展可分为3期：①急性发作期：指在1周内出现脓性或黏液脓性痰，痰量明显增加，或伴有发热等炎症表现，或咳、痰、喘任何一项症状明显加剧。②慢性迁延期：指有不同程度的咳嗽、喘息，症状迁延1个月以上者。

③临床缓解期：经治疗或自然缓解，症状基本消失或偶有轻微咳嗽和少量痰液，保持 2 个月以上者。

4. 诊断　咳嗽、咳痰或伴喘息，每年发病持续 3 个月，连续 2 年或以上，并排除其他心肺疾患时可做出诊断。如每年发病持续不足 3 个月，而有明确的客观检查依据（如 X 线、呼吸功能等）也可诊断。

慢性支气管炎可归属于中医的咳嗽、喘证、肺胀等病的范畴。

病案 1

王某某，女，73 岁。

2011 年 12 月 6 日来诊。患者有慢性支气管炎病史多年，现夜间咳甚，早晨有黄痰，不易咯出，咽痒咽干，口干喜饮，胃脘胀满。舌红少苔少津，脉细滑。

处方：

生黄芪 20g　党参 15g　白术 10g　枳壳 10g

莱菔子 10g　陈皮 10g　半夏 10g　南沙参 15g

黄芩 10g　桑叶 15g　枇杷叶 10g　麦冬 15g

薄荷 6g（后下）　甘草 6g　百合 15g　木蝴蝶 10g

7 剂，水煎服，日一剂。

该患者咳嗽多年，久咳致肺气亏虚，卫外不固，外邪反复侵袭，日久子盗母气，脾气虚弱，内生痰湿，痰湿阻肺，蕴而化热，肺失宣降，故见咳嗽，黄痰，热邪伤阴，津液不能上承，故见咽痒咽干，口干喜饮。结合舌脉，属肺脾两虚，痰热内蕴。方中生黄芪补肺脾之气；党参、白术健脾益气；枳壳、莱菔子、陈皮、半夏理气化痰；黄芩、桑叶、枇杷叶清热润肺止咳；麦冬、南沙参、百合养阴润肺；薄荷、木蝴蝶利咽；甘草调和诸药。合方健脾益气，清热养阴，化痰止咳。

病案2

李某某，男性，57岁。

一诊：患者素有慢性气管炎病史十余年，近日外感后出现咳嗽痰多，痰淡黄色，质黏，不易咯出，动则喘息，胸闷憋气。舌红苔黄，脉细滑。

处方：

炙麻黄6g　白果10g　紫菀10g　冬花15g

旋覆花10g（包煎）　桔梗6g　浙贝母10g　瓜蒌皮15g

半夏10g　茯苓15g　莱菔子10g　厚朴10g

桑白皮15g　苏梗10g　甘草5g

7剂，水煎服，日一剂，分两次温服。

二诊：服药后患者咳嗽、咳痰均明显减轻，痰色转白，痰量减少，活动后感气喘，胸闷，乏力，午后明显，纳少，恶心，嗳气。舌红苔白，脉细滑。

处方：六君子汤加味

党参10g　炒白术10g　陈皮10g　半夏10g

茯苓15g　枳壳10g　旋覆花10g（包煎）　桔梗6g

瓜蒌皮15g　竹茹10g　炒莱菔子15g　苏梗10g

14剂，水煎服，日一剂，分两次温服。

该患者就诊时属慢性支气管炎急性加重期，证属肺失宣降、痰热蕴肺，治以急则治其标，宣肺降逆、清热化痰。方中炙麻黄、白果宣肺止咳平喘，浙贝母、瓜蒌皮、桑白皮清肺化痰，半夏、茯苓、苏梗、厚朴、莱菔子行气燥湿，健脾化痰。二诊病情明显好转，外邪已解，属慢性支气管炎缓解期，证属肺脾两虚、痰湿内蕴、胃气上逆，治以缓则固其本，益肺健脾、化痰止咳、理气降逆。方用六君子汤加味。

病案 3

满某某，男性，78 岁。

患者有吸烟史二十余年，咳嗽气短二十余年，近两年来咳嗽气短较前明显加重，就诊时诉咳嗽，咳痰量多，色黄白兼有，稍动即喘，易于外感，大便干结。舌淡黯，苔白，脉滑。

处方：

生黄芪 15g　当归 10g　党参 10g　茯苓 15g

旋覆花 10g（包）　桔梗 6g　浙贝母 10g　全瓜蒌 30g

紫菀 10g　冬花 15g　天竺黄 10g　莱菔子 10g

枳实 10g　虎杖 15g　甘草 5g

14 剂，水煎服，日二剂。

该患者属慢性支气管炎缓解期，以本虚为主，证属肺脾气虚、痰浊内蕴、腑气不通。治以益气健脾、化痰止咳、理气通腑。方中黄芪、党参、茯苓益气健脾补肺；浙贝母、全瓜蒌、天竺黄、虎杖清热化痰，通腑泄热；枳实、莱菔子行气导滞。

病案 4

时某某，男性，59 岁。

2010 年 2 月 26 日初诊。患者咳喘反复发作 2 年余。2 年来患者每于冬季出现咳嗽，咳痰，气喘，多由外感引发，舌红苔微黄，脉弦细。患者 2005 年右上肺因炎性肿块切除，2007 年发现肺气肿，2010 年 2 月 11 日大同三院肺部 CT 示：①右肺上叶切除术后；②肺气肿。

处方：

生黄芪 15g　金银花 15g　当归 10g　甘草 6g

穿山龙 15g　石韦 15g　党参 10g　炒白术 10g

防风 10g　紫菀 10g　冬花 10g　白果 9g

灵芝 15g　川芎 15g　仙灵脾 15g　枳壳 10g

14 剂，水煎服，日一剂。

2010 年 3 月 21 日二诊。患者服药后诸症减轻，仍胸闷，气短，肩背痛。舌红苔白，脉细。

处方：

上方去川芎

加红景天 15g。

28 剂，水煎服，日一剂。

慢性支气管炎患者多年老体弱，正气亏虚，体虚不能卫外是邪气反复侵袭的基础，感邪后正不胜邪而病渐加重，反复罹病而正更虚，如此循环不已，病情逐渐加重。外邪从口鼻，皮毛入侵，首先犯肺，致肺气宣降失常，上逆而为咳，升降失常则为喘，久则肺虚，肺主气功能失常。若肺病及脾，子盗母气，脾失健运，则可致肺脾两虚。本证为肺脾气虚，痰淤阻结于气道。以补益脾肺为主，佐以化痰止咳。方中生黄芪、金银花、当归、甘草益气活血，清热化痰；其中生黄芪大补元气，且生用补气避免其温燥助火，《景岳全书》指出生黄芪"阳中微阴，生者微凉"。方中蕴含玉屏风散以散益卫固表；紫菀、冬花、枳壳理气止咳化痰。二诊患者气短明显，加用红景天以加强补益肺脾气的力量。

病案 5

钱某某，男性，78 岁。

2008 年 12 月来诊。患者咳嗽 9 年，伴喘息、胸闷 3 年余。现患者咳嗽，咳吐脓痰，难咯出，有时痰中带血，气短，动则喘甚。舌红苔白，脉沉细。

处方：

生黄芪 20g　金银花 20g　当归 10g　甘草 6g

仙鹤草 15g　金荞麦 15g　生苡仁 15g　浙贝母 10g

黄芩 10g　天竺黄 10g　灵芝 15g　红景天 15g

瓜蒌皮 15g　紫菀 10g　桔梗 6g　整三七 10g

28剂，水煎服，日一剂，分两次温服。

患者久咳伤肺，气失宣降则咳喘；气机失畅，日久伤脾，脾虚失运，痰浊内生，日久化热而见脓痰难咯；热伤血络则痰中带血；气虚日久，胸阳不振，见胸闷、气短；而舌红苔白，脉沉细均为肺脾气虚之征。本病肺脾气虚为本，痰热内蕴为标，当治以补益肺脾，清热化痰。《医约·咳嗽》云："咳嗽毋论内外寒热，凡形气病气俱实者，宜散宜清，宜降痰，宜顺气。若形气病气俱虚者，宜补宜调，或补中稍佐发散清火。"方中生黄芪入脾肺二经，善补脾肺之气，益卫固表；灵芝益气补血，止咳平喘；当归补血活血而生肌；红景补气清肺，收涩止血；生苡仁清热排脓兼健脾；仙鹤草收敛止血而补虚；金银花、金荞麦清热解毒而化痰；黄芩清肺火；浙贝母、紫菀、天竺黄清热化痰止咳；瓜蒌清热化痰，宽胸散结；三七化瘀止血而不伤正；甘草止咳而调诸药。纵观全方，补而不滞，温凉同用，清热而不寒，化痰而不燥，共奏补益肺脾、清热化痰之功。

病案6

刘某某，女性，45岁。

2009年11月就诊。患者主诉咳嗽半年余。患者半年来咳嗽，胸闷憋气，咳嗽少痰，咽部有异物感，喜暖畏冷，少寐多梦，舌红苔白，脉弦细。肺功能检查：小气道阻塞。

处方：

柴胡 10g　枳壳 10g　赤芍 10g　甘草 5g

炒白术 10g　薄荷 6g（后下）　茯苓 15g　丹参 15g

厚朴 10g　半夏 9g　苏叶 10g　酸枣仁 30g

夜交藤 30g　桔梗 6g　珍珠粉 0.6g（冲）

7剂，水煎服，日一剂，分两次温服。

本例为咳嗽日久，肺失宣肃，肺气上逆，痰浊阻肺，日久郁滞于肺，故见咳嗽少痰，胸闷憋气；肺主气，肝主疏泄，肺肝气机不畅，痰浊阻于咽喉，则见咽部有异物感；肝气不得疏泄致阳气内郁，故见喜暖畏冷。辨为肺肝气滞，痰浊阻肺。治疗以疏肝理气，化痰止咳。《金匮要略·妇人杂病脉证并治第二十二》云："妇人咽中如有炙脔，半夏厚朴汤主之。"方用四逆散合半夏厚朴汤加减。方中柴胡疏肝解郁，透邪外出；赤芍敛阴柔肝；枳壳理气解郁；桔梗上开肺气，兼能利咽；厚朴、半夏、苏叶理气宽胸，燥湿化痰；薄荷利咽解郁，清利头目；酸枣仁、夜交藤、珍珠粉养心安神。

临 证 备 要

一、病因病机分析

慢性支气管炎是气管、支气管的慢性非特异性炎症，咳嗽，咳痰，反复发作，迁延不愈，与肺气不足，卫外不固；脾气亏虚，痰湿内生密切相关。而急性加重多由感受外邪引起，冬春季多发，可见感受风寒之邪为主。

1. 急性加重期当首辨寒热　周平安教授认为，慢性支气管炎急性加重时以邪实为主，脏腑辨证主要责之于肺，以肺脏为中心。《素问·至真要大论》云："诸气膹郁，皆属于肺"，"膹"为气逆而咳喘，"郁"为闭塞。肺为五脏之华盖，又为娇脏，性喜清肃，开窍于鼻，外合皮毛，最易感受外邪侵袭，或由于人体正气不足，卫外不固，或由于气候变化，外邪乘虚而入，由鼻窍、皮毛侵入，首先犯肺；此外，又有所谓"聚于胃，关于肺"，乃因贪凉喜冷，寒凉饮食入胃，从肺脉上至肺致肺寒而发病。其临床表现为：咳嗽、咳痰较平日明显加重，咳嗽频繁，痰多，或伴气喘，或有恶寒发热。治疗首先应祛邪，邪气不能外达，痰浊无以蠲化，肺气壅遏不宣，则咳喘难愈。辨证时应根据症状、舌苔、脉象首先辨清寒热，症状中尤以痰为辨证的要点，根据痰的色、质、量辨别寒痰、热痰，寒痰宜温化，热痰宜清化。急性加重期均有外邪，故应以祛邪为要务，然慢性支气管炎本为慢性病，病程迁延，虽同为急性加重期就诊，个体情况又有所不同，因此，对于久病体虚年老者治宜标本兼治。

另外，急性加重时还有一种特殊类型应予以注意，就是伴有肝气不舒、少阳枢机不利者，此类患者或本有肝郁，如女性更年期患者，或发病乃由情志诱发，问病史时应注意询问相关情况，临床症状在咳嗽、咳痰的同时常伴有胸闷、胸痛，善太息，两胁疼痛，口苦、口干，易怒，头昏，女性可有月经不调，舌边红，脉弦等。此证若投常规的宣肺止咳之品往往疗效欠佳，配合以疏肝理气之法常能奏效。

2. 缓解期当辨病在肺脾肾三脏之不同　慢性支气管炎缓解期、迁延期以本虚为主。患者初病在肺，久咳致肺气虚，卫外不固，不能抗御外邪，外邪反复侵袭，发病愈加频繁，病情逐渐加重，日久子盗母气，影响脾胃，脾胃功能失常，水谷既不能化为精微上输以养肺气，也不能下输以滋肾元，反而聚为痰浊上贮于肺，故有"脾为生痰之源，肺为贮痰之器"之说。同时脾胃亏损，又致气血生化无源，无以滋养五脏，病久及肾，肾虚则气不受纳，气喘不接，或肾阴不足，内热灼津生痰，或肾阳不足，温化无权，水湿上泛为痰，终致肺脾肾三脏俱虚。

3. 久病入络，多痰瘀互阻　根据中医"久病入络"的理论，在本病的后期应注意往往夹杂有瘀血之证，出现痰瘀互结的表现，常伴见痰出不畅，口渴不欲饮，唇黯，舌紫黯，有瘀斑，舌下络脉迂曲，脉涩等。治疗时应痰瘀同治，祛痰止咳平喘的同时予以活血化瘀通络，常能事半功倍。

二、辨证治疗要点

1. 在急性加重期，宜急则治其标，祛邪为主　本病急性加重时多表现为咳嗽频繁，较平日明显加重，咳嗽痰多，或伴气喘，恶寒发热等。症见咳嗽清涕，痰白而稀，恶寒，舌苔薄白，脉浮或浮紧者属寒痰，肺感寒后即不能宣达肺气，故寒痰应宣达肺气、温化寒痰，因肺为清肃之脏，喜温而恶寒，喜润而恶燥，故忌用辛香燥热之品。可予三拗汤、止嗽散、小青龙汤加减。方中麻黄、荆芥外散风寒，杏仁、桔梗一升一降以宣肃肺气、化痰止咳，陈皮化痰理气，紫菀宣肺止咳，加款冬花，一止咳一化痰，止咳化痰作用更强，（炙）百部止咳作用较好，且无论寒热虚实均可配伍应用，干姜、细辛、五味子温化寒痰，甘草调和诸药，全方宣肺散寒，止咳化痰，肺气宣降如常则诸症得愈。若症见咳嗽气急，咳痰量多，痰黄或痰白质黏，口干喜饮，舌红、苔黄，脉数者属痰热，张仲景曰："病痰饮者，当以温药和之"，痰饮为阴邪，遇寒则凝，得温则行，且肺本为娇脏，喜温而恶寒，故纵有痰热，亦不能苦寒直折其热，避免过量使用苦寒药，当予以宣肺化痰清热。可予麻杏石甘汤、温胆汤、泻白散加减。方中麻黄、石膏宣肺清热，桑白皮、地骨皮清泻肺热，温胆汤中茯苓健脾利湿化痰，陈皮、半夏性温，枳实、竹茹性凉，温凉同用，清热而不寒，化痰而不燥，共奏清热化痰理气降逆之功。肺气得宣，痰热得清，诸症自愈。若伴有肝气不舒、少阳枢机不利者，可在宣肺止咳化痰的基础上佐以柴胡疏肝散加减以疏肝理气、转动少阳枢机。方中柴胡、香附疏肝理气解郁，川芎行气活血止痛，陈皮理气化痰，芍药、甘草养血柔肝、缓急止痛，温胆汤清热化痰、理气降逆。若久病体虚者，极易感邪，反复外感，伴有咳声低微，气短喘息，痰白而稀，自汗恶风，身体倦怠等，应兼顾扶正固本、标本兼治，可合用玉屏风散。

2. 在缓解期、迁延期，宜缓则治其本，扶正以固本，培补肺脾肾　缓解期主要治则为培补肺脾肾，其中补脾为中心，常用六君子汤、参苓白术散等。方中人参甘温益气、健脾养胃，白术健脾燥湿，助人参益气之力，茯苓健脾渗湿，炙甘草益气和中，陈皮、半夏燥湿化痰、理气和胃。补肺宜用玉屏风散、补肺汤加减化裁。玉屏风散中黄芪甘温入肺经，内可大补脾肺之气，外可固表止汗，白术健脾益气，助黄芪加强益气固表之力，防风走表而祛风邪，全方固表而不留邪，祛邪而不伤正。补肺汤中黄芪、太子参补肺益气固表，防风解表祛风，白术、茯苓健脾利湿，补土以生金，半夏燥湿化痰，橘红理气化痰，五味子收敛肺气。滋补肾阴宜六味地黄丸，方中熟地黄滋阴补肾，填精益髓，山茱萸滋补肝肾，山药补益脾阴，全方重用熟地黄以补肾阴为主，泽泻、茯苓利湿泄浊，防熟地黄滋腻，牡丹皮清泻相火。温补肾阳宜金匮肾气丸、右归丸等。右归丸方中附子、肉桂、鹿角胶培补肾中之元阳，温里祛寒；熟地黄、山茱萸、枸杞子、山药滋阴益肾，养肝补脾，取阴中求阳之义；菟丝子、杜仲补肝肾，健腰膝；当归养血和血，与补肾之品相配，以补养精血。诸药合用，肝脾肾阴阳兼顾，以温肾阳为主。久病入络、痰瘀互结时，当予以痰瘀同治，方用桃红四物汤、血府逐瘀汤等。四物汤既能补血，又能活血，加入桃仁红花加强活血化瘀之力，全方则偏于活血化瘀。血府逐瘀汤于桃红四物汤中加用四逆散，既能行血分瘀滞，又能解气分郁结，全方使瘀祛气行，诸症可愈。

第六节　慢性咳嗽

慢性咳嗽是指以咳嗽为唯一或主要症状、时间超过 8 周、胸片无明显异常者。其病因复杂，常见病因包括咳嗽变异性哮喘（CVA）、上气道咳嗽综合征（UACS）、嗜酸粒细胞性支气管炎（EB）、胃食管反流性咳嗽（GERC），这些病因占呼吸内科门诊慢性咳嗽病因的 70%～95%。其他病因较少见，但涉及面广，不仅与呼吸系统疾病有关，还与其他系统的疾病有关。

慢性咳嗽以咳嗽为唯一或主要症状，病因不同咳嗽的表现及伴随症状不同。

1. 咳嗽变异性哮喘

（1）临床表现：①症状：刺激性干咳，夜间咳甚，感冒、冷空气、灰尘、油烟等容易诱发或加重咳嗽。②辅助检查：支气管激发或支气管舒张试验阳性。

（2）诊断：①慢性咳嗽，常伴有明显的夜间刺激性咳嗽；②支气管激发试验阳性，或呼气峰流速日间变异率＞20%，或支气管舒张试验阳性；③支气管舒张剂治疗有效。

2. 上气道咳嗽综合征

（1）临床表现：①症状：除咳嗽、咳痰外，可表现为鼻塞、鼻腔分泌物增加、频繁清嗓、咽后黏液附着、鼻后滴流感。②体征：鼻黏膜苍白水肿或鼻黏膜肥厚或充血样改变，部分患者口咽部黏膜可见卵石样改变或咽后壁附有黏脓性分泌物。③辅助检查：鼻窦 X 线：慢性鼻窦炎影像学可见鼻窦黏膜增厚、鼻窦内出现液平面。

（2）诊断：UACS 涉及鼻、鼻窦、咽、喉等多种基础疾病，症状及体征差异较大，且很多无特异性，难以单纯通过病史及体格检查作出明确诊断，针对基础疾病治疗能有效缓解咳嗽时方能明确诊断。

3. 嗜酸粒细胞性支气管炎

（1）临床表现：①症状：慢性刺激性咳嗽，干咳或咳少许白色黏液痰，部分患者对油烟、灰尘、异味或冷空气比较敏感。②辅助检查：痰细胞学检查嗜酸性粒细胞比例≥2.5%。

（2）诊断：EB 临床表现缺乏特征性，诊断主要依靠诱导痰细胞学检查。①慢性咳嗽，多为刺激性干咳或伴少量黏痰。②肺通气功能正常，气道高反应性检测阴性，呼气峰流速日间变异率正常。③痰细胞学检查嗜酸性粒细胞比例≥2.5%。④排除其他嗜酸性粒细胞增多性疾病。⑤口服或吸入糖皮质激素有效。

4. 胃食管反流性咳嗽

（1）临床表现：①症状：咳嗽大多发生在日间和直立位，干咳或咳少量白色黏痰。进食酸性、油腻食物容易诱发或加重咳嗽。部分患者伴有典型的反流症状，如烧心（胸骨后烧灼感）、反酸、嗳气等。②辅助检查：24h 食管 pH 监测 Demeester 积分≥12.70，和（或）SAP≥75%。

（2）诊断：①慢性咳嗽，以白天咳嗽为主。②24h 食管 pH 监测 Demeester 积分≥12.70，和（或）SAP≥75%。③抗反流治疗后咳嗽明显减轻或消失。

慢性咳嗽可归属于中医的内伤咳嗽、久咳范畴。

病案 1

丁某某，男，46 岁。

2012 年 3 月 16 日初诊。患者咳嗽近 3 个月，痰色黄白相间，质黏量多，喉中痰鸣有声，夜间不能平卧，二便不畅。舌黯红苔黄腻，脉细数。

处方：

炙枇杷叶 10g　炙百部 10g　紫菀 10g　款冬花 10g

桑叶 20g　芦根 30g　生薏苡仁 15g　黄芩 10g

柴胡 10g　半夏 10g　浙贝母 10g　瓜蒌皮 15g

厚朴 10g　穿山龙 15g　石韦 15g　甘草 6g

7 剂，水煎服，日一剂。

2012 年 3 月 23 日二诊。患者服药后咳嗽明显减轻，痰量减少，痰色白，喉中仍有哮鸣音，胃中有振水声，大便溏薄。

舌黯红苔黄，脉细数。

处方：

上方去芦根、生薏苡仁、桑叶、柴胡

加焦白术15g、茯苓15g、姜竹茹10g、砂仁6g。

7剂，水煎服，日一剂。

患者痰湿蕴肺，日久化热，痰热阻肺，肺失宣降，肺气上逆，故见咳嗽痰多，喉中痰鸣，舌黯红苔黄腻，脉细数。方中枇杷叶、百部、紫菀、款冬花止咳化痰，生薏苡仁、半夏、穿山龙、厚朴行气燥湿，化痰止咳；桑叶、黄芩、芦根、浙贝母、瓜蒌皮、石韦清泻肺热。二诊患者咳嗽减轻，痰色转白，胃中有振水声，大便溏薄，是热邪已解，脾胃虚弱，痰湿内停之征，故加白术、茯苓、竹茹、砂仁健脾益胃，行气化湿。

病案2

孔某某，男，32岁。

2011年10月21日初诊。近3年来每年于秋冬换季时发作咳嗽，春季好转，在外院诊断为"咳嗽变异性哮喘"，给予沙美特罗替卡松粉吸入剂治疗，病情时轻时重。现干咳少痰，呈阵发性呛咳，遇刺激性气味则咳嗽加重。舌红少苔，脉细数。

处方：清燥救肺汤合过敏煎加减

柴胡10g　黄芩10g　赤芍15g　白芍15g

防风10g　乌梅10g　炙枇杷叶10g　炙百部10g

白前10g　前胡10g　款冬花10g　紫苏叶10g

杏仁10g　南沙参15g　百合15g　诃子10g

甘草10g

14剂，水煎服，日一剂。

2011年11月18日二诊。服药后咳嗽有所减轻，仍有阵咳发作，遇风明显，痰少，畏寒怕冷。舌红苔薄白，脉细数。

处方：

上方去南沙参、百合、诃子

加穿山龙 15g、天麻 15g、全蝎 5g。

14 剂，水煎服，日一剂。

2011 年 12 月 2 日三诊。服药后咳嗽已很少发作，唯劳累后咳嗽易发，痰少，畏寒怕冷。舌红苔白，脉细数。

处方：

柴胡 10g　黄芩 10g　白芍 15g　防风 10g

五味子 10g　炙枇杷叶 10g　炙百部 10g　款冬花 10g

紫苏子 10g　紫苏叶 10g　苦杏仁 10g　穿山龙 15g

天麻 15g　党参 15g　细辛 6g　全蝎 5g

甘草 10g

14 剂，水煎服，日一剂。

2011 年 12 月 16 日四诊。近几天由于劳累导致咳嗽又作，体倦乏力，咽干，痰少，畏寒怕冷。舌红苔白，脉细数。

处方：

上方去天麻、全蝎、杏仁

加生黄芪 15g、炒白术 10g、桔梗 6g。

14 剂，水煎服，日一剂。

周教授认为，咳嗽变异性哮喘的临床特点是咳嗽发作季节性明显，干咳少痰，遇刺激性气味加重，与风邪犯肺，肺失宣降，气道挛急的病机吻合，治宜疏风宣肺、缓急解痉为法，喜用自拟柴胡脱敏汤治疗。方中用过敏煎祛风止痉；风邪易于燥化，日久耗伤阴津，而见干咳，舌红少苔，脉细数，故用南沙参、百合等滋阴润燥；同时用黄芩、枇杷叶、百部、白前、前胡、款冬花等清热化痰止咳。二诊时患者遇风咳嗽明显，故加用天麻、全蝎、穿山龙等祛除风邪。三诊时患者诉畏寒怕冷，故加细辛以温肺化饮；三、四诊患者诉劳累后咳嗽加重，体倦乏力，气虚明显，故加用生黄芪、白术、党参等补益肺脾之气。

病案 3

尹某某，男，53 岁。

2011 年 10 月 28 日初诊。患者咳嗽 4 月余，现咳嗽，晨起咳嗽较重，痰呈白色泡沫样，鼻涕倒流于咽。舌红苔白，脉沉细。

处方：

生黄芪 15g　党参 15g　当归 10g　白芍 10g

茯苓 15g　炙麻黄 6g　杏仁 10g　五味子 10g

辛夷 10g　白芷 10g　苍耳子 10g　细辛 3g

款冬花 10g　炙枇杷叶 10g　炙百部 10g　生甘草 6g

7 剂，水煎服，日一剂。

2011 年 11 月 4 日二诊。患者服药后咳嗽大减，痰量明显减少，仍有鼻塞，鼻涕倒流，眠差早醒，大便稀溏。舌红苔薄白，脉细。

处方

上方去杏仁、炙枇杷叶、百部

加焦山楂 15g、黄连 6g、乌梅 10g。

7 剂，水煎服，日一剂。

2011 年 11 月 11 日三诊。患者现偶尔咳嗽，夜寐不安，眠差早醒，食后腹胀，矢气频转。舌红苔白，脉沉细。

处方：

生黄芪 15g　党参 15g　当归 10g　白芍 10g

茯苓 15g　炙麻黄 6g　辛夷 10g　苍耳子 10g

白芷 10g　款冬花 10g　莱菔子 10g　生麦芽 15g

酸枣仁 30g　合欢皮 30g　夜交藤 30g　鸡内金 15g

14 剂，水煎服，日一剂。

患者年过半百，咳嗽日久，耗伤正气，导致肺气亏虚，气虚易于感受外邪，寒邪外束，内有痰饮，故见咳嗽，鼻涕倒流，痰白泡沫状，舌红苔白，脉沉细。方中党参、生黄芪、当归、白芍补气养血；麻黄、杏仁一宣一降，调畅肺气；五味子、细辛温肺化饮；辛夷、白芷、苍耳子宣通鼻窍；款冬花、枇杷叶、百部止咳祛痰。二诊、三诊患者咳嗽明显减轻，但睡眠不安，故加酸枣仁、合欢皮、夜交藤以宁心安神；食后腹胀，矢气频转，故加莱菔子、生麦芽、鸡内金以健胃消食。

病案 4

边某某，女，57 岁。

2011 年 10 月 28 日来诊。晨起咳嗽、痰多反复发作近十年，患者每日晨起需咳嗽，咯痰，痰色白质稀，咽中痰滞感，胃中反酸，烧心。舌红苔微黄，脉细滑。

处方：

党参 15g　炒白术 15g　枳壳 10g　莱菔子 10g

旋覆花 10g（包煎）　半夏 10g　炙枇杷叶 10g　炙百部 10g

煅瓦楞子 30g　浙贝母 10g　射干 10g　蝉衣 10g

白前 10g　前胡 10g　甘草 6g

7 剂，水煎服，日一剂。

2011 年 11 月 4 日二诊。患者仍晨起咳嗽、痰多，色白质稀，反酸烧心。舌红苔微黄，脉细滑。

处方：

上方去百部、射干、蝉衣

加陈皮 10g、姜竹茹 10g、黄连 6g。

7 剂，水煎服，日一剂。

2011 年 11 月 15 日三诊。患者咳嗽减轻，痰黏难咯，纳可，嗳气，反酸烧心。舌红苔白，脉细滑。

处方：

党参10g 炒白术10g 枳壳10g 莱菔子10g

半夏10g 茯苓10g 厚朴10g 柴胡10g

黄芩10g 防风10g 紫苏叶10g 黄连6g

旋覆花10g（包煎） 代赭石30g（先下）

炙枇杷叶10g 煅瓦楞子30g

桑叶20g 穿山龙15g 生甘草10g

7剂，水煎服，日一剂。

2011年11月22日四诊。患者晨起咳嗽减轻，仍需咯痰，胃脘胀满，反酸烧心减轻。舌红苔白，脉细滑。

处方：

上方去紫苏叶、代赭石、旋覆花、穿山龙

加苏子10g、莱菔子10g、葶苈子15g、胆南星6g。

7剂，水煎服，日一剂。

胃食管反流性咳嗽其标见于肺，而其本在胃，治疗上当以止咳为标，降逆为本。以和胃降逆为大法，辅以宣降肺气、止咳化痰之品。方中党参、白术、枳壳、莱菔子理气健脾，消食和胃；半夏、旋覆花和胃降逆，煅瓦楞子和胃抑酸，以治其本；枇杷叶、百部、浙贝母、射干、白前、前胡化痰止咳，以治其标。二诊仍痰多，烧心，加入黄连温胆汤，加强清热和胃、理气化痰之力。四诊患者仍痰多、胃胀，故加入三子养亲汤降气化痰消食。

病案5

史某某，男，48岁。

2011年8月26日来诊。患者咳嗽反复发作2年余，现遇冷风则咳，咽痒，痰少，呈白色黏液样，气短。舌淡黯有齿痕，苔白，脉细滑。

处方：

党参15g 白术15g 陈皮10g 半夏10g

茯苓 15g　生甘草 6g　前胡 10g　白前 10g

厚朴 10g　紫苏叶 10g　桔梗 6g　紫菀 10g

款冬花 10g　葛花 15g　薄荷 6g

14 剂，水煎服，日一剂。

患者肺脾气虚，肺气虚卫外不固，易感外邪，故遇冷风则咳嗽，气短，咽痒；肺虚不能化津，脾虚失于转输，导致痰湿内蕴，故见咳嗽、白色黏液痰，脉细滑，舌淡黯有齿痕，苔白。治宜理气健脾，燥湿化痰止咳。方中党参、白术理气健脾，陈皮、半夏、茯苓燥湿化痰，前胡、白前、厚朴、桔梗、紫菀、款冬花等止咳化痰。

病案 6

胡某某，女，47 岁。

2012 年 4 月 17 日来诊。患者 3 年来间断咳嗽，现咳嗽阵作，咽痒则咳，咯少量黄痰，口干咽干，夜间口干喜饮，小便色黄。舌红苔黄腻，脉细数。

处方：

生黄芪 15g　南沙参 15g　炒白术 10g　柴胡 10g

黄芩 10g　金荞麦 15g　厚朴 10g　半夏 10g

瓜蒌皮 15g　紫菀 10g　款冬花 10g　桔梗 6g

当归 10g　赤芍 15g　石韦 15g　生甘草 5g

14 剂，水煎服，日一剂。

桔梗 5g　生甘草 3g　西洋参 3g

3 剂，代茶饮，日一剂。

患者咳嗽日久，耗伤肺之气阴，故见咽痒、口干喜饮；阴虚火旺，炼液为痰，故见痰黄、尿黄、脉数、舌红苔黄腻等痰热内蕴之象，治宜益气养阴、清热化痰。方中生黄芪、南沙参、西洋参、白术益气养阴；黄芩、金荞麦、厚朴、半夏、瓜蒌皮、紫菀、款冬花、桔梗清热化痰；咳痰日久，必致痰瘀入络，故用当归、赤芍活血化瘀通络。

病案7

齐某某，女性，52岁。

患者主诉咳嗽3月余，自服中成药及西药效不显。现患者咳嗽，自觉后背发凉，遇风、寒则咳嗽阵作，痰多色白质稀，咳嗽夜甚，时有烘热汗出，心烦，汗出则后背发凉。舌淡红，苔薄白，脉细滑。

处方：

炙麻黄6g　桔梗10g　炙甘草6g　细辛10g

五味子10g　半夏9g　干姜6g　生石膏30g（先煎）

紫菀10g　冬花10g　炙杷叶10g　黄芩10g

瓜蒌皮15g　仙灵脾10g　巴戟天10g　盐知柏各6g

14剂，水煎服，日一剂。

二诊：服药后患者咳嗽稍减，痰稀白量多，夜甚，后背发凉，烘热汗出。舌红苔黄，脉沉细。

处方：

炙杷叶10g　炙百部10g　紫菀10g　冬花10g

浙贝母10g　瓜蒌皮15g　陈皮10g　半夏9g

苏子10g　黄芩10g　桔梗6g　莱菔子10g

桑叶30g　阿胶珠10g　盐知柏各10g　甘草6g

14剂，水煎服，日一剂。

三诊：患者服药后咳嗽减轻，夜间仍有稀白痰，后背发凉，烘热汗出。舌红苔白，脉沉细。

处方：

上方去陈皮、半夏、苏子

加仙灵脾10g、巴戟天10g、狗脊10g。

14剂，水煎服，日一剂。

患者中年女性，咳嗽，痰质白稀，遇凉则发，考虑其初起风寒外犯，进而致寒饮内停；其本质为肾阳不足，需兼顾肾阳，但应慎防温补太过，可辅以清热之品。辨证为寒饮阻肺，肾阳不足。治以温化寒饮，温肾补阳。方用小青龙汤加减。方中麻黄解表以散表寒，桔梗、甘草合用化痰宣肺利咽；细辛、半夏、干姜均可温肺化饮以祛内留之寒饮；五味子可敛肺止咳以防发散太过；紫菀、冬花、枇杷叶可润肺化痰止咳；黄芩、瓜蒌皮合用清肺化痰止咳；仙灵脾、巴戟天温补肾阳，壮火之源以消阴翳；盐知柏引药归经，兼清肾经虚热，以消烘热汗出之症。二诊：患者咳嗽症减，痰质较前化稠，已有上火之象，苔质变黄，考虑为寒证已减，减初诊温肺化饮之药，继以润肺化痰，并加强清热燥湿化痰之力，故另起一方。枇杷叶、百部、紫菀、冬花润肺化痰止咳；浙贝母、瓜蒌清肺化痰止咳；陈皮、半夏、黄芩燥湿化痰止咳；苏子、莱菔子、桔梗理气化痰止咳；盐知柏继用以清肾经虚热；桑叶清肺燥润；甘草补气化痰止咳，与诸药合用可加强止咳之效。三诊：患者热象较前减退，痰量减少，以晚间为多，且后背凉，考虑上有痰热内壅，下有肾阳不足，继以润肺止咳，清热化痰，兼以补肾助阳。故去陈皮、半夏、苏子辛温化痰之药，并继用巴戟天、仙灵脾、狗脊补肝肾温阳之品。

临 证 备 要

一、病因病机分析

慢性咳嗽属于中医内伤咳嗽范畴，病位主要在肺，除咳嗽之外兼夹证较多，与脾、胃、肝关系密切，为脏腑间功能失调，邪实与正虚并见。

咳嗽变异性哮喘、嗜酸粒细胞性支气管炎多表现为反复发作的咳嗽，与环境的温度、清洁度等密切相关，主要由于肺气不足，皮毛腠理开合失司，卫外不固，因此易感外邪，而发反复咳嗽；也有年轻患者内热素盛，或痰热蕴肺，或胃火炽盛，里热蒸腾，汗孔开泄，而致易受外风，致使肺气失宣而咳嗽。

上气道咳嗽综合征引起的咳嗽主要表现出鼻部的症状，乃肺之气阴不足，卫外不固，或痰热、痰湿蕴阻于肺，肺气失宣，肺窍不利，而致鼻塞、喷嚏、流涕，咳嗽咯痰等。

胃食管反流性咳嗽的患者在咳嗽同时伴有消化道症状，属于胃气上逆引起的肺气上逆，常见的病因有肝气犯胃，肝胃不和；饮食不节，胃热炽盛；肝郁化热，横逆犯胃；胃阴不足，阴虚有火；脾胃虚寒，气虚气滞等；初发多为实证，反复发作者常常虚实夹杂。

总之，慢性咳嗽的病因繁杂，病机复杂，辨病辨证相结合，抓住主症特点，参照患者宿疾、体质特点，推寻病机，才能把握病证之本。

二、辨证治疗要点

肺主气，司呼吸，其性轻虚，咳嗽病机为肺失宣肃，肺气上逆，故用药宜以调畅气机为主；肺居上焦，其位最高，用药宜轻，令药力轻清上行易达病所，不宜重浊；肺为娇脏，不耐寒热，用药宜平，不宜大寒大热、偏过偏峻。慢性咳嗽的治疗要注意疏调五脏，调补结合。

根据病因，上气道咳嗽综合征中，过敏性鼻炎患者可选用柴胡脱敏汤合玉屏风散，或玉屏风散合桂枝汤；鼻窦炎可选温胆汤加藿香、胆南星；咽喉部黏堵感、滴流感、频繁清喉者可选四逆散合半夏厚朴汤；鼻塞者加辛夷、白芷、苍耳子、藿香以芳香通窍；大量清水样鼻涕可用桂枝、细辛、半夏、五味子以温阳化饮；浊涕色黄加金银花、黄芩、蒲公英、野菊花以清热解毒。

咳嗽变异性哮喘，嗜酸粒细胞性支气管炎以自拟柴胡脱敏煎合三拗汤加减，待临床症状缓解后，再配合益气健脾，补肺固卫，常用四君子汤、补中益气汤、参苓白术散等。在治疗过程中要注意散敛、补散结合，并在直接补肺之外，应用补土生金法等间接补肺。对于反复发作，咳嗽剧烈，呛咳阵作，甚至影响睡眠的剧咳，周教授常用炙枇杷叶、炙百部、炙紫菀、炙冬花四味药配伍，以宣肺止咳，润肺降逆，其中百部甘苦微温，归肺经，甘润苦降，微温不燥，功专润肺止咳，对外感、内伤咳嗽均有良好止咳作用，慢性久咳多用蜜炙百部；枇杷叶苦微寒，归肺胃经，味苦能降，性寒能清，具清降肺气之功，用于痰热咳嗽，燥热咳嗽，止咳宜炙用；杷叶配百部药性温和，润肺降气而止咳。紫菀辛甘苦微温，归肺经，甘润苦泄，性温而不热，质润而不燥，长于润肺下气，开肺郁，化痰浊而止咳，无论暴咳、久咳均可用之，肺虚久咳宜蜜炙用；款冬花辛微苦，性温，归肺经，辛温而润，能润肺下气，止咳化痰，咳喘无论寒热虚实均可用之，内伤久咳宜炙用；紫菀配冬花温而不燥，润肺止咳，化痰平喘。现代药理研究表明这几味药均具有一定的降低呼吸中枢兴奋性，抑制咳嗽反射，松弛痉挛的支气管和祛痰作用，可迅速有效地改善咳嗽症状。

胃食管反流性咳嗽，胸骨后烧灼感、反酸、嗳气，进食后或平卧后症状加重，用旋覆代赭汤合半夏泻心汤加减；若晨起咳嗽痰白量多，进食后咳嗽加剧，胃脘胀满，以香砂六君子汤合半夏厚朴汤加减。反酸者，加煅瓦楞、乌贼骨以和胃制酸；烧心者，加黄连、吴茱萸疏肝泻火和胃。

临床上痰咯吐不爽也易引起咳嗽迁延难愈，对于痰咳的治疗应以祛痰为核心，祛痰药物为主体，用药一定要注意理气药的配伍，注意调肺，开宣和肃降多选用辛苦药味，辛味能行能散，有助于肺之宣发，苦味能降能泻，利于肺之肃降，应用燥湿化痰、清热化痰、润燥化痰、温化寒痰法时，根据痰位置的深浅，选择桔梗、枳壳、苏子、陈皮、莱菔子、厚朴、枳实、旋覆花、香附、前胡、杏仁等宣降肺之气机。祛痰尚应注意调理脾胃，除脾虚生痰外，临床常见食滞于脾、湿困于脾、脾胃不和等脾实证候也可生痰。

同时还应该注意患者的体质因素和既往病史，如糖尿病患者感受邪气之后易化燥伤阴，阴虚燥咳常见，可加用麦冬、天花粉；高血压患者咳嗽则多表现为气火，可加用桑叶、菊花、黄芩；肥胖患者痰湿突出；慢性胃病患者在外感邪气袭肺致咳嗽的同时，胃肠症状加重，肺胃失和较著，可加用厚朴、莱菔子；冠心病患者发生咳嗽之后，胸部闷胀、夜间咳重等气滞血瘀特点也较明显；儿童咳嗽，或肺气偏虚，易感外邪，或饮食不当，食积化火者，可加用生麦芽、生山楂、莱菔子等。针对体质因素和宿疾制定比较全面的治疗方案，也是提高疗效的重要环节之一。

第七节 肺 炎

肺炎（pneumonia）是指终末气道、肺泡和肺间质的炎症，可由病原微生物、理化因素、免疫损伤、过敏及药物所致。肺炎病因以感染最为常见，细菌性肺炎是最常见的肺炎，也是最常见的感染性疾病之一。在抗菌药物应用以前，细菌性肺炎对儿童及老年人的健康威胁极大，抗菌药物的出现及发展曾一度使肺炎病死率明显下降。但近年来，尽管应用强力的抗菌药物和有效的疫苗，肺炎总的病死率不再降低，甚至有所上升。

肺炎的临床表现：细菌性肺炎的症状变化较大，可轻可重，决定于病原体和宿主的状态。常见症状为咳嗽、咳痰，或原有呼吸道症状加重，并出现脓性痰或血痰，伴或不伴胸痛。肺炎病变范围大者可有呼吸困难，呼吸窘迫。大多数患者有发热。重症患者可有呼吸困难、缺氧、休克、少尿甚至肾衰竭等相应表现。还可出现肺外的症状，如头痛、乏力、腹胀、恶心、呕吐、纳差等，老年、免疫抑制患者发热等临床症状发生率较青壮年和无基础疾病者低。患者常有急性病容。体征：肺部炎症出现实变时触诊语颤增强，叩诊呈浊音或实音，听诊可有管状呼吸音或湿啰音。肺炎患者外周血白细胞总数和中性粒细胞的比例通常升高。但在老年人、重症、免疫抑制等患者可不出现血白细胞总数升高，甚至下降。急性期 C 反应蛋白、降钙素原、血沉可升高。X 线影像学表现呈多样性，与肺炎的病期有关。在肺炎早期急性阶段病变呈渗出性改变，X 线影像学表现为边缘模糊的片状或斑片状浸润影。在慢性期，影像学检查可发现增殖性改变，或与浸润、渗出性病灶合并存在。病变可分布于肺叶或肺段，或仅累及肺间质。

诊断：肺炎的临床诊断依据和严重度评价：对于新近发生咳嗽、咳痰和（或）呼吸困难的患者，尤其是伴有发热、呼吸音改变或出现啰音的患者都应怀疑是否存在肺炎。老年或免疫力低下的患者往往无发热，而仅仅表现为意识模糊、精神萎靡或原有基础疾病加重，但这些患者常有呼吸增快及胸部体检异常。疑似肺炎的患者可以通过 X 线胸片检查进行确诊，胸片同时可以观察是否存在肺脓肿、肺结核、气道阻塞或胸腔积液，以及肺叶累及范围来评价病情严重程度。具体的诊断依据如下：①新出现或进展性肺部浸润性病变；②发热≥38℃；③新出现的咳嗽、咳痰，或原有呼吸道疾病症状加重，并出现脓性痰，伴或不伴胸痛；④肺实变体征和（或）湿性啰音；⑤白细胞大于 10×10^9/L 或小于 4×10^9/L，伴或不伴核左移。以上①＋（②～⑤）项中任何一项，并除外肺结核、肺部肿瘤、非感染性肺间质病、肺水肿、肺不张、肺栓塞、肺嗜酸性粒细胞浸润症、肺血管炎等，肺炎的临床诊断确立。

肺炎可归属于中医的风温肺热病范畴。

病案 1

刘某某，女，87 岁。

2011 年 11 月 15 日初诊。患者半月来咳嗽，喘憋，少痰，色黄难咯，发热，头痛，鼻塞，流涕，口干，纳差，脘腹胀满，已用抗菌药物治疗。查体：听诊右下肺可闻及湿性啰音，双下肢水肿。舌淡胖苔微黄，脉弦滑。既往有冠心病，心功能不全病史多年。

处方：麻杏石甘汤加减

炙麻黄 6g　苦杏仁 10g　生石膏 30g（先煎）　甘草 6g

芦根 30g　柴胡 10g　黄芩 10g　金银花 15g

连翘 10g　浙贝母 10g　荆芥穗 10g　紫苏叶 10g

薄荷 6g（后下）　金荞麦 15g　麦冬 15g　桔梗 6g

　　　　　　　　　　　　7 剂，水煎服，日一剂。

2011 年 11 月 22 日二诊。服药后还有午后低热，流清涕，咳嗽，痰黏，偶有胸痛，动则喘息，乏力，纳少，下肢水肿。舌淡胖苔微黄，脉弦滑。

处方：

炙麻黄 6g　苦杏仁 10g　生石膏 30g（先煎）　甘草 6g

芦根 30g　柴胡 10g　黄芩 10g　金银花 15g

连翘 10g　浙贝母 10g　紫苏叶 10g　金荞麦 15g

麦冬 15g　桔梗 6g　辛夷 10g　白芷 10g

　　　　　　　　　　　　7 剂，水煎服，日一剂。

2011 年 11 月 29 日三诊。服药后低热已退，偶尔咳嗽，有痰，胸痛减轻，水肿好转，乏力，动则喘息，口干口苦。舌淡胖苔薄白，脉弦滑。

处方：

生黄芪 15g　太子参 15g　南沙参 15g　麦冬 10g

瓜蒌皮 15g　浙贝母 10g　桔梗 6g　金荞麦 15g

穿山龙 15g　石韦 10g　莱菔子 10g　丹参 15g

赤芍 15g　辛夷 10g　甘草 6g

7 剂，水煎服，日一剂。

患者外感病程已有两周余，邪气已经由卫分入里至气分。患者发热，咳嗽，伴有喘息，咳痰量少，色黄难咯，口渴均是气分有热的表现，治疗原则以"火郁发之"为法，以宣气解郁，清透内邪为治疗原则，麻杏石甘汤为主方加减。方中麻黄辛温，祛寒散邪，使毛窍开通，阳气达表，病邪有外达之路；杏仁辛开苦降，助麻黄宣肺卫之郁以祛邪；生石膏，辛甘大寒，辛能解肌，甘能缓热，大寒而兼辛甘能除大热，石膏与麻黄配伍，一辛温，一辛寒，相制为用，既能宣肺，又能清胃，是邪有出路；生石膏用量为麻黄的 5 倍，石膏用量倍于麻黄可兼制其偏温之弊，麻黄配石膏宣肺而不辛热，石膏配麻黄清肺而不凉遏。黄芩苦寒，归肺、胆、胃、大肠、小肠经，清泄肺胃肝胆郁热之邪；柴胡苦辛微寒，归肝、胆经，有解表清热，疏畅气机，开发阳气之功；黄芩与柴胡共用，有较好的解表清里作用，透其外邪，清其郁热；紫苏叶辛温，归肺脾经，有解表散寒，行气和胃的功效，其既能外开皮毛而发散风寒，又可宣利肺气、醒脾化湿，宽中除满；薄荷辛凉，归肺、肝经，辛以发散，凉以清热，清轻凉散，与金银花、连翘以清热解毒，疏散热邪；苏叶与薄荷同用，共凑宣肺、醒脾之效；热病伤阴，芦根、麦冬固护阴液，又可清泻肺热；浙贝母、金荞麦清肺化痰止咳。患者伴有头痛，故用荆芥穗疏风清热。二诊，患者热减，无头痛，仍鼻塞流清涕，患者热象渐轻，故在原方的基础上减荆芥穗、薄荷等清热药，加用辛夷、白芷宣肺利气，宣通鼻窍。三诊，患者热退，咳嗽咳痰减轻，出现动则气喘，乏力，口干口苦，为热病后期，气阴两伤的表现，以益气养阴，化痰止咳为治法。黄芪、太子参、南沙参、麦冬益气养阴以扶正；石韦、桔梗、浙贝母、金荞麦清肺化痰止咳；瓜蒌皮既能清肺化痰，又兼宽胸理气；莱菔子降气化痰平喘；辛夷宣通鼻窍，甘草补脾益气，祛痰止咳，调和诸药。

病案 2

刘某某，女，65 岁。

2011 年 8 月 2 日初诊。患者一周前开始出现发热，体温最高 38.5℃，咳嗽咳痰，使用抗生素治疗一周后，体温有所下降，现体温最高为 37.4℃，咳嗽痰多，胸闷憋气，心中烦热。舌质黯红，苔黄，脉弦。7 月 26 日胸部线 X 片示：左下肺渗出，左侧少量胸腔积液。

处方：菖蒲郁金汤加减

石菖蒲 15g　郁金 15g　生黄芪 15g　金银花 15g

连翘 15g　金荞麦 15g　柴胡 10g　黄芩 10g

丹参 15g　苏木 10g　旋覆花 10g（包煎）　车前子 15g（包煎）

葶苈子 30g（包煎）　炙麻黄 10g　西洋参 15g　益母草 20g

大腹皮 30g

14 剂，水煎服，日一剂。

2011 年 8 月 16 日二诊。患者服药后诸症好转，仍有心烦胸闷，早晨体温正常，午后低热，体温 37.1～37.4℃。舌质黯红，苔薄黄，脉弦。复查胸片示：胸腔积液较前减少，炎症有所吸收。

处方：

石菖蒲 10g　郁金 10g　生黄芪 20g　金荞麦 15g

黄芩 10g　西洋参 15g　丹参 15g　苏木 10g

益母草 15g　大腹皮 15g　茵陈 15g　淡豆豉 15g

川椒目 10g　银柴胡 10g　青蒿 15g　生甘草 5g

14 剂，水煎服，日一剂。

患者发热近两周，外感热邪，辛凉发散之后，表邪虽解，体温下降，而胸中邪热未除，故见胸闷憋气，心中烦热；痰热蕴肺，则咳嗽咳痰，痰多；肝主疏泄，主一身之气机，肝气郁滞，肺失宣降，气不化津而成饮，饮停胸胁，则出现胸腔积液；治疗以清肺宣利，化湿豁痰，兼以益气养阴。郁金辛苦而寒，功能解郁开窍、清心凉血；石菖蒲辛苦而温，功能开窍醒神、化湿豁痰，两药相合，既化湿豁痰，又清心开窍；金银花、连翘、黄芩、金荞麦以清肺化痰；柴胡苦辛、微寒，归肝、胆经，解表退热，疏肝解郁，少阳证之要药，常与黄芩同用，以清半表半里之热，共收和解少阳之功；葶苈子泻肺逐饮；车前子利水导饮；益母草活血利水；旋覆花苦降辛开，降气化痰而平喘咳，消痰行水而除痞满；大腹皮行气宽中，利水消肿；炙麻黄宣降肺气，平喘利水；黄芪补益肺气，化气行水；西洋参益气养阴，利水药同用可能耗伤阴液，以西洋参固护阴津；丹参入心经，可清心除烦；苏木活血利水，清心安神。二诊服药后，诸症均有好转，热病恢复期，暮热早凉，仍有咳嗽少痰，心烦胸闷，治疗以清透余热为法，原方减少利水逐饮药，加用青蒿、银柴胡清透虚热；川椒目止咳平喘，利水消肿；淡豆豉透散外邪，又能宣散邪热、除烦，与菖蒲、郁金合用以清热除烦；甘草祛痰止咳，调和诸药。

病案3

王某某，女，61岁。

2012年3月9日就诊。患者3月1日因发热、咳嗽于某医院就诊，诊断为肺炎。患者发热已10余天，恶寒，无汗，最高体温39℃，咳嗽，咳引两侧少腹痛，痰黄量不多，口干喜饮，大便4天未行。舌红苔薄黄，脉细数。

处方：麻杏石甘汤加减

炙麻黄6g　苦杏仁10g　生石膏30g（先煎）　生甘草6g

柴胡 10g　黄芩 15g　浙贝母 10g　瓜蒌皮 10g

金银花 15g　连翘 10g　金荞麦 15g　荆芥穗 10g

薄荷 6g（后下）　虎杖 15g　淡豆豉 15g　酒大黄 5g

5 剂，水煎服，日一剂。

该患者发热十余天，发热、恶寒并见，咳嗽咳痰，大便干结，证属表邪未解，入里化热，邪蕴肺胃，腑气不通。治疗以辛凉疏散，清泻肺胃为主。麻黄宣肺解表；生石膏清热生津；杏仁降气止咳；甘草祛痰止咳，调和诸药；金银花、连翘、荆芥、薄荷、淡豆豉既能辛散宣通，又能清热解毒；黄芩、柴胡和解少阳，给热邪以出路；瓜蒌皮、浙贝母、金荞麦清肺化痰止咳；虎杖、酒大黄通腑泄热，肺与大肠相表里，使邪热从大便而出，恢复肺气宣降功能。

病案 4

许某某，男，72 岁。

2012 年 5 月 22 日初诊。患者五天前发热，伴有咳嗽咳痰加重，服用抗生素后发热已退。现咳嗽，咯痰黄白相兼，质黏稠，汗出湿衣，口干而苦，不思饮食，食后腹胀，小便频数，大便不畅。舌黯红苔白，脉细数。既往有肺癌伴骨转移病史。

处方：

生黄芪 20g　金银花 20g　金荞麦 20g　浙贝母 10g

瓜蒌 20g　天竺黄 10g　紫菀 10g　莪术 10g

枳壳 10g　莱菔子 10g　生麦芽 15g　鸡内金 15g

半枝莲 15g　半边莲 15g　白花蛇舌草 30g　赤芍 15g

益母草 20g　虎杖 15g

7 剂，水煎服，日一剂。

2012 年 5 月 29 日二诊。患者咳嗽减轻，痰量减少，时有黄痰，汗出湿衣，夜间为甚，口干口苦，饮食量增加，脘腹胀满，大便四日未行。舌黯红苔白，脉细。

处方：

生黄芪 20g　金银花 20g　黄芩 10g　金荞麦 20g

浙贝母 10g　瓜蒌 30g　天竺黄 10g　虎杖 30g

半枝莲 15g　生地黄 15g　南沙参 15g　桑叶 20g

枳实 10g　生槟榔 15g　莱菔子 10g　甘草 5g

白花蛇舌草 20g

7 剂，水煎服，日一剂。

患者既往患有肺癌病史多年，伴有骨转移，平素气血不足，易反复感冒，病程缠绵难愈。此次患者感受外邪后出现发热，咳嗽咳痰明显，服用抗生素后发热已退，热势减轻，而热邪未尽，故见痰黄黏稠；热邪伤阴，则口干口苦；肺与大肠相表里，肺热耗伤肠道阴津，故大便干结，数日一行；气虚卫表不固，里热蒸腾，则汗出湿衣；气虚下陷，膀胱气化无权，则小便频数；久病入络，故舌黯。治以扶正祛邪，益气清热，宣肺化痰为法。方中黄芪益卫固表，补益肺气；金银花、金荞麦、天竺黄、浙贝母清肺化痰止咳；紫菀辛温，众多清热苦寒药中佐以辛温润肺止咳；瓜蒌清热化痰、宽胸理气，又可润燥化痰，润肠通便；配合虎杖、枳壳清热消积通便；生麦芽、鸡内金健脾和胃、行气消食，固护胃气；赤芍、益母草、莪术活血化瘀；半边莲、半枝莲、白花蛇舌草清热解毒，散结消肿，现代药理研究具有抗肿瘤作用。二诊时，患者处于热病后期，热势已退，故痰少色黄；气阴两伤，卫气不固则汗多；阴虚则盗汗；腑气不通，肠道乏津，故见腹胀，大便难解；在原方的基础上加用养阴之品生地、南沙参、桑叶苦寒清泄肺热，甘寒滋肺润肠；改枳壳为枳实、生槟榔加强行气消积作用。

病案 5

徐某某，男，68 岁。

2012 年 4 月 27 日就诊。患者咳嗽反复发作一年余，2 周前出现发热，4月14日胸部X线片示：右下肺感染。现患者已不发热，咳嗽，白痰量多，乏力，气短，活动则喘息，大便干结。舌黯苔黄腻，脉细滑。

处方：麻杏石甘汤加减

炙麻黄6g　苦杏仁10g　生石膏30g（先煎）　生甘草6g

枇杷叶10g　炙百部10g　紫菀10g　款冬花10g

柴胡10g　黄芩15g　浙贝母10g　瓜蒌20g

金荞麦15g　穿山龙15g　石韦15g　天竺黄10g

14剂，水煎服，日一剂。

患者一年来咳嗽反复发作，机体正气不足，营不内守，卫不御外，抗病能力低下，易感受外邪。邪气从口鼻而入，先犯上焦，肺卫首当其冲，"肺主气属卫"，所以，邪热犯肺，肺气闭郁，失于宣肃，则咳嗽咯痰；病势不解，则卫分之邪入里而达气分，气分热炽，肺气壅塞，出现高热、咳喘。治疗当以清热解毒，宣肺化痰为主。方以麻杏石甘汤为主方，以辛凉宣泄，清肺平喘；肺为娇脏，喜润而恶燥，故加枇杷叶、炙百部、紫菀、款冬花润肺止咳；浙贝母、金荞麦、天竺黄、石韦清肺化痰止咳；柴胡、黄芩调畅气机，使热邪外达；患者咳嗽日久，病入于络，故舌黯，穿山龙味苦降泄，微寒清热，入肺经，能清肺化痰，止咳平喘，又能活血通络。

病案6

李某某，男性，40岁。

2009年10月14日就诊。患者主诉为反复咳嗽、咳痰半个月。患者半个月前因感寒出现频繁咳嗽，咯吐白痰，自服药物治疗效果不明显，查胸片示：右中肺炎，右中肺部分不张。就诊时患者咳嗽频繁，咳声重浊，痰量多，色白质黏，难于咯出，口干口渴，纳差。舌尖红，苔黄腻，脉细数。

处方：

炙麻黄 3g　　杏仁 6g　　生石膏 30g（先煎）　生甘草 5g

鲜芦根 30g　黄芩 10g　　金银花 15g　连翘 10g

金荞麦 15g　野菊花 6g　　赤芍 10g　　丹参 15g

瓜蒌皮 10g　天竺黄 10g　炙杷叶 10g　虎杖 10g

　　　　　　　　7 剂，水煎服，日一剂，分 2 次温服。

　　本例患者经胸片检查诊断为肺炎。根据其临床特征辨证为表寒轻而里热重之寒包火证，风寒犯肺，肺气失宣，入里化热，邪热壅滞于内，灼津为痰，故见咳嗽频繁，咳声重浊，白痰难咯；热盛伤津则口干口渴；气机失畅，脾失健运而见纳差；而舌尖红苔黄腻，脉细数均为邪热壅肺之征。治以解表透邪，清泄里热。方中麻杏石甘汤清泄肺热，宣肺散邪；重用辛寒之生石膏清泄气分之热；银花、连翘清热解毒而透邪；黄芩专清肺火；野菊花、金荞麦清热解毒而化痰；芦根清热生津止渴；赤芍、丹参清热凉血消痈；瓜蒌皮、天竺黄、枇杷叶清肺化痰；虎杖苦寒降泄，泄热于里，釜底抽薪，使热有外出之路，并可止咳化痰；全方清泄肺热，化痰止咳为主；兼生津止渴，外透表邪。

临 证 备 要

一、病因病机分析

　　从细菌感染性肺炎的临床特征来看，应归属于风温肺热病的范畴。风温肺热病是感受风热病邪所引起的、四时皆有而以冬春两季多发的、以发热、咳嗽、咯痰为主要临床表现的急性外感热病。风温肺热病始见于 1986 年第 3 期《中国医药学报》的《风温肺热病的临床研究》，由董建华院士等首次提出，1994 年 1 月收入国家中医药管理局医政司发布的《中医内科急症诊疗规范》。陈平伯在《外感温病篇》中说："风温为病，春月与冬季居多，或恶风或不恶风，必身热咳嗽烦渴，此风温证之提纲也。"《素问·刺热篇》说："肺热病者，先淅然厥，起毫毛，恶风寒，舌上黄，身热，热争则喘咳，痛走胸膺背，不得太息，头痛不甚，汗出而寒……"可见，肺热病与风温病的症状相似，因此合成风温肺热病。本病病位在肺，与心、肝、胃、肠、肾等脏腑关系密切。

吴鞠通《温病条辨》曰："太阴风温，但咳，身不甚热，微渴"，陈平伯《外感温病篇》说："风温为病，春月与冬季为多，或恶风或不恶风，必身热咳嗽、烦渴"指出了本病的病因为风温，发病季节多在冬春。风温是风邪与热邪相和为患，陆廷珍《六因条辨》曰："夫风者天之阳气，温者人之热气，……风与温合，是为风温"。庞安时《伤寒总病论·卷五》曰："病人素伤于风，因复伤于热，风热相搏，则发风温"。叶天士《外感温热篇》："温邪上受，首先犯肺，逆传心包"，指出了风温肺热病发病的基本规律，风热之邪侵袭人体，多从口鼻而入，先犯上焦肺卫。刘完素说："大嗽者，五脏皆有，皆因内伤脾胃，外感风邪，皮毛属肺，风寒随玄府而入，腠理开张，内外相合，先传肺而入，遂成咳嗽，乃肺热也；寒化热，热则生痰，故喘满也。经云：喉中介介如梗状，甚则嗽血也。胸满气喘，痰盛稠黏，皆肺气热也"，则更明确地道出了外感风邪化热的病变过程，即风温肺热病的发病机制。《伤寒论·辨太阳病脉证并治》说："若发汗已，身灼热者，名曰风温。风温为病，脉阴阳俱浮，自汗出，身重多眠睡，鼻息必鼾，语言难出"。王孟英认为："彼冬温春温之先犯手太阴者，皆曰风温，乃吸受之温风也，此伏邪内发，误汗致逆者，亦曰风温，乃内动之虚风也，然风温在肺，只宜清解，若误以辛热之药汗之，亦有自汗、多眠、鼻鼾、难语之变。"指出风温误汗而致的变证。

因"温邪上受，首先犯肺"；若邪热内陷，即现"逆传心包"；或邪热羁留不解，邪入中焦，则伤及脾胃，甚至深入下焦，则劫灼真阴，下竭肝肾。本病分虚、实两类，以实者居多。初病为阳、热、实证，后期则虚实夹杂或以虚为主。本病是因机体正气不足，营不内守，卫不御外，抗病能力低下，感受风热之邪而发。其感染途径是从口鼻而入，先犯上焦，肺卫首当其冲，"肺主气属卫"，所以，风热犯肺，外而邪正相争，表现为发热恶寒；内而肺气不清，失于宣肃，则咳嗽咯痰。病势不解，则卫气之邪入里而达气分，肺气壅塞，出现高热烦渴、咳喘胸痛、咯痰带血等痰热壅肺之证，但病变重点始终在肺。若失治误治或治之不当或正不胜邪，必邪气深入，病情发展，其传变趋势有二，一为顺传于肺胃，而气（痰热壅肺）而营而血；一为逆传心包，而心营，而神明（脑）。所谓逆传心包者，为邪热内炽，上扰神明，神明错乱，而有神昏谵语、舌謇之症。总之，肺卫之邪顺传入气，逆传心营，是风温传变的两种不同趋向。若邪热深盛，邪正剧争，正气溃败，骤然外脱，则阴津失其内守，阳气不能固托，终则阴阳不能维系，形成阴竭阳脱。此外，风温热邪，久羁不解，易深入下焦，下竭肝肾，导致真阴欲竭，气阴两伤。本病发病特点是起病急，传变快，病程短，四季皆可发病，以冬春多见。

二、辨证治疗要点

　　风温肺热病作为一种急性外感热病而独立存在，也可合并于其他内伤杂病。周平安教授认为，大凡患者感受风热之邪，而有发热，咳嗽，咯痰（痰或黄或绿或黏稠或带血），舌红苔黄，脉数等临床表现时，即可以风温肺热病辨证施治。其传变快，多按卫气营血规律，临床上以卫气营证候居多。临证时还应审虚实转化，本病初期多以实证为主，或邪实正虚；后期，多以正虚为主，或正虚邪恋，或虚中夹实。

　　由肺卫受邪，宣降失常导致的证候是风温肺热病的证候特征，恶寒、发热并伴有肺系症状是风温肺热病的最基本特征。周平安教授认为本病以热、咳、痰、喘为最主要的症状，四者之中尤以身热最为重要。热、咳、痰、喘在不同的发展阶段具有不同的特征，其中，周平安教授尤其重视"痰"的变化，他认为咳喘之病，主以痰之性状而断寒热虚实，因为痰与其他症状相比更能反映肺部病变的实质。在内伤杂病中痰白为寒，而在风温肺病早期痰白也可以按热论治，若痰呈黄色或呈脓性则为肺热的重要证据。

风温肺热病各阶段的证候特征如下：初期热在肺卫证：发热，咳嗽，头痛，恶风寒，口渴，痰多，无汗，苔白或微黄，脉浮数，亦可见弦滑。证机为风热犯表，肺卫郁阻。治法以辛凉疏散，辛以疏风，凉以散热。方用银翘散加减，药用金银花、连翘、杏仁、薄荷、芦根、桔梗、甘草、桑叶、牛蒡子；无汗者，加荆芥；心烦者，加山栀；喘促者，加炙麻黄、生石膏；痰多者，加浙贝母；头痛者，加菊花、蔓荆子；咽痛明显者，加元参、板蓝根。中期：①痰热壅肺证：发热，痰多痰鸣，痰黏或黄或白，咳嗽，胸闷气粗，舌红，苔黄或白或腻，脉弦滑而数。证机为邪热内侵，痰热壅肺。治法以清热化痰。方用麻杏石甘汤合千金苇茎汤加减，药用炙麻黄、杏仁、生石膏、黄芩、连翘、虎杖、白花蛇舌草、鱼腥草、全瓜蒌、冬瓜仁、浙贝母、桔梗、甘草、芦根；腹实便秘者，加大黄、全瓜蒌；痰黄稠者，加胆南星、天竺黄；痰鸣者加射干；胸闷甚者，加广郁金、金沸草；热甚者，加山栀、金银花。②热陷心包证：神昏谵语，发热夜甚，咳喘气促，痰鸣肢厥，舌红绛，苔干黄，脉数滑。证机为热入心包，痰热闭窍。治法以清热豁痰开窍为主。方用清营汤合菖蒲郁金汤加减，药用羚羊角粉、生地、连翘、石菖蒲、广郁金、牛蒡子、天竺黄；舌绛者，加丹皮；舌干者，加石斛；苔黄者，加黄连；尿赤者，加白茅根、芦根。晚期：①气阴两伤，余邪未净证：发热或不发热，或自觉发热，咳嗽，痰不多而黏，咽燥口渴，舌红有裂纹，苔黑或焦，脉数细。证机为气阴两伤，余邪未除。治法以滋阴清热。方用沙参麦冬汤加减，药用北沙参、麦冬、生地黄、甘草、石斛、天花粉、玄参、白芍、杏仁、阿胶、太子参；纳呆者，加谷芽、麦芽；腹胀者，加佛手、香橼皮。②阴竭阳脱证：高热骤降，大汗肢冷，颜面苍白，呼吸急促，痰涎壅盛，唇甲青紫，神志恍惚，舌红少津，脉微欲绝。证机为邪热炽盛，正气衰败，阴竭阳脱。治法以益气养阴，回阳固脱。方用独参汤、生脉散、参附汤加减。

周平安教授认为风温肺热病的病机虽复杂，但主要原因不外乎"热郁"。热者寒之，郁者散之，治疗宜因势利导，顺应邪势，达邪外出，尤其强调"透"与"通"。温病初起，使用透法，意在透邪达于肌体之外，防止邪热入里，控制病情进一步进展，以辛凉透表为治疗原则，辛能宣散、透邪外达，凉能清热、保护津液，则邪去热清，肺复宣降，三焦通畅，营卫调和，津液布散，微微汗出而愈。当邪由卫入气，即"热郁"转为"热盛"，过用寒凉药物易于涩滞气机，冰伏热邪，热邪被郁，病势加重，治疗以清气分热为主，佐以清宣疏散，宣气解郁，透达内邪。周平安教授认为，把握住气分是治疗本病的关键，对病情的转归至关重要，切不可寒凉冰伏，更不可辛温大汗，一定要把握好清与透的分寸，使邪去正安。如果邪气深入营血，治疗以清营凉血为法，佐以透邪清气之品，使邪气透营转气，邪有出路。总之，在风温肺热病的不同阶段，透法是贯穿始终的重要治法。周平安教授认为，治疗风温肺热病必须分清卫气营血，依法论治，绝不可见热投凉，以清为务，反致气机闭塞，邪无出路。透法的目的是使气机通畅，表里和解，使邪有出路。选择药物时多选用既辛凉透表，又具有清热解毒功效之品，可佐以辛平或微温之品，增强透散之力，常用的药物有金银花、连翘、蝉蜕、桑叶、竹叶、淡豆豉、薄荷、荆芥、栀子、青蒿等。这些药物均为轻清宣透之品，中药药理研究表明具有解热、抑制病原微生物及扩张周围血管，改善微循环或兴奋汗腺的功能。周平安教授还强调，若邪热入里，有形之实已成，需用下法，使腑气通畅，气机疏透，邪有外泄之路，里热可以达表而透。可见通下亦有助于邪气外透，二者相辅相成。肺与大肠相表里，通过泻腑，浊邪可随大便而出，从而有助于恢复肺的宣降功能，意为"釜底抽薪"。现代研究证实，通腑泻热不仅能促进胃肠功能，降低腹压，有利于呼吸运动进行，而且可使留滞于肠道的病原体及其毒素和各种肠源性有毒物质、机体代谢产物排出体外，促进机体的新陈代谢，改善微循环，从而保护了机体重要脏器的生理功能，起到通腑护脏的作用。

周平安教授还强调，如何预防病情的发展变化是风温肺热病辨证中始终应该注意的问题，既病防变，先安未受邪之地，是选方用药的基础。老年或体虚患者发热常不显著，虚实夹杂，温补则易化热化燥，清泄常损其正气，用药宜"微辛"、"轻清"、"通补"，审其正虚与邪实的轻重而施治。

本病的转归，热退之后，咳喘等症迁延难愈者，大多由于病邪入络，正气已虚，可考虑扶正气、化瘀血，透达外邪。若出现逆传心包证候，内闭外脱、阴竭阳亡征象时，一定要注意到固护阳气。周平安教授指出，对于热病用凉药似乎多无顾虑，而热病用热药，常令人担心，其实，"热邪"不但伤阴也伤阳，尤其在热病后期，阳气的损伤为严重，所以当出现体温骤降、气喘欲脱、冷汗淋漓、四末不温之时，要用附子等回阳救逆之品，以逆流挽舟，挽救生命。

第八节　肺　结　核

肺结核是由于结核分枝杆菌引起的慢性肺部感染性疾病，

常有咳嗽、咯血等呼吸系统表现和低热、盗汗等全身症状。

肺结核的临床表现：咳嗽、咳痰、发热（多为午后低热）、咯血（自少量至大咯血）、胸痛、乏力、食欲不振、盗汗，病程长的可有消瘦，病变广泛而严重的可有呼吸困难，女性患者可有月经不调。肺部体征依病情轻重、病变范围不同而有差异，早期、小范围的结核不易查到阳性体征，病变范围较广者叩诊呈浊音，语颤增强，肺泡呼吸音低和湿啰音。晚期结核形成纤维化，局部收缩使胸膜塌陷和纵隔移位。在结核性胸膜炎者早期有胸膜摩擦音，形成大量胸腔积液时，胸壁饱满，叩诊浊实，语颤和呼吸音减低或消失。

辅助检查：①外周血白细胞总数正常或轻度增高。②胸部X线检查为诊断肺结核的必备手段，可判断肺结核的部位、范围、病变性质、病变进展以及观察治疗反应，判定疗效。③结核菌素皮肤试验（TST）强阳性者有助于诊断。④痰结核分枝杆菌检查是确诊肺结核的重要方法。肺结核若及时诊断，并予合理治疗，大多可获临床痊愈。治疗不及时或不规范可引起气胸、支气管狭窄、支气管扩张、脓胸等并发症。

诊断：根据病史、临床表现及实验室检查可做出诊断。

肺结核可归属于中医的肺痨范畴。

病案 1

刘某某，男，39 岁。

2012 年 1 月 10 日初诊。2011 年 11 月 16 日因咯血在外院诊断为"肺结核"，已进行抗痨治疗，抗痨治疗后血尿酸、肝功能升高。现咳嗽，痰多色白，左侧胸痛，呼吸不畅，善太息，汗出，体倦乏力，腰酸，腹胀，大便日 4 次。舌黯苔白腻，脉沉细。

处方：

生黄芪 20g　蒲公英 15g　黄芩 10g　黄连 6g

炙枇杷叶 10g　炙百部 10g　紫菀 10g　黄精 15g

土茯苓 30g　泽泻 15g　车前草 15g　丹参 15g

厚朴 10g　穿山龙 15g　石韦 15g　生甘草 10g

茵陈 20g　炒山楂 15g

28 剂，水煎服，日一剂。

2012 年 2 月 21 日二诊，抗痨治疗中，现仍感痰多，咯白痰，咽部不爽，口苦，体倦乏力，汗出，右侧胸痛，腹胀，大便日 2～3 次，气短，善太息。舌黯红苔薄黄，脉沉细。

处方：

生黄芪 20g　黄芩 10g　黄连 6g　生地黄 15g

炙百部 10g　炙枇杷叶 10g　紫菀 10g　款冬花 10g

黄精 15g　百合 15g　香附 10g　旋覆花 10g（包煎）

党参 10g　焦白术 15g　枳壳 10g　生甘草 6g

炒山楂 15g　厚朴 10g

28 剂，水煎服，日一剂。

患者肺之气阴亏虚，气不化津则痰瘀内阻，故见咳嗽，痰多色白，左侧胸痛，呼吸不畅，太息；子病及母，肺病日久导致脾气亏虚，水湿内停，故见体倦乏力，腹胀，大便次数多；舌黯苔白腻，脉沉细亦为肺脾亏虚，痰湿内盛的表现。故以益气扶正，健脾除湿，解毒抗痨杀虫为主，方中蒲公英、黄芩、黄连、枇杷叶、百部、紫菀、穿山龙、石韦清肺化痰；生黄芪、黄精补益肺之气阴；茵陈、厚朴、炒山楂行气健脾除湿，土茯苓，既能利湿健脾，又能抗痨杀虫。二诊患者仍腹胀、便溏，湿热中阻症状较明显，加入党参、焦白术、香附、枳壳、旋覆花等加强健脾行气除湿之效。

病案 2

马某某，女，58 岁。

2011 年 8 月 30 日来诊。患者咳嗽已有半年余，2011 年 6

月青海省人民医院胸部 CT 检查示：双肺继发性肺结核伴双侧胸膜增厚，双肺局限性间质改变。现咳嗽，痰不多，气短、乏力，纳可，小便频。舌紫黯有瘀斑，舌苔黄厚腻，脉细数。

处方：

生黄芪 20g　当归 10g　党参 10g　丹参 15g

茯苓 15g　灵芝 15g　生地黄 15g　炙枇杷叶 10g

炙百部 10g　紫菀 10g　款冬花 10g　女贞子 15g

枸杞子 15g　生甘草 6g　阿胶珠 10g　夏枯草 10g

7 剂，水煎服，日一剂。

患者肺病日久，痰瘀内阻，耗伤肺之气阴，故见咳嗽、咳痰，气短、乏力，舌紫黯有瘀斑，苔黄厚腻，脉细数。方中生黄芪、当归、党参、丹参、灵芝补气活血祛瘀，茯苓、枇杷叶、百部、紫菀、款冬花化痰止咳，生地黄、女贞子、枸杞子、阿胶珠滋阴润肺。

病案 3

黄某，女，55 岁。

2012 年 10 月 23 日来诊。患者咳嗽 3 月余，于外院检查发现结核菌素试验强阳性。现咳嗽，气短，心悸，烘热汗出，腰腿酸软。舌红少苔，脉弦细。

处方：

生黄芪 20g　金银花 20g　当归 10g　生甘草 5g

浙贝母 10g　天花粉 15g　紫菀 10g　款冬花 10g

莪术 10g　夏枯草 10g　丹参 15g　黄芩 10g

黄连 6g　百合 15g　黄精 15g　炙百部 10g

猫爪草 10g　灵芝 15g　三七块 10g

7 剂，水煎服，日一剂。

患者肺阴亏虚，虚火上炎，故见咳嗽、气短、烘热汗出；金水相生，肺病日久导致肾气亏虚，故见腰膝酸软。方中生黄芪、金银花、当归、生甘草益气清热；黄芩、黄连、浙贝母、紫菀、款冬花、百部清热止咳化痰；天花粉、黄精、百合、灵芝益气滋阴；莪术、夏枯草、猫爪草散结消肿、抗痨杀虫。

病案4

龙某，女，87岁。

2013年7月22日初诊。患者于7月16日咯暗红色黏稠血十余口，7月17日于朝阳医院查肺部CT示：①双肺弥漫性病变，支扩合并感染；②右上肺空洞，考虑结核空洞可能性大；③慢性支气管炎；④纵隔淋巴结增大；⑤主动脉硬化；⑥双侧胸膜局限性增厚。现咳嗽，痰量少，痰黄黏难咯，夹带暗红色血丝，气短，体倦乏力，不思饮食，舌红少苔，脉细数。

处方：生脉散加味

太子参30g　麦冬15g　五味子10g　当归10g

炙百部10g　紫菀10g　款冬花10g　浙贝母10g

仙鹤草15g　生薏苡仁15g　黄芩10g　生地榆15g

生麦芽15g　鸡内金10g　天竺黄10g　生甘草10g

14剂，水煎服，日一剂。

2013年8月5日二诊。患者咳嗽减轻，痰少白黏，痰中无血，气短，体倦乏力，不思饮食，大便稀溏，舌红少苔，脉细数。

处方：

上方去炙百部、浙贝母、生薏苡仁

加川贝母10g、炒神曲15g、炒山楂15g。

14剂，水煎服，日一剂。

2013年9月2日三诊。患者咳嗽明显减轻，痰少，体倦神怠，不思饮食，舌干而僵，右侧面部痉挛，眠差。舌红绛干裂而少津，脉细数。

处方：

　西洋参 10g　麦冬 15g　五味子 10g　白芍 15g

　炙百部 10g　紫菀 10g　款冬花 10g　百合 20g

　黄芩 10g　生地黄 15g　生甘草 10g　鸡内金 10g

　生麦芽 15g　炒神曲 15g　川贝母 10g　炒山楂 15g

　　　　　　　　　　　　　14 剂，水煎服，日一剂。

　2013 年 9 月 23 日四诊。患者因服用西药抗痨药物过敏，已停用。现咳嗽无痰，咽黏堵，纳呆，舌干而僵，右侧耳鸣而痛，右面部痉挛，舌红少苔无津，脉细数。

　处方：

　上方加乌梅 10g、天麻 15g、玄参 15g、银柴胡 10g。

　　　　　　　　　　　　　14 剂，水煎服，日一剂。

　2013 年 10 月 15 日五诊。患者咳嗽无痰，咽黏堵，舌干，畏寒怕冷，劳累则背痛，耳鸣而痛好转，面部痉挛亦缓解，纳增。舌红少苔，脉细。

　处方：

　西洋参 10g　麦冬 15g　五味子 10g　白芍 15g

　炙百部 10g　紫菀 10g　款冬花 10g　百合 15g

　黄芩 15g　黄精 15g　生地黄 15g　鸡内金 10g

　川贝母 10g　炒山楂 15g　生麦芽 15g　生甘草 10g

　　　　　　　　　　　　　14 剂，水煎服，日一剂。

　2013 年 11 月 10 日六诊。患者药后诸症均减，现咽干，咽黏堵，背痛，气短，畏寒怕冷，便干不畅。舌红少苔，脉细数。

　处方：

　上方去山楂

　加玄参 15g。

　　　　　　　　　　　　　14 剂，水煎服，日一剂。

　2013 年 12 月 2 日七诊。患者自觉气短，晨起明显，体倦乏力，口咽干燥，怕冷恶风，游走性胸胁背痛，纳少。舌红苔白，脉细数。

处方：

生黄芪 15g　西洋参 10g　麦冬 15g　五味子 10g

白芍 15g　炙百部 10g　炙紫菀 10g　炙款冬花 10g

百合 15g　黄芩 15g　黄精 15g　玄参 15g

川贝母 10g　生麦芽 15g　鸡内金 10g　生白术 10g

炒神曲 10g　防风 10g　生甘草 10g

14 剂，水煎服，日一剂。

2014 年 1 月 6 日八诊。患者 8 天前外受风寒，近 3 天发热，体温 38℃，已服用西药解热镇痛药治疗。现午后发热，四末欠温，颈部汗出，咳嗽，痰多，背痛。舌红少苔，脉细数。

处方：

上方去黄精、百合

加柴胡 10g、荆芥 10g、紫苏叶 10g。

7 剂，水煎服，日一剂。

2014 年 1 月 13 日九诊。患者发热已退，外感已愈，时有咳嗽，痰少白黏，口干，失眠，入睡困难。舌红少津，脉细数。

处方：

上方加桑叶 30g、酸枣仁 30g、合欢皮 30g。

14 剂，水煎服，日一剂。

2014 年 2 月 10 日十诊。患者近日午后低热，咽干，倦怠乏力，眠差，不思饮食。舌红少苔，脉细数。

处方：

生黄芪 15g　西洋参 10g　麦冬 10g　五味子 10g

炙枇杷叶 10g　炙百部 10g　紫菀 10g　款冬花 10g

黄芩 10g　银柴胡 10g　荆芥 10g　淡豆豉 15g

川贝母 10g　百合 15g　合欢花 20g　酸枣仁 20g

甘草 6g　玄参 15g

14 剂，水煎服，日一剂。

2014 年 3 月 17 日十一诊。患者服药后，午后低热缓解，咽干而紧，气短，失眠。舌红少苔，脉细数。

处方：

上方去银柴胡、荆芥、淡豆豉

加南沙参 15g、夜交藤 20g、绞股蓝 15g。

14 剂，水煎服，日一剂。

2014 年 4 月 21 日十二诊。患者已不发热，胃纳增加，仍咳嗽，痰少难咯，咽紧，口干，心悸，不任劳作，眠差，大便干。舌红苔白，脉细数。

处方：

生黄芪 15g　西洋参 10g　麦冬 15g　五味子 10g
炙枇杷叶 10g　炙百部 10g　紫菀 10g　款冬花 10g
黄芩 10g　川贝母 10g　百合 15g　猫爪草 15g
南沙参 15g　玄参 15g　酸枣仁 20g　夜交藤 20g
桔梗 10g　大枣 15g　甘草 10g

14 剂，水煎服，日一剂。

2014 年 5 月 12 日十三诊。药后咳嗽咯痰减轻，仍心悸气短，口干，大便不畅。舌红苔白，脉细数。

处方：

上方去桔梗

加莱菔子 10g。

14 剂，水煎服，日一剂。

2014 年 6 月 16 日十四诊。患者时有咳嗽，少痰，咽紧，胸闷，乏力，眠差，消瘦。舌红苔白，脉弦细。

处方：

生黄芪 15g　西洋参 10g　麦冬 15g　五味子 10g
炙枇杷叶 10g　炙百部 10g　紫菀 10g　款冬花 10g

黄芩 10g　川贝母 10g　百合 15g　猫爪草 15g

南沙参 15g　玄参 15g　酸枣仁 20g　太子参 30g

灵芝 15g　辛夷 10g　大枣 15g　甘草 10g

14 剂，水煎服，日一剂。

患者高龄，肺部基础疾病较多，且对西药抗痨药物过敏，只能寻求中药治疗。肺病日久耗伤气阴，导致气阴亏虚，阴虚肺燥，肺失润降，故见咳嗽；阴虚火旺，灼伤血络，故咯血，咳痰带血；火热灼津为痰，痰热内蕴，故见痰少质黏难咯；肺气亏虚，故见气短；子病及母，肺病日久，脾气亏虚，故见体倦乏力，纳少。治疗应以清热化痰抗痨治其标，补益气阴治其本。方中生脉散（太子参、麦冬、五味子）补益气阴；百部、紫菀、款冬花、浙贝母、黄芩、天竺黄等清热化痰；生地榆、仙鹤草凉血收敛止血；生麦芽、鸡内金、薏苡仁健脾开胃，补土生金。现代药理研究表明方中麦冬、百部、浙贝母、黄芩、仙鹤草等均具有抗结核杆菌作用。每次复诊均随症加减，外感时加用柴胡、荆芥、紫苏叶等祛风解表；失眠、入睡困难加入酸枣仁、合欢皮等宁心安神。风、痨、鼓、膈为中医四大证，肺痨患者多气阴两虚，又有痨虫感染，治疗难度大，耗时长，西医抗痨治疗一般需要 12～18 个月，中医治疗也宜坚持长期服药，以收全功。该患者经过近 1 年中药治疗，病情得到控制，症状明显缓解。

病案 5

赵某某，女性，21 岁。

患者主诉反复发热两年余。发热时伴有恶寒，最高体温为 39℃，需用激素后体温才可下降。2009 年 8 月河北胸科医院诊断：①右肺中叶，左下肺肺不张。②支气管扩张。③肺部感染。④继发性肺结核。患者对抗痨药物过敏。现临床表现为午后发热，体温波动在 38～39℃，咳嗽，痰黄黏难咯出，盗汗，纳少，月经失调。舌红苔黄腻，脉细数。

处方：

生黄芪 20g　当归 10g　生熟地各 15g　黄芩 10g

黄连 6g　黄柏 6g　银柴胡 10g　青蒿 15g

豆豉 15g　地骨皮 15g炙百部 10g　紫菀 15g

桔梗 6g　天竺黄 10g　浙贝母 10g　甘草 6g

7 剂，水煎服，日一剂。

二诊：患者已在结核病专科医院确诊为肺结核。2010 年 3 月 17 日肺部 CT 报告为：浸润性肺结核，右肺下叶空洞形成，右肺中叶及左肺下叶干酪性肺炎，两肺血行播散。药后诸症减轻，盗汗减少，咳嗽，白痰，口干，易感冒。舌红苔微黄，脉细数。

处方：

上方去豆豉

加桑叶 20g、煅龙牡各 30g。

28 剂，水煎服，日一剂。

三诊：患者服药后盗汗大减，口干减，仍咳嗽，早晚甚，黄白痰，精神差，嗜睡，体倦，气短，右胁疼痛。舌红苔黄腻，脉细数。

处方：

生黄芪 20g　当归 10g　生熟地各 15g　黄芩 10g

黄连 6g　黄柏 6g　炙百部 10g　紫菀 10g

冬花 10g　炙杷叶 10g　瓜蒌皮 15g　浙贝母 9g

郁金 10g　元胡 10g　猫爪草 10g　煅龙牡各 30g

生甘草 6g　百合 15g

28 剂，水煎服，日一剂。

周教授在临床上大力提倡并且擅长运用抓主症。本案患者主症为午后发热，体温 38～39℃，盗汗，患者已明确诊断为肺结核，运用中医辨证论治理论，四诊合参，诊为阴虚火旺，治以滋阴降火，化痰止咳。方选当归六黄汤，出自《兰室秘藏》，本方养血育阴与泻火撤热并进，标本兼顾，使阴固而水能制火，热清则耗阴无由；二是益气固表与育阴泻火相配，育阴泻火为本，益气固表为标，以使营阴内守，卫外固密。本方在诸寒药中又倍用黄芪，固已虚之表，安未定之阴。方中加用银柴胡，青蒿，地骨皮因势利导，宣畅气机，透邪外出，使周身微汗，肌肤湿润，则热势渐退。周老师又常用《肘后备急方》黑膏方中的豆豉，生地为一对药，清营不留邪，透邪不伤阴。二诊患者诸症减轻，盗汗减，加用煅龙牡固涩敛汗。三诊患者盗汗大减，口干减轻，仍咳嗽，早晚甚，黄白痰，故守原方的基础上用炙百部，紫菀，冬花，炙杷叶，瓜蒌皮，浙贝母加强化痰止咳的力量。

临 证 备 要

一、病因病机分析

中医认为肺痨的外因为感染"痨虫"，内因为正气亏虚。肺脏亏虚，卫外功能不强，或他脏病变耗伤肺气，导致肺气亏虚，则"痨虫"极易侵蚀肺体而发病。痨虫犯肺，侵袭肺叶，肺体受病，阴分先伤，故肺痨以阴虚为主，并可导致气阴两虚，甚则阴损及阳。同时由于脏腑间有相生、制约关系，肺脏病变易累及他脏，金水相生，肺病日久会累及肾脏；子病及母，肺病日久也会累及脾脏，因此肺痨与脾肾两脏关系密切。

二、辨证治疗要点

根据肺痨的病机确定其治疗原则为杀虫与补虚两端。临床可根据体质强弱和病情表现确定补虚与杀虫的主次。由于"痨虫"是肺痨发病的致病因子，故抗痨杀虫是针对病原治疗的措施。而正虚是发病的关键，因此尤其要重视补虚培元，提高机体的免疫功能。肺痨病位主脏在肺，涉及脾肾，故以补肺为主，同时兼以补脾、补肾；病理性质主要为阴虚，故以滋阴为大法，气虚同时补气，后期阴伤及阳者滋阴助阳。

肺痨以肺阴虚为主，故常用南北沙参、麦冬、生地、天花粉等滋阴药物；若阴虚火旺，灼津为痰，痰热内蕴，见咳嗽咯痰，色黄量多，口苦，舌苔黄腻者，当清热化痰，可用黄芩、知母、浙贝母、天竺黄、合欢皮、桑白皮、地骨皮等，不宜单独使用苦寒降火药物，只可暂以清降，以免苦燥伤阴，寒凉败伤脾胃；若瘀阻肺络，络损不复，以致咳血反复难止，血出鲜杂相混，或夹有暗红色血块，胸胁刺痛，当祛瘀止血，药用三七、莪术、生地榆、仙鹤草等；如潮热盗汗，可加用固表止汗的煅龙骨、煅牡蛎、浮小麦、桑叶、五味子等。

脾为气血生化之源，患者肺虚久则脾气亦虚，脾虚不能化生水谷精微以养肺，则肺更虚，因此，在补益肺之气阴的同时，还要注意培土生金。临床上体倦乏力、大便溏薄、食少纳呆、腹胀脘痞、恶心欲呕等脾虚症状，多见于久服抗结核药物而致肝功能损害的患者，尤其以老年患者多见，可用黄芪、党参、白术、茯苓、山药、扁豆、芡实等以补气健脾，培土生金。

现代药理研究表明具有抗结核菌作用的常用中药有：牛黄、丹参、甘草、仙鹤草、白头翁、白果、地骨皮、远志、连翘、何首乌、补骨脂、青蒿、刺五加、知母、金银花、鱼腥草、细辛、荆芥、茵陈、茯苓、独活、柴胡、党参、黄连、黄柏、黄芪、紫草、仙灵脾、小蓟、升麻、乌梅、黄芩、甘遂、白及、侧柏叶、高良姜、黄精、甘松、石榴皮、野菊花、檀香、白矾、孩儿茶、冬虫夏草、松萝、啤酒花、萆草、仙人掌、十大功劳叶、南瓜藤、平地木、夏枯草、大蓟、款冬花、大蒜、天门冬、麦门冬、小百部、玉竹、伊贝母、平贝母、土大黄、蚕蛹、文蛤肉、鲨鱼肝、鳝鱼、燕窝、獭肝、鹿胎等，在临床上可以根据患者证候的寒热虚实，酌情选用，以发挥中药抗痨杀虫的功效。

近些年来，结核耐药菌感染增多，常规抗痨无效，而且有少数患者对抗痨药过敏，用药后损害肝肾功能，甚至有的患者一服抗痨药即剧烈反应，出现高热黄疸，无法应用抗痨药，这一部分患者可以选用中医中药治疗。痨病，自古以来属于难治病种，必须坚持治疗，缓缓图功，一般需要 1～2 年的时间方可治愈。对比西药的三联、四联甚至五联的强化组合抗痨方案，对于初治而不耐药的患者疗程为 6～9 个月，而复治病例需要 12～18 个月，仍有部分病例仍不能痊愈；因此中医中药治疗肺结核也应该坚持长期治疗，肺结核的某一主要症状消失并不代表肺结核病已经治愈，治疗时间不宜低于 1 年。中药治疗肺结核的优势在于一般不用有毒的药物，能够在不损伤肝功能的情况下治愈肺结核。

第九节　支气管哮喘

支气管哮喘（以下简称哮喘）是由多种细胞（如嗜酸性粒细胞、肥大细胞、T 淋巴细胞、中性粒细胞、平滑肌细胞、气道上皮细胞）和细胞组分参与的气道慢性炎症性疾患。这种慢性炎症导致气道反应性增高，通常出现广泛多变的可逆性气流受限，并引起反复发作性的喘息、气急、胸闷或咳嗽等症状，常在夜间和（或）清晨发作、加剧，多数患者可自行缓解或经治疗缓解。哮喘发病危险因素包括宿主因素（遗传因素）和环境因素两方面。

支气管哮喘的临床表现：哮喘的典型三联症状是喘息、气促和咳嗽，咳嗽时无痰或有痰。哮喘急性发作时胸部呈过度充气状态，有广泛的哮鸣音，呼气音延长。但在轻度哮喘或非常严重哮喘发作时，哮鸣音可不出现，后者称为"寂静肺"，它提示气道通气极度不良，并预示将出现呼吸衰竭。另外，严重哮喘患者可出现心率增快、脉搏强弱不等（奇脉）、胸腹反常运动、发绀和神智异常。非发作期体检可无异常。常用实验室和其他检查：①血液检查：多数哮喘患者的周围血嗜酸性粒细胞通常在6%以上。②痰液检查：哮喘患者痰的细胞学检查可发现较多的嗜酸性粒细胞，当哮喘患者合并感染时，痰中性粒细胞比例增加。③呼吸功能检查：在哮喘发作时，有关呼气流速的全部指标均显著下降，其中以 FEV1 占预计值的百分率（FEV1%）最为可靠，呼气流量峰值（PEF）最为方便。对于呼吸功能基本正常的患者，如果吸入组胺、乙酰甲胆碱或者低渗盐水后，FEV1 下降≥20%，称为支气管激发试验阳性。对于通气功能低于正常的患者，如果吸入支气管舒张剂后 FEV1 测定值增加≥12%，且 FEV1 增加绝对值≥200ml，判定为支气管舒张试验阳性。④胸部 X 线检查：在哮喘发作早期可见两肺透亮度增加，呈过度通气状态；在缓解期多无明显异常。如并发呼吸道感染，可见肺纹理增加及炎性浸润阴影。⑤哮喘患者大多数为变应性体质，测定变应性指标结合病史有助于对患者的病因诊断和避免或减少对该致敏因素的接触。⑥动脉血气分析：轻度哮喘发作，PO_2 和 PCO_2 正常或轻度下降；中度哮喘发作，PO_2 下降而 PCO_2 正常；重度哮喘发作，PO_2 明显下降而 PCO_2 超过正常，出现呼吸性酸中毒和（或）代谢性酸中毒。

诊断：

1. 反复发作喘息、气急、胸闷或咳嗽，多与接触变应原、冷空气、物理、化学性刺激、病毒性上呼吸道感染、运动等有关。

2. 发作时在双肺可闻及散在或弥漫性、以呼气相为主的哮鸣音，呼气相延长。

3. 上述症状和体征可经治疗缓解或自行缓解。

4. 除外其他疾病所引起的喘息、气急、胸闷和咳嗽。

5. 临床表现不典型者（如无明显喘息或体征）应至少具备以下 1 项试验阳性：①支气管激发试验或运动激发试验阳性；②支气管舒张试验阳性：第一秒用力呼气容积（FEV1）增加≥12%，且 FEV1 增加绝对值≥200mL；③最大呼气流量（PEF）日内（或 2 周）变异率≥20%；符合 1~4 条或符合 4、5 条者可诊断为支气管哮喘。

临床分期：

1. **急性发作期**　咳嗽、气喘和呼吸困难症状明显，其持续时间和严重程度不一，多数需要应用平喘药物治疗。

2. **慢性持续期**　是指每周均不同频度和（或）不同程度地出现症状（喘息、气急、胸闷、咳嗽等）。

3. **临床缓解期**　系指经过治疗或未经治疗症状、体征消失，肺功能恢复到急性发作前水平，并维持 3 个月以上。

哮喘可归属于中医学的哮病范畴。

病案 1

江某某，女，12 岁。

2011 年 9 月 17 日初诊。患者自幼即有哮喘病史，近一周发作频繁，夜间喘甚，黄痰量多难咯，咽痒则咳，由外感引发。舌红，苔黄腻，脉弦细。

处方：麻杏石甘汤合柴胡脱敏汤加减

炙麻黄 6g　杏仁 10g　生石膏 30g（先煎）　生甘草 5g

柴胡 10g　黄芩 10g　赤芍 15g　防风 10g

乌梅 10g　穿山龙 15g　石韦 15g　浙贝母 10g

瓜蒌 15g　射干 10g　天竺黄 10g　金荞麦 15g

7 剂，水煎服，日一剂。

2012 年 1 月 17 日二诊。诉上诊服药后，咳嗽明显减轻，仅发作一次喘息，故未复诊。入冬以来，晨起口干舌燥，咽痒、胸闷，空气干燥或饮水少则咳嗽，有痰。过敏原检查示对霉菌及动物皮毛过敏。舌红，苔干，脉弦细。

处方：芪银三两三合柴胡脱敏汤加减

生黄芪 15g　金银花 15g　当归 10g　生甘草 10g

柴胡 10g　黄芩 10g　赤芍 15g　防风 10g

乌梅 10g　穿山龙 15g　石韦 15g　麦冬 15g

南沙参 15g　百合 15g　荆芥 10g　桑叶 15g

28 剂，水煎服，日一剂。

患儿自幼哮喘，内有痰火，郁结于内，因感受风热外邪引触，痰火灼肺，肺气宣降失常，发为哮喘；痰黄稠难咯，舌红，苔黄腻，为痰热壅肺，肺失清肃之象。故用麻杏石甘汤以清肺平喘；穿山龙、石韦、射干、浙贝母、瓜蒌、天竺黄、金荞麦清肺化痰。周教授认为，小儿"肝常有余"，感外邪之后，引动肝风，内外合邪，如风动金鸣，木叩钟鸣，故合自拟柴胡脱敏汤，方中柴胡、黄芩疏肝清肝；赤芍、乌梅味酸收敛肝气；防风祛风解痉。复诊时处于缓解期，患儿自幼哮喘，长期发作，必有肺气虚之本，痰热内郁，耗伤气阴，故显现一派津伤之象。治以益气润燥，疏风化痰。芪银三两三方中生黄芪补益肺气，金银花宣透外邪，二药相配，可兼制黄芪之温和，银花之寒，使补气而不上火、祛邪而不伤正；气为血帅、血为气母，无气则血不能行，无血则气无以附，黄芪配当归，人身得气血濡养推动，则虚可渐复；生甘草既可助金银花清热解毒，又可助生黄芪补气，三可调和诸药；合柴胡脱敏汤疏肝柔肝疏风；加穿山龙、石韦清热化痰；荆芥、桑叶疏风止痒；麦冬、南沙参、百合滋阴润肺。

病案 2

钟某某，男，37 岁。

2011年9月9日来诊。患者外感后发作喘憋气促，平卧时喉中哮鸣，咯白色泡沫痰，发作前自觉咽痒较甚，喷嚏，咽憋，平素易盗汗，口咸，大便不干。舌黯红，苔黄，脉细数。

处方：三拗汤合柴胡脱敏汤加减

炙麻黄6g　杏仁10g　柴胡10g　黄芩10g

赤白芍各15g　防风10g　乌梅10g　穿山龙15g

石韦15g　射干10g　蝉衣10g　桔梗6g

桑叶20g　厚朴10g　瓜蒌皮15g　生甘草6g

7剂，水煎服，日一剂。

患者平素盗汗、口咸，此为阴虚火旺之象，水不涵木，肝阳易于亢逆，风气易于内动；外感风邪，外风引动内风，内外合邪，肺气壅塞，痰随气升，搏击有声，发为哮喘；发作前咽痒较甚，喷嚏咽憋，咯白色泡沫痰，此皆为风盛之象。故治以疏风宣肺，理气化痰。三拗汤方中炙麻黄辛温宣肺平喘，杏仁降利肺气，一宣一降，宣降相宜，调理肺气；加蝉衣、桑叶加强疏散外风之功，且桑叶有润肺止汗之效；加穿山龙、石韦、桔梗、厚朴、瓜蒌皮清肺化痰理气；柴胡脱敏汤中柴胡、黄芩、赤白芍、防风、乌梅疏肝柔肝，平息涌动之内风；患者虽有阴虚之本，但正当哮喘发作期，邪气正盛，为补益所不宜，故只用酸味柔肝，不用滞补之品，防止恋邪。

病案3

李某某，女，55岁。

2011年10月21日来诊。患者支气管哮喘反复发作20余年，加重5天。发作时喘息气促不得平卧，喉中哮鸣，咳嗽胸闷，咯白色泡沫痰，恶风，秋冬季易发作，由外感诱发。舌淡，苔微黄，脉细弦。对多种干果、芝麻等过敏。

处方：芪银三两三、柴胡脱敏汤合小青龙汤加减

生黄芪20g　金银花15g　当归10g　生甘草10g

柴胡 10g　黄芩 10g　白芍 15g　防风 10g

乌梅 10g　穿山龙 15g　石韦 15g　炙麻黄 6g

桂枝 6g　半夏 10g　细辛 6g　款冬花 10g

7 剂，水煎服，日一剂。

2011 年 10 月 28 日二诊。患者诉服药后喘息气促、胸闷大减，仍咳嗽，咯白痰，痰量减少，咽中哮鸣声，自汗出。舌红苔白，脉沉细。

处方：

生黄芪 20g　金银花 15g　当归 10g　生甘草 10g

柴胡 10g　黄芩 10g　白芍 15g　防风 10g

乌梅 10g　穿山龙 15g　石韦 15g　枇杷叶 10g

炙百部 10g　款冬花 10g　细辛 6g　法半夏 10g

14 剂，水煎服，日一剂。

2011 年 11 月 11 日三诊。患者诉咳嗽大减，偶有白痰，自汗。舌红苔白，脉弦细。

处方：

生黄芪 20g　金银花 15g　当归 10g　生甘草 6g

柴胡 10g　黄芩 10g　赤白芍各 10g　防风 10g

乌梅 10g　穿山龙 15g　石韦 15g　枇杷叶 10g

细辛 6g　桑叶 15g　煅龙牡各 30g　炙麻黄 6g

14 剂，水煎服，日一剂。

患者属过敏性体质，素有寒痰留伏于肺，易为诱因所触发，气逆痰升，痰气交阻，发作哮喘；此次亦为外寒引动内饮，风寒客表，故有恶风之表证；寒邪束肺，肺失宣降，肺气郁闭，故喘息气促，咳嗽咯痰；患者哮喘年久，肺气不足为本。治以补益肺气，化痰平喘。用芪银三两三补益气血，宣透外邪，扶正祛邪；以柴胡脱敏汤中柴胡、黄芩、白芍、防风、乌梅疏肝柔肝，散风理气，通过调理肝气达到调理肺气的作用；加炙麻黄、桂枝、细辛、半夏为小青龙汤之义，炙麻黄、桂枝宣肺解表散寒，细辛、半夏温肺化饮、辛开苦降，但患者舌苔微黄，恐有化热之虞，故不加用干姜，佐加穿山龙、石韦清肺化痰，款冬花润肺降气化痰。

二诊患者诸症有较大改善，已无表证，且患者舌质变红，故减去辛温之麻桂防止化热，并加枇杷叶、炙百部润肺化痰，降气止咳。三诊患者咳痰喘均已大减，减去有中枢镇咳作用的炙百部、款冬花止咳化痰药物，加桑叶、煅龙牡收敛止汗。

病案 4

菀某某，女，73 岁。

2013 年 9 月 16 日来诊。患者支气管哮喘病史 4 年，经多方治疗控制不良，反复发作。现持续喘憋胸闷，呼长吸短，动则喘甚，气短懒言，痰白黏不易咯出，自汗恶风，时有心悸，唇甲紫绀。舌黯红，苔花剥，脉沉细无力。

处方：芪银三两三加味

生黄芪 20g　金银花 20g　当归 10g　生甘草 5g

穿山龙 15g　石韦 15g　浙贝母 10g　瓜蒌皮 15g

川芎 10g　红花 10g　丹参 15g　仙灵脾 10g

巴戟天 10g　生晒参 1g（冲服）　蛤蚧粉 3g（冲服）

　　　　　　　　　　　　　14 剂，水煎服，日一剂。

哮喘病程愈长，气道阻塞的可逆性愈小，逐渐导致不可逆性的通气障碍，可逐渐形成阻塞性肺气肿、肺源性心脏病，从中医理论来讲即由上及下，由气及血，将出现一系列虚实夹杂的复杂证候。观此患者哮喘反复发作，正气日渐耗损，肺卫亏虚，腠理失于温养，开合失常，故自汗恶风；肺虚不能宣散津液，聚津成痰，气虚推动无力，故痰黏难咯；"宗气积于胸中，出于喉咙，以贯心脉而行呼吸焉"，患者久病肺气虚弱，脾气不振，宗气故而衰少，不能助心行血，心脉痹阻，络脉瘀闭，故口唇爪甲紫绀，时有心悸；久病及肾，肾虚失纳，故呼长吸短，动则喘甚。总而言之，本病亦为痰浊内盛、肺脾心肾俱虚、络脉痹阻的正虚邪盛之复杂证候，治以补益脾肺，祛瘀化痰，温肾纳气。用芪银三两三方补益气血，宣透外邪；加穿山龙、石韦、浙贝母、瓜蒌皮清肺化痰；加川芎、红花、丹参活血化瘀；加仙灵脾、巴戟天温补肾阳；生晒参、蛤蚧粉补益肺肾，纳气平喘。

病案5

贺某某，男，72 岁。

2007 年 10 月 15 日初诊。患者有支气管哮喘病史十余年，十年前于当地医院经肺功能检查诊断为"支气管哮喘"，规律使用异丙托溴铵气雾剂等多种支气管扩张剂，近期控制不佳。近一周夜间喘憋气促发作频繁，喉中哮鸣有声，咳嗽咳痰，痰色白质黏，难以咯出，平地缓行十分钟即喘，久坐则双下肢水肿，小便清长频急。舌黯，苔薄白剥脱，脉沉细。2007 年 9 月 26 日血气分析示：Ⅰ型呼衰。行肺功能检查示：阻塞性通气障碍。

处方：芪银三两三合柴胡脱敏汤加减

生黄芪 20g　金银花 20g　当归 10g　生甘草 5g

柴胡 10g　黄芩 10g　白芍 15g　防风 10g

乌梅 10g　炙麻黄 6g　白果 10g　穿山龙 15g

石韦 15g　紫菀 10g　款冬花 15g　葶苈子 30g

车前草 15g　阿胶珠 10g

7 剂，水煎服，日一剂。

2007 年 10 月 23 日二诊。患者服药后症状减轻，口干。舌黯，苔黄剥脱，脉沉细。胸部 HRCT 检查示：两肺慢性支气管炎改变，部分肺间质纤维化，少许感染，肺气肿，可疑肺大泡形成。

处方：

生黄芪 20g　金银花 20g　当归 10g　生甘草 5g

柴胡 10g　黄芩 10g　白芍 15g　防风 10g

乌梅 10g　炙麻黄 6g　白果 10g　穿山龙 15g

石韦 15g　南沙参 15g　天花粉 15g　葶苈子 30g

车前草 15g　阿胶珠 10g

14 剂，水煎服，日一剂。

2007 年 11 月 6 日三诊。患者服药后咳喘减轻，口干减轻，夜间喉中仍有痰声漉漉，晨起咯痰稀白，痰量减少，夜尿频急清长，4～5 次/日，活动量渐增，可缓行数十分钟，纳可，大便可。舌淡黯，苔花剥，脉弦滑。

处方：

生黄芪 20g　金银花 20g　当归 10g　生甘草 5g

柴胡 10g　黄芩 10g　白芍 15g　防风 10g

乌梅 10g　炙麻黄 6g　白果 10g　穿山龙 15g

石韦 15g　南沙参 15g　天花粉 15g　阿胶珠 10g

紫菀 10g　橘红 10g

14 剂，水煎服，日一剂。

2007 年 11 月 23 日四诊。患者口干已无，睡前阵咳，咯出稀白痰后始能入睡，夜尿仍频。纳眠可，大便可。舌淡红，苔薄黄剥脱，脉弦滑。

处方：

生黄芪 20g　金银花 20g　当归 10g　生甘草 5g

柴胡 10g　黄芩 10g　白芍 15g　防风 10g

乌梅 10g　炙麻黄 6g　白果 10g　穿山龙 15g

石韦 15g　南沙参 15g　紫菀 10g　橘红 10g

28 剂，水煎服，日一剂。

患者为老年男性，哮喘长期反复发作，逐渐形成阻塞性肺气肿、肺源性心脏病。哮喘频发肺气亏虚，水道失于通调，累及于肾，肾气虚膀胱失约，水液气化失常，故下肢水肿，小便清长频急，此为本虚；久病不仅耗气，也耗伤阴液，见舌苔剥脱，木少滋荣，相火内生，内风易动，近期加重恐为感受虚邪贼风，内外合邪，外郁皮毛，内遏肺气，痰随气升，发为哮喘，此为标实；宗气虚无力贯心行血，内必有瘀血痹阻络脉。故本病为痰浊内盛、肺肾气虚、络脉痹阻的本虚标实之复杂证候，因近期哮喘发作频繁，治以补肺气化痰平喘为主。芪银三两三方补益气血，宣透外邪；以柴胡脱敏汤中柴胡、防风、黄芩疏肝散风，调畅气机，白芍、乌梅味酸入肝，养阴柔肝，收敛肺气，助肾纳气；麻黄宣肺平喘，蜜炙后则力缓和而持久，与敛肺化痰之白果为伍，防麻黄辛散太过耗伤肺气；更有穿山龙、石韦、紫菀、款冬花止咳化痰；阿胶珠养血滋阴润肺；葶苈子、车前草泻肺平喘，利水消肿，经药理研究证明，葶苈子有正性肌力的作用，且可减慢心率，尚有利尿作用，对于肺源性心脏病心功能不全的患者能起到减轻心脏前负荷、缓解肺瘀血的作用。

二诊药后诸症减轻，仍有口干症状，加南沙参、天花粉生津止渴，清肺益阴。三诊药后仍有痰，加紫菀、橘红加强化痰之力。患者活动量增，可缓行数十分钟，考虑患者心功能不全及缺氧状态得到一定改善，因患者气阴亏虚，不宜久用葶苈子、车前草，中病即止。四诊患者症状较初诊已大减，哮喘未再发作，处于缓解期，仍睡前咳嗽有痰，因患者哮喘日久，肺肾之虚短时间内恐难以解决，守方观其效。

病案 6

韦某某，女，62 岁。

2010 年 11 月 5 日初诊。2009 年秋季首次哮喘急性发作，后经过敏原检查对 85 种物质过敏。2010 年 5 月份开始反复出现胸闷，咳嗽，咽痒，未使用过支气管扩张剂治疗。近期哮喘未急性发作，现早晚咽痒，咳嗽，咯白痰，胸闷气短，患者体瘦，畏寒，四末不温。舌淡黯，苔薄黄，脉弦细。

处方：芪银三两三合柴胡脱敏汤加减

生黄芪 20g　金银花 20g　当归 10g　生甘草 6g

穿山龙 15g　石韦 15g　浙贝母 10g　瓜蒌皮 15g

柴胡 10g　黄芩 10g　赤白芍各 15g　五味子 10g

防风 10g　紫菀 10g　款冬花 10g　仙灵脾 10g

巴戟天 10g

14 剂，水煎服，日一剂。

2010 年 11 月 19 日二诊。患者服上药后排痰量增多，咳嗽未减，又诉背部有数处皮疹色红瘙痒已月余。舌尖红，苔微黄，脉弦细。

处方：

生黄芪 20g　金银花 20g　当归 10g　生甘草 6g

穿山龙 15g　石韦 15g　浙贝母 10g　瓜蒌皮 15g

柴胡 10g　黄芩 10g　赤白芍各 15g　五味子 10g

防风 10g　紫菀 10g　白鲜皮 10g　地肤子 10g

紫草 10g

7 剂，水煎服，日一剂。

2010 年 11 月 26 日三诊，患者诉胸闷、咳嗽明显好转，仍有白痰，痰量减少，皮肤瘙痒减轻。舌淡黯，苔薄白，脉弦细。

处方：

上方不变，14 剂，水煎服，日一剂。

2014 年 8 月 6 日复诊。患者近年来定居美国，每年夏秋之交回国服用上方月余，数年来病情平稳。此次从美国回国后正遇国内雾霾天气，又出现咽痒，咳嗽，有痰黏滞，难以咯出，夜间平卧时咽中哮鸣有声，胸闷，汗出，咽干口渴。舌黯淡，苔微黄少津，脉弦细。

处方：芪银三两三合柴胡脱敏汤加减

生黄芪20g　金银花20g　当归10g　生甘草6g

穿山龙15g　石韦15g　银柴胡10g　黄芩10g

白芍15g　厚朴10g　防风10g　乌梅10g

紫菀10g　桔梗6g　天花粉15g　南沙参15g

桑叶30g　桑白皮15g

　　　　　　　　　　　　　　　　14剂，水煎服，日一剂。

初诊时患者的病情处于缓解期，老年女性，脾气本虚，加之咳嗽日久，耗伤肺气，肺气虚弱，宣降无权，肺气上逆，故反复咳嗽；气机壅滞，故胸闷；肺气亏虚，津液失于通调，聚而成痰；患者对多种物质过敏，对其来说，这些物质即为可引动肝风，引起肺之络脉痉挛的"贼风"，若要截断哮喘的发作，亦须从肝入手，柔肝息风，条畅气机。故治以补益脾肺，化痰止咳，柔肝疏风。方中用芪银三两三补益肺气，透邪外达；穿山龙、石韦、浙贝母、瓜蒌皮化痰；紫菀、款冬花润肺止咳化痰；柴胡脱敏汤中柴胡、防风、黄芩疏肝清祛风，调畅气机，白芍、乌梅养阴柔肝，收敛肺气，助肾纳气。患者体瘦畏寒为肾阳虚之象，加仙灵脾、巴戟天温肾助阳。

二诊患者药后虽咳嗽未减，但排痰量多，似为邪气外出之象，因患者服药时间较短，方药力所未至，故症状未见明显改善，暂不对方药大加改动，以观后效。患者舌尖转红，恐暂不适温补，减仙灵脾、巴戟天；患者诉背部皮疹色红瘙痒，加白鲜皮、地肤子、紫草清热凉血止痒。三诊患者病情出现好转，效不更方，坚持补益脾肺，化痰止咳，柔肝疏风。四诊患者归国后正遇雾霾天气，其为过敏体质，恐对环境污染较为敏感，吸入"贼风"，引动内风，风气窜入肺之络脉，导致肺气上逆，咳嗽胸闷，咽中哮鸣，仍以芪银三两三补益脾肺、宣透邪气，穿山龙、石韦化痰，厚朴降气消痰，紫菀润肺化痰止咳，桔梗宣肺止咳，黄芩清肝、白芍柔肝，以达消散内风之功。因患者出现咽干口渴汗出的阴虚津亏，虚热内生之象，故异柴胡为银柴胡，既可清退虚热，又与乌梅、防风相合为脱敏煎，有抗过敏之良效；天花粉、南沙参甘寒益阴，生津止渴，桑叶清肺润燥止汗，桑白皮清肺泄热。

病案7

张某某，男，47岁。

2014年1月13日来诊。患者有过敏性支气管哮喘十余年，数年来经中西医结合治疗后哮喘得到控制。现仍咯痰色白质稀，自汗恶风，身寒畏冷，便溏，湿疹反复发作，色黯红，瘙痒。舌黯淡，苔白，脉沉细。

处方：芪银三两三合柴胡脱敏汤加减

生黄芪20g　金银花15g　当归10g　甘草6g

柴胡10g　黄芩10g　防风10g　白芍15g

乌梅10g　穿山龙15g　石韦15g　桂枝10g

炒白术10g　细辛6g　炮附子10g　补骨脂15g

仙灵脾10g　荆芥10g　白芷10g　地肤子10g

蛇床子10g　白蒺藜10g

14剂，水煎服，日一剂。

患者的哮喘经治疗后得到控制，邪气渐衰，"久发者，气无不虚"，自汗恶风、身寒畏冷、便溏为卫外不固、脾肾阳虚之象。纯用温补恐助长邪气，单用祛邪恐正气益虚，故于消散中酌加温补。芪银三两三方补益气血，宣透外邪；合柴胡脱敏汤疏肝柔肝，散风调气；炒白术益气健脾，与生黄芪、防风合为玉屏风散益气固表；加桂枝、细辛、炮附子、补骨脂、仙灵脾温肾助阳，可收益火补土之功；加穿山龙、石韦清肺化痰；患者湿疹反复发作，加荆芥、白芷、地肤子、白蒺藜、蛇床子祛风燥湿，杀虫止痒。

病案8

李某某，女性，57岁。

2010 年 9 月 14 日就诊。患者有过敏性哮喘病史 10 余年，发病始于外感，引起咳嗽，喘息，曾在 301 医院、协和医院等各大医院就诊治疗，曾用过激素治疗。检查肺功能示：阻塞性通气功能障碍，舒张试验阳性；心电图正常；胸部 X 线示两肺纹理增粗，心影增大；对多种食物，如羊肉、辣椒等过敏。现症见喘息气短，咳嗽，咳痰，黄白黏痰，口干，双下肢水肿。舌红，苔白花剥少津，脉弦细。听诊：两肺满布哮鸣音。

处方：

生黄芪 20g　金银花 20g　当归 10g　甘草 6g

柴胡 10g　黄芩 10g　赤白芍各 15g　防风 10g

乌梅 10g　穿山龙 15g　石苇 15g　冬花 10g

金荞麦 15g　南沙参 15g　百合 15g　阿胶珠 10g

14 剂，水煎服，日一剂。

2010 年 9 月 28 日二诊。患者服药后喘息，咳嗽，黄痰，水肿均有好转，活动后气短，口干，大便溏稀，一日三行。舌红苔薄黄少津，脉沉细。

处方：

上方去冬花、百合

加天花粉 15g、浙贝母 10g、煅瓦楞 20g、焦白术 15g。

28 剂，水煎服，日一剂。

患者为中年女性，哮喘起病于中年，由于过敏引起，辨证为气阴两虚，肺气上逆，治以益气养阴，宣肺平喘。以芪银三两三合柴芩脱敏汤加减治疗而效。过敏性疾病治疗较为棘手，很难收到明确、满意的疗效，周教授治疗过敏多从肝、从风论治，他创立的柴芩脱敏汤治疗过敏性支气管哮喘有明确的疗效，常与芪银三两三、玉屏风散和方，以标本兼顾。

病案 9

赵某某，女性，58 岁。

2010 年 11 月 12 日初诊。患者有支气管哮喘病史 4 年，每次发作持续一周左右，经输液治疗可缓解，曾用激素治疗。近一月来气喘，胸闷憋气，微咳，少痰，夜间为甚，喉中哮鸣有声。舌红苔白，脉弦细。听诊：两肺未闻及干湿啰音。

处方：

炙麻黄 6g　杏仁 9g　柴胡 10g　黄芩 10g

赤白芍各 15g　防风 10g　甘草 5g　乌梅 10g

穿山龙 15g　石苇 15g　厚朴 10g　川芎 10g

苏梗 10g　当归 10g　川椒 5g　广地龙 10g

7 剂，水煎服，日一剂。

"肺为贮痰之器"，若肺有宿痰，必为诱因所触发，以致痰气交阻，壅塞气道，肺失宣肃，喘促痰鸣，发为哮病，而痰为哮病的"夙根"。叶天士《临证指南医案·哮》亦指出："喘证之因，若由外邪壅遏而至者，邪散则喘亦止，后不复发……；若夫哮证，……邪伏于里，留于肺腧，故频发频止，淹缠岁月。"周平安教授认为哮病发作时的症状符合中医"风"的特点，肝为风木之脏，体阴而用阳，外风或肝气生发太过，令肺气壅塞，宣降失司，如风动金鸣，哮喘骤发。本案辨证为肝气犯肺，肺失宣降，治以调理肝肺，柔肝缓痉，宣肺平喘。方用自拟方柴胡脱敏汤合三拗汤加减。方中柴胡，防风疏肝散风；白芍，乌梅养阴柔肝；麻黄，杏仁宣降肺气；黄芩清肝泻肺；佐用穿山龙，石韦等现代药理研究具有解痉平喘，止咳化痰的药物。

临 证 备 要

一、病因病机分析

哮病系脏气虚弱，宿痰伏肺，复因外邪侵袭、饮食不节、情志过激、劳倦过度等触动，以致气滞痰阻，气道挛急、狭窄而发病，以发作性喉中哮鸣有声，呼吸困难，甚则喘息不得平卧为主要表现的顽固发作性肺系疾病。病位在肺，涉及脾肾肝，日久可病及于心。

哮病的病理因素以痰为主，人体津液不归正化，凝聚成痰，伏藏于肺，此为"夙根"。而痰之生成，责之于肺不能布津液，脾不能运输水精，肾不能蒸化水液，以致津液凝聚。如外邪侵袭，饮食不当，情志过激，劳倦过度等，引触伏痰，痰随气升，气因痰阻，互相搏结，壅塞气道，而致痰鸣如吼，气息喘促，正如《证治汇补·哮病》所说："哮即痰喘之久而常发者，因内有壅塞之气，外有非时之感，膈有胶固之痰，三者相合，闭拒气道，搏击有声，发为哮病"。

二、辨证治疗要点

长期以来，很多医家都推崇朱丹溪"未发宜扶正气为主，已发用攻邪为主"的观点，以"发作时辨痰之寒热、未发时辨脏腑偏虚"的辨证思路来认识和治疗哮喘。但如何攻邪，不同医家则有不同的观点。有以寒热论治者，有以虚实论治者，有以表里论治者，这些以祛邪为主的辨证论治方法是比较常见的。

周平安教授根据多年的临床经验，认为在临证治疗的过程中，针对哮喘的急性发作，仅以攻邪为主要治疗是有一定局限性的，从临床效果上来看也并不满意。正如赵献可所说："以其喘急难禁也，佐以四磨之类以宽之。下咽之后，似觉稍快，少倾依然，岂知宽一分，更耗一分。甚有见其稍快，误认药力欠到，倍进寒凉快气之剂，立见其毙矣。"张景岳在《景岳全书》中亦云："攻邪气须分微甚，或散其风，或温其寒，或清其痰火。然发久者气无不虚，故于消散中宜酌加温补，或于温补中宜量加消散。此等证候，当惓惓以元气为念，必使元气渐充，庶可望其渐愈。若攻之太过，未有不致日甚而危者。"因此周平安教授提出了针对哮喘发作期，以肺、脾、肝、肾、心五脏为核心进行辨证论治，以此为纲则可统领阴阳表里寒热虚实，对寒热反复，虚实夹杂之哮喘，较为全面且实用。现对周平安教授针对哮喘发作期的治疗原则及遣方用药经验，简述如下。

1. 肺喘

(1) 寒束伏饮证：内有伏饮，复感风寒，寒邪束肺，致肺失宣降，症见：恶寒发热，头痛身疼，鼻塞流涕，胸满呕逆，频咳剧喘，甚而咽喉痰鸣如水鸡之声，痰黏白稀薄，量多易出，脉象浮紧，舌苔薄白滑润。急则治其标，宜疏散风寒，化饮定喘。方选小青龙汤加减：麻黄、桂枝、炙甘草、细辛、白芍、干姜、半夏。酌加杏仁、射干、紫菀、冬花、厚朴等。若饮邪郁久化热而烦躁者，加生石膏。如果寒痰壅盛，闭塞气道，咳喘短气，胸膈满闷，咽喉不利，伴有脘腹饱胀、善呕气逆，则以苏子降气汤以温化痰湿，降气平喘，使痰随气转，喘因降平：苏子、半夏、厚朴、前胡、陈皮、甘草、肉桂、当归。一般本方用于上盛下虚之证，用肉桂是为温肾纳气，加沉香降气平喘则更好。气虚加人参，则行中有补，其效更著。本方温燥，肺肾两虚尤其阴虚者，殊不可用。若寒痰凝滞，胶黏难咯，哮喘剧烈，诸般施治不效者，可用劫痰药以攻之，选紫金丹（宋代许叔微《本事方》），又名寒哮丸、哮喘丸。由生白砒一份，枯矾三份，淡豆豉十份组成，研粉糊丸，绿豆大小，每服5～7粒，甚者9粒，冷茶水送下，治寒哮奇效。但药量要严格掌握，少则无效，多则中毒，只可暂用，不能久服，否则可造成积蓄中毒。

(2) 痰热壅肺证：痰火素郁于内，或因嗜食辛辣肥甘，或因感受风热外邪，致使痰火犯肺，肺失肃降。症见：呼吸急促，喉间痰鸣，胸高气粗，咳呛喘吼，痰浊黄稠胶黏，咯吐不利，甚则咯吐脓血，气味腥臭，胸痛胁胀，口渴喜饮，溲赤便干，舌质红，苔黄或厚，脉滑数或浮数。宜清热宣肺，化痰平喘，有表证者，可用越婢加半夏汤或麻杏石甘汤加味，以宣肺解表，豁痰利气：麻黄、生石膏、杏仁、生甘草、苏叶、苏子、射干、葶苈子、鱼腥草、桑白皮、瓜蒌。若表虚而现营卫不和之状，喘而汗出，夜半为甚，方用桂枝加厚朴杏子汤合麻杏石甘汤，调和营卫，清肺平喘，收效颇捷：麻黄、杏仁、生石膏、甘草、桂枝、白芍、厚朴、生姜、大枣、五味子。若表解而喘未平，痰热留恋不去者，可用定喘汤加减，清肺降气，化痰平喘：白果、麻黄、桑白皮、紫菀、冬花、半夏、苏子、杏仁、黄芩、瓜蒌、天竺黄、厚朴。若热盛伤阴，咯痰带血，喘逆胸痛，可用千金苇茎汤加味以清肺化痰，凉血平喘：鲜芦茅根、生苡仁、桃仁、冬瓜仁、川贝母、炙杷叶、南沙参、丹皮、黄芩、旱莲草、黛蛤散（包）。若遇肥甘厚味发作者，症见痰浊胶黏，凝滞肺窍，哮喘持续，日夜不减，依息不得落枕，痰吐极难，中西药久治不效者，可用清金丸以涤痰开窍，对于体胖湿盛热蕴之人，尤为相宜：炙皂荚一份、莱菔子三份、枣肉泥为丸，每丸 3 克，每次服用 3～4 丸，日三夜一连服。

（3）温燥伤肺证：肺阴不足，复感温燥邪气，燥伤肺津，肺失清肃，上逆而致喘咳。燥喘初发者，症见：发热，微恶风寒，头痛、口渴、鼻燥咽干，咳喘少痰或干咳无痰，溲赤便干，舌边尖红，苔薄白少津，脉浮数。治宜辛凉甘润，方用桑杏汤化裁：桑叶、桑白皮、杏仁、南沙参、浙贝母、香豉、栀皮、炙杷叶、梨皮（或鲜梨切片）、炙麻黄。若燥热盛而气阴两伤，则见身热头痛，咳喘无痰，或痰少而燥，呈白色泡沫，质轻而黏，甚难咯出，或痰中带血，常咳逆连声，状若顿咳（刺激性、痉挛性阵咳），咳甚则喘息气急，少气乏力，咽喉干痛，心烦口渴，胸满胁痛，苔薄黄而干或少苔，脉细数。治宜清肺润燥，方用清燥救肺汤加减：沙参、麦冬、天花粉、生石膏、杏仁、阿胶、甘草、炙杷叶、黑芝麻（炒研）。痰中带血者，加黛蛤散、生地榆；胁痛明显者，加旋覆花、郁金；鼻燥咽痛者，加山豆根、鱼腥草；喘甚者，加全蝎、地广龙；痰黏而多者，加川贝母、瓜蒌。

2. 脾喘

（1）脾虚痰湿证：饮食不当，或有胃肠宿疾，每因劳倦或思虑而发病。脾虚失运，则清气不升，浊阴不降，水湿留结，积聚成痰，上注肺窍，壅塞气道，痰气相搏，遂成哮鸣。症见：气低息微，困倦懒言，喘促无力，喉中痰鸣，形体消瘦，面色萎黄，胃纳呆钝，腹胀嗳气，大便溏泄，痰多色白，女多带下，脉沉缓无力，舌淡苔白或腻。李士材说："治痰不理脾胃，非其治也"。故治宜健脾益气，化痰平喘，方用补中定喘汤加减：人参、党参、白术、茯苓、陈皮、半夏、甘草、大腹皮、紫菀、冬花、炙百部、可酌加苏子、厚朴、芡实、薏苡仁。若脾阳不振，水湿停滞，脉迟肢冷，胸胁支满，目眩心悸，痞满便溏者，可用苓桂术甘汤合理中汤温脾化饮而平喘：党参、干姜、白术、桂枝、甘草、紫菀、茯苓、半夏、厚朴、冬花。

（2）湿热中阻证：嗜食辛辣厚味，中焦素有湿热积滞，阳明通降失常，痰火蕴蒸，上迫肺金，同样可以致喘。症见：喘急依息，能俯不能仰，发作频繁，日夜数次，身热呕恶，脘腹胀满，坐卧不安，大便溏臭不爽，色如黄酱，或腹痛便秘，多食则发作甚，舌苔黄腻，脉濡数或滑数。治宜泄热导滞，化湿平喘，可用枳实导滞汤加减：枳实、厚朴、大黄、山楂、槟榔、川连、连翘、神曲、生甘草、杏仁、莱菔子、石韦。如果膈上痰火胶结，喘满痰稠，胸脘痞闷，口中黏腻，眩晕便结，甚或惊狂昏迷，舌苔黄厚而腻，脉滑数有力者，可用礞石滚痰丸降火逐痰：礞石（捣碎），焰硝各 30 克（上药同放入瓦罐内，外用盐泥封固，晒干，火煅红，候冷取出），大黄（酒蒸），黄芩（酒洗）各240g，沉香15g，为细末，水丸如桐子大（每克约12粒）。本方以咸寒凉之药为主，能降能泄，辛温大热之药为佐，有升有散，泄降升散结合，相反相成；善泻火郁，祛顽痰；凡外感痰热实证及七情痰火所引起的脏腑失调，气机逆乱，"实热老痰，结核异证"、"顽痰怪病"而具口甜、舌黄、脉滑者，皆可用之；一般视体质强弱，每晚临睡服3～6g，以畅泻为度，然后以小量每次1.5～2g，日三次，维持5～7天；以凉茶或温开水送服；本方能否取效，关键在于服法；任应秋教授曾说："余初用之，于服法也未尽悉，患者竟腹痛便泻。及详其服法，依次服之，患者不仅不腹痛，即多年顽固之便秘，亦从此通畅无阻，可知王氏之经验，洵不我欺。"（《中医杂志》1983年2期）。王珪云："大抵服药，必须临睡就床，用热水一口许，只送过咽，即便仰卧，令药在咽膈间徐徐而下。如日间病出不测，疼不可忍，干呕恶心，必予除差者，须是一依临睡服法，多半日不可饮食汤水，及不可起身坐行言语，直候药丸除逐上焦痰滞恶物，过膈入腹，然后动作，方能中病。"（《泰定养生主论·痰论》）用通腑化痰法治疗哮喘，古亦有之，如张仲景："支饮胸满者，厚朴大黄汤主之。"其胸满当为因腹满使膈肌上举，致胸腔变小，肺膨胀受限引起。其实，通腑可使滞留于肠道的病原体及其毒素和各种肠源性有毒物质、机体代谢产物排出体外，促进机体的新陈代谢产物排出体外，促进机体的新陈代谢，改善微循环，从而保护了机体重要脏器的生理功能，达到通腑护脏的效果。对于哮喘，通腑后，腹胀减轻，膈肌下降，有利于肺膨胀，改善肺的通气功能和肺的微循环；解除肺的淤血水肿状态，同时促进对肺组织有害的肠源性类毒素的排出；因此，对于中焦湿热积滞，腑气不通之体壮病实的哮喘患者，运用通腑化痰法，确有桴鼓之效。

3. 肾哮

（1）阴虚火灼证：肺为气之主，肾为气之根。若酒色过度，或久病阴耗，均可导致肾阴亏虚，阴火上灼肺金，炼液成痰，阻塞气道而成哮喘。症见：喘息痰鸣，呼长吸短，动则加剧，口燥咽干，咯痰白黏，形体羸瘦，头昏耳鸣，少寐健忘，腰酸腿软，五心烦热，两颧发红，脉细数，舌红少苔。治宜滋阴降火，纳气定喘，方宗河车大造丸加减：紫河车、熟地、杜仲、山茱萸、龟板、黄柏、牛膝、茯苓、五味子、紫衣核桃仁、沉香、人参（或西洋参）。对于哮喘，古人认为阳虚易治，阴虚难疗。肾阴虚喘，难速取效，不可急于求成。若喘息抬肩，鸡鸣前后发作，甚则汗出淋漓，多为阴亏阳脱之象，乃属危候，可用生脉散加山茱萸、煅龙牡浓煎频饮，补阴固脱。阴虚火旺，相火灼金而哮喘，经治缓解后，可服《温热经纬》之集灵膏，以扶正固本：人参、枸杞子、天麦冬、生熟地、怀牛膝，用砂锅以文火浓煎，加净白蜜收膏，血虚加当归，脾虚加白术，遗精去牛膝加黄柏。

（2）阳虚失纳证：禀赋薄弱，或酒色房劳过度，或久病气亏，气不归元，肾失摄纳，上逆而喘。症见：短气喘逆，痰鸣，动则尤甚，气不得续，形寒肢冷，尿频便溏，面色浮白，甚则青晦，脉沉细，舌淡苔薄。治宜补肾纳气，方宗蛤蚧四子汤加减：蛤蚧、枸杞子、菟丝子、白芥子、五味子、姜炭、生甘草，水酒各半煎。若阳虚较甚，寒痰胶滞而兼有表寒者，可取麻黄附子细辛汤，单刀直入，温肾平喘，确有立竿见影之效：麻黄 6～10g，炮附子 6～10g，细辛 6～10g，水煎服；取附子温肾阳，散沉寒；麻黄宣肺窍，平喘逆；细辛通阳化饮平喘；三药联用，相得益彰，对少阴心肾阳虚而喘息剧烈者，非此不克。临床曾见顽固性哮喘，端坐呼吸，日以继夜，用大量激素而难平者，投麻黄、附子、细辛各 9g 煎服，却获良效。哮喘为沉疴之病，正气溃散，精气内伤，症状错综复杂，反复发作，缠绵难愈，但属寒痰阴凝于内者居多，服用本方，如离照当空，阴霾自化，能使痰减喘平。只要辨证准确，煎服细辛之用量，不必拘泥不过钱之说。然本方毕竟辛散耗气，只可暂用，而不宜久服。

另外，由于西医药的迅速发展，激素类药物被广泛用于临床，同样也用于哮喘的治疗，特别是肾上腺皮质激素类药物，能解痉、消炎、减少痰液分泌，对重症哮喘，有较好的治疗作用。然而，哮喘的反复发作，导致激素的长期使用，结果造成患者对激素的依赖性，往往不易撤除，稍一停药或减量，即引起哮喘严重持续发作，甚至死亡。长期应用激素，不仅能降低其他治疗措施的效果，而且直接造成垂体—肾上腺皮质功能和形态上的损害，诱发多种医源性疾病。根据临床观察，应用补肾益气法治疗，可以逐渐撤除激素，消除哮喘患者对于激素的依赖。应用激素治疗的患者，不一定都有肾虚的表现，但垂体—肾上腺皮质功能处于抑制状态则是肯定的。肾虚有阴虚、阳虚和阴阳俱虚，而以阳虚为多，临床须认真鉴别。一般而论，服用激素时，多表现为阴虚阳亢，减激素和停激素时，多表现为阳虚或阴阳俱虚。再处方时，需阴阳兼顾，即"于阴中求阳"或"于阳中求阴"。常用药：黄芪、人参、甘草、仙灵脾、补骨脂、熟地、麻黄、菟丝子、山萸肉、蛤蚧。阳虚为主者，再加炮附子、巴戟天、锁阳、细辛等。阴虚为主者，再加五味子、山药、枸杞子等。并可配用胎盘片、蛤蚧定喘丸、河车大造丸。在哮喘缓解情况下，逐渐撤除激素，一般需数月至一年，不可急于求成。完全撤除激素后，还要坚持补肾益气治疗数月，以巩固疗效。根据临床观察，补肾益气治疗数月，不仅能提高垂体—肾上腺皮质系统的兴奋性，并有可能使被抑制、受损害的垂体—肾上腺皮质系统的功能和组织形态恢复正常。

4. 肝哮

（1）肝风侮肺证：肝为刚脏，体阴而用阳，主疏泄而性喜条达，有升发透泄气机的作用。肝之经脉，上膈布于胁肋，上注于肺。肝主升气，肺主降气，相互配合，相互制约，是人体气机升降的一个重要组成部分。因风为木之气，风气通于肝。风的特性是善动不居，变化无定。风邪致病，来骤去速，传变极快。若素体肝阴不足，或久病耗伤阴液，木少滋荣，相火内盛，复为风邪侵入，同气相求而直中厥阴，引动肝风。因肝不作喘，肝风旋即转移于肺，致肺之络脉痉挛，失其清肃下行之令，有升无降，哮喘骤然而发。正如《素问·风论》所说："风者，善行而数变"。"以春甲乙伤于风者，为肝风……至其变化，乃为他病也，无常方，然致有风气也。"此风邪，并非呼呼吼之大风，乃是吸入后能够引动体内"夙根"而发病的含有特异气味的贼风，多发于春秋两季。发病前，多有鼻咽痒，流清涕，连续喷嚏，频繁咳嗽，旋即气急喘鸣，声如水鸡，呼气困难，依息端坐，两手前撑，张口抬肩，甚则汗出，紫绀，脉弦细，舌红少苔。治宜柔肝缓痉，宣肺平喘。选用柴胡脱敏汤：柴胡、黄芩、芍药、丹参、乌梅、甘草、广地龙、全蝎、蝉衣、麻黄、防风，痰多加葶苈子，水煎服，每日一至两剂，四次分服。

（2）肝火犯肺证：情怀不畅，肝郁气滞，久而化火，痰火郁结，乘于肺金，金虚不能制木，发为肝火犯肺，俗称木火刑金。轻则为咳，重则成喘。症见：喘急痰鸣，胸闷嗳气，两胁胀满，咳引胁痛，甚则咯痰带血，或伴寒热，口苦咽干，烦躁易怒，脉弦细，舌边尖红，苔薄黄。治宜舒肝降火，化痰平喘，方用柴胡清肝汤加减：柴胡、黄芩、枳壳、生甘草、桔梗、射干、山栀子、茯苓、桑白皮、川贝母、黛蛤散，水煎服，药后得吐大量顽痰，则气顺火降而哮喘自平。

5. 心哮

（1）心阳痹阻证：素体阳虚，复为寒邪侵袭，则阴寒之气乘其阳位。阴寒内盛，瘀阻脉络，使胸阳不展，气机闭塞而成喘。症见：胸闷窒塞，隐痛彻背，喘息气短，口黏不爽，咳吐痰沫，不得平卧，脉沉细，苔白滑腻。治宜通阳泄浊，化痰下气，方宗瓜蒌薤白半夏汤加减：瓜蒌、薤白、半夏、枳实、桂枝、旋覆花、郁金、射干、贝母、杏仁、丹参。

（2）阳虚水凌证：若少阴心肾之阳虚衰，则不能制水，寒水上泛，则水饮凌心。症见：心悸怔忡，喘急息促，依息不得卧，面青唇赤，甚则颜面下肢水肿，脉沉细或沉紧，舌质紫黯，苔白滑，如《金匮要略》所说："其人喘满，心下痞坚，面色黧黑。"治宜温阳益气，利尿平喘。方用木防己去石膏加茯苓芒硝汤加减：木防己、桂枝、人参、茯苓、白术、泽泻、炮附子、蛤蚧尾、北五加皮、益母草、芒硝。

6. 肺脾心肾俱虚喘

由于调养治疗失宜，使哮喘经久不愈，反复发作，由上及下，由气到血，肺脾气虚，心肾阳衰，复为外邪侵袭，则病情复杂而严重。症见：声低息微，稍动则气不接续，面色晦黯，唇紫目青，四肢厥逆，冷汗如豆，甚则神识昏蒙，幻觉郑声，脉微细而数或浮大无根，舌质紫黯无苔或苔腐腻。病至此，已成肺原性心脏病甚而肺性脑病，治疗殊为棘手。可温补心肾，化痰平喘：西洋参、麦冬、五味子、菟丝子、枸杞子、炮附子、苏子、厚朴、肉桂、杜仲、山萸肉，配合灵蛤蚧尾、全蝎尾、水蛭各 0.5g，研面冲服。若神识不清，加菖蒲、远志，冲服苏合香丸或静脉点滴清开灵。若大汗不止，脉微欲绝，可静脉点滴生脉散注射液。

至于哮喘缓解期的治疗，自当根据各脏的功能情况，扶正为主，积极调治。

第十节　慢性阻塞性肺疾病

慢性阻塞性肺疾病（chronic obstructive pulmonary disease, COPD）是一组以气流受限为特征的肺部疾病，气流受限不完全可逆，呈进行性发展，与肺部对有害气体或有害颗粒的异常炎症反应有关。该病不仅影响肺，也可以引起显著的全身反应，病情恶化导致劳动能力丧失，生活质量降低，最终发展为呼吸衰竭和肺源性心脏病。尽管 COPD 是一种进行性加重的疾病，但个体间自然病程不完全相同，少则 3～5 年，多则 10～20 年。如果能及早防治，完全有可能有效控制病情，减缓疾病进展，使患者的生活质量得到改善，因此慢性阻塞性肺疾病是一种可以预防、可以治疗的疾病。

慢性阻塞性肺疾病的临床表现：慢性阻塞性肺疾病起病隐匿，多于中年以后发病，常有反复急性加重，好发于秋冬寒冷季节。慢性咳嗽、咳痰通常为首发症状，少数病例咳嗽不伴咳痰，也有少数病例虽有明显气流受限但无咳嗽症状。痰为白色泡沫痰或黏液性痰，合并感染时痰量增多，常有脓性痰。气促或呼吸困难是 COPD 的典型症状，早期仅于劳力时出现，后逐渐加重，以致在日常活动甚至休息时也感到气促。部分患者特别是重度患者或急性加重时出现喘息、胸闷，通常于劳力后发生。晚期患者有体重下降、食欲减退、精神抑郁和（或）焦虑等，合并感染时咳血痰或咯血。随病情进展，后期出现低氧血症和（或）高碳酸血症，可并发慢性肺源性心脏病和右心衰竭。体征：COPD 早期体征可无异常；随疾病进展表现为肺气肿体征，胸廓前后径增大，肋间隙增宽，剑突下胸骨下角增宽，称为桶状胸；早期深慢呼吸，后期呼吸变浅，频率增快，辅助呼吸肌如斜角肌及胸锁乳突肌参加呼吸运动，重症可见胸腹矛盾运动，剑突下心尖搏动；低氧血症者可出现黏膜及皮肤发绀，伴有二氧化碳潴留者可见球结膜水肿；伴右心衰者可见下肢水肿，腹部触诊肝脏增大；肺部叩诊过清音，心浊音界缩小，肺下界和肝浊音界下降；听诊两肺呼吸音减弱，呼气延长，部分患者可闻及湿性啰音和（或）干性啰音，心音遥远，合并肺动脉高压时 $P_2 > A_2$。

实验室检查：

1. 肺功能检查是判断有无气流受限、诊断 COPD 的金标准，对 COPD 严重程度评价、监测治疗反应和疾病进展、估计预后均有重要意义。①第一秒用力呼气容积占用力肺活量百分比（FEV1/FVC）是评价气流受限的一项敏感指标。第一秒用力呼气容积占预计值百分比（FEV1％预计值），是评估 COPD 严重程度的良好指标，其变异性小，易于操作。吸入支气管舒张药后 FEV1/FVC＜70％及 FEV1＜80％预计值者，可确定为不完全可逆的气流受限。②肺总量（TLC）、功能残气量（FRC）和残气量（RV）增高，肺活量（VC）减低，表明肺过度充气，有参考价值。由于 TLC 增加不及 RV 增高程度明显，故 RV/TLC 增高。③一氧化碳弥散量（DLco）及 DLco 与肺泡通气量（VA）比值（DLco/VA）下降，该项指标对诊断有参考价值。

2. 胸部 X 线检查可除外其他肺部疾病，急性发作时与合并肺炎鉴别。COPD 早期胸片可无变化，以后可出现肺纹理增粗、紊乱等非特异性改变，典型 X 线特征为肺过度充气，肺容积增大，胸腔前后径增长，肋骨走向变平，肺野透亮度增高，横膈位置低平，心脏悬垂狭长；肺门血管纹理成残根状，肺野外周血管纹理纤细稀少等，有时可见肺大疱形成。

3. 胸部 CT 检查一般不作为 COPD 的常规检查，高分辨 CT 对有疑问病例的鉴别诊断有一定意义。

4. 动脉血气分析检查对确定发生低氧血症、高碳酸血症、酸碱平衡失调以及判断呼吸衰竭的类型有重要价值。FEV1＞

40%预计值者及具有呼吸衰竭或右心衰竭临床征象者，均应行动脉血气分析检查。动脉血气分析异常表现为轻中度低氧血症，随疾病进展，低氧血症逐渐加重，并出现高碳酸血症。

5.COPD合并细菌感染时，外周血白细胞增高，核左移。痰培养可能查出病原菌；常见病原菌为肺炎链球菌、流感嗜血杆菌、卡他莫拉菌、肺炎克雷伯杆菌等。

慢性阻塞性肺疾病的诊断：主要根据吸烟等高危因素史、临床症状、体征及肺功能检查等综合分析确定。不完全可逆的气流受限是COPD诊断的必备条件。吸入支气管舒张药后FEV1/FVC<70%及FEV1<80%预计值可确定为不完全可逆性气流受限。有少数患者并无咳嗽、咳痰症状，在肺功能检查时FEV1/FVC<70%，而FEV1≥80%预计值，在除外其他疾病后，亦可诊断为COPD。根据FEV1/FVC、FEV1%预计值和症状可对COPD的严重程度做出分级：1级（轻度）：FEV1/FVC<70%，FEV1≥80%预计值，有或无症状。2级（中度）：FEV1/FVC<70%，50%≤FEV1<80%预计值，有或无症状。3级（重度）：FEV1/FVC<70%，30%≤FEV1<50%预计值，有或无症状。4级（极重度）：FEV1/FVC<70%，FEV1<30%预计值，或FEV1<50%预计值合并呼吸衰竭或右心衰竭。COPD病程分期：急性加重期（慢性阻塞性肺疾病急性加重）指在疾病过程中，短期内咳嗽、咳痰、气短和（或）喘息加重，痰量增多，呈脓性或黏液脓性，可伴发热等症状，稳定期则指患者咳嗽、咳痰、气短等症状稳定或症状较轻。

慢性阻塞性肺疾病可归属于中医的咳嗽、喘证、肺胀范畴。

病案1

彭某某，男，75岁。

2011年7月5日初诊。患者2005年开始出现咳嗽，胸闷喘憋，2007年10月胸部CT示：肺气肿，慢性支气管炎性改变，在外院诊断为慢性阻塞性肺疾病。一月来患者咳嗽、咳痰，痰稀色白，伴有咽痒，喘息胸闷，气短不足以息，畏寒怕冷，不能进空调房间，大便干结日一行。舌黯红苔白，脉细。

处方：六君子汤加减

生黄芪20g　党参15g　生白术15g　茯苓15g

陈皮10g　法半夏10g　灵芝15g　红景天15g

淫羊藿10g　巴戟天10g　女贞子15g　百合15g

紫菀10g　款冬花10g　射干10g　桔梗6g

地黄15g　炙甘草10g

30剂，水煎服，日一剂。

2011年8月23日二诊。服药后患者咳嗽减轻，咯白痰，量多，气短，活动后明显，纳可，大便已通。舌黯红苔白腻，脉细滑。

处方：六君子汤加减

生黄芪20g　党参15g　生白术15g　茯苓15g

陈皮10g　半夏10g　灵芝15g　红景天15g

淫羊藿10g　巴戟天10g　女贞子15g　百合15g

炙紫菀10g　炙款冬10g　桔梗6g　地黄15g

炙甘草10g　南沙参15g

50剂，水煎服，日一剂。

2011年10月11日三诊。服药后患者咳嗽明显减轻，痰量减少，痰色白，活动后气短减轻，但晨起气短明显，腰膝酸软，大便正常日一行。舌黯苔白，脉细。

处方：六君子汤加减

生黄芪20g　党参15g　生白术15g　茯苓15g

陈皮10g　半夏10g　灵芝15g　红景天15g

淫羊藿10g　巴戟天10g　女贞子15g　百合15g

炙紫菀 10g　炙款冬花 10g　桔梗 6g　炙甘草 10g
黄芩 10g　杜仲 10g

50 剂，水煎服，日一剂。

患者因咳嗽日久迁延不愈，损伤肺气，肺气虚损，主气之功能失常，以致肃降无权，故肺气上逆而作咳喘；日久金不生水，则病由肺及肾，肺肾两虚，肾失摄纳，发为少气不足以息，气短，喘息，动则加重；子病及母，肺病及脾，脾虚不运，中焦失和，水谷不化精微，聚生痰浊，上干于肺，故见咳痰量多，色白质稀；舌黯苔白，脉细为肺肾两虚，痰湿内蕴之象。证属肺脾肾俱虚，痰湿内蕴。方中党参、黄芪益气补肺健脾；半夏、陈皮、茯苓、白术健脾燥湿，止咳化痰，理气和中；炙款冬花、炙紫菀、桔梗止咳化痰；淫羊藿、巴戟天、女贞子温肾纳气平喘。合方共奏益气补肺，健脾温肾，燥湿化痰，止咳平喘之功。

病案 2

杨某某，女，83 岁。

2012 年 4 月 24 日初诊。患者素有慢性支气管炎病史 20 余年，经常感冒，曾诊断为慢性阻塞性肺疾病，2012 年 3 月 30 日胸部 CT 示：双肺少许炎症，纵隔多发淋巴结，双侧胸膜增厚。近日患者出现咳嗽，遇风即咳，喷嚏鼻塞，痰多，色黄质黏。舌黯红苔白，脉沉细滑。素有胆囊多发结石病史。

处方：

炙麻黄 6g　防风 10g　辛夷 10g　黄芩 10g
金荞麦 15g　浙贝母 10g　瓜蒌皮 15g　南沙参 15g
生黄芪 20g　党参 15g　白术 10g　茯苓 15g
穿山龙 15g　石韦 15g　紫菀 10g　款冬花 10g
紫苏子 10g　生甘草 6g

14 剂，水煎服，日一剂。

2012 年 5 月 8 日二诊。患者服药后喷嚏鼻塞已减，咳嗽减轻，仍痰多，色黄黏稠，不易咯出，咽干咽痒。舌红苔白，脉细数。

处方：

生黄芪 20g　金银花 15g　当归 10g　生甘草 6g

穿山龙 15g　石韦 15g　浙贝母 10g　瓜蒌皮 15g

黄芩 15g　天竺黄 10g　桔梗 6g　紫菀 10g

南沙参 15g　桑叶 20g　金荞麦 15g　射干 10g

14 剂，水煎服，日一剂。

2012 年 5 月 22 日三诊。服药后患者咳嗽明显减轻，痰量减少，痰色黄，两目干涩，睡眠差。舌红苔白，脉细数。

处方：

生黄芪 20g　金银花 20g　当归 10g　生甘草 6g

穿山龙 15g　石韦 15g　浙贝母 10g　瓜蒌 15g

黄芩 15g　天竺黄 10g　桔梗 6g　炙紫菀 10g

南沙参 15g　桑叶 20g　鱼腥草 20g　合欢皮 30g

28 剂，水煎服，日一剂。

患者肺病日久，肺气亏虚，卫外不固，故易感受外邪，而反复感冒。风邪外袭，肺气失宣，鼻窍不利则鼻塞、喷嚏；肺气不足，肃降失权，肺气上逆则为咳嗽；肺虚不能宣发，津液不布，津聚成痰，故而咳痰；外邪引动内伤，故咳嗽咳痰加重；外邪犯肺，入里化热，故见咳痰多色黄质黏；舌黯红苔白，脉细滑均为气虚肺热之征。本患者属于慢性阻塞性肺疾病急性加重期，治以祛邪为主，扶正为辅，疏风宣肺解表，清肺化痰止咳为主，补益肺气健脾为辅。方以麻黄、防风、辛夷疏风宣肺解表；黄芩、天竺黄、浙贝母、瓜蒌皮、金荞麦、鱼腥草清热化痰；黄芪、党参补益肺气健脾；穿山龙、石韦为周教授常用的止咳化痰对药，药性平和，止咳化痰，平喘通络；紫菀、款冬花润肺止咳。

病案3

周某某，女，82岁。

2011年12月30日初诊。患者咳嗽咳痰反复发作30余年，每因受凉而加重。近两周患者咳嗽咳痰加重，痰多色白质黏，动则喘息，气短乏力，口唇紫绀，双下肢水肿。舌黯红，少苔，脉细滑。2011年11月在天坛医院住院治疗，出院诊断为：慢性阻塞性肺疾病，慢性肺源性心脏病，心衰。

处方：

生黄芪20g 蒲公英15g 茯苓15g 枳壳10g

穿山龙15g 石韦15g 浙贝母10g 瓜蒌皮15g

南沙参15g 紫菀10g 法半夏10g 赤芍15g

丹参15g 党参15g 益母草15g 车前子15g（包煎）

7剂，水煎服，日一剂。

2012年1月6日二诊。患者服药后下肢水肿、紫绀减轻，仍有咳嗽，咳痰，痰多色白，动则喘憋，倦怠乏力，口干，纳可，寐差。舌黯少苔，脉细滑。

处方：

生黄芪20g 蒲公英15g 茯苓15g 枳壳10g

穿山龙15g 石韦15g 浙贝母10g 瓜蒌皮15g

南沙参15g 紫菀10g 法半夏10g 丹参15g

党参15g 百合15g 半边莲15g 车前子15g（包煎）

14剂，水煎服，日一剂。

2012年1月20日三诊。患者服药后下肢水肿明显减轻，咳嗽减轻，痰量减少。舌黯苔少，脉滑。

处方：

生黄芪20g 蒲公英15g 茯苓15g 枳壳10g

穿山龙15g 石韦15g 浙贝母10g 瓜蒌皮15g

南沙参15g 紫菀10g 法半夏10g 丹参15g

党参 15g　益母草 15g　白术 15g　半边莲 15g

百合 15g

14 剂，水煎服，日一剂。

患者为老年女性，喘咳日久，损伤肺气，表卫不固，易受外邪，经久不愈，由肺及肾，遂致肾不纳气，气不归根，逆而上冲，壅塞胸中，肺肾气虚，故见咳嗽咳痰反复发作，动则气喘加重；外邪束表，痰湿内蕴，则咳嗽咳痰，量多色白；心肺同居上焦，肺主气，辅心而行血脉，气不煦则血不濡，肺气的宣通能贯行全身血脉，气虚则血行失畅，血不利则为水，三焦气化不行，发为发绀、水肿。证属肺肾两虚，痰瘀互阻，治疗以益气健脾，活血利水，化痰止咳。方中黄芪、党参、茯苓以益气补肺健脾；丹参、赤芍、穿山龙活血通络，化痰止咳；蒲公英、瓜蒌皮、半夏、紫菀清肺化痰止咳；益母草、车前子活血利水。二诊服药后患者水肿、紫绀减轻，故原方减益母草、赤芍，加用半边莲清热解毒利水，百合养阴润肺，止咳安神。三诊患者诸症皆好转，加用白术以增强扶正补气，健脾燥湿之功。

病案 4

周某某，女，72 岁。

2012 年 10 月 16 日初诊：患者咳喘反复发作 10 余年，于外院诊断为慢性阻塞性肺病。近一月来患者咳嗽咳痰加重，痰少色黄，气短喘息，胸闷憋气，胃胀胃痛，纳少，失眠，大便干，小便调。舌红苔黄，脉细滑。既往有陈旧性肺结核病史，焦虑抑郁病史。

处方：

生黄芪 20g　蒲公英 20g　黄芩 10g　金荞麦 15g

穿山龙 15g　石韦 15g　浙贝母 10g　瓜蒌 30g

灵芝 15g　紫菀 10g　枳壳 10g　莱菔子 10g

栀子 10g　酸枣仁 30g　合欢皮 30g　虎杖 20g

徐长卿 10g　甘草 6g

14 剂，水煎服，日一剂。

2012 年 10 月 30 日二诊：服药后患者咳嗽、咳痰较前减轻，无喘憋，睡眠好转，仍胃胀胃痛，恶心纳差，咽中如有痰滞，烦躁不安，二便调。舌黯红苔白，脉沉细。

处方：

生黄芪 30g　蒲公英 30g　生白术 20g　枳壳 10g

莪术 10g　法半夏 10g　竹茹 10g　旋覆花 10g（包煎）

香附 10g　延胡索 10g　莱菔子 10g　枇杷叶 10g

紫菀 10g　生麦芽 15g　灵芝 15g　薄荷 6g（后下）

黄连 6g　丹参 15g　玄参 15g

28 剂，水煎服，日一剂。

患者慢性咳喘病史十余年，肺脾两虚，脾失健运，痰浊内生，上干于肺，壅阻肺气，升降不利，故发咳喘痰多；感受外邪，痰从热化，故痰黄；脾胃运化失职，脾气不升，胃气不降，故纳少，便干；患者情绪急躁，呈焦虑抑郁状态，气郁而伤肝，肝木失于疏泄，横逆犯胃，胃失和降，故胃胀、胃痛。证属肺脾气虚，痰湿化热，胃失和降，治以益气健脾补肺，清化痰热，和胃降逆，宁心安神。方中黄芪归脾、肺经，补益肺脾；灵芝归心、肺、肝、肾经，既能补益肺气、止咳平喘，又可益心安神；灵芝与黄芪合用补益肺气，与酸枣仁、合欢皮配伍养心安神，改善睡眠；蒲公英、黄芩、金荞麦、栀子、浙贝母、紫菀、石韦清肺化痰、止咳平喘；枳壳、莱菔子行气降逆；瓜蒌、虎杖清肺化痰，通腑泄热；徐长卿和胃止痛。二诊患者咳嗽咳痰减少，痰色转白，痰热已清，故减少清肺化痰药物；患者肝气不疏，横逆犯胃，故胃脘胀痛，恶心，咽中如有痰滞，加竹茹、黄连可化痰清热，降逆止呕；加旋覆花、香附、薄荷疏肝理气；加玄参以滋阴清热，润肠通便；丹参入心经，既可清热凉血，又能除烦安神，与玄参合用以清心除烦，养心安神。

病案 5

郑某某，男，86 岁。

2012 年 5 月 22 日初诊。患者 10 年来气短，稍动则喘，咳嗽，早上痰多，色白黏稠，口干喜饮。舌红苔薄黄，脉弦。既往有高血压病史 10 年。

处方：

生黄芪 20g　金银花 15g　当归 10g　生甘草 6g

穿山龙 15g　石韦 15g　浙贝母 10g　瓜蒌皮 15g

柴胡 10g　黄芩 10g　赤芍 15g　防风 10g

紫菀 10g　桔梗 6g　灵芝 15g　南沙参 15g

14 剂，水煎服，日一剂。

2012 年 6 月 19 日二诊。患者服药后咳嗽、喘息减轻，痰量减少，晨起咯少量白痰，平卧时喉中哮鸣有声，口干。舌黯苔白，脉细滑。

处方：

生黄芪 20g　金银花 15g　当归 10g　生甘草 6g

穿山龙 15g　石韦 15g　浙贝母 10g　瓜蒌皮 15g

柴胡 10g　黄芩 10g　赤芍 15g　防风 10g

紫菀 10g　桔梗 6g　灵芝 15g　南沙参 15g

白果 10g　地龙 10g

14 剂，水煎服，日一剂。

患者咳喘反复发作，肺气不足，久而子盗母气，脾气亦虚，母病及子而肾气虚；肾不纳气，肺气上逆，故咳嗽气短，动作喘憋；脾失健运，水谷不化精微，痰湿内生，上干于肺，故咳嗽咳痰，痰多色白；痰湿中阻，气机不畅，津液不能上承故口干。方中黄芪、灵芝补脾益肺、扶助正气，现代药理研究表明黄芪、灵芝有提高人体免疫力的作用；金银花、黄芩清热解毒；当归、赤芍活血化瘀；穿山龙、石韦行气化痰，止咳平喘，通络开痹；浙贝母、瓜蒌皮清肺化痰；紫菀、桔梗祛痰止咳；黄芪与防风联用相反相成，祛邪而不伤正，固表而不留邪，共奏扶正祛邪之效；二诊患者诸症均减轻，效不更方，因患者出现喉中哮鸣，故在原方基础上加用白果敛肺定喘，地龙解痉平喘，两者均善治喉中哮鸣有声，现代药理研究表明白果和广地龙具有舒张支气管作用。

病案6

董某某，女，78岁。

2011年8月9日就诊。患者咳嗽咯痰反复发作30余年，伴喘憋2年。现晨起咳嗽、咯黄痰，喘息胸闷，双下肢水肿。舌质黯红，苔薄黄，脉弦滑。2011年7月23日在建宫医院住院治疗，出院诊断为：①慢性喘息性支气管炎急性发作，慢性阻塞性肺疾病。②冠心病　不稳定型心绞痛。既往吸烟史30余年，已戒烟10年。

处方：

生黄芪20g　金银花20g　当归10g　生甘草6g

穿山龙15g　石韦15g　浙贝母10g　瓜蒌皮15g

灵芝15g　红景天15g　紫菀10g　款冬花10g

地骨皮10g　黄芩10g　南沙参15g　百合15g

14剂，水煎服，日一剂。

患者咳喘反复发作，久病肺虚，脾气亦不足，脾失健运，水谷不化精微，痰湿内生，郁久化热，热痰上干于肺，故咳嗽咳痰，痰多色黄；脾虚水湿运化失司而水肿；舌质黯红，苔薄黄，脉弦滑俱为肺脾气虚，热痰蕴肺之征。治宜益气健脾补肺，清热化痰，止咳平喘。方中生黄芪益气补肺健脾；金银花、浙贝母、瓜蒌皮、黄芩、地骨皮清热解毒，清化痰热；南沙参、百合滋阴润肺，使痰液易于咯出；生黄芪、当归、灵芝、红景天益气养血，补肺纳气，平喘止咳。

病案7

高某某，男，80岁。

2012年12月25日初诊。患者咳嗽反复发作20余年，秋冬寒冷季节易发。曾在外院住院诊断为慢性阻塞性肺疾病。近一月来咳嗽加重，咳黄白痰，质黏不易咯出，胸闷憋气，动则喘息，畏寒怕冷，纳少，眠差，头痛，以前额为主。舌淡苔白，脉弦细。胸部CT示：①肺气肿，②肺部感染。

处方：

生黄芪20g	金银花20g	当归10g	生甘草10g
穿山龙15g	石韦15g	浙贝母10g	瓜蒌皮15g
紫菀10g	款冬花10g	枇杷叶10g	炙百部10g
苦杏仁10g	紫苏子10g	化橘红10g	黄芩10g
合欢皮30g	桔梗6g		

14剂，水煎服，日一剂。

2013年1月8日二诊。服药后患者咳嗽减轻，痰量减少，仍气短喘息，动则尤甚，胃脘胀满，嗳气时作，纳少，手足心热，大汗出，汗后周身湿冷。舌淡苔白，脉细。

处方：

生黄芪20g	金银花20g	当归10g	生甘草10g
穿山龙15g	石韦15g	浙贝母10g	瓜蒌皮15g
紫菀10g	款冬花10g	枇杷叶10g	紫苏子10g
黄芩10g	合欢皮30g	桔梗6g	莱菔子10g
法半夏10g	地骨皮15g	盐知母6g	盐黄柏6g

14剂，水煎服，日一剂。

（12月25日方，去百部、杏仁、橘红，加莱菔子10g、半夏10g、地骨皮15g、盐知柏6g）

2013 年 1 月 29 日三诊。服药后患者咳嗽明显减轻，痰少，仍气短，动则喘息，胃胀减轻，时有嗳气，手足心热，大汗出。舌红苔白，脉细。

处方：

生黄芪 20g　金银花 20g　当归 10g　生甘草 10g

穿山龙 15g　石韦 15g　浙贝母 10g　瓜蒌皮 15g

紫菀 10g　款冬花 10g　枇杷叶 10g　黄芩 10g

合欢皮 30g　桔梗 6g　莱菔子 10g　盐知母 10g

盐黄柏 10g　桑叶 30g

14 剂，水煎服，日一剂。

患者慢性咳嗽病史二十余年，肺脾两虚，脾失健运，痰浊内生，上干于肺，壅阻肺气，升降不利，故发咳喘痰多；外邪引动，痰从热化，故痰黄，质黏不易咯出；脾胃运化失职，脾气不升，胃失和降，故纳少，胃脘胀满，嗳气；证属肺脾两虚，痰湿化热，治以补益肺脾，清化痰热。方用生黄芪益气补肺健脾；浙贝母、瓜蒌皮、黄芩、合欢皮清肺化痰；炙紫菀、款冬花、炙枇杷叶、炙百部润肺止咳；杏仁、桔梗、苏子、化橘红宣降肺气，止咳化痰。二诊时患者咳嗽减轻，痰量减少，但见胃脘胀满，嗳气时作，手足心热，汗出湿衣，故加法半夏、莱菔子理气和胃降逆；地骨皮、盐知母、盐黄柏泻下焦相火，坚阴清热。三诊时患者汗出仍多，又加桑叶 30g 以清热止汗，周教授根据《神农本草经》记载的桑叶可"除寒热、出汗"，善用桑叶止汗敛汗，临床疗效显著。

临 证 备 要

一、病因病机分析

根据慢性阻塞性肺疾病的病程长短，病情的轻重和症状的不同，可归属于咳嗽、喘证、肺胀等不同的疾病范畴。

慢性阻塞性肺疾病1级和2级的患者，常常以咳嗽、咯痰为主要临床表现，当按照内伤咳嗽辨证论治；3级和4级的患者，已经出现呼吸困难，尤其是劳力性呼吸困难，气短、喘息、胸闷，甚至口唇、颜面、爪甲紫绀，这时疾病已经发展到喘证、肺胀的阶段，需按照肺胀辨证论治。

肺胀临床表现为胸部膨满，憋闷如塞，喘息上气，咳嗽痰多，烦躁，心悸，面色晦暗，唇甲紫绀，脘腹胀满，肢体浮肿。肺胀的发生，多因久病肺虚，痰浊潴留，而致肺不敛降，气还肺间，肺气胀满，每因复感外邪诱使病情发作或加剧。病变首先在肺，继则影响脾、肾，后期病及于心。因肺主气，开窍于鼻，外合皮毛，职司卫外，为人身之藩篱，故外邪从口鼻、皮毛入侵，每多首先犯肺，以致肺之宣降功能不利，气逆于上而为咳，升降失常则为喘。久则肺虚，肺之主气功能失常，影响呼吸出入，肺气壅滞，还于肺间，导致肺气胀满，不能敛降。若肺病及脾，子盗母气，脾失健运，则可导致肺脾两虚。肺为气之主，肾为气之根，若久病肺虚及肾，金不生水，致肾气衰惫，肺不主气，肾不纳气，则气喘日益加重，呼吸短促难续，吸气尤为困难，动则更甚。心脉上通于肺，肺气辅佐心脏治理、调节心血的运行，心阳根于命门真火，故肺虚治节失职，或肾虚命门火衰，均可病及于心，使心气、心阳衰竭，甚则可以出现喘脱等危候。

因此，慢性阻塞性肺疾病患者的临床证候多为本虚标实，虚实夹杂。稳定期以虚证为主，或肺脾气虚，或肺脾肾俱虚，后期可见心阳虚衰；急性加重期多有实邪，或外感风寒，或痰湿中阻，或痰热蕴肺；心阳不足，久病入络者，还常见痰瘀互阻，血瘀水停等证候。

二、辨证治疗要点

慢性阻塞性肺疾病初期常见有慢性反复发作性的咳嗽咳

痰，咳嗽时轻时重，痰量时多时少，痰色时黄时白。此时辨咳、辨痰是临床辨证要点。

周平安教授认为首当辨真痰假痰。痰是喉以下气道黏膜杯状细胞或腺体分泌亢进与支气管或肺内炎症渗出的产物，通过气道纤毛-黏液运动向喉部运送而咳嗽咯出，而部分患者咯出的口咽部分泌物及从后鼻道流入至口腔的鼻腔分泌物并不是真正的痰。其次要详细观察咯痰时咳嗽的声音及痰的色、质、量、味。咳而少痰者，多属燥热、气火、阴虚；痰多者则多为湿痰、痰热；痰白而稀薄者多属寒饮；痰白稠厚易出者多属湿浊；痰白质黏难咯出者多属痰热、阴虚、燥热；痰白清稀量多成泡沫状者多属寒、属饮。

辨咳嗽的声音亦有助于分辨病位和病性，判断肺气失畅的程度。咳声轻浅者病位多在咽喉部，多为风寒和肺燥；咳声连续呈串状，顿咳、痉咳为主，多为肝肺不和；咳声粗浊者病位较深，多为风燥或痰热、痰浊；夜间咳嗽明显者，多为阴血亏虚；夜间平卧后咽喉、胸部闷胀，咳嗽频繁，坐起或站立后方可缓解者，多属痰气郁阻，肺胃不和；晨起咳嗽，咳声重浊，痰出咳减者，多为脾虚痰湿。

周平安教授认为肺主气，司呼吸，其性轻虚，咳嗽病机为肺失宣肃，肺气上逆，故用药宜以调畅气机为主；肺居上焦，其位最高，用药宜轻，令药力轻清上行易达病所，不宜重浊；肺为娇脏，不耐寒热，用药宜平，不宜大寒大热、过于峻猛。慢性阻塞性肺疾病以咳嗽咳痰反复发作为主要临床表现，咳痰不爽导致病程迁延难治，对于咳痰的治疗应以祛痰为核心，祛痰药物为主体，用药一定要注意理气药的配伍，注意调肺，开宣和肃降多选用辛苦药味，辛味能行能散，有助于肺之宣发，苦味能降能泻，利于肺之肃降；应用燥湿化痰、清热化痰、润燥化痰、温化寒痰法时，根据痰位置的深浅，选择桔梗、枳壳、苏子、陈皮、莱菔子、厚朴、枳实、旋覆花、香附、前胡、杏仁等宣降肺之气机。祛痰还应注意调理脾胃，除脾虚生痰外，临床常见食滞于脾、湿困于脾、脾胃不和、肝脾不和等脾实证候也可生痰。此外，患者常有肺气亏虚，虚处留邪，易感受外邪，则咳嗽咳痰发作或加重，故在治疗的过程中应注意散敛、补散结合，在直接补肺之外，还应注意培土生金法等间接补肺。

慢性阻塞性肺疾病随着病情的发展，症状逐渐加重，咳喘并见，以喘憋、气短为主症，宜按喘证论治，周平安教授治喘分虚实，实喘者呼吸深长有余，呼出为快，气粗声高，伴有痰鸣咳嗽，脉数有力，病势多急；虚喘者呼吸短促难续，深吸为快，气怯声低，脉象微弱或浮大中空，病势徐缓，时轻时重，遇劳则甚。实喘多以祛邪为主，祛痰平喘，若痰黄黏稠，常用祛热痰药如瓜蒌、黄芩、天竺黄、胆南星、枇杷叶；若痰量多，色白质稀，以燥湿化痰，温化寒痰为主，药用半夏、细辛、干姜、茯苓、桔梗、桂枝、旋覆花、紫菀、车前子。在临床实践中，喘证患者反复发作，往往寒热错杂，虚实并见，多个脏腑病证同见，致使辨证用药不仅要攻补兼顾、寒热并用，往往还要辨寒几分、热几分、攻几分、补几分，这样才能药到病除。周平安教授认为无论寒热虚实，喘证皆可用麻黄、杏仁，此为喘家圣药。咳喘病本为一家，加强镇咳也为治喘之道，常用的镇咳药有款冬花、百部、罂粟壳、杏仁、枇杷叶、白前、白果、细辛等。

慢性阻塞性肺疾病以肺脾肾虚为主，扶正是治疗本病的关键，气虚时常用黄芪、党参、白术、黄精、大枣、甘草；阴虚时常用南北沙参、阿胶、玄参、麦冬、天花粉；脾虚时用六君子汤、温胆汤；肾气不足，肾虚而喘常用熟地黄、当归、仙灵脾、巴戟天、补骨脂、五味子、山萸肉；气行则血行，气虚则血瘀，咳喘反复发作，日久必见瘀象，症见面色晦暗，舌现瘀斑或唇甲紫暗，需加入活血化瘀药，如当归、丹参、桃仁、益母草、三七粉、川芎、红花、赤芍、三棱、莪术，治疗肺胀时加用活血化瘀药不仅能使患者血瘀症状明显减轻，还可以改善心肺功能，但不宜大量使用，以防克伐太过。

周平安教授认为疾病本身的特点决定了疾病的发生发展和转归，呼吸功能衰竭，尤其是呼吸肌、膈肌疲劳是慢性阻塞性肺疾病在病程中由肺脾亏虚发展到肾脏亏虚的病理基础，因而补肾纳气法对于慢性阻塞性肺疾病的呼吸肌疲劳有一定的防治作用，主张在慢性阻塞性肺疾病的治疗中及早应用补肾纳气药物，如熟地黄、山萸肉、五味子、胡桃肉等。

慢性阻塞性肺疾病临床常伴有多种并发症：①消化道瘀血、出血：患者多伴有消化道症状，有些患者因消化道出血而死亡。治疗上应注意使用作用柔和的活血化瘀药物，如丹参、赤芍、莪术、三七等，破血逐瘀的药物应慎用。②心律失常：最常见的心律失常为心房纤颤，周平安教授常用葶苈子治疗。古人认为葶苈子苦寒，能泻肺利水，现代药理研究表明葶苈子具有强心作用，能使心肌收缩力增强，心率减慢，对衰弱的心脏可增加输出量，降低静脉压，还具有利尿作用。临床上使用应注意用药剂量，一般需用 30g 才能起效，病情严重者可用至45g，配伍健脾养胃的大枣等可以减少葶苈子引起的胃肠道刺激，当心率减至正常范围后，可给予维持量，一般不少于15g。加用大枣不仅能够固护胃气还可以使葶苈子强心的作用缓慢而持久。③肺性脑病：痰蒙神窍，神识昏迷者，可服用安宫牛黄丸以醒神开窍；阴虚风动，时清时痉、循衣摸床者，可服用三甲复脉汤以滋阴息风。

第十一节 支气管扩张症

支气管扩张症（简称支扩）是慢性气道损伤引起支气管管壁肌肉和弹力支撑组织破坏所导致的一支或多支支气管不可逆

扩张。支气管-肺组织感染和支气管阻塞是引起支气管扩张的两个主要原因，两者相互影响，形成恶性循环，最终导致支气管扩张的发生和发展。另外，支气管外部纤维的牵拉、先天性发育缺陷及遗传因素等也可引起支气管扩张。

1. 支气管扩张的临床表现　大多数支气管扩张患者有慢性咳嗽、咳大量脓痰和（或）反复咯血，称为慢性化脓性支气管扩张。咳嗽、痰量多与体位改变有关，晨起或夜间卧床转动体位时分泌物刺激支气管黏膜引起咳嗽和排痰，痰液为脓性或黏液脓性。其严重度可用痰量估计，轻度 $<10ml/d$，中度 $10\sim150ml/d$，重度 $>150ml/d$。合并急性感染时，黄绿色脓痰量每日可达数百毫升。伴厌氧菌感染者，则痰和呼出气有臭味。收集全日痰液于玻璃瓶中静置后出现分层的特征：上层为泡沫，下悬脓性成分，中层为混浊黏液，底层为坏死组织沉淀物。$50\%\sim70\%$ 的患者有程度不同的咯血，一些患者以咯血为首发症状，咯血量与病情严重程度、病变范围有时不一致。部分患者以反复咯血为唯一症状，而咳嗽、咳痰不显著，称为"干性支气管扩张"。支气管扩张反复感染者，可出现全身中毒症状，如发热、乏力、食欲减退、消瘦、贫血等，儿童可影响发育。严重者可出现活动后气促与发绀。早期或干性支气管扩张可无异常体征。病变严重或继发感染使支气管内有渗出物时，病变部位可听到固定而持久的局限性中、粗湿啰音，痰咳出后湿啰音仅可暂时减少或消失。若合并有肺炎，则可有叩诊浊音和呼吸音减弱等体征。随着并发症如支气管肺炎、肺纤维化、胸膜增厚与肺气肿等的发生，可出现相应的体征。病程较长的支扩患者可有发绀、杵状指（趾）等体征，全身营养状况也较差。

2. 辅助检查

（1）影像学：由于支气管扩张症的本质特征是其不可逆性的解剖学改变，故影像学检查对于诊断具有决定性的价值。

1）后前位 X 线胸片：诊断支扩的特异性好，但敏感性不高。早期轻症患者，一般后前位 X 线胸片常无特殊发现，或仅有患侧肺纹理增强。疾病后期，X 线胸片显示不规则环状透光阴影，或呈蜂窝状（所谓卷发影），囊性支气管扩张合并感染时阴影内可出现多个小液平。有时可见肺段或肺叶不张。对于已经确诊为支扩的患者复诊或进行随访时，一般可以仅行后前位 X 线胸片检查。

2）胸部高分辨率 CT 检查：对于支扩具有确诊价值，可明确支扩累及的部位、范围和病变性质，初次诊断支扩的患者，如条件许可，均应进行本项检查。柱状扩张管壁增厚，在支气管水平走行时呈"双轨征"，垂直走行时呈厚壁的环形，扩张的环形支气管旁有伴行的圆形小动脉，呈"印戒征"；曲张状支气管扩张与柱状相似，扩张的管径更不规则，形似静脉曲张，扩张的程度也更加严重，可能累及整个支气管；囊状扩张的支气管壁增厚，管腔远端呈囊状，合并感染时其内可见液平、管壁增厚和肺不张。

（2）肺功能检查：支扩的肺功能改变与病变的范围及性质有密切关系。病变局限者，由于肺脏具有极大的贮备力，肺功能一般无明显改变。病变严重者肺功能的损害多表现为阻塞性通气障碍，可见第一秒钟用力呼气量和最大通气量减低，残气容积占肺总量百分比增高。随着病情的进展，功能性损害加重，出现通气与血流比例失调以及弥散功能的障碍等，可导致动脉血氧分压降低和动脉血氧饱和度下降。病变严重时，可并发肺源性心脏病，甚至右心衰竭。

（3）血常规：无感染时血白细胞计数多正常，继发感染时则可增高。

（4）痰微生物检查：痰涂片可发现革兰氏阴性及革兰氏阳性细菌；培养可检出致病菌，如铜绿假单胞菌和流感嗜血杆菌；药敏试验结果对于临床正确选用抗生素具有一定指导价值。

3. 诊断　根据慢性咳嗽、咳大量脓痰、反复咯血及肺部感染等病史，肺部听诊闻及固定而持久的局限性湿啰音，结合X线胸片发现符合支扩的影像改变等，可做出诊断；对于临床怀疑支扩，但后前位X线胸片无明显异常的患者，依据胸部CT尤其是高分辨率CT扫描结果可作出诊断。对于明确诊断支扩者还要注意了解其基础疾病，我国以感染后性支扩和结核后性支扩多见，但也应该注意其他较少见的病因，必要时应进行相应的实验室检查。

中医古籍中无支气管扩张病名的记载，历代医家将其归属于"咳嗽"、"肺痈"及"咯血"等病症中进行论述。

病案 1

曾某某，女，56岁。

2011年1月7日初诊。患者有支气管扩张病史30余年，长期咯黄灰痰，反复咯血史。2010年12月14日咯鲜血一次，出血量较大，行胸部CT检查示：左肺下叶基底段病变，支气管扩张，肺大泡伴感染。近期于外院住院行左下肺切除术治疗后，仍咳嗽，咯少量血丝痰，色鲜红，每日咯吐十余口黄脓痰，口苦口干。舌红，苔黄，脉弦滑。

处方：千金苇茎汤加减

鲜芦茅根各30g　生薏仁30g　柴胡10g　黄芩10g

金荞麦20g　连翘10g　漏芦10g　仙鹤草15g

茜草炭10g　白及10g　浙贝母10g　瓜蒌皮15g

三七粉3g（冲服）　阿胶珠10g

14剂，水煎服，日一剂。

2011年1月25日二诊。患者服药后咳嗽、咯痰减轻，未再咯血，夜间口干口苦，耳鸣。舌黯红，苔薄白，脉细数。

处方：增液汤加味

生甘草 10g　生地黄 15g　玄参 15g　麦冬 15g

石斛 15g　旱莲草 10g　女贞子 15g　仙鹤草 15g

天花粉 15g　天麻 10g　生石决明 30g（打碎先煎）

珍珠母 30g（打碎先煎）　赤小豆 30g　升麻 6g

14 剂，水煎服，日一剂。

患者支扩病史较长，长期咯吐痰涎，加之素有痰热内盛，灼伤阴津，气虚津伤，气阴两虚为本。此次发病出现大咯血，虽行切除手术治疗，仍有咯血吐脓痰，可知肺内痰火未去，壅塞肺气，灼伤血络，迫血妄行，故咳嗽、咯黄脓痰、咯血不止，舌红，苔黄为肺热壅盛之象。若要痊病必须清肺化痰，宗千金苇茎汤遣药，方中鲜芦根、生薏苡仁、金荞麦清泻肺热，祛痰排毒；鲜茅根清肺热凉血止血；连翘、漏芦清热解毒；浙贝母、瓜蒌皮清肺化痰，散结通络；柴胡、黄芩为小柴胡汤之义，唐容川《血证论》曰："至于和法，则为血证之第一良法。表则和其肺气，里者和其肝气……"，而和解诸方，首推小柴胡汤，其治内外表里诸血证均取此方，盖因"少阳为枢"，胆居中焦，内寄相火，主持疏泄，为阳气升降出入的枢纽。若外邪入内，枢机不利，少阳胆火被郁，阳气运行失常，其浊火难降，且患者平素有口苦之象，故加柴胡、黄芩调畅少阳气机。加仙鹤草、茜草炭、三七粉、白及、阿胶珠止血，其中仙鹤草、阿胶珠既可止血又可补虚养阴，兼顾正气。二诊即收效甚良，痰火降而现气阴亏虚之象，阴液亏虚，木少滋荣，阴不制阳，肝阳虚亢故口干口苦，耳鸣。改用养阴生津，滋阴潜阳之品，方中生地黄、玄参、麦冬、石斛、天花粉甘寒滋阴，生津止渴；旱莲草、女贞子补肝肾阴，旱莲草又可凉血止血；生决明、珍珠母、天麻平肝潜阳；仙鹤草收敛止血，药味平和不敛邪，防止咯血再次发生。

病案 2

杜某某，男，50 岁。

2011 年 11 月 25 日来诊。患者 15 年前曾患大叶性肺炎治愈，6 年前又患大叶性肺炎，当时病情较重，使用大剂量抗生素治疗，愈后长期反复咳嗽咳痰，常因天气变化受凉，引起发热、咳嗽、咳痰色转黄量增多，使用抗生素治疗有效。胸部 CT 示：两下肺支气管扩张，右下肺为甚。近日又因外感引起咳嗽咳痰加重，咳黄脓痰，肺部听诊：右下肺局限性湿啰音。舌红，苔微黄，脉细数。

处方：千金苇茎汤加减

芦根 30g　生薏苡仁 30g　黄芩 10g　连翘 10g

蒲公英 15g　野菊花 10g　当归 10g　赤芍 15g

川芎 10g　丹参 15g　紫菀 10g　款冬花 10g

桔梗 6g　天竺黄 10g　合欢皮 60g　金荞麦 15g

浙贝母 10g　瓜蒌皮 15g　生甘草 5g

14 剂，水煎服，日一剂。

患者为感染性支扩，从中医观点来看，既往其肺部感染经大剂量的抗生素治疗后，虽实热去而痰湿未净，留伏肺内。外感六淫，邪气入里化热，与痰湿相合，痰热壅肺，肺气上逆，腐肉成脓，故咳嗽，咯黄脓痰，应治以清肺化痰排脓。方中芦根、生薏苡仁、当归、赤芍、川芎、丹参为千金苇茎汤之变方，芦根、生薏仁清肺化痰，消痈排脓；当归、赤芍、川芎、丹参逐瘀排脓；合欢皮即《千金要方》之黄昏汤，主治肺痈，咳有微热，烦满，胸心甲错，合用加强散痈排脓的作用；黄芩、连翘清热解毒，且质轻上浮，可透邪外出；蒲公英、野菊花清热解毒，消肿散结；浙贝母、天竺黄、金荞麦、瓜蒌皮清肺化痰；紫菀、款冬花润肺化痰止咳；桔梗宣通肺气；生甘草既可清热解毒，又可调和诸药。根据现代药理学研究，桃仁的代谢物有中枢镇咳的作用，这使得患者咳嗽反应减弱，不利于痰液的排出，痰液壅积于肺内，感染难以得到控制，故周平安教授治疗肺痈或咯吐脓痰的患者，均不用桃仁，而是将桃仁易为其他有活血祛瘀排脓作用的中药，使其改善肺脏局部的淤血状态，有利于炎症的吸收。

病案 3

曹某某，男，52 岁。

2013 年 12 月 30 日来诊。患者有支气管扩张病史 20 余年，咳嗽咳痰反复发作，近日加重，咳嗽，痰多黄稠，时有痰中带血，平素气短，口干，手心热。舌红有瘀斑，苔少，脉弦细。

处方：千金苇茎汤加减

芦茅根各 30g　生薏苡仁 30g　黄芩 15g　败酱草 15g

浙贝母 10g　瓜蒌 15g　紫菀 10g　桔梗 6g

南沙参 15g　百合 15g　地骨皮 15g　生甘草 10g

14 剂，水煎服，日一剂。

患者病程日久，久吐痰涎，加之痰热内蕴，灼伤阴津，耗伤肺气，故气短、口干、手心热，此为本虚。近日加重，咳嗽痰多黄稠，痰中带血，为痰热复炽，灼伤血络。治以清肺化痰，兼顾阴津。芦根、生薏苡仁、黄芩、败酱草清热解毒排脓；白茅根凉血止血；浙贝母、瓜蒌清化热痰；紫菀、桔梗宣降肺气，化痰止咳；南沙参、百合滋养肺阴；加地骨皮清退虚热，清肺降火；生甘草既可清热解毒，又可调和诸药。

病案 4

潘某某，男，64 岁。

2013 年 10 月 28 日来诊。患者发现支气管扩张病史十余年，咳嗽咳痰反复发作。现午后低热月余，自汗，盗汗，咳嗽，痰黄质黏，痰中带暗红色血块，午后加重。舌黯红，苔少，脉细数。

处方：

生黄芪 30g　金银花 20g　黄芩 15g　蒲公英 20g

金荞麦 20g　浙贝母 10g　天竺黄 10g　瓜蒌皮 15g

桔梗 6g　白茅根 30g　丹参 15g　赤芍 15g

生地榆 30g　仙鹤草 30g　艾叶炭 6g　三七粉 3g（冲服）

紫菀 10g　款冬花 10g　百合 15g　炙鳖甲 15g（先煎）

南沙参 15g　银柴胡 10g

14 剂，水煎服，日一剂。

2013 年 11 月 25 日二诊。上药服三周后热退，自汗、盗汗减轻，痰量减少。现痰中仍有少量鲜红色血丝，午后痰多，色黄白相间，质黏易咯出，大便溏薄。舌红少苔，脉细数。

处方：

生黄芪 20g　金银花 20g　蒲公英 20g　金荞麦 20g

丹参 15g　赤芍 15g　白茅根 30g　侧柏炭 15g

生地榆 30g　紫菀 10g　款冬花 10g　百合 15g

桔梗 6g　炙鳖甲 15g（先煎）　川贝母 10g　白及 15g

仙鹤草 30g　艾叶炭 6g　南沙参 15g　三七粉 3g（冲服）

黄芩 15g

14 剂，水煎服，日一剂。

患者支气管扩张病史多年，反复发作，久吐痰涎，耗气伤阴，加之痰热内蕴，伤津耗气，气虚阴亏，故见午后潮热，自汗，盗汗；痰热灼伤血络，迫血妄行，加之病程日久，络脉瘀阻，血不行常道，故痰中带暗红血块；此为阴虚火旺，痰热内盛，络脉瘀阻的本虚标实之证，治以清肺化痰，益气养阴，化瘀排脓。方中生黄芪、金银花相配，为周平安教授常用药对，生黄芪补益肺脾之气，金银花清热解毒透邪外达，二者相配，补气不助热，祛邪不伤正；黄芩、蒲公英清热解毒；金荞麦、浙贝母、天竺黄、瓜蒌皮、桔梗清肺化痰；紫菀、款冬花润肺止咳化痰；百合、南沙参、鳖甲、银柴胡养阴清肺，清退虚热；白茅根、丹参、赤芍、生地榆凉血止血；三七粉化瘀止血；仙鹤草收敛止血；艾叶炭与大队凉血止血药相配，去性存用，加强止血作用。二诊患者体温平复，汗出减，痰量渐减，说明其虚热减退，气阴渐复，肺中痰火逐渐下降，故减黄芪用量，减去浙贝母、天竺黄、瓜蒌皮、银柴胡，易为一味川贝母清热润肺，化痰止咳；加侧柏炭、白及加强止血作用。

病案 5

赵某某，男，61 岁。

2013 年 11 月 25 日来诊。患者咳嗽咳痰反复发作 10 余年，胸部 CT 明确诊断为支气管扩张症 5 年余。平素咳嗽痰多，痰白，腰痛，大便溏稀。近日感冒后咳嗽咳痰加重，痰色黄白相间质黏，未发热。舌黯淡，苔腻微黄，脉细滑。

处方：

生黄芪 20g　党参 15g　炒白术 15g　半夏 10g

茯苓 15g　浙贝母 10g　生薏苡仁 15g　莱菔子 10g

桔梗 6g　生甘草 6g　瓜蒌 15g　黄芩 10g

金荞麦 15g　紫菀 10g　款冬花 10g　补骨脂 15g

14 剂，水煎服，日一剂。

患者平素肺脾气虚，运化失司，痰湿内阻，肺失宣降，故反复咳嗽咳白黏痰，便溏；外感邪气，邪气入里，已有化热趋势，肺气上逆，故咳嗽加重、咳痰黄白；苔腻微黄，脉滑为痰湿化热之象，舌黯淡，脉细为肺脾本虚之象。此为本虚标实之证，考虑邪热尚未炽盛，可扶正祛邪，标本兼顾，治以补益肺脾，清肺化痰。方中"四君"益气健脾，燥湿运脾；生黄芪补益脾肺之气；半夏、莱菔子燥湿化痰降气；浙贝母、生薏苡仁、瓜蒌、黄芩、金荞麦清肺化痰；紫菀、款冬花润肺止咳化痰；桔梗宣开肺气，通利水道，并载诸药上行而成培土生金之功；加补骨脂温助肾阳，益火补土。

病案 6

王某某，男性，80 岁。

2011 年 1 月 3 日初诊。患者反复咳嗽，咳痰 8 年余，每年冬季咳嗽明显加重，痰多，2005 年经胸部 CT 检查诊断为支气管扩张。现症见咳嗽阵作，每次持续半小时以上，痰白多黄少，每日痰量 30～50 毫升，质黏难咯，夜尿多，眠差，纳差，消瘦，畏寒，气短乏力，膝关节痉挛不适，大便干燥。舌黯苔白厚腻，脉滑。

处方：

鲜芦根 30g　生薏苡仁 15g　瓜蒌皮 15g　黄芩 10g

野菊花 10g　连翘 10g　金荞麦 15g　紫菀 10g

桔梗 6g　天竺黄 10g　生麦芽 15g　莱菔子 10g

鸡内金 10g　枳壳 10g　丹参 15g　酸枣仁 30g

14 剂，水煎服，日一剂。

2011 年 1 月 17 日二诊：患者服药后症状减轻，仍咳喘，气短，动则尤甚，胸闷憋气，眠差，舌红苔黄腻，脉细滑。

处方：

鲜芦根 30g　生薏苡仁 15g　瓜蒌皮 15g　黄芩 10g

野菊花 10g　金荞麦 15g　浙贝母 10g　天竺黄 10g

桔梗 6g　南沙参 15g　丹参 15g　葶苈子 15g

酸枣仁 30g　鸡内金 10g　太子参 30g　甘草 6g

14 剂，水煎服，日一剂。

患者以反复咳嗽，咳吐黄白痰为主症，属于中医"肺痈"的范畴。肺痈之发病机理，清代柳宝诒《柳选四家医案·环溪草堂医案·咳喘门》所云："肺痈之病，皆因邪郁阻于肺络，久蕴生热，蒸化成脓"，明确了"瘀热"是肺痈病机的关键，辨证为痰浊蕴肺，郁而化热，治疗以清肺解毒，化痰消瘀。方选千金苇茎汤加减，方中用鲜芦根为君，甘寒清浮，善清肺热；生薏苡仁健脾渗湿化痰；黄芩，野菊花，连翘，金荞麦，天竺黄化痰清热解毒；在应用较多的苦寒的清热解毒药的同时，应顾护脾胃，应用鸡内金，生麦芽。二诊中患者咳嗽，咳痰，气短，动则尤甚，胸闷憋气，加用浙贝母，瓜蒌皮，增强化痰之力；葶苈子泻肺祛浊，如《开宝本草》谓"疗肺壅上气咳嗽，定喘促，除胸中痰饮"。

临 证 备 要

一、病因病机分析

支气管扩张为现代医学组织病理学名词，中医古籍中无类似病名的记载，历代医家将其归属于"咳嗽""肺痈"及"咯血"等病症中进行论述。

周平安教授根据本病慢性咳嗽、咳大量脓痰、肺内慢性炎性病灶持续存在的特点，认为本病的病机特点为平素痰湿内阻，肺失宣降；病情急性发作合并感染时，常常表现为痰热壅肺证候，其痰热形成有两方面因素：其一，由于外感六淫，入里化热，与体内原有痰湿相结，形成痰热内盛之象，这类患者，平素痰多，色白为主，每因外感，导致急性加重时出现黄痰或黄绿色痰，甚则咯血；其二，部分患者平素咳痰就黄白相间，这是由于痰湿内盛，病久郁而化热所致。患者咳血的病机主要有三：一为痰热壅肺，热伤血络，迫血妄行；二为风热犯肺，肺络受损；三为久病气血虚弱，气不摄血。支气管扩张年久，病情甚则发展至慢性阻塞性肺病，慢性肺源性心脏病，或是由于肺中其他疾病继发了支气管扩张，最常见的有肺结核病史，由于病灶钙化，纤维条索牵引继发支气管扩张。由于反复发作，长期咯吐痰涎，伤津耗气，所以虽有痰热滞肺，但同时也伴有气虚津伤，对这类患者，急性发作期以痰热壅盛为主；

肺热减轻后，可出现气阴亏虚之象，不可不辨。

二、辨证治疗要点

周平安教授辨治支气管扩张，以中医辨证论治为基础，结合西医学所述支气管扩张症的发作特点，分两期论治，一是支气管扩张合并急性感染期，大量咳痰和（或）咳血时期从痰热壅肺、热伤血络论治，以清肺化痰为中心，兼以止血。二是慢性期，患者常常由于久病耗气导致气虚津伤，痰湿或痰热内蕴，从肺热津伤、气阴两虚辨证，着重补肺益气，养阴扶正。亦有病史较长，气阴两虚者，一旦急性发作，要分清标本缓急，以痰热壅盛为主时，治以清肺化痰，兼顾阴液；肺热减轻后，补气养阴为主。

周平安教授常以千金苇茎汤为治疗本病的基础方。千金苇茎汤出自《备急千金要方》，为唐代医家孙思邈所创，是中医治疗肺痈的代表方剂。原方由苇茎、冬瓜仁、桃仁、薏苡仁组成，将清肺化痰、活血利水之品共存一炉，疗效独特，为历代医家所推崇。陈元犀曰："此方以湿热为主。咳而微热烦满，胸中甲错者，是湿热之邪结在肺也。肺既结，则阻其气血不行而为痈矣。方用苇茎解气分之热结，桃仁泄血分之热结，薏苡仁利湿，清结热之源。瓜瓣排瘀，开清结热之路。"冉雪峰则评论说："查此方排脓消肿，活血解毒，和气和血，半清半调，故前贤称为急不伤峻，缓不伤逸。善治肺痈已成，正血平妥之要方也。苇茎凉而不滞，清而能透，稀释酷厉，缓和毒素；佐苡仁，则清而兼调，佐瓜瓣，则清而兼泄，而苡仁、瓜瓣，又均具除湿消肿作用，相得益彰；加桃仁，则由血已化之脓，或脓中已败之血，均可一扫而清。"周教授秉承"遵其义而不守其方，宗其法而不泥于药"的原则，结合现代医学病理学研究并吸取现代药理学的成果，随证加减，如他弃用有中枢镇咳作用的桃仁，易为有活血祛瘀排脓作用的丹参、红花、当归、赤芍等药物，既不影响痰液排除又可改善肺脏局部的淤血状态，有利于控制感染和促进炎症的吸收。

痰热壅肺证加金荞麦、野菊花、黄芩、合欢皮、连翘、蒲公英清热解毒；浙贝母、瓜蒌皮清肺止咳化痰；热伤血络，咯血时加鲜茅根、生地榆、侧柏叶、仙鹤草、茜草炭、三七粉、白及凉血止血、化瘀止血。

周平安教授强调，支气管扩张合并感染时，治疗的重心应放在"化痰"不动摇。慢性期气阴两虚，咳痰不爽无力时，加炙杷叶、玄参、生地、麦冬、石斛、灵芝、红景天、南沙参等补益气阴。

第十二节　慢性肺源性心脏病

慢性肺源性心脏病（chronic pulmonary heart disease）简称肺心病。是由肺组织、肺动脉血管或胸廓的慢性病变所致肺循环阻力增加、肺动脉高压，使右心扩张、肥大，伴或不伴右心衰竭的心脏病。在少数病例，左心室亦可受累。本病是我国的常见病、多发病，根据 20 世纪 70 年代全国各省、市、自治区 40 岁以上 5 254 822 人的抽样调查表表明，本病的患病率为 0.46％。1992 年在北京、湖北、辽宁农村抽样调查 102 230 人，肺心病患病率为 0.44％，占≥15 岁人群的 0.67％。一般特征为寒冷地区较温暖地区患病率为高；高原地区较平原地区患病率为高；农村较城市患病率为高；吸烟者较不吸烟者患病率为高。患者年龄多在 40 岁以上，患病率随着年龄增长而增高。急性发作以冬、春季多见，急性呼吸道感染常为急性发作的诱因。

肺心病的临床表现：本病发展缓慢，临床上除原有肺、胸疾病的各种症状和体征外，主要是逐步出现的肺、心功能不全以及其他器官受损的征象，往往表现为急性发作期与缓解期交替出现，肺、心功能不全亦随之进一步恶化，急性发作次数越多，肺、心功能损害亦越重。下面按其功能代偿期与失代偿期分别叙述。

（一）肺、心功能代偿期

1. 症状　表现肺、胸基础疾病的症状，如 COPD 患者可有咳嗽、咳痰、气促，活动后可有心悸、呼吸困难、乏力和劳动耐力下降；急性感染可使上述症状加重。

2. 体征　除可见肺、胸疾病的体征外，尚可见肺动脉高压和右室扩大的体征，如 $P_2 > A_2$，三尖瓣区出现收缩期杂音，剑突下心脏搏动增强。部分患者因肺气肿使胸腔内压升高，阻碍腔静脉回流，可有静脉充盈，呼气期尤为明显，吸气期充盈减轻；此期肝下界下移是由膈肌下降所致，不要误认为是右心衰竭的表现。

（二）肺、心功能失代偿期

1. 呼吸衰竭

（1）症状：呼吸困难加重，夜间为甚，常有头痛、失眠、食欲下降，但白天嗜睡，甚至出现表情淡漠、神志恍惚、谵妄等肺性脑病的表现。

（2）体征：明显发绀，球结膜充血、水肿，严重时可有视网膜血管扩张、视乳头水肿等颅内压升高的表现。腱反射减弱或消失，出现病理反射。因高碳酸血症可出现周围血管扩张的表现，如皮肤潮红、多汗。

2. 右心衰竭

（1）症状：除肺、胸疾患的症状更明显外，尚可见心悸、食欲下降、腹胀、恶心等右心衰竭的表现。

（2）体征：发绀更明显、颈静脉怒张、心率增快，可出现心律失常，剑突下可闻及收缩期杂音，甚至出现舒张期杂音。肝大且有压痛，肝颈静脉回流征阳性，下肢水肿，重者可有腹水。

诊断：根据患者有严重 COPD 或其他胸肺疾病史，并有 $P_2 > A_2$、剑突下心音增强、颈静脉怒张、肝大及压痛、肝颈静脉反流征阳性、下肢水肿及体静脉压升高等肺动脉高压、右心室增大或右心功能不全的表现，结合心电图、X 线胸片、超声心动图、心电向量图有肺动脉高压和右心室肥厚、扩大的征象，可以作出诊断。

慢性肺源性心脏病可归属于中医学肺胀范畴。

病案 1

患者女性，55 岁，吉林人。

2009 年 4 月就诊。患者有慢性支气管炎病史 20 年，晨起面部水肿，就诊于当地医院诊为肺心病。现患者咳嗽，黄绿色或白痰，痰黏，晨起面部浮肿，夜间难平卧，无明显下肢水肿，平素易感冒。舌质淡，苔白腻右侧剥脱，脉沉细。

处方：

黄芪 20g　党参 15g　苍术 15g　白术 15g

生甘草 6g　猪苓 15g　茯苓 15g　灵芝 15g

石韦 15g　浙贝 10g　黄芩 10g　瓜蒌皮 15g

葶苈子 30g　丹参 15g　紫菀 10g　冬花 10g

川芎 10g

14 剂，水煎服，日一剂。

患者慢支病史 20 年，久咳正气亏虚，复感外邪，使肺之体用俱损，痰瘀阻结于肺管气道，肺气壅滞，气还肺间，导致肺体胀满，张缩无力，不能敛降而成为肺胀。外邪犯肺致肺气宣降不利，上逆而为咳；肺病及脾，脾虚失运，痰浊内生；肺为气之主，肾为气之根，肺虚金不生水，肾气亦不足，肾者主水，肾阳衰微，气不化水，水邪泛滥则水肿；综合辨为肺胀急性发作期。本病肺脾肾气虚为本，痰浊内蕴为标，当标本兼治，治以补益肺脾肾，化痰降气平喘。方中生黄芪入脾肺二经，善补脾肺之气，益卫固表；四君子汤益气健脾，鼓舞正气；黄芩、浙贝母、天竺黄、瓜蒌皮化痰、祛痰、消痰；紫菀、冬花化痰止咳；葶苈子强心逐饮，泻肺平喘，利尿消肿，正如《本草纲目》所说："肺家痰火壅塞，及寒饮弥漫，喘急气促，或为肺胀等证，亦必赖此披坚执锐之才，以成捣穴梨庭之绩"；川芎、丹参活血化瘀。周教授常在肺心病的辨治过程中，酌加活血化瘀药，以改善心肺功能，提高临床疗效。

病案 2

刘某某，男，66 岁。

一诊：咳喘病史四十余年，肺心病史十年。近来咳嗽白痰，不易咯出，无腹胀，双下肢水肿，朝轻暮重。脉沉细，舌紫黯，苔黄。

处方：

炙麻黄 6g　炒白术 30g　苍术 30g　汉防己 30g
川牛膝 30g　大腹皮 30g　益母草 20g　车前子 30g（包）
葶苈子 30g　川椒目 15g　蒲公英 15g　桔梗 6g
天竺黄 10g　桑白皮 15g

14 剂，水煎服，日 1 剂。

患者咳喘病史四十余年，肺肾俱虚，痰瘀内阻，外感引动伏痰，则咳嗽痰多；脾肾阳虚，阳虚水泛，故双下肢水肿；脉沉细，舌紫黯为阳虚痰瘀互阻之征，苔黄为痰湿郁久化热之象。方中炙麻黄、炒白术、苍术、汉防己、川椒目散寒温通，宣肺利水；大腹皮、益母草、车前子、葶苈子行气活血，泻肺利水；川牛膝、桔梗上下宣降，调理气机；蒲公英、桔梗、天竺黄、桑白皮清肺化痰。

二诊：药后咳喘减，下肢仍肿，按之没指，脉沉数，舌黯红，苔白腻。继续加强补肾利水作用。

处方：

炙麻黄 6g　炒白术 30g　苍术 30g　汉防己 30g

川牛膝 30g　大腹皮 30g　葶苈子 30g　车前子 15g（包煎）

川椒目 15g　益母草 15g　茯苓皮 15g　泽兰 15g

桂枝 10g　杜仲 15g

14 剂，水煎服，日 1 剂。

药后诸症明显缓解。

病案 3

周某某，女，79 岁。

2011 年 12 月就诊。患者咳喘 30 余年，外院诊断为：肺心病、心衰、慢性阻塞性肺疾病。现咳嗽，痰多白黏，动则喘息，疲乏无力，下肢水肿。舌黯少苔，脉细滑。

处方：

生黄芪 20g　蒲公英 15g　茯苓 15g　枳壳 10g

穿山龙 15g　石韦 15g　浙贝母 10g　瓜蒌皮 15g

南沙参 15g　紫菀 10g　半夏 10g　赤芍 15g

丹参 15g　党参 15g　益母草 15g　车前子 15g（包煎）

7 剂，水煎服，日 1 剂。

患者年老体虚，咳喘多年，肺气不足，复受外邪，导致肺气宣降不利，上逆而为咳，升降失常则为喘；久病气虚，则见乏力；肺病及脾，肺脾两虚，脾失健运，不能运化水湿，痰湿内生，上干于肺，则见痰多；肺为气之主，肾为气之根，肺伤及肾，肾气衰惫，摄纳无权，则气短不续，动则益甚；且肾主水，肾阳衰微，则气不化水，水邪泛溢则肿；因患者反复应用利尿药，阴液已伤，故见少苔。方中生黄芪补脾肺之气，益卫固表；党参、茯苓益气健脾；蒲公英、浙贝母、瓜蒌皮、南沙参清热化痰；半夏、穿山龙、石韦、紫菀止咳平喘；赤芍、丹参活血化瘀以利水；车前子、益母草利水消肿。诸药相合，以达补益肺脾，化痰利水之功。

病案 4

于某，男，84 岁。

2011 年 2 月就诊。患者 30 余年来，咳嗽，喘息，痰多难咯，白黏痰，近 3 年喘咳加重，活动则气短喘甚，近来两下肢浮肿。脉细数，舌黯苔腻微黄。

处方：

生黄芪 20g　党参 10g　生白术 30g　茯苓 10g

半夏 9g　枳壳 10g　莱菔子 10g　苏子 10g

葶苈子 15g　紫菀 10g　桔梗 6g　天竺黄 10g

车前子 20g（包煎）　南沙参 15g　甘草 5g

14 剂，水煎服，日 1 剂。

患者咳喘多年，肺脾气虚，痰浊内生。方中生黄芪补脾肺之气，益卫固表；党参、白术、茯苓、半夏、枳壳健脾化湿；天竺黄、桔梗清热化痰；莱菔子、苏子降气平喘；南沙参清热养阴化痰；葶苈子、车前子泻肺平喘，利尿消肿。

病案 5

戚某某，女性，71 岁。

2009 年 4 月就诊。患者咳嗽、咯痰反复发作 40 余年，伴喘憋 3 年余，加重 3 天。患者 40 年前因受凉感冒出现咳嗽、咯痰等症状，自服化痰止咳药物后症状缓解。以后每年冬季反复发作。3 年前患者受到敌敌畏气味刺激后咳嗽、咯痰症状加重，伴喘憋，西医诊断为慢性支气管炎、肺气肿、Ⅱ型呼衰、肺心病、全心衰、心功能Ⅲ级，反复多次住院治疗。现咳嗽咳痰，痰量多色白质黏，不易咯出，喘憋胸闷，夜间阵发性呼吸困难，头晕，恶心，纳呆，脘腹胀满，眠差，小便少，大便不畅。舌质淡紫，有瘀斑，舌苔少，脉沉弦。查体：血压 130/

80mmHg，口唇紫绀，颈静脉怒张，肝颈静脉回流征阳性，桶状胸，双肺叩诊呈过清音，双中、下肺可闻及中水泡音。心音遥远，心率 89 次/分，律齐，双下肢水肿。理化检查：胸部正位片，慢支并肺部感染，肺大泡，两侧胸膜肥厚粘连。心脏彩超：主动脉硬化，左房肥大，二尖瓣关闭不全，右心肥大，三尖瓣关闭不全，主肺动脉增宽，肺动脉中度高压，右心功能低下。腹部彩超：肝大肝淤血，胆囊壁水肿，脾大，腹腔积液。

处方：木防己去石膏加茯苓芒硝汤加减

红人参 10g（另煎冲兑）　桂枝 6g　汉防己 10g　猪茯苓各 30g

生白术 15g　泽泻 10g　炮附子 10g　葶苈子 30g

益母草 15g　芒硝 15g（冲服）

4 剂，水煎服，日一剂。

二诊：服药后患者每日大便 2～3 次，不成形便，药后腹胀、双下肢水肿明显减轻，夜间咳嗽、喘息次数减少。舌质淡紫，有瘀斑，舌苔少，脉沉弦。

处方：

上方加浙贝母 10g、炙冬花 15g。

7 剂，水煎服，日一剂。

三诊：服药后诸症明显减轻，继用上方加减治疗月余，患者病情明显缓解而出院。

本案患者辨证为虚实夹杂，心肾阳虚，水凌心肺。由于久病少阴心肾之阳虚衰，不能制水，寒水上泛，则水饮凌心侵肺。治宜温阳益气，利尿平喘。《金匮要略》论述木防己汤说："膈间支饮，其人喘满，心下痞坚，面色黧黑，其脉沉紧，得之数十日，医吐下之不愈，木防己汤主之。虚者即愈，实者三日复发，复与不愈者，宜木防己汤去石膏加茯苓芒硝汤主之。"其病机为水饮停于胸膈间，肺胃气机受阻，上逆为喘满，壅滞于中则心下痞坚。饮邪停聚，气血不和，荣卫失调，则面色黧黑，脉沉而紧。盖心下痞坚，饮邪停聚，原为实证，可用逐饮峻剂，使饮去则痞消，但使用吐下诸法攻之不效，皆由于正气已虚。故用木防己汤补虚清热，散结行水。若服后轻快一时，不久又复发者，是饮邪凝结成聚，木防己汤已不能胜任，宜加用攻里利水之剂，故去石膏加芒硝峻开坚结，通利二便，加茯苓通利水道，使饮邪从前后二便分消。

本证属支饮久病，正虚邪实，治当扶正祛邪，然攻补多少，又须谨慎从事不可冒失。在虚实难辨的情况下，应该以虚为主，先以木防己汤补虚利水，以探情况。若是虚证，自可见功；若进药后病势虽减，但不久病复如故，再服原方无效者，说明病重，必须温通破坚，以散内结之饮邪，用木防己去石膏加芒硝茯苓汤治之。周教授对于防己的应用有自己独特的认识，他认为防己味苦辛性寒，归肺，膀胱经。本品苦寒降利，能清热利水，善走下行而泄下焦膀胱湿热，尤宜于下肢水肿，小便不利者。由于马兜铃科的广防己和陕西汉中产的汉中防己含有马兜铃酸，有一定的肾毒性，在治疗本病时不宜使用。而防己科的汉防己（粉防己）则不含有马兜铃酸，而且有明确的利尿作用，可以放心使用。

临 证 备 要

一、病因病机分析

慢性肺源性心脏病属于中医的肺胀范畴。肺胀是周平安教授临床遇到最多的内科常见病，严重威胁着患者的健康与生命。慢性肺系疾患是肺胀的基本病因，内伤久咳、久喘、久哮、肺痨等肺系慢性疾患，迁延失治，逐步发展成肺胀，因此，肺胀是慢性肺系疾患的一种转归。肺胀以年老患者为多，年老体虚，肺肾俱不足，体虚不能卫外是六淫反复乘袭的基础，感邪后正不胜邪而病益重，反复罹病而正更虚，如是循环不已，促使肺胀形成。外邪从口鼻、皮毛入侵，首先犯肺，导致肺气宣降不利，上逆而为咳，升降失常则为喘，久则肺虚，主气功能失常。若肺病及脾，子盗母气，脾失健运，则可导致肺脾两虚。肺为气之主，肾为气之根，肺伤及肾，肾气衰惫，摄纳无权，则气短不续，动则益甚。且肾主水，肾阳衰微，则气不化水，水邪泛溢则肿，水饮上凌心肺则喘咳心悸。肺与心脉相通，肺气辅佐心脏运行血脉，循环不利，血瘀肺脉，肺气更加壅塞，造成气虚血滞，血滞气郁，由肺及心的恶性后果，临床可见心悸、紫绀、水肿、舌质黯紫等症。心阳根于命门真火，肾阳不振，进一步导致心肾阳衰，可呈现喘脱危候。

肺心病急性发作期的患者，有发热咳喘，痰黄，舌红苔黄，脉数等痰热壅肺者占多数；不发热，痰白清稀，舌淡苔白脉细等饮湿内停者只有少数。肺心病患者，就其整体而言，有阴虚、阳虚之分，早期以气虚或气阴两虚为主，病位在肺脾肾，后期气虚及阳；就其肺部而言，有痰热壅肺，饮湿内停之别。但在急性发作期，感受外邪之后，表邪不解，多有化热之势；素有饮湿内停者，亦可郁而化热，痰色虽白，多由清稀泡沫转为黏稠，或稀痰中夹有痰块者，乃胸中津液为肺热煎熬凝结所致。

由此可见，肺胀的病理性质多属标实本虚。标实为痰浊、水饮、瘀血和气滞，痰有寒化与热化之分；本虚为肺、脾、心、肾气虚，晚期则气虚及阳，或阴阳两虚。其基本病机是肺之体用俱损，呼吸功能错乱，气壅于胸，滞留于肺，痰瘀阻结肺管气道，导致肺体胀满，张缩无力，而成肺胀。如内有停饮，又复感风寒，则可成为外寒内饮证。感受风热或痰郁化热，可表现为痰热蕴肺证。痰浊壅盛，或痰热内扰，蒙蔽心窍，心神失主，则意识朦胧、嗜睡甚至昏迷；痰热内闭，热邪耗灼营阴，肝肾失养，阴虚火旺，肝火夹痰上扰，气逆痰升，肝风内动则发生肢颤，抽搐；痰热迫血妄行，则动血而致出血；亦可因气虚日甚，气不摄血而致出血。病情进一步发展，阳虚不能化气行水，成为阳虚水泛证；阳虚至极，出现肢冷、汗出、脉微弱等元阳欲脱现象。

二、辨证治疗要点

肺心病治疗一般分为急性发作期及慢性缓解期，感邪急性发作时以标实为主，缓解期时以本虚为主，本虚为肺、脾、肾气虚，晚期则气虚及阳，或阴阳两虚。根据标本虚实，分别选用祛邪扶正是本病的治疗原则。一般感邪时偏于邪实，侧重祛邪为主，根据病邪的性质，分别采取祛邪宣肺（辛温、辛凉），降气化痰（温化、清化），温阳利水（通阳、淡渗），活血化瘀，甚或开窍、息风、止血等法。平时偏于正虚，侧重以扶正为主，根据脏腑阴阳的不同，若易于外感风邪，伴有气短乏力，恶风汗出，则以补肺益气为主，以党参、黄芪、白术、防风、白果、百合加减；若平素咳嗽、痰多、痰白质稀、胃脘胀满、纳食欠佳、腹胀便溏则以健脾化痰为主，以陈皮、半夏、茯苓、白术、干姜、细辛、五味子、桂枝分别补养心肺，益肾健脾，或气阴兼调，或阴阳兼顾。祛邪与扶正只有主次之分，一般相辅为用。

若痰热内盛，痰胶黏不易咯出，加鱼腥草、黄芩、瓜蒌皮、浙贝母、海蛤粉以清化痰热；若痰热内盛，身热，烦躁，谵语，神昏，舌红苔黄者，加黄芩、桑白皮、葶苈子、天竺黄、竹沥以清热化痰，加安宫牛黄丸或至宝丹清心开窍；痰热壅盛，便秘腹满者，加大黄、虎杖通腑泄热；痰鸣喘息，不能平卧者，加半夏、茯苓、甘草、竹茹、胆南星清热涤痰，橘红、枳实理气行痰除壅，菖蒲芳香开窍，射干、葶苈子泻肺平喘，人参扶正防脱；若舌苔白腻而有寒象者，以制南星易胆南星，开窍可用苏合香丸；若痰热引动肝风而有抽搐者，加钩藤、全蝎、羚羊角粉凉肝息风；若痰热伤津，口干舌燥，加天花粉、知母、麦冬以生津润燥；唇甲紫绀，瘀血明显者，加红花、丹参、赤芍活血祛瘀；如热伤血络，见皮肤黏膜出血、咯血、便血色鲜者，配清热凉血止血药，如水牛角、生地黄、牡丹皮、紫珠草、生大黄等；如血色晦黯，肢冷，舌淡胖，脉沉微，为阳虚不统，气不摄血者，配温经摄血药，如炮姜、侧柏炭，或黄土汤、柏叶汤。

周平安教授认为，肺心病急性发作期的患者有发热咳喘、痰黄、舌红苔黄脉数等痰热壅肺者占多数；素有饮湿内停者，亦可郁而化热，痰色虽白，多由清稀泡沫转为黏稠，或稀痰中夹有痰块者，乃胸中津液为肺热煎熬凝结所致。因此，在辨治肺心病急性发作期时，应注意痰的色泽性状，不能认为色白即寒，即使稀白痰，亦应适当加用清化痰热之品。

肺心病在整个发病过程中，尤其在急性发作期，常出现唇甲紫绀，舌质紫黯，舌腹面静脉怒张，肝肿大等瘀血之象。由于患者缺氧，二氧化碳潴留，酸中毒，使血液变得黏、浓、聚，导致微循环障碍。活血化瘀药，能降低血液黏稠度，抑制血小板聚集，促进血小板解聚，扩张血管，降低毛细血管通透性，改善组织微循环，并能减轻脑水肿。因此，在辨治方药中，酌加活血化瘀药，不仅常使患者血瘀症状明显减轻，而且还能使心肺功能获得改善。常用药如丹参、芍药、川芎、水蛭、三七粉等。但不宜大量妄投，以防克伐太过，反与病情不利。

肺心病心衰关键是气壅液聚。气壅是指肺气肿胀，膨满不通，壅滞肺中，不得吐纳。气不行则血不行，血不行则化为水，致使肺气失于肃降宣发。痰饮水湿停潴于肺，饮邪壅塞，迫逆于心，造成心肺功能受损，出现血瘀水肿诸症。葶苈子能加强心肌收缩力，减慢心律，对衰竭的心脏有增加输出量，降低静脉压的作用；并能泻除肺中水气，正如《本草纲目》所说:"肺家痰火壅塞,及寒饮弥漫,喘急气促,或为肿胀等证,亦必赖此披坚执锐之才,以成捣穴犁庭之绩。"临床证明,葶苈子能强心逐饮,泻肺平喘,利尿消肿,起到恢复心肺功能的作用。在用量上常规剂量3~9g无明显效果,因此,开始治疗时,一日量不应少于30g,待肿消喘平后,逐渐减量至每日15g为宜。一般需配党参、白术、麻黄、赤芍等益气平喘活血化瘀药,以增强疗效。

肺性脑病有意识障碍者,是脑缺氧和酸碱平衡失调所致,此时对镇静药的耐受性显著下降,一般安眠量的镇静剂即可对呼吸中枢产生抑制作用。资料表明,兴奋型的肺性脑病,用苯巴比妥、异丙嗪、氯丙嗪等肌注多可诱发昏迷;而已昏迷者,则可在几小时内死亡。对于严重抽搐谵妄者,应选用有镇静作用而不抑制呼吸中枢的药物如奋乃静、东莨菪碱。

对于出现了呼吸衰竭的患者,以下药物需慎用:桃仁、杏仁、白果、枇杷叶、郁李仁等。它们虽然有止咳化痰作用,但同时也由于含有氢氰酸极易加重呼衰,而细辛、冬花可直接抑制呼吸中枢,平时我们多取其镇咳作用,但对于呼衰患者则需慎用。

第十三节　原发性支气管肺癌

原发性支气管肺癌(primary bronchopulmonary carcinoma)简称肺癌(lung cancer),起源于支气管黏膜或腺体,是最常见的肺部原发性恶性肿瘤。与吸烟及被动吸烟、空气污染、职业致癌因子、电离辐射、营养元素缺乏和遗传等因素密切相关。根据各型肺癌的分化程度、形态特征和生物学特点,目前将肺癌分为两大类,即小细胞肺癌(small cell lung cancer,SCLC)和非小细胞肺癌(non-small cell lung cancer,NSCLC),后者包括鳞状细胞癌、腺癌、大细胞肺癌及腺癌混杂亚型等。

肺癌的临床表现：多数肺癌患者在就诊时已有症状，仅5％～15％的患者发现肺癌时无症状。其临床表现与肺癌的发生部位、类型、大小、有无转移和并发症等有关。

（一）由原发肿瘤引起的症状和体征

1. 咳嗽　为早期出现的症状。瘤细胞生长在较大气道时，为阵发性刺激性呛咳、无痰或少许泡沫痰；细支气管肺泡癌可有大量浆液痰；当有继发感染时，痰量增多呈黏液脓性。

2. 咯血　以中央型肺癌多见，多为痰中带血或间断血痰，偶有大咯血。

3. 喘鸣　肿瘤引起支气管狭窄，造成部分阻塞，可产生局限性喘鸣音。

4. 胸闷、气急　肿瘤引起支气管狭窄，或压迫大气道，或转移至胸膜引起大量胸腔积液，或转移至心包发生心包积液，或者膈麻痹、上腔静脉阻塞以及肺部广泛侵犯时，均可引起胸闷、气急。

5. 发热　肿瘤压迫或阻塞支气管引起肺炎、肺不张时，常伴有发热和相应体征，抗生素治疗可暂时有效；如由肿瘤坏死引起的发热，称为"癌性热"，抗菌治疗无效。

（二）肿瘤局部扩展引起的症状和体征

1. 胸痛　肿瘤侵犯胸膜或胸壁时，可表现为隐痛、钝痛，随呼吸、咳嗽时加重。侵犯肋骨、脊柱时，疼痛持续而明显，且与呼吸、咳嗽无关。肩部或胸背部持续疼痛常提示上肺叶内侧近纵隔处有肺癌外侵可能。

2. 呼吸困难　肿瘤压迫大气道，可出现吸气性呼吸困难和三凹征。

3. 吞咽困难　为肿瘤侵犯或压迫食管所致。如出现支气管—食管瘘，可引起肺部感染。

4. 声音嘶哑　肿瘤直接压迫，或转移至纵隔淋巴结后压迫喉返神经（多见左侧）使声带麻痹，可导致声音嘶哑。

5. 上腔静脉阻塞综合征　肿瘤直接侵犯纵隔或转移淋巴结压迫上腔静脉，可使上腔静脉回流受阻，产生胸壁静脉曲张和上肢、颈面部水肿。严重者皮肤呈暗紫色，眼结膜充血、视力模糊，头晕、头痛。

6. Horner 综合征　肺上沟瘤（Pancost tumor）是一种位于肺尖部的肺癌。癌肿侵犯或压迫颈交感神经，引起患侧眼睑下垂、瞳孔缩小、眼球内陷，同侧额部与胸壁无汗或少汗，感觉异常。

7. 臂丛神经压迫征　肿瘤压迫臂丛神经可致同侧自腋下向上肢内侧放射性、烧灼样疼痛。

（三）由肿瘤远处转移引起的症状和体征

见于 $3\%\sim10\%$ 的肺癌患者，以小细胞肺癌居多，也可见于未分化大细胞肺癌、腺癌和鳞癌等。

1. 脑、中枢神经系统转移　常有颅内压增高的征象如头痛、呕吐等，还可表现眩晕、共济失调、复视、性格改变、癫痫发作，或一侧肢体无力甚至半身不遂等神经系统症状。出现背痛、下肢无力、膀胱或肠道功能失调，应高度怀疑脊髓束受压迫。

2. 肝转移　可表现食欲减退，肝区疼痛、肝大、黄疸和腹水等。

3. 骨转移　表现为局部疼痛及压痛，常见骨转移部位包括肋骨、脊椎骨、骨盆及四肢长骨。此外，皮下可出现转移性结节，多位于躯干或头部。肺癌在浅表部主要是颈部淋巴结的转移，多见于锁骨上窝及胸锁乳突肌附着处的后下方，可以逐渐增大、增多、融合（患者可以毫无症状），淋巴结大小不一定反映病程的早晚。

（四）肺癌的肺外表现

有些肺癌患者可出现一些少见的症状或体征，这些症状体征表现于胸外脏器，不是肿瘤直接作用或转移引起的。它可以出现于肺癌发现前、后，称之为副癌综合征（paraneoplastic syndrome），又称肺癌的肺外表现，发生率约为10%。

异位内分泌综合征系指肿瘤细胞分泌一些具有生物活性的多肽或胺类激素，如促肾上腺皮质激素、甲状旁腺素、降钙素、5-羟色胺、胰岛素原样物质、抗利尿激素、生长激素释放因子（GRF）、血管活性多肽（VIP）等，而使肺癌患者表现出内分泌异常及其相应的临床表现。①抗利尿激素分泌异常综合征（SIADH）：在 SCLC 患者中的发生率约为7%～12%。常表现为低钠血症和低渗透压血症，可出现倦睡、易激动、定向障碍、癫痫样发作或昏迷。诊断依据：低钠血症，低渗透压血症，尿钠排出持续增加，水负荷试验显示摄入水量等于排出水量，尿渗透压增高，血中肾素活性正常，肾功能和肾上腺皮质功能正常。②异位 ACTH 综合征：约70%肺癌患者的血浆中 ACTH 增高，但文献报道有异位 ACTH 综合征者仅1%～3%，且多数为不典型的库欣（Gushing）综合征表现（如色素沉着、水肿、肌萎缩、低钾血症、代谢性碱中毒、高血糖或高血压等），向心性肥胖和紫纹非常罕见。大剂量地塞米松抑制试验阳性。③神经肌肉综合征：为非转移性神经肌肉病变，可发生于肺癌出现前数月甚至数年，发生原因不清。最常见为多发性周围神经炎、重症肌无力和肌病、小脑变性等，它可发生于各型肺癌，但多见于小细胞癌。④高钙血症：常见于鳞癌。肿瘤细胞分泌甲状旁腺样激素，其与受体结合后可激活破骨细胞活性和前列腺素 E2，而引起高钙血症。轻症患者表现为口渴和多尿；重症者可有恶心、呕吐、便秘、嗜睡和昏迷等症状。⑤其他：分泌促性腺激素可引起男性乳房发育，常伴有肥大性肺性骨关节病。因 5-羟色胺分泌过多引起的类癌综合征，表现为哮鸣样支气管痉挛，皮肤潮红、水样腹泻、阵发性心动过速等，多见于燕麦细胞癌及腺癌。

常用实验室和辅助检查：

1. 胸部 X 线检查　本检查是发现肺癌的最基本的方法。通过透视、正侧位胸片，发现块影或可疑病灶，配合体层摄片，便可明确病灶部位。

2. 电子计算机体层扫描（CT）　胸部 CT 具有更高的分辨能力，可发现细小的和普通 X 线摄片难以显示部位的病灶。

3. 痰脱落细胞学检查　当怀疑肺癌时，痰脱落细胞检查为一重要诊断方法。要提高痰检阳性率，必须得到气管深部咳出的痰，及时送检。

4. 纤维支气管镜检查　是诊断肺癌的主要方法之一。

5. 经胸壁细针穿刺活检　在透视、胸部 CT 或 B 超引导下采用细针经胸壁穿刺进行肺部病灶针吸活检或切割活检。

6. 锁骨上肿大淋巴结活检　用注射器对锁骨上肿大淋巴结直接穿刺活检。

7. 核素闪烁显像　①骨 γ 闪烁显像：可以了解有无骨转移。②正电子发射断层显像（positron emission tomography, PET）和 PET-CT：显示代谢物质在体内的生理变化，能无创性地从体外显示人体内部组织与器官的功能，并作出定量分析。患者在检查时经过快速的全身扫描，可以同时获得 CT 解剖图像和 PET 功能代谢图像，两种图像优势互补，使医生在了解生物代谢信息的同时获得精准的解剖定位，从而对疾病做出全面、准确的判断。

8. 肿瘤标志物的检测　目前临床上用于 NSCLC 诊断的癌标志物包括组织多肽抗原（TPA），癌胚抗原（CEA）、鳞癌抗原（Scc-Ag）和细胞角蛋白 19 片段抗原（CYFRA21-1）等；用于 SCLC 诊断的癌标志物包括神经元特异性烯醇化酶（NSE）、蛙皮素（BN）、肌酸磷酸同工酶 BB（CPK-BB）和胃泌肽（GRP）等。

对于下列情况之一的人群（特别是 40 岁以上男性长期或重度吸烟者）应提高警惕，及时进行排癌检查：①刺激性咳嗽 2～3 周而抗感染、镇咳治疗无效；②原有慢性呼吸道疾病，近来咳嗽性质改变者；③近 2～3 个月持续痰中带血而无其他原因可以解释者；④同一部位、反复发作的肺炎；⑤原因不明的肺脓肿，无毒性症状，无大量脓痰，无异物吸入史，且抗感染治疗疗效不佳者；⑥原因不明的四肢关节疼痛及杵状指（趾）；⑦ X 线显示局限性肺气肿或段、叶性肺不张；⑧肺部孤立性圆形病灶和单侧性肺门阴影增大者；⑨原有肺结核病灶已稳定，而其他部位又出现新增大的病灶者；⑩无中毒症状，而血性、进行性增多的胸腔积液患者等。

古代中医文献中并没有肺癌的病名，一般认为肺癌属于肺积的范畴。

病案 1

张某某，女，54 岁。

2013 年 8 月 5 日初诊。患者主诉左下肢髋部跳痛两月余，于外院就诊期间发现肺癌，胸部 CT 示：左上肺占位，右肺上叶、左肺下叶小结节，多发肋骨、胸腰椎骨破坏，符合骨转移改变。髋部股骨 CT 示：左侧股骨上髁、左侧髂骨、骶骨多发异常信号，左髋关节积液，髌骨异常信号，符合骨损伤。头颅 CT 示：多发脑转移瘤可能，脑白质脱髓鞘改变。现患者于外院行第一周期化疗中。左下肢麻木、髋部跳痛，乏力，自汗出，腰背痛畏寒，四肢不温。舌黯，苔黄腻，脉细滑数。

处方：

生黄芪 20g　当归 10g　鸡血藤 20g　大枣 15g

仙鹤草 30g　生薏苡仁 20g　浙贝母 10g　杜仲 10g

仙灵脾 10g　巴戟天 10g　骨碎补 10g　赤白芍各 10g

生白术 15g　元胡 15g　香附 10g　细辛 10g
白屈菜 15g　生甘草 6g

14 剂，水煎服，日一剂。

配合西黄丸口服，每次 3g，每日 2 次。

2013 年 8 月 19 日二诊。患者服上药后腿痛减轻，仍麻木，汗出减少，纳眠可，二便调。舌淡黯，苔白腻，脉细弦。

处方：

生黄芪 20g　当归 10g　鸡血藤 20g　大枣 15g
仙鹤草 30g　生薏苡仁 20g　浙贝母 10g　杜仲 10g
仙灵脾 10g　巴戟天 10g　骨碎补 10g　赤白芍各 10g
生白术 15g　元胡 15g　香附 10g　细辛 10g
石斛 15g　白屈菜 15g　洋金花 0.4g　白花蛇舌草 30g
生甘草 6g

14 剂，水煎服，日一剂。

2013 年 9 月 2 日三诊。患者于上周三开始第二周期化疗。现胸背骨痛，夜间痛甚，仍左下肢麻木，恶心，呕吐，纳差，口干口苦，自汗出，大便干。舌淡，苔黄腻，脉细数。

处方：

生黄芪 20g　当归 10g　鸡血藤 20g　大枣 15g
仙鹤草 30g　生薏苡仁 20g　生麦芽 15g　杜仲 10g
仙灵脾 10g　巴戟天 10g　骨碎补 10g　赤白芍各 10g
生白术 15g　元胡 15g　香附 10g　细辛 10g
石斛 15g　白屈菜 15g　洋金花 0.4g　白花蛇舌草 30g
茵陈 15g　生甘草 6g

14 剂，水煎服，日一剂。

2013 年 9 月 16 日四诊。患者服药后恶心稍减，仍无食欲，神疲乏力，后背痛，腿部受风则疼痛加重，汗出减少。舌红，苔白腻，脉细滑。

处方：

生黄芪 20g　当归 10g　鸡血藤 20g　大枣 15g

仙鹤草 30g　生薏苡仁 20g　仙灵脾 10g　巴戟天 10g

骨碎补 10g　补骨脂 10g　赤白芍各 10g　生白术 15g

杜仲 10g　怀牛膝 10g　桂枝 10g　炮附子 10g（先煎）

细辛 10g　元胡 15g　香附 15g　白屈菜 15g

洋金花 0.4g　生麦芽 15g　鸡内金 10g　生甘草 6g

14 剂，水煎服，日一剂。

2013 年 9 月 30 日五诊。患者服药后纳增，神倦乏力，仍有腰背腿痛，畏寒减轻，汗出减少。9 月 18 日行第三次化疗，胸部 CT 检查示肺部占位病变减小。脉细滑，舌红，苔黄腻。

处方：

生黄芪 30g　当归 10g　鸡血藤 20g　大枣 15g

仙鹤草 30g　生薏苡仁 20g　仙灵脾 10g　巴戟天 10g

骨碎补 10g　补骨脂 10g　赤白芍各 10g　生白术 15g

杜仲 10g　怀牛膝 10g　桂枝 10g　炮附子 15g（先煎）

细辛 15g　元胡 15g　香附 15g　白屈菜 15g

洋金花 0.4g　生麦芽 15g　鸡内金 10g　生甘草 6g

14 剂，水煎服，日一剂。

2013 年 10 月 14 日六诊。患者第四次化疗已经结束，腰背腿痛缓解明显，仍有腿凉麻木，神倦乏力，自汗出，口干咽干，恶心，口苦，纳呆，大便干结。舌淡，苔黄腻，脉细数。

处方：

生黄芪 30g　当归 10g　鸡血藤 30g　大枣 15g

仙鹤草 30g　生薏苡仁 20g　仙灵脾 10g　巴戟天 10g

骨碎补 10g　补骨脂 10g　赤白芍各 10g　生白术 30g

杜仲 10g　怀牛膝 10g　桂枝 10g　炮附子 15g（先煎）

香附 10g　元胡 10g　白屈菜 15g　生麦芽 15g

浮小麦 30g　生甘草 10g

28 剂，水煎服，日一剂。

2013 年 11 月 25 日七诊。患者现在为第六次化疗中，头晕，自汗出，咳嗽，咯痰，恶心，纳少，腰以下凉痛麻木。舌黯淡，苔黄腻，脉弦细。

处方：

生黄芪 30g　当归 10g　鸡血藤 30g　大枣 15g

仙鹤草 30g　生薏苡仁 20g　仙灵脾 10g　巴戟天 10g

骨碎补 10g　补骨脂 10g　赤白芍各 10g　生白术 30g

杜仲 10g　怀牛膝 10g　桂枝 10g　炮附子 15g（先煎）

香附 10g　元胡 10g　白屈菜 15g　生麦芽 15g

山茱萸 10g　生甘草 10g

28 剂，水煎服，日一剂。

随后数月，患者症状逐渐稳定，守方不变，坚持中医西医结合治疗。

2014 年 5 月 20 日八诊。患者诉左腿发凉痛甚，夜不成寐，两肋疼痛，不思饮食，大便干结难解。舌淡黯，苔花剥，脉细数。

处方：

生黄芪 30g　当归 10g　鸡血藤 30g　大枣 15g

仙鹤草 30g　生薏苡仁 15g　仙灵脾 10g　巴戟天 10g

杜仲 10g　怀牛膝 10g　桂枝 10g　附子 20g（先煎）

香附 10g　元胡 10g　生白术 50g　肉苁蓉 30g

枳壳 10g　莱菔子 15g　鸡内金 15g　半枝莲 20g

生甘草 10g　白花蛇舌草 30g　灵芝 20g　白屈菜 15g

细辛 10g

14 剂，水煎服，日一剂。

生黄芪 30g　怀牛膝 30g　桂枝 30g　赤芍 30g

独活 30g　威灵仙 30g　伸筋草 30g　透骨草 30g

细辛 10g　红花 15g　洋金花 3g

7 剂，煎汤熏泡下肢，日一剂。

一诊患者因腿痛至医院检查时发现肺癌，已出现全身多处转移，此为癌毒酝酿已久，耗伤气血，并随血脉流窜走注至全身各处，攻脑、攻骨；乏力、自汗为邪毒损伤肺脾，气血亏虚之象；邪毒流窜至骨，附着为患，导致局部气血郁滞，不通则痛，故髋部麻木疼痛；邪毒损骨伤髓，累及肾阳，肾阳亏虚，故腰背畏寒疼痛，四肢不温；此为邪盛正虚之证。患者行化疗中，周平安教授认为，化疗为攻邪之法，可胜邪亦可伤正，故中医治疗要以扶助正气为主，补气养血、健脾补肾，为患者化疗创造条件。方中生黄芪甘温，善入脾肺，可补中益气，补肺生津，益卫固表，扶助正气祛邪外出；当归辛温质润，补血活血，行瘀止痛，与黄芪相伍补气生血；鸡血藤行血补血，活络止痛；大枣补中益气，养血安神；芍药养血活血，配甘草缓解止痛；仙鹤草可补虚强壮，《本草纲目拾遗》指出其可疗"翻胃噎膈"，上世纪70年代日本也研究认为仙鹤草有较好的抑制癌细胞及止痛作用；生薏苡仁健脾补中；浙贝母化痰散结消，现代药理学研究此二者对癌细胞有明显抑制作用；杜仲、仙灵脾、巴戟天、骨碎补补肾温阳，强壮筋骨；生白术健脾益气，润肠通便；元胡、香附、细辛理气温经止痛；白屈菜镇痛，对症治疗，改善患者生活质量。中药汤剂以扶正为主，配合成药西黄丸清热解毒，和营消肿。

二诊药后患者腿痛减，汗出减，加石斛益胃阴，厚肠胃，洋金花麻醉止痛，加白花蛇舌草加强抗肿瘤作用。三诊时患者出现化疗的胃肠反应，恶心呕吐纳差，方中加生麦芽消食健胃，加茵陈既可除脾湿以健脾运，其气味芳香又可悦脾。四诊患者诉遇风则疼痛加重，患者阳气本虚，不耐外界风寒，遇寒则血脉凝泣，疼痛加重。故加炮附子峻补元阳，益火消阴，其气雄性悍，走而不守，温经通络，散寒止痛；加补骨脂、怀牛膝加强补益肝肾，强壮筋骨作用；加鸡内金健脾和胃消食。五诊、六诊、七诊患者症状明显缓解，通过化疗病灶缩小，中西医结合治疗初见成效。守方不易，仅针对症状稍增减剂量、药味。八诊时患者下肢冷痛加重，加外洗药祛风除湿，温经通络，活血止痛。

病案 2

赵某某，男，39 岁。

2014 年 7 月 16 日初诊。患者主诉咳嗽咯痰 4 月余，痰中带鲜血 3 月余。于外院胸部 CT 检查示：右肺中下叶肺门处肿块 6.9×4.9cm，边界不清。右肺下叶支气管狭窄，右肺下叶梗阻性炎症。纤维支气管镜检查：（右肺中、下叶）小活检样本，查见异型细胞团巢，结合免疫组化染色结果病理诊断为：低分化鳞状细胞癌，淋巴上皮瘤样癌。全腹部 CT 及头颅 MRI 未见转移。第一周期化疗结束，现患者仍咳嗽，咯黄痰带血，纳可。舌红，少苔，脉弦细。

处方：

生黄芪 30g　金银花 20g　蒲公英 30g　莪术 10g

生薏苡仁 30g　仙鹤草 30g　茜草根 10g　浙贝母 10g

灵芝 20g　炙紫菀 10g　款冬花 10g　生地榆 15g

半枝莲 30g　白花蛇舌草 30g　生半夏 30g　三七粉 3g（冲服）

7 剂，水煎服，日一剂。

2014 年 7 月 23 日二诊。患者诉药后咳嗽、咯血均有所减轻，准备于 7 月 26 日行第二周期化疗。舌黯红，无苔，脉细数。

处方：

生黄芪 30g　金银花 20g　蒲公英 30g　莪术 10g

生薏苡仁 30g　仙鹤草 30g　茜草根 10g　浙贝母 10g

灵芝 20g　紫苏梗 10g　藿香 10g　生麦芽 15g

鸡内金 15g　炒神曲 10g　半枝莲 30g　白花蛇舌草 30g

生半夏 30g　三七粉 3g（冲服）

30 剂，水煎服，日一剂。

患者发现肺癌前 4 月余已出现咳嗽、咯痰、咯血的症状，为肺中毒邪凝聚，耗损肺气；肺失宣降，津液不化故咳嗽咯痰，肺中因邪毒阻滞，气滞血瘀，久则酝酿成热，灼伤血脉，迫血妄行，故咯鲜血；有胃气则生，无胃气则死，患者胃纳尚可，正气尚存，可行攻邪之法，及时遏制邪毒，防止其走注流窜，但也应照顾正气，"养正积自除"。方中生黄芪健脾补肺，益卫固表，现代药理学研究有增强细胞、体液及非特异性免疫能力，抑制肿瘤细胞，诱生干扰素的作用；灵芝甘平，入心、肺、肾经，可补益肺气，养血安神，《本草纲目》谓之："疗虚劳"；金银花、蒲公英清热解毒，散结消肿，消痈排脓，虽苦寒但质轻兼透邪散邪之效，针对邪毒所生郁热；仙鹤草可补虚强壮、生薏苡仁健脾补中、浙贝母化痰散结消，现代药理学研究此三者对癌细胞亦有明显抑制作用；莪术破血行气，消癥化积，其主要成分对多种癌细胞既有直接破坏作用，又能通过调节免疫系统使特异性免疫增强而获得明显的免疫保护效应，从而具有抗癌作用；白花蛇舌草性甘寒微苦，清热解毒，消痈散结，且有明显的抗肿瘤作用；半枝莲清热解毒、活血化瘀，可通过多种途径作用于癌细胞，具有很好的抗癌作用；生半夏性辛温，有毒，能燥湿化痰，消肿散结，古代医家认为肿瘤为石瘕、石疽、岩等，是有形之物，所以对于肿瘤多用软坚散结法治疗；现代研究半夏蛋白、多糖、生物碱有抗肿瘤作用，关于半夏的毒性，研究资料显示水浸泡对生半夏的解毒起着重要作用；《金匮玉函经·卷第七·方药炮制》也提到："凡半夏不㕮咀，以汤洗十数度，令水清滑尽，洗不熟有毒也"，故周平安教授在使用生半夏时嘱患者先行水浸至芯湿透，水煎后将药渣滤净服用，有解毒之效；用茜草根、生地榆、三七粉止血；紫菀、款冬花化痰止咳对症治疗。二诊患者症状改善，拟行第二周期化疗。化疗最常见的副作用为胃肠道反应及造血系统的损伤，患者恶心呕吐、纳差厌食，或出现贫血、血白细胞减少，甚至全血减少。故减去对症药物，预先于方中加入藿香、紫苏梗芳香悦脾，理气化湿，醒脾开胃；生麦芽、鸡内金、炒神曲健脾和胃消食，使患者脾胃健运，水谷精微充沛，气血生化有源，正气充盛，抗邪有力。

病案 3

周某某，女性，65 岁。

2011 年 1 月 7 日来诊。患者发现左肺腺癌 9 个月，因已有骨转移，未能手术，目前服西药进行靶向治疗。2010 年 3 月 22 日影像学检查显示左下颌多发肿大淋巴结，符合转移瘤。胸骨、颅骨、多处肋骨、第 2 胸椎、第 5 腰椎、骨盆多处放射性增多影像。印象：多发性骨转移癌。现患者咳嗽，咳痰，量不多，周身畏寒怕冷，骨痛，头昏，头痛，胃胀隐痛，不思饮食，时有呕吐。舌黯红，苔黄垢，脉弦细。

处方：

生黄芪 30g　　蒲公英 20g　　当归 15g　　石斛 20g
威灵仙 15g　　仙鹤草 15g　　浙贝母 9g　　灵芝 15g
莱菔子 10g　　枳壳 10g　　　生麦芽 15g　鸡内金 10g
半枝莲 15g　　白花蛇舌草 15g　肉桂 5g　　炙甘草 6g

14 剂，水煎服，日一剂。

周平安教授门诊常有晚期肿瘤患者就诊，周老师常用扶正祛邪之法治疗，以减轻症状，提高患者生活质量，延缓寿命为主要目的。治疗方药多变，因症状而异。本案患者辨证为正气不足，浊毒内蕴，积而成块，治以益气扶正，清热解毒，凉血散结。方用黄芪、当归、仙鹤草、灵芝益气扶正，增强免疫功能；以白花蛇舌草、半枝莲清热解毒、散结抗癌。

临证备要

一、病因病机分析

中国古代对于肿瘤的认识可追溯至 3500 多年前的殷商时期，当时甲骨文上已有"瘤"的象形文字。及至《黄帝内经》时代开始对于肿瘤的病因病机、症状进行阐释，如《灵枢·九针》论曰："四时八风之客于经络之中，为瘤病也。""癌"作为病名出现，最早见于宋代的《卫济宝书·痈疽五发一曰喦》一书："喦疾初发，却无头绪"，其中"喦"与"癌"通，但此处所称喦疾的症状，与恶性肿瘤并不完全符合。宋代杨士瀛在《仁斋直指附遗方论·卷二十二发癌方论》指出："癌者上高下深，岩穴之状，颗颗累垂……毒根深藏，穿孔透里，男则多发于腹，女则多发于乳，或项或肩或臂，外症令人昏迷。"这些论述与恶性肿瘤的表现极为相似，"癌"作为病名正式提出。

肺癌专门的论述亦有不少，如《难经·五十六难》较早提出了与肺癌相似的病证："肺之积，名曰息贲，在右胁下，覆大如杯。久不已，令人洒淅寒热，喘咳，发肺壅。"《素问·咳论》中云："肺咳之状，咳而喘息有音，甚至唾血。"与肺癌的症状有相似之处。《素问·玉机真脏论》篇曰："大骨枯槁，大肉陷下，胸中气满，喘息不便，其气动形，期六月死，真脏脉见，乃予之期日。"符合肺癌晚期恶液质的临床表现。但由于古代医学认识的有限性，许多与肺癌相似的症状描述散见于各病症资料当中，如"咳嗽"、"咯血"、"痰饮"、"肺疽"等，并不以"肺积"称之。

肺癌的发病与外邪侵袭、七情内伤、饮食劳倦等直接相关。外邪犯肺，肺气壅塞，气机膹郁，气不化津，津停成痰，气滞血瘀，痰瘀互结，日久酿毒成积。这些外来邪气中，"烟毒"为现代社会之最常见者。16世纪至17世纪烟草由海外传入我国，清朝《顾松园医镜》就指出："烟为辛热之魁……极能伤阴"，为虚劳之人所忌用。《续名医类案》中也记载："蒋仲芳治楚中一商，性急而嗜烟，五心发热，咳嗽大作，百药不愈。诊之，六脉俱洪，火症也，莫非烟毒乎？其人亦悟曰：吸烟则嗽愈甚。"肺为娇脏，喜润恶燥。烟性辛热，长期吸烟灼伤肺阴，久则烟毒内蕴，羁留肺络，壅塞气道，气郁、痰凝、血瘀、羁毒互结成积。另外，随着人类科技的不断发展，现代社会产生了许多物理、化学及生物性的致癌物质，是古代所未见的。这些致癌物质长期作用于人体，亦可导致脏腑功能失调，气血阴阳失衡，产生痰浊、血瘀等病理产物，久之酝酿成毒。它们也可归于外邪的范围。

若饮食不节，劳倦过度，脾胃受伤，不能输布水谷精微而聚湿生痰，痰浊上贮于肺，脏腑气机不畅，气滞痰浊瘀血凝聚，久之酝酿成毒，磐结不散，形成积块。如早在《诸病源候论·积聚痼疾候》就说："积聚痼结者，是五脏六腑之气已积聚于内，重因饮食不节，寒温不调，邪气重沓，牢痼磐结者也。"

若情志内伤，长期抑郁忧思恼怒，气机不畅，肝气郁结，则肺气亦不下行，久则痰、瘀渐生，酝酿成毒，如《灵枢·百病始生》云："若内伤于忧怒则气上逆，气上逆则六输不通，温气不行，凝血蕴里而不散，津液涩渗，着而不去，而积皆成矣。"故情志内伤亦是肺癌重要的发病因素之一。

肺癌的发病与正气的虚弱密切相关，如张元素《活法机要》中说："壮人无积，虚人则有之。脾胃怯弱，气血两衰，四时有感，皆能成积。"《景岳全书》中也指出："凡脾肾不足及虚弱失调之人，多有积聚之病。盖脾胃虚则中焦不运，肾虚则下焦不化，正气不行，则邪滞得以居之。"久病或年高之人，脾肾不足，脏腑阴阳气血亏虚，气虚推动无力，致血瘀、湿聚、痰凝，经络不畅，邪气留着，搏结酿毒而形成积块。如《杂病源流犀烛·积聚症瘕痃癖痞流源》中所说："邪积胸中，阻塞气道，气不得通，为痰，为食，为血，皆得与正相搏，邪既胜，下不得制之，遂结成形而有块。"

总之，周平安教授认为肺癌是局部毒邪凝聚而全身正气不足的疾病，毒邪性质猛烈而善走注流窜，初时损伤肺气，稍久邪毒可乘正虚走注经络，传至他脏导致虚损，并产生气滞、痰浊、血瘀、水饮、热郁等病理产物，最后导致全身脏腑气血阴阳的亏虚。

二、辨证治疗要点

周平安教授认为肺癌患者的基本病机是邪毒聚集成块，其性质有痰、湿、瘀、热及相互胶结等不同情况，应通过患者的临床症状悉心分辨。

患者若咯出大量白色黏痰，舌苔浊腻，脉滑为痰湿蕴肺之证；痰色黄质黏难咯，苔黄厚腻，脉滑数为痰热蕴肺之证；夜间咳重，咯吐稀白泡沫痰为寒饮之象；痰少而黏为燥热伤阴之象。若患者胸背部疼痛，固定不移，或咯血色暗兼有血块，或口唇、爪甲、面部紫绀，舌质紫黯有瘀斑瘀点，或舌下静脉迂曲紫暗暴露，脉细涩，均为瘀血内停之象。若患者发热持续不解，或口干舌燥、大便秘结，或咯血色鲜为肺经郁火之象。临床上在邪实的表现之外，还有肺气亏虚之象，多表现为面色㿠白，咳喘无力，气短胸闷，少气不足以息，精神倦怠，疲乏无力，自汗，畏风，易于感冒。而患者失治误治，或经过手术、放疗、化疗等方式治疗，脾胃气血津液受损，日久还会及肾伤髓，出现面色萎黄，纳食不馨、嗳气呃逆、形体消瘦、气喘动则加重、腰膝酸软、夜尿频多等症，临床应注意识别。

对于肺癌的治疗，《内经》中"坚者削之"、"结者散之"、"客者除之"、"血实者决之"确立了治疗积证的大法。张景岳认为凡脾肾不足虚弱失调之人，无论积聚有形无形，要以扶助正气为主，再行祛邪攻积之法。及至清代程钟龄《医学心悟》则系统论述了积聚的治则："治积聚者，当按初、中、末之三法焉。邪气初客，积聚未坚，宜直消之，而后和之。若积聚日久，邪盛正虚，法从中治，须以补泻相兼为用。若块消及半，便从本治，即住攻击之药，但和中养胃，导达经脉，俾荣卫流通而块自消矣。更有虚人患积者，必先补其虚，然后用药攻其积，斯为善治，此先后攻补之法也。"周平安教授认为，现代医学的手术、化疗、放疗等治疗手段可视为攻邪之法，直接针对肿瘤病变，患者在发现肺癌后一般首先经过手术、化疗、放疗等治疗，治疗后或肿瘤已经完全切除，或邪毒大衰，但正气尤其是脾肾之气也同时受到损伤。若正气亏虚，邪毒虽暂伏，症状缓解，但正虚不能祛邪外出，悄然酝酿于中，日久常可出现邪毒复盛的现象。此时邪盛正衰，治疗往往十分困难。故在治疗上，无论肺癌早、中、晚期，均要补助正气，为中西医结合"攻邪"创造机会。另外，肺癌病程中，常出现咳嗽、咯血、胸痛、喘憋、癌性疼痛、发热、胸水等症状，影响肺癌患者的生活质量和抗击肿瘤的信心。在治疗的过程中，要使用对症治疗的药物，改善症状，提高患者生活质量，鼓励患者积极面对病情，增强信心。

周教授善用大剂量生黄芪益气扶正；贫血者常用生黄芪、当归、大枣、鸡血藤组成益气养血方，以益气生血，改善贫血，提升红细胞、白细胞、血小板数量；常用白花蛇舌草、半枝莲、半边莲、莪术以清热解毒，散结消肿，攻消肿瘤；以灵芝、茯苓、猪苓、生薏苡仁、女贞子、仙鹤草等扶正补虚，提高机体抗邪能力。

对于放、化疗后出现血红蛋白、血小板、白细胞降低的患者，周平安教授提出平日可以枸杞子 20 粒、红枣 5 粒、红豆 20 粒、红皮花生米 20 粒、红糖 2 勺煎汤内服，作为食疗方，称为五红汤。此汤中，红枣养脾补益气血；枸杞子补肾益精，养肝明目，补血安神，生津止渴，润肺止咳；花生配红衣与红枣联用，既可补虚，又能生血，提升血小板；红豆入心，形似肾，可清心养神，健脾益肾；红糖甘温，入脾，具有益气补血、健脾暖胃、缓中止痛、活血化瘀的作用，能渐复正气，提高机体免疫力，并有助改善贫血，提升白细胞数量。

第十四节　胸腔积液

引起胸腔积液的病因很多，包括有感染性疾病如胸膜炎（结核病、各类感染）、膈下炎症、各类肺感染、肺结核；循环系统疾患如上腔静脉受阻、充血性心力衰竭、缩窄性心包炎；肿瘤；肺梗死；血管瘤破裂、胸导管受阻；低蛋白血症、肾病综合征、肝硬化以及其他疾患如系统性红斑狼疮、气胸等。

按照胸腔积液的特点分类，可以将胸腔积液分为漏出液、渗出液（浆液性或血性）、脓胸、血胸、乳糜胸。其中以渗出性胸膜炎最为常见。肿瘤（如肺癌、乳腺癌、淋巴瘤等）累及胸膜，使其表面通透性增加，或淋巴引流受阻，或伴有阻塞性肺炎累及胸膜，均可引起渗出性胸腔积液。偶因胸导管受阻，形成乳糜胸。如心包受累而产生心包积液，或因上腔静脉受阻而使血管内静水压升高，或因恶性肿瘤所致营养不良性低蛋白血症，胸腔积液可为漏出液。

胸腔积液的临床表现：结核性胸膜炎多见于青年人，常有发热。中老年人出现胸腔积液，应提高警惕，可能是恶性病变。炎性积液多为渗出性，常伴有胸痛及发热。由心力衰竭所致胸腔积液为漏出液。肝脓肿所伴右侧胸腔积液可为反应性胸膜炎，亦可为脓胸。

积液量少于 0.3L 时症状多不明显；若超过 0.5L，患者可感到胸闷。医生在给患者进行体格检查时，会发现局部叩击呈浊音，呼吸的声音减低。积液量多时，两层胸膜隔开，不再随呼吸摩擦，胸痛亦渐缓解，但呼吸困难会逐渐加剧。若积液进一步增大，使纵隔脏器受压，患者会出现明显的心悸及呼吸困难。

实验室检查：①胸部X线：较少量胸腔积液时胸部X检查不易发现；当胸腔积液量达到300~500ml时，肋膈角变钝；随着积液量增多，肋膈角消失，显示一凹面向上、外侧高内侧低的弧形积液影；大量积液时，纵隔及气管被推向健侧。②B超：B超检查对确定有无胸腔积液以及积液量、部位、胸腔穿刺的定位均有重要价值。B超引导下胸腔穿刺可用于局限性胸腔积液或粘连分隔胸腔积液。

诊断：根据临床症状及相关检查，尤其是B超，即可做出诊断。

胸腔积液可归属于中医的悬饮范畴。

病案 1

余某某，男，78岁。

2014年1月28日来诊。患者于外院查B超示：右侧包裹性胸腔积液。曾抗痨药治疗18个月，效果不显。现夜尿频多，每夜4~5次，两腋汗出，盗汗，量多湿衣，咳嗽，咯痰暗黑色如瘀血；心慌，心电图示早搏；有痔疮，便秘；下肢静脉曲张，舌黯红苔白，脉沉细而结。

处方：

生黄芪20g　秦艽10g　广地龙10g　羌活10g

川牛膝10g　川芎10g　当归10g　赤芍15g

茯苓20g　益母草30g　泽兰15g　葶苈子20g

旋覆花10g（包煎）　椒目10g　桑螵蛸10g　覆盆子10g

鸡内金10g　桑叶20g　益智仁6g　炙甘草10g

14剂，水煎服，日一剂。

患者由肺痨引起悬饮病，表现为汗出多、盗汗，同时有心慌、夜尿频、咳嗽等气阴两伤、虚热内扰等表现，咳痰色黑如瘀血、舌黯红，均兼有瘀血之象，故辨证为悬饮内停、气阴两虚、虚火内扰、兼有瘀血内阻，治以益气清热、活血利水为主，方中生黄芪、炙甘草益气，秦艽、桑叶清透虚热，"血不利则为水"，牛膝、川芎、当归、赤芍均起到活血化瘀的作用，益母草、泽兰均具有活血利水之功效，椒目、葶苈子、旋覆花均针对悬饮，起到利水祛饮的作用；广地龙、羌活祛湿通络；益智仁、覆盆子、桑螵蛸温肾固涩，治疗夜尿频多。全方共奏益气清热、活血利水、温阳固涩之功效。

病案2

靳某某，男，80岁。

2014年2月10日来诊。患者主诉"胸闷憋气，咳嗽痰多二月余"前来就诊，既往肺癌病史，上周于北大医院行胸部CT示：右骶髂关节转移癌；右肺门淋巴结增大，右侧胸腔积液。现咳嗽，痰多色白，胸闷憋气，平卧时喉中哮鸣有声。舌淡黯苔白，脉滑。

处方：

生黄芪30g　当归10g　鸡血藤30g　大枣15g

生苡仁30g　仙鹤草30g　浙贝母10g　灵芝15g

莪术10g　紫菀10g　桔梗6g　生半夏30g

半枝莲20g　白花蛇舌草30g　葶苈子20g　泽兰15g

车前子15g（包煎）　生甘草6g

28剂，水煎服，日一剂。

患者老年男性，既往肺癌病史，素体肺气亏虚，肺不布津，饮邪留肺，停而为饮，发为悬饮。饮邪犯肺，肺失宣降，表现为咳嗽、呼吸困难、胸闷憋气；水谷津液不归正化，停蓄成饮，则咯痰量多；肺气亏虚，气机不利，肺失宣降，表现为咳嗽；肺气亏虚，气虚无力推动血行，则表现为舌质淡黯等血瘀表现。辨证为悬饮病，肺气亏虚，兼有瘀血内阻之证。方中生黄芪、灵芝、生甘草益气补肺；当归、鸡血藤、大枣均为养血补血、活血化瘀之药；浙贝母、生半夏起到化痰散结的作用；半枝莲、白花蛇舌草、生薏仁、葶苈子、泽兰、车前子利水消肿；紫菀、桔梗润肺化痰止咳；莪术破血行气；全方合用起到补脾益气、活血利水祛饮、化痰止咳的作用。

病案3

李某某，男，80岁。

2014年3月10日来诊。患者主因"咯痰带血二月"前来就诊，2013年11月28日胸部CT示：右下肺癌伴双肺多发转移；双肺气肿，肺大泡；双肺阻塞性肺炎，纵隔多个淋巴结肿大，右侧胸腔积液。现咳嗽，痰多黏稠，偶带血，气短，下肢浮肿，紧张则喘，纳可。舌红绛苔少，脉细滑。

处方：

生黄芪30g　金银花20g　蒲公英20g　黄芩15g

浙贝母10g　仙鹤草30g　生薏仁20g　瓜蒌15g

生半夏15g　泽兰15g　茯苓15g　猪苓15g

生地15g　紫菀10g　桔梗6g　白及10g

白茅根30g　生甘草10g

21剂，水煎服，日一剂。

本病患者病属悬饮，表现为咳嗽，痰多黏稠，带血丝，气短，下肢浮肿，甚则喘，辨证为痰热壅肺、痰饮内停，兼有血热之征，治以清热解毒，利水消肿，凉血止血为法。方中金银花、蒲公英、黄芩清热解毒；茯苓、猪苓、泽兰、薏苡仁利水渗湿；生地、白及、白茅根、仙鹤草清热凉血、收敛止血以清泻肺热；紫菀、桔梗祛痰止咳；生半夏消癥散结，对肺癌等癌症有特殊疗效，故辨病用之。

病案 4

马某某，男，91 岁。

2013 年 8 月 30 日初诊。患者左侧胸腔积液发现近 40 天，外院住院诊为"左侧胸腔积液"，曾穿刺 3 次，抽出 780ml，胸水化验为渗出液，未检出癌细胞，抗酸染色阴性。现进行性消瘦，疲乏无力，咳嗽，咯少量白痰，纳呆，夜尿频 4～6 次，大便干。舌淡黯少苔，脉细数而促。

处方：

香附 10g　旋覆花 10g（包煎）　葶苈子 15g　车前子 15g（包煎）

椒目 10g　茯苓 15g　生白术 30g　瓜蒌 30g

丹参 15g　泽兰 15g　益母草 15g　苏木 10g

生麦芽 15g　鸡内金 10g　粉防己 15g

14 剂，水煎服，日一剂。

9 月 13 日二诊。药后诸症均减，咳嗽，咯少量白痰，纳差。舌淡少苔，脉细数而促。

处方：

上方加生黄芪 30g、莱菔子 10g、炒神曲 10g。

14 剂，水煎服，日一剂。

本病患者病属悬饮，表现为消瘦、纳呆、乏力、夜尿频多等脾肾气虚之象，舌淡黯，同时兼有瘀血，辨证为悬饮病，脾肾气虚证，治法以利水活血、健脾益气为主，方中旋覆花、葶苈子、车前子、椒目利水祛饮，丹参、泽兰、益母草活血利水，香附对胸腔积液有特殊效果，故辨病用之；茯苓、白术健脾益气，运化水湿；鸡内金、生麦芽消食导滞，治疗纳呆。二诊时患者仍纳差，饮食不佳，故在前方基础上加用生黄芪益气健脾，健运中焦，莱菔子、炒神曲消食导滞和胃，运化中焦。

病案 5

陈某，女，49 岁。

2014 年 4 月 28 日就诊。患者主诉咯黄黏痰，胸闷憋气近 10 年，加重两年。平素经常胃脘部饥饿感，烧心。2014 年 4 月 23 日胸部 CT 示：左肺舌段纤维灶；右肺底包裹性胸腔积液；纵隔淋巴结增大。现患者咳嗽，咯痰色黄，阴雨天胸闷憋气加重，凌晨汗出，口干渴，失眠。舌淡黯苔白，脉细数。

处方：

生黄芪 20g　当归 10g　生熟地各 15g　黄芩 15g

黄柏 6g　黄连 6g　煅龙牡各 30g（先煎）　白芍 15g

旋覆花 10g（包煎）　葶苈子 15g　车前子 15g（包煎）

丹参 15g

苏木 10g　益母草 15g　泽兰 15g　生甘草 6g

瓜蒌 15g　浙贝母 10g

14 剂，水煎服，日一剂。

本病患者右肺底包裹性胸腔积液，表现为胸闷，呼吸困难，痰黄，汗出，口干渴，辨证为悬饮内停、痰热壅肺，治以利水渗湿、清泻肺热，佐以活血祛瘀。方中生黄芪、生甘草补脾益气；葶苈子、车前子、丹参、泽兰活血利水；苏木配伍益母草活血祛瘀消水；瓜蒌、浙贝母宽胸散结；黄芩、黄柏清热解毒；当归、白芍、生熟地补血活血；煅龙牡安神镇惊，收敛止汗；黄连、旋覆花和胃降逆，肺胃同治，诸症得除。

病案 6

海某某，男性，80 岁。

2010 年 12 月 10 日就诊。患者二周前出现咳嗽，少痰，喘息胸闷，在外院查胸片示："双侧胸腔积液"，经胸穿抽取积液颜色为淡黄色，病理结果待回报。舌黯红，苔白，脉沉细。

处方：

生黄芪 20g　蒲公英 20g　野菊花 10g　炙百部 10g
紫菀 10g　冬花 10g　猫爪草 10g　车前草 15g
葶苈子 30g　泽兰 15g　苏木 10g　椒目 10g
枳壳 10g　生甘草 6g　浙贝母 9g　瓜蒌皮 15g
苍白术各 30g　猪茯苓各 30g

7 剂，水煎服，日一剂。

本案辨证为肺气亏虚，热毒内蕴，痰瘀互结，饮停胸胁，治以益气托毒，活血利水。周教授治疗各种胸腔积液，常用生黄芪为主药，益气利水，配伍葶苈子、车前子、苏木、泽泻、苍白术、猪茯苓、健脾利水，利水消肿，达到消除胸水的目的；以泽兰、苏木活血以利水；猫爪草配蒲公英、野菊花、百部、紫菀、冬花以清热解毒，润肺止咳，同时具有抗痨杀虫作用。

病案 7

患者张某，男性，29 岁。

主诉胸闷、咳嗽 2 周。患者 2 周前无明显诱因出现胸胁满闷不舒，咳嗽，少痰，初起未予重视，后症状逐渐加重，遂来就诊。刻下症见：胸闷气憋，咳嗽，咳少量白痰，易咳出，不发热，疲乏无力，纳少，眠差，二便调。舌红、苔薄黄腻，脉滑细。查体：胸廓对称，左中下肺叩诊浊音，右肺叩诊清音，左中下肺听诊呼吸音消失，右肺呼吸音正常，未闻及干湿啰音。心率 72 次/分，律齐。理化检查：X 线胸片提示：左侧胸腔积液，B 超提示：左侧胸腔大量胸水，最深处 11.9cm。结核菌素试验（PPD）强阳性，血沉（ESR）39mm/h，痰抗酸杆菌（－），抗结核抗体（＋）。

西医诊断：结核性渗出性胸膜炎。中医诊断：悬饮，饮停胁下。悬饮乃由于外邪侵袭，肺气闭郁，水饮停聚，饮停胸胁下，导致咳唾引痛，甚至咳逆气喘息促难以平卧，或仅能偏卧于停饮一侧，病侧肋间饱满。治宜攻逐水饮。

予异烟肼、利福平、乙胺丁醇三联抗痨治疗。因患者惧针，故用十枣汤泻肺逐水。将等量的芫花、甘遂、大戟粉，混合搅拌均匀，装入空心胶囊，每日晨起用浓煎的大枣汤送下，第 1 天服 4 粒，以后每日增加两粒，连服 3 天。药后患者每日大便 3～4 次，稀水样便，3 天后复查，B 超提示：左侧胸腔积液明显减少，最深处 5.1cm。停服十枣汤 3 天，服用六君子汤调养脾胃，再次连续服用 3 天，每次服用 6 粒胶囊开始，停药后复查胸水 B 超患者的胸水完全消失。

临 证 备 要

一、病因病机分析

胸腔积液可归属为中医的"悬饮"范畴。其发病原因，可由于毒热之气滞于体内，损伤正气，脏腑功能失调，气机不利，使气血津液运行失常，导致痰浊湿毒聚结，邪气流连胸胁，阻滞三焦，水饮积结，发为胸水。其病位、病证均符合"痰饮之悬饮"。

临床中，渗出性胸膜炎以结核性占绝大多数，且青壮年为多。从临床角度考虑，应该和漏出性胸腔积液、恶性胸腔积液、脓胸积液、乳糜胸腔积液、结缔组织病胸腔积液等相鉴别，以利诊断、治疗和预后。周平安教授认为"结核性渗出性胸膜炎"属于中医"悬饮病"。早在《内经》中即有"积饮"之说。但"悬饮"之名，是汉代张仲景首先提出的。他在《金匮要略·痰饮咳嗽病脉证并治第十二》中说："夫饮有四：有痰饮，有悬饮，有溢饮，有支饮。"并指出："饮后水流在胁下，咳唾引痛，谓之悬饮。"既然以病名立篇，就将其称作悬饮病吧！"饮非痰，乃实有形之水也"，"悬者，如物悬空，悬于膈上而不下也。"病位在膈上肋下。根据张仲景对症状的描述："咳唾引痛"，"胁下支满，嚏而痛"，"脉沉而弦者，悬饮内痛。""太阳中风，下利呕逆，漐漐汗出，发作有时，头痛，心下痞硬满，引胁下痛，干呕短气，汗出不恶寒"以及"咳烦，胸中痛，不卒死，至一百日，或一岁""久咳数岁"等。该病的早期，可以有发热恶寒等"太阳中风"的表证。因饮邪聚结于胸胁，阻碍气机的升降，饮邪上逆则干呕，下迫则下利；正邪相争，互有进退，水停于里，卫气不宣，卫外不固则漐漐汗出，发热有时。心下痞硬满，引胁下痛，是悬饮的特征，与大结胸的"心下硬满痛不可近者"不同；水饮攻窜，充斥上下，泛滥内外，则头痛，干呕短气。汗出不恶寒是表证已罢。饮邪内聚，故脉沉弦。因该病虽不易速愈，但不会猝死，若治疗失误，或治不彻底，可迁延日久，反复发作，一百日甚至一年数岁。

生理状态下，水液的吸收、输布和排泄，主要依赖肺脾肾三脏的气化功能。《素问·经脉别论》曰："饮入于胃，游溢精气，上输于脾，脾气散精，上归于肺，通调水道，下输膀胱，水精四布，五经并行。"由此可知，体内水液的代谢包括脾之转输上行，肺之通调下降和肾之蒸化开合等三个不可分割的重要环节。水谷精气是在脾之健运，肺之通调，肾之蒸化开合作用下，化为津液，输布全身，发挥多种生理作用之后，变为汗液、尿液排出体外。如三脏功能失调，肺之通调涩滞、脾之转输无权、肾之蒸化失职，水谷不得运化输布而成浊液，聚而为水为饮，遇火气、热毒则煎熬成痰。三脏之中，脾运失司，首当其要。因脾阳一虚，水谷精气不能正化，则上不能输精以养肺，下不能助肾以制水，必然导致水液停滞中焦，流溢四末，波及五脏。

综上所述，本病之因不离外因和内因两个方面。病机有虚有实，本虚是发病基础，标实是发病条件。寒湿热毒为实的一面，属标；肺、脾、肾三脏亏虚，通调、转输、蒸化水液功能失职是其致饮的内在条件。寒湿热毒诸邪内结，气道闭塞，津液停聚不能输布，流于胸中，悬结不散，故出现咳痰、胸痛、气促。本病病位在肺，病因有内外之分，病机为三焦受阻，痰湿、热毒、水饮蕴结，闭阻胸胁。本病为虚实夹杂证，初期多邪实饮盛，中期、后期多邪衰正虚。癌瘤所致的恶性胸腔积液，乃气血痰毒搏结，正虚邪实，不易治愈，甚则出现气促、心悸、发绀之危重证候。

二、辨证治疗要点

痰饮之病理性质总属阳虚阴盛。肺脾肾气化失调，阳气不足实为饮邪发生的病理基础。然痰饮总言其标实之证，饮邪停聚，或留于体内空腔，或流于位置低下之处。虽然间有时邪与内饮相搏，或饮邪久郁化热，表现为饮热错杂之证，但饮留部位、饮邪盛衰、进退及其与正虚的主次，当是诊察的病理关键。

周平安教授认为，悬饮的辨证首先要辨别寒热，用以确立或清或温的治法。一般而言，痰饮总属阳虚寒凝，水饮停聚。如《症因脉治·痰症论》曰"饮主于水，寒多热少"。若饮邪郁久化热、饮热互结者则表现饮渐黏稠、身热、口苦、舌苔黄、脉数等热象。临床寒热相兼之候也常有之。

其次，要辨别虚实。痰饮病虽以实证居多，但总属阳虚阴盛、本虚标实证，其本属肺脾肾阳气亏虚，不能运化水湿，其标则为水饮停聚或停饮郁久化热，但在病程的不同阶段，或表现为本虚为主，或表现为标实为主。应从起病之新久、饮邪之盛衰、禀赋之强弱来权衡虚实，如新病饮盛为实，久病正虚饮微为虚。

周教授认为，饮为阴邪，遇寒则凝，得温则行，故其治疗当谨遵《金匮要略·痰饮咳嗽病脉证并治第十二》"病痰饮者，当以温药和之"之宗旨，以温阳化饮为基本治疗原则，以振奋阳气，开发腠理，通行水道。同时还应当分别标本缓急、表里虚实之不同，采取相应的治疗措施。若饮邪壅盛，其证属实，当祛邪治标；阳微气虚而饮邪不盛者，则温补脾肾阳气以治本；邪实而正虚者，治当攻补兼施；饮热相杂者，又当温清并用。即使实证，当饮邪已基本消除，也须继用健脾温肾以固其本。清代俞昌《医门法律·痰饮留伏论》提出虚实分治法，临床可作为辨治痰饮的要领，凡饮邪壅实者，当因势利导以祛除饮邪；阳虚饮微者，当以健脾温肾为主，阳气通则饮自化。

根据寒热虚实之不同，可以选用不同的方药，如邪犯胸肺，见寒热往来，咳嗽气急，胸胁疼痛，汗出热不解者，可用柴枳半夏汤加减以和解少阳，宣利枢机；如饮停胸胁，见气短息促不能平卧，呼吸困难，咳嗽胸痛者，可用葶苈大枣泻肺汤加椒目等以宣痹泄浊化饮；如气滞络痹，症见胸部刺痛，呼吸不畅，舌质淡黯者，可用香附旋覆花汤加当归、红花、桃仁、乳香化瘀止痛；若阴虚内热，见口干咽燥，午后潮热，颧红盗汗，手足心热者，可用泻白散合沙参麦冬汤以滋阴清热。

周平安教授在治疗悬饮时，常用黄芪、白术、茯苓、甘草等健脾益气，运化水湿；丹参、苏木、香附、泽兰、益母草活血利水；旋覆花、葶苈子、车前子、椒目利水祛饮；同时根据兼夹情况随证加减，如气虚血瘀者，加当归、川芎、赤芍、牛膝等活血化瘀；脉络痹阻者加广地龙、羌活祛湿通络；肾阳亏虚，夜尿频多者加益智仁、覆盆子、桑螵蛸等以温肾助阳，固涩止尿；兼食积内停，出现纳少无食欲者，加鸡内金、生麦芽、炒神曲、莱菔子等消食导滞。

周平安教授在临床中治疗结核性胸膜炎，总结前人经验，结合临床实践，取得了良好的效果。周教授认为张仲景对悬饮病提出了治法和方药，成为后世进行辨证论治的重要依据。

《伤寒论·辨太阳病脉证并治下》第157条:"太阳中风,下利呕逆,表解者乃可攻之。其人漐漐汗出,发作有时,头痛,心下痞硬满,引胁下痛,干呕短气,汗出不恶寒者,此表解里未和也,十枣汤主之。"说明十枣汤是治疗悬饮病的主方。有表证如何治? 服十枣汤后"病不除"一年数岁仍不愈者又该如何? 这给后世医家的进一步发展提供了空间。张仲景对十枣汤的煎服方法很有研究,将三味药"等分,各别捣为散。以水一升半,先煮大枣肥者十枚,取八合去渣,内药末。强人服一钱匕,羸人服半钱。温服之,平旦服。若下后病不除者,明日更服加半钱,得快下利后,糜粥自养。"由于这三味泻下逐水药气味刺激,药性峻烈,服时强烈刺激、损伤消化道黏膜,引起频繁呕吐和腹痛,故用大枣煎浓汁冲服,以保护口腔、食管和胃黏膜,减轻毒副作用。实践证明,即便用大枣浓汤冲服药末,患者仍会呕吐、腹痛,而将药末装入空心胶囊用枣汤冲服,则副作用明显减少。每个胶囊可装药末0.4g。根据《简明中医辞典》历代衡具计算,汉代的一钱匕约为1.85g,即强人每次服4~5个胶囊,瘦弱者服2~3个胶囊。晨起空腹温服,服后2~3小时,患者肠鸣腹泻,得快利3~4次后自行停止。第一次为软便,后为稀水样便。泻后应少量多次喝大小米粥,以恢复胃气。本方峻烈,易伤正气,不宜连续服用,更不能"日服二次"。因本药可快速产生耐药性,且该病绝非一泻而愈,因此,"明日更服"必须加量,才能达到应有效果。周教授在临床上,一般嘱患者连服三天,用量递增,分别为4、6、8或2、4、6个胶囊,继则停服一周,其间改服六君子汤合五苓散健脾利水。

防护上,"痰饮之患,未有不从胃起者矣。"因此,平素勿暴饮暴食,勿过食醇酒甜食、暴饮冷饮茶水等,可适当进食葱、姜辛温之品调理脾胃;另外,在应用发汗、利水、峻下逐饮之法时,应注意中病即止,勿伤正气,汗出后防止受风感冒，适当辅以清淡饮食、稀粥之饮品，或由白豆蔻、砂仁等芳香健胃之品调配药膳，资助胃气。

第十五节 肺结节病

结节病是一种原因不明的多系统疾病，主要发生在青年人和中年人中，通常表现为双肺门淋巴结病、肺部浸润以及眼部和皮肤病变。肝、脾、淋巴结、唾液腺、心脏、神经系统、肌肉、骨骼和其他器官也可受累。当临床放射学发现肺门淋巴结肿大、组织学检查显示有非干酪样坏死性上皮细胞肉芽肿，则支持结节病的诊断。结节病发病呈世界性分布，任何年龄、性别及种族均可发病。好发年龄40岁以下，高峰年龄为20～29岁。

结节病的临床表现：结节病可累及全身各系统，临床表现也复杂多样，90％以上的患者有肺部的受累。以肺外病变作为首发症状的结节病较为少见，但是有些患者结节病的肺外表现则是疾病的主要临床表现及特征。

1. 非特异的临床表现 约1/3的结节病患者可出现非特异的临床表现，如发热、疲乏、不适和体重下降。发热多为低热，但是个别结节病患者体温可升高到39～40℃。体重下降仅出现在起病初1～12周，通常下降为2～6kg。偶尔可表现有夜间盗汗。

2. 与特定器官受累相关的临床表现 系统性结节病的临床表现以及疾病过程变化多端。几乎体内所有的器官都可能累及，但是90％以上的结节病患者均可能有肺内或胸腔内淋巴结的受累。根据起病的表现可以将结节病分类为无症状，急性结节病伴有或不伴有结节性红斑，中间性结节病伴有少于2年的肺部症状和临床表现，病程大于2年的慢性肺部结节病和以肺外表现为主的结节病。大约2/3的结节病患者起病初无症状，只是在常规体格检查或偶尔进行 X 线胸片检查时发现双肺门淋巴结肿大。极少数患者在检查肺部间质性浸润阴影时，发现胸内淋巴结肿大。

（1）肺：90％以上的结节病患者可累及肺部，呼吸道症状一般比较轻，以干咳多见。$1/3\sim1/2$ 的结节病患者临床有呼吸困难、干咳和胸痛的表现，部分患者可有运动后呼吸困难。

（2）周围淋巴结：周围淋巴结肿大占结节病患者的 30％，周围淋巴结受累以颈前、颈后、锁骨上淋巴结多见；腹股沟、腋窝、肘窝次之。

（3）皮肤：结节病的皮肤受损相当多见，占 20％～30％，皮肤损害的特点是常累及躯干、四肢及头皮；皮疹多为暗红色；红斑大小不等、形态不一，有些皮损中有正常皮肤；皮损可有清楚的边缘；可表现为无痛、无痒的皮下结节；皮损发病从数月至数年不等，有的可持续更长的时间；皮损常与肺部、眼部及周围淋巴结病变合并存在。结节病的皮肤受损分为特异性和非特异性两种。结节性红斑为非特异性皮肤表现。特异性皮肤表现有斑片或结节样病变、冻疮样狼疮、斑丘疹、皮肤斑点、鱼鳞癣、色素沉着不足、红皮病、冻疮样红皮病、皮肤萎缩等。结节性红斑最为常见、多为结节病的早期表现，多发于女性，典型的结节红斑表现为无痛、红斑隆起的皮肤损害，多见于前臂与下肢。

（4）心脏：心脏结节病是结节病患者突然死亡的重要原因，故早期怀疑和诊断心脏结节病相当重要，积极治疗可改善预后。结节病的心脏表现无特异性，主要临床表现是充血性心力衰竭、休克、心律失常、心包疾病等。

（5）眼部表现：眼部结节病占全身结节病的 20％～30％，其中 1/3 急性起病，以年轻女性多见，主要发生在结节病的早期。患者常伴有眼部疼痛和视力障碍，其余病例起病隐匿，病情呈慢性发展过程。此外结节病还可涉及肝、肌肉骨骼系统、神经系统、肾脏、胃肠道、外分泌等多系统。

影像学检查：胸部X线影像90%以上的结节病患者都有肺部累及，不同临床表现的结节病患者的胸部影像学的表现不同。1958年德国影像科医生Wurm根据X线片的表现把结节病分为5期：0期：胸片正常，占5%～10%。Ⅰ期：双肺门淋巴结肿大，无肺部病变，占50%。Ⅱ期：双肺门淋巴结肿大伴肺野病变，占25%。Ⅲ期：肺间质改变（病变多位于双上肺野），占15%。Ⅳ期：肺纤维化，占5%～10%。而胸部CT，尤其胸部高分辨（HRCT）具有很高的敏感性，能够发现常规胸片不能发现的病变，更清楚地显示病变的性质和分布特点，对于评价结节病的肺实质累及和淋巴结侵犯具有重要的作用。

肺功能试验：80%以上的Ⅰ期结节病患者的肺功能正常。Ⅱ期或Ⅲ期结节病的肺功能异常者占40%～70%，特征性变化是限制性通气功能障碍和弥散量降低及低氧血症。约1/3以上的患者同时有气道阻塞。结节病晚期可以有低氧血症合并高碳酸血症。

支气管肺泡灌洗检查：90%的结节病患者BALF表现为以淋巴细胞增高为特点的淋巴细胞性肺泡炎，细胞总数正常或轻度增高，中性粒细胞和嗜酸性粒细胞比例通常正常，没有浆细胞和泡沫样巨噬细胞。但是在结节病晚期或进展期可以有中性粒细胞和肥大细胞增多。10%～15%的结节病患者BALF细胞在正常范围，因此BALF细胞分类正常不能除外结节病。BALF检查结合影像学典型的结节病表现，BALF中淋巴细胞比例增高，伴CD4/CD8大于3.5时即可诊断结节病。

经支气管镜活检：结节病可以通过纤维支气管镜黏膜活检，经支气管肺活检（TBLB），经支气管淋巴结针吸活检（TBNA）得到诊断，这些检查的诊断产生率较高，风险较低，成为目前肺结节病的主要确诊手段。

诊断标准：目前还没有一个独立的试验可以诊断结节病。虽然结节病的特征性病理改变是非干酪样上皮样细胞性肉芽肿，但是肉芽肿也见于其他疾病，如结核、真菌感染等。因此，结节病的诊断是建立在临床、影像和组织学检测基础之上的排他性诊断。1999 年 ATS/ERS/WASOG 联合制定的结节病的诊断标准如下：①与组织病理相符合的临床和（或）影像学特征；②组织学显示非干酪样坏死性肉芽肿；③除外能够产生相似的组织学或临床表现的其他疾病。疑似结节病的患者在诊断过程中应着重于解决下列问题：①提供组织学证据；②评价脏器受累的程度和严重性；③评价疾病是否稳定或进展；④评价治疗是否对患者有益。

依据肺结节病的临床特征，可归属于中医学咳嗽、喘证等病证范畴。

病案 1

王某某，女，52 岁。

2009 年 7 月 11 日初诊。患者因咳嗽，咳痰，痰黄或白，有时痰中带血，活动后气短 5 月余而就诊，初时曾经按气管炎、肺部感染等给予抗感染及对症治疗，效果不佳，遂到北京协和医院就诊，经胸部高分辨 CT 检查显示：双侧肺门及纵隔淋巴结肿大，肺内可见多发结节状阴影，在协和医院行开胸肺活检术，确诊为肺结节病。给予激素及免疫抑制剂治疗一月余，症状无明显改善。现咳嗽，咳白黏痰，动则气喘，面色㿠白，口唇微有紫绀，口苦而渴，不喜饮，纳差。舌质黯红有瘀斑，苔白，脉细弱。

处方：

生黄芪30g　党参10g　金银花30g　蒲公英30g

当归10g　茜草10g　丹参15g　旋覆花10g（包煎）

浙贝母10g　皂刺10g　紫菀10g　款冬花15g

杏仁 10g　甘草 5g　三七粉 3g（冲服）

　　　　　　　　　　　　　7 剂，每日 1 剂，水煎服。

2009 年 7 月 18 日二诊。患者服药后咳嗽、气短减轻，痰质稀，易咳出，饮食好转。舌质黯红有瘀斑，苔白，脉细。

处方：

上方去旋覆花，

加白术 15g、薏苡仁 15g。

　　　　　　　　　　　28 剂，水煎服，日一剂。

以上方为基本方加减，共服药 60 余剂，患者自我感觉良好，无咳嗽、气短，可自由上三层楼亦无不适，到北京协和医院复查胸部 CT，肺内结节状阴影消失，双侧肺门及纵隔淋巴结不肿大。

周教授在治疗肺结节病过程中，强调辨病与辨证相结合，针对其发病的关键环节虚、瘀、毒给以处方用药，效果显著。患者面色不华，咳嗽，咯痰，口唇紫绀，脉细弱，肺内有实性结节，辨证为气虚血瘀，毒热内结，治宜活血化瘀，益气解毒。方以黄芪、党参益气健脾补肺；金银花、蒲公英、浙贝母清热解毒，化痰散结；丹参、茜草、旋覆花、皂角刺、三七活血化瘀，通络散结；杏仁、紫菀、款冬花宣肺止咳化痰；患者服药后症状明显改善，继续服药治疗二月后，肺内结节消散。

病案 2

曾某某，女，56 岁。

2009 年 4 月 1 日来诊。患者因胸部胀闷 1 周于 2007 年 6 月 27 日至 7 月 10 日于上海胸科医院住院治疗，经病理活检诊断为"纵隔淋巴结结节病"，口服强的松 6 片/天，逐渐递减至 2009 年 2 月停用。2009 年 3 月 30 日胸部 CT 复查：主动脉弓旁及气管前腔静脉后肿大淋巴结影，较 2009 年 1 月对比稍增大。现患者关节疼痛，每天晨僵 1～2 小时，咳嗽，咯黄白脓痰，口干喜热饮，气短，可爬3层楼，周身乏力，眠差，不易入睡，二便可。舌淡红苔根部黄，脉弦细。

处方：

生黄芪20g　金银花20g　当归10g　甘草5g

穿山龙10g　石韦15g　浙贝母10g　广地龙15g

瓜蒌皮15g　白芥子10g　金荞麦15g　鱼腥草15g

野菊花10g　连翘10g　桔梗10g　合欢皮60g

28剂，水煎服，日一剂。

2009年5月5日二诊。患者药后咳嗽好转，气短胸闷减轻，指关节、膝关节僵硬，屈伸不利。舌黯红苔白，脉弦细。

处方：

生黄芪20g　金银花20g　当归10　甘草5g

穿山龙10g　石韦15g　浙贝母10g　广地龙15g

瓜蒌皮15g　紫菀10g　南沙参15g　野菊化10g

白芥子10g　生牡蛎30g（先煎）　金荞麦15g　威灵仙10g

赤芍15g　川芎15g　灵芝15g

28剂，水煎服，日一剂。

2009年6月9日三诊。患者目前病情平稳，无明显咳嗽气短，咳痰，无明显关节疼痛，晨起上肢关节屈伸不利减轻，便溏。舌黯红苔薄黄，脉弦细。

处方：

上方去瓜蒌皮

加焦山楂15g。

56剂，水煎服，日一剂。

2009年9月8日四诊。患者无明显气短，晨起口苦，时有晨僵，便溏。舌质红苔薄，脉弦细。2009年9月6日复查胸部CT示：纵隔淋巴结对比旧片稍缩小，左上肺结节未见明显改变。

处方：

生黄芪20g　金银花20g　当归10g　甘草5g

穿山龙10g　石韦15g　浙贝母10g　广地龙15g

白芥子10g　夏枯草15g　金荞麦15g　生牡蛎30g（先煎）

威灵仙10g　赤芍15g　川芎15g　灵芝15g

焦山楂15g　防风10g

56剂，水煎服，日一剂。

2010年5月14日复诊。患者病情稳定，时有咳嗽，痰少，胸闷，气短乏力。舌淡黯，苔薄白，脉细。

处方：

生黄芪20g　银花20g　当归10g　甘草6g

穿山龙15g　广地龙10g　浙贝母10g　石韦15g

灵芝15g　莪术10g　郁金10g　生牡蛎30g（先煎）

红景天15g　白芥子10g　夏枯草10g　玄参15g

䗪虫6g　三七块10g

56剂，水煎服，日一剂。

本案为肺结节病合并感染，结节病多发生于感染后，也因感染病情会加重。感染是结节病发生的原因之一，也是病情反复加重的促进因素。本患者病程长，就诊时已服用激素2年余，气短，周身乏力，一派气虚之象，咳嗽，咯黄白脓痰，舌淡红苔根部黄，脉弦细为毒热与痰瘀痹阻于肺，辨证为气虚，毒热痰瘀内扰，治以益气解毒，清热散结。方中生黄芪、金银花、当归、生甘草益气清热解毒，浙贝母、白芥子、瓜蒌皮化痰通络散结，金荞麦、鱼腥草、野菊花、连翘、桔梗、合欢皮清肺化痰，活血散结通络。其中合欢皮为周老常用化痰药，需重用30～60g，原方出自《备急千金要方》，治肺痈，咳有微热，烦满，胸心甲错，用药指征为咳黄脓痰，兼有郁热。

病案 3

周某某,男,64 岁。

2013 年 11 月 24 日初诊。患者自 1970 年至今,反复咳嗽,曾有咯血,经常咳嗽,痰多,曾在协和医院诊为"肺部曲霉菌感染",2013 年 6 月及 11 月在协和医院行胸部 CT 检查结果示:右肺上、下叶小结节影,诊断为肺结节病。现患者咳嗽,咳吐黄痰,痰质黏稠,口干口渴。舌黯红苔白,脉细滑。

处方:

生黄芪 20g　金银花 20g　蒲公英 15g　黄芩 15g
金荞麦 15g　浙贝母 10g　瓜蒌皮 15g　半夏 10g
夏枯草 10g　白芥子 10g　丹参 15g　生牡蛎 30g(先煎)
赤芍 15g　红花 10g　桔梗 6g　生甘草 5g

14 剂,水煎服,日一剂。

2013 年 12 月 8 日二诊。患者服药后咳嗽减轻,痰量减少,痰色转为淡黄,睡眠多梦。舌黯红苔白,脉细滑。

处方:

生黄芪 20g　金银花 20g　蒲公英 20g　黄芩 15g
浙贝母 10g　瓜蒌 15g　紫菀 10g　桔梗 6g
半夏 10g　白芥子 10g　胆星 10g　皂刺 10g
夏枯草 15g　丹参 15g　赤芍 15g　生牡蛎 30g(先煎)
红花 10g　生甘草 6g

14 剂,水煎服,日一剂。

周老师认为肺结节病病因多为素体虚弱,卫外不固,反复感染,病情迁延不愈,耗伤机体正气,脏腑功能虚弱,气机阻滞,脏腑失和,致痰聚、血瘀、毒结,与气血相互搏结,闭阻肺络,日久而成结节。该患者咳嗽、咯痰反复发作 40 余年,久病不愈,肺卫不足,外邪易于乘袭,久而痰瘀互结,形成肺内结节,辨证为气虚血瘀,痰热内结,治以益气活血,清热化痰散结。方以生黄芪加五味消毒饮为基础方，益气补肺，清热解毒；浙贝母、瓜蒌、生牡蛎、白芥子、夏枯草清热化痰，散结通络；丹参、赤芍、红花活血化瘀，散结通络，疗效显著。

病案 4

李某某，女，59 岁。

2007 年 3 月 19 日来诊。患者在协和医院诊断为肺结节病，未经治疗。现胁肋胀满，手足心热，汗出凌晨为著，睡眠不安，多梦易醒，大便溏薄。舌红淡苔黄，脉弦细。已绝经一年余。

处方：

生黄芪 20g　蒲公英 20g　当归 10g　丹参 15g

赤芍 15g　莪术 10g　浙贝母 10g　瓜蒌 15g

灵芝 15g　半夏 10g　白芥子 10g　皂刺 10g

夏枯草 10g　海藻 15g　焦山楂 15g　生牡蛎 30g（先煎）

炒白术 15g　浮小麦 30g

14 剂，水煎服，日一剂。

肺结节病多见虚实夹杂，正虚与邪实并见的证候，该患者手足心热，盗汗，睡眠不安，为肝肾阴虚内热之象；胁肋胀满，大便溏薄为脾虚气滞之象；结合肺结节病的病理特征，辨证为气虚血瘀，痰瘀阻络。治以益气活血，散结通络。方以生黄芪、当归、白术、莪术益气健脾，养血生血；浙贝母、瓜蒌、生牡蛎、白芥子、夏枯草清热化痰，散结通络；制半夏、焦山楂、炒白术理气健脾；生黄芪、炒白术、浮小麦、牡蛎益气敛汗。

病案 5

齐某某，女，64 岁。

2007 年 5 月 9 日来诊。患者于 2005 年诊断为肺结节病，一直用激素、抗生素治疗，目前服用强的松每日半片维持治疗。现患者咳嗽，痰多色黄，气短喘息，喉中哮鸣，口干口苦，大便干结。舌淡黯苔黄腻，脉沉细。

处方：

生黄芪 30g　金银花 20g　蒲公英 20g　野菊花 10g

金荞麦 30g　柴胡 10g　黄芩 15g　浙贝母 10g

赤芍 15g　生地黄 15g　瓜蒌 20g　紫菀 10g

款冬花 10g　枇杷叶 10g　穿山龙 15g　石韦 15g

射干 10g　甘草 10g

7 剂，水煎服，日一剂。

该患者咳嗽咯痰，痰多色黄，口干口苦，大便干结，辨证为气虚血瘀，痰热阻肺，治以益气活血，清热化痰，宣肺平喘。方以生黄芪加五味消毒饮为基础方，益气补肺，清热解毒；黄芩、金荞麦、浙贝母、瓜蒌、射干清热解毒，清肺化痰；紫菀、冬花、枇杷叶润肺止咳。

病案 6

杨某，女，45 岁。

2009 年 3 月 5 日初诊。咳嗽 5 个月伴胸闷，气短，咳白黏痰，头晕心慌。舌淡黯苔薄白，脉弦细。北京协和医院 CT 示："纵隔多发肿大淋巴结，双肺纹理增多"，北京协和医院纤支镜检查诊断为"肺结节病"。经激素治疗 6 周病情无改变，现强的松每日 30mg 口服，嘱患者从 3 月 6 日起，减强的松为每日 25mg 口服。

处方：

生黄芪 20g　金银花 30g　当归 15g　甘草 6g

桔梗 6g　瓜蒌皮 15g　丹参 15g　旋覆花 10g（包煎）

夏枯草 15g　白芥子 10g　海藻 10g　生牡蛎 30g（先煎）

莪术 10g　川芎 10g　灵芝 15g

　　　　　　　　　　　　　　　　7剂，水煎服，日1剂。

　　2009年3月16日二诊。患者药后咳嗽稍好，气短胸闷，憋气心慌，失眠。舌淡苔薄白，脉弦细。减强的松为双日20mg，单日25mg口服。

　　处方：

　　上方去桔梗、旋覆花

　　加生晒参10g（另煎兑服）、酸枣仁30g。

　　　　　　　　　　　　　　　　14剂，水煎服，日一剂。

　　2009年3月30日三诊。患者咳嗽，痰白质黏，胸闷憋气，心慌失眠。舌黯淡苔薄白，脉弦细。从4月6日起，减强的松为双日15mg，单日20mg口服。

　　处方：

　　生黄芪20g　金银花20g　当归10g　甘草6g

　　瓜蒌皮15g　浙贝母10g　夏枯草15g　生牡蛎30g（先煎）

　　白芥子10g　海藻10g　丹参15g　莪术10g

　　川芎10g　灵芝10g　黄芩10g　远志10g

　　生晒参10g（另煎兑服）

　　　　　　　　　　　　　　　　14剂，水煎服，日一剂。

　　2009年4月13日四诊。患者服药后睡眠时间延长，仍咳嗽气短，痰多色白，胸闷憋气，心慌，眼睑浮肿，月经2月未行。舌红苔白，脉弦细。从4月27日起，减强的松为双日10mg，单日15mg口服。

　　处方：

　　上方去远志

　　加苏子10g、橘红10g、车前草30g。

　　　　　　　　　　　　　　　　28剂，水煎服，日一剂。

　　2009年5月14日五诊。患者服上药后咳嗽气短，痰多色白，胸憋心慌均减轻，月经已行。舌红苔白，脉弦细。2009

年 5 月 9 日北京协和医院 CT 复查示：纵隔肿大淋巴结消失。
从 5 月 28 日起，减强的松为每日 10mg 口服。

处方：

上方加穿山龙 15g。

28 剂，水煎服，日一剂。

肺结节病是一种病因尚不明确的免疫性疾病，以非干酪样
坏死性上皮细胞肉芽肿为病理特征的多系统受累疾病。周平安
教授认为该病病因多为素体虚弱，卫外不顾，致外邪侵袭，反
复感染，热毒凝聚；正邪相争，耗伤正气，气不布津，聚而成
痰，痰壅气阻，血行不畅；气虚、痰聚、血瘀、毒邪痹阻肺
络，日久形成结节。本病虚实夹杂，气虚为本，热毒、痰阻、
血瘀为标。证属正虚邪实，痰瘀阻肺。治以益气解毒，化痰通
络，常用方药为芪银三两三加减，生黄芪、金银花、当归、生
甘草益气清热解毒，活血通络；浙贝母、瓜蒌、生牡蛎、白芥
子、夏枯草、莪术、海藻化痰通络，软坚散结；其中玄参、浙
贝母、生牡蛎为消瘰丸，出自《医学心悟》，具有清润化痰，
软坚散结之功效，主治痰火凝结之瘰疬痰核，方中玄参清热滋
阴，凉血散结；生牡蛎软坚散结；浙贝母清热化痰，三药合
用，可使阴复热除，痰化结散，使瘰疬自消。

病案 7

贾某，男，49 岁。

2008 年 6 月 20 日就诊。主诉胸闷憋气 1 月余。患者 1 月
前出现胸闷憋气，在外院住院检查，胸部 CT 示：纵隔气管周
围、上腔静脉后方、主动脉旁、气管隆突下均可见多数肿大淋
巴结，最大 30mm。诊断为肺结节病。现胸闷气短，时有咳嗽
咳痰，下肢皮下可见质硬结节，乏力，盗汗。舌红苔黄，脉细
滑。既往有糖尿病、高血压、高血脂、高尿酸血症病史。

处方：

生黄芪 20g　金银花 20g　当归 10g　甘草 5g

旋覆花 10g（包煎）　桔梗 6g　浙贝母 10g　天花粉 15g

夏枯草 10g　白芥子 6g　莪术 10g　赤芍 15g

川芎 10g　皂刺 10g　连翘 10g　红景天 15g

7 剂，水煎服，日一剂。

2008 年 6 月 27 日二诊。患者喘憋稍减，仍盗汗明显。舌红苔黄，脉细。

处方：

上方加桑叶 30g、生牡蛎 30g。

14 剂，水煎服，日一剂。

2008 年 7 月 11 日三诊。患者药后症减，喘憋汗出减轻，仍颈背部僵硬感。舌红苔黄，脉细。

处方：

生黄芪 20g　金银花 20g　当归 10g　甘草 5g

旋覆花 10g（包煎）　瓜蒌皮 15g　浙贝母 10g　天花粉 15g

夏枯草 10g　白芥子 6g　莪术 10g　赤芍 15g

川芎 10g　皂刺 10g　桑叶 30g　生牡蛎 30g

28 剂，水煎服，日一剂。

2008 年 9 月 2 日四诊。患者喘憋减轻，汗出减少，颈背僵硬减轻，仍体倦乏力，精神倦怠。舌红苔黄，脉细。

处方：

生黄芪 20g　金银花 20g　当归 10g　甘草 5g

旋覆花 10g（包煎）　瓜蒌皮 15g　浙贝母 10g　夏枯草 10g

白芥子 6g　莪术 10g　赤芍 15g　桑叶 30g

炮山甲 10g（先煎）　生牡蛎 30g（先煎）　葛根 30g　海藻 15g

28 剂，水煎服，日一剂。

2008 年 12 月 23 日复诊。患者目前无明显胸闷憋气，病情平稳，舌红苔白脉细滑。近日复查肺部 CT 示：肺内结节明显缩小，最大约 20mm；B 超示：双肾结石，胆囊息肉；血生化检查示：转氨酶升高。

处方：

上方去生牡蛎

加五味子 10g、威灵仙 10g。

28 剂，水煎服，日一剂。

约有 1/3～1/2 的结节病患者临床有呼吸困难、干咳和胸痛的表现，本案患者以胸闷憋气为主诉，患者既往有高血脂，高血压，高尿酸等代谢病变，素体脾胃不和，为痰湿内盛，气血运行失调，气机不畅，痰湿瘀血凝聚肺内，可见胸闷憋气，结合舌红苔黄，脉细滑，辨证为肺脾气虚，痰热瘀阻，治以益气补肺，清热解毒，化痰散结。方中生黄芪、银花、当归、生甘草益气清热。解毒散结；浙贝母、天花粉、夏枯草为化痰通络，消瘰散结；白芥子、莪术、皂刺化痰破气散结；赤芍、川芎行气活血以散结；连翘清热解毒；红景天益气扶正，全方重在益气化痰、散结通络。治疗肺结节病，周教授喜用海藻与甘草配伍，海藻与甘草同用属七情中"相反"的配伍禁忌，海藻味咸性寒，入肝肾，消痰软坚，《神农本草经》曰："主瘿瘤气，颈下核，破散结气，痈肿癥瘕坚气"，海藻甘草同用见于"海藻玉壶汤"，该方源于明·陈实功所著《外科正宗》，"治瘿瘤初起，或肿或硬，或赤或不赤，但未破者"。两者共用化痰软坚，理气散结。对于疗效不明显患者，周教授酌加穿山甲搜风散结活络，张锡纯在《医学衷中参西录》谓："穿山甲，味淡性平，气腥而窜，其走窜之性，无微不至，故能宣通脏腑，贯彻经络，透达关窍，凡血凝血聚为病，皆能开之……至癥瘕积聚，疼痛麻痹，二便闭塞诸证，用药治不效者，皆可加山甲作向导。"

临 证 感 悟

一、病因病机认识

肺结节病为现代常见的难治性疾病，目前病因未明，无特效治疗方法，西医给以常规激素及免疫抑制剂，效果往往不理想，且毒副作用较大，而中医药治疗有其独特的优势。

对于肺结节病，周教授认为，气、血、津液是构成人体和维持人体生命活动的最基本物质。三者在生理上相互依存，相互化生，在病理上互为因果。肺结节病病机涉及肺脾肾三脏。因肺为气之主，司呼吸朝百脉，通调水道；脾胃为气之源水谷之海，主运化水湿；肾藏精主水化气。如外邪侵犯人体，留滞肺内，肺脏受损，或先天禀赋不足，素体虚弱，肺气虚衰，卫外不固，或他脏先伤及肺，导致脏腑气机阻滞，气不布津，聚而成痰，反复感染，病情迁延不愈，耗伤机体正气，脏腑功能虚弱，痰壅气阻，脏腑失和，血行不畅，痰瘀互结凝滞，痹阻肺络，久病累及脾肾，三脏受损日久而成结节病。本病多属本虚标实之证，本虚为肺脾肾气虚，标实为痰瘀结肺，痹阻肺络。病机总以气虚痰瘀为关键，且以标实为主。

二、辨证治疗要点

周教授在治疗肺结节病过程中，强调辨病与辨证相结合，针对其发病的关键环节虚、瘀、毒给以处方用药，效果显著。病位在肺，因此，治疗时要注重调和气血，气虚血瘀是本病的核心病机，结节又和痰瘀互结有关，治疗该病，抓住气血痰瘀就抓住了根本。肺结节病无纯虚纯实之证，多见虚实夹杂，正虚与邪实并见的证候，治疗应根据肺虚失降，痰瘀阻肺，阴阳两虚之不同而灵活运用攻补之法。单祛其邪，则有伤正之弊，纯用补法，势必助其邪，必须在补虚的同时，兼以祛邪，治疗上应注重调气血，以益气、活血、化痰、解毒而收功。

周教授治疗肺结节病疗效肯定，症状改善快，结节可完全消失，复发率低，常用芪银三两三以益气解毒，配合化痰散结通络之品，辨证用药，兼顾患者的体质以及临床症状，扶正以祛邪，散结消积而不伤正，收效明显。常用药物有：黄芪，甘微温，补肺脾之气，托毒散结；党参，甘平，补气健脾，遵李东垣的《脾胃论》理气必谈土，治损取其中，培补中气以资生化之源之旨。补气者，黄芪、党参最为常用，取补中益气汤之意，邪毒内蕴之虚者适用生黄芪，生用力专，益气托毒。金银花味甘，性寒，清热解毒，清气凉血，当归辛甘微苦，性温，活血养血，散瘀消肿，二者合用取四妙勇安汤之意；蒲公英味苦，性寒，清热解毒，散结消肿。黄芪、党参等益气之品，其性味多甘温，有助火伤阴之虑，重剂或久服，对热毒内盛者，可能助热燎原，故配以金银花、蒲公英以清之和之。旋覆花味苦辛咸，性温，降气化痰；丹参、茜草、三七活血化瘀，行血生血，行瘀血而新血不伤，养新血而瘀血不滞；浙贝母、杏仁宣肺化痰平喘；紫菀、款冬花止咳化痰平喘；浙贝母、生牡蛎、白芥子、夏枯草、䗪虫、皂刺散结通络。诸药相合，攻补兼施，寒温并用，补气活血，化痰解毒，散结通络，故能获得佳效。

第十六节　肺间质疾病

弥漫性间质性肺疾病（interstitial lung disease，ILD）是一组以肺泡壁为主，并包括肺泡周围组织及其相邻支撑结构病变的非肿瘤、非感染性疾病群。病变可波及细支气管和肺泡实质，因此又称为弥漫性实质性肺疾病（diffuse parenchyrnal lung disease，DPLD）。由于细支气管和肺泡壁纤维化使肺顺应性降低，导致肺容量减少和限制性通气功能障碍。此外，细支气管炎症及肺小血管闭塞可引起通气/血流比例失调、弥散能力降低，最终导致低氧血症和呼吸衰竭。特发性肺间质纤维化（IPF）从出现呼吸道症状到死亡的中位生存时间为28.2个月，从诊断建立到死亡的平均生存时间为3.2～5年，IPF的5年病死率超过40%，呼吸衰竭是死亡的最主要原因，其自然缓解相当罕见。

ILD常见临床特点如下：①活动后呼吸困难；②X线胸片提示双肺弥漫性阴影；③肺功能显示为限制性通气功能障碍、弥散功能降低和肺泡-动脉血氧分压差增大；④组织学表现为不同程度的纤维化及炎性病变，伴或不伴有肺实质肉芽肿或继发性血管病变。ILD是多系统、多种病因疾病共同作用的结果，既包括已知病因的ILD，此类疾病在临床中呈逐渐增多的趋势，还包括特发性间质性肺炎，其中以原因不明的慢性间质性肺疾病较为常见，特发性肺间质纤维化最为典型，尚有少见的肉芽肿性和罕见性ILD。2002年1月美国胸科学会（ATS）和欧洲呼吸病学会（ARS）提出了ILD分类的新概念。包括已知病因的疾病（如胶原血管疾病、药物和环境相关疾病）以及病因未明的疾病。其中，病因未明的疾病有特发性间质性肺炎（IIP）、肉芽肿性疾病（如结节病）、其他类型的间质性肺疾病等。在特发性间质性肺炎中，最需要鉴别的是IPF和其他类型的间质性肺炎，包括脱屑型间质性肺炎（DIP）、呼吸性细支气管炎伴间质性肺病（RBILD）、急性间质性肺炎（AIP）、隐源性机化性肺炎（COP）、非特异性间质性肺炎（NSIP）、淋巴细胞间质性肺炎（LIP）。

最新IPF的诊断和治疗指南（2011）指出IPF定义为：IPF即病因未明的慢性进展性纤维化型间质性肺炎的一种特殊类型，好发于老年人，病变常局限于肺部，组织病理学和（或）影像学表现为寻常型间质性肺炎（UIP）的特征。

根据病因的不同，肺间质纤维化可分为特发性肺纤维化和继发性肺纤维化两种。后者一般继发于类风湿关节炎、硬皮病、干燥综合征、系统性红斑狼疮等；与之相反，特发性肺纤维化的病因和发病机制尚不完全清楚。

ILD 的临床表现：

1. 症状　最突出的症状是进行性呼吸困难和干咳。其发病年龄因不同病因而不同，儿童和老人均可患此病。一部分患者最先出现的不一定是气短，尚有不同程度的乏力、食欲不振、体重减轻及关节疼痛等临床表现。进行性呼吸困难是 ILD 患者最具特征性的症状，在疾病早期只发生在运动时；随着病情的进展，静息时亦可感呼吸困难；干咳在早期并不严重，晚期可出现刺激性干咳，发作常由劳动或用力呼吸所诱发。继发感染时可有脓痰，少数患者甚至出现血痰；胸痛不常见；咯血主要见于弥漫性肺泡出血综合征和淋巴管平滑肌瘤病患者，而其他 ILD 罕见，如其他 ILD 患者发生咯血，则应该特别注意有无合并肺栓塞、感染或恶性疾病的可能。另外尚有提示结缔组织病的症状，如骨骼肌疼痛、关节疼痛或肿胀、发热、疲乏乏力、衰弱、胸膜炎、眼干、口干、光过敏现象、雷诺现象等，这些临床症状亦应引起重视。偶尔有少数患者结缔组织疾病的肺部表现可先于系统症状之前约数月或数年出现，尤其是类风湿关节炎、系统性红斑狼疮以及多发性肌炎-皮肌炎较为常见。

2. 体征　大多数 ILD 患者肺部听诊发现有双侧肺基底部爆裂性啰音（Velcro 啰音），偶可闻及哮鸣音和湿啰音，但也可以完全正常；杵状指在 IPF/UIP 时发生尤为频繁，40%～80%患者可有杵状指，出现早且程度重；ILD 患者 23%～53%均有发绀，并表明疾病已进入晚期；晚期患者可表现为明显的肺动脉高压，肺动脉听诊区第二心音亢进，右心衰体征（颈静脉怒张、肝大、水肿等）。许多肺外症状和体征亦可提供诊断线索。如患者常发生误吸和吞咽困难，则提示可能为吸入性肺炎、硬皮病及混合性结缔组织病；关节炎应注意胶原血管炎性疾病或结节病的可能；而肌肉疼痛、近端肌无力多提示多发性肌炎。

实验室检查：

1. 血液系统检查　IPF/UIP 患者可有显著的免疫系统检查异常：①血沉增快：占 80%～94%，高于 60mm/h，占 36%；②丙种球蛋白水平升高，见于 17%～44%IPF/UIP 患者，升高的丙种球蛋白可为 IGA、IgM、IgG 一种或一种以上；③特异性自身抗体：类风湿因子（＋），抗核抗体（＋），抗 Jo-1（＋），但血液检查缺乏特异性。

2. 胸部影像　胸部 HRCT 更能细致地显示肺实质异常的程度和性质，从而更准确地鉴别以肺泡腔为主的病变和以间质为主的病变，能早期发现 X 线胸片不能显示的病变和证实 ILD 或 DPLD 的存在，对特发性肺纤维化、癌性淋巴管炎、结节病、淋巴管平滑肌瘤病、肺朗格汉斯细胞组织细胞增生症和肺泡蛋白沉着症的诊断具有尤其高的准确性，从而可以免除一些患者对外科肺活检的需要，同时 HRCT 也可以帮助医生决定活检的方式和部位，估计疾病的活动性。因此，HRCT 是评价 ILD 或 DPLD 患者必不可少的组成部分。ILD 或 DPLD 患者在胸部 HRCT 的影像学表现包括弥漫性结节影、磨玻璃样变、肺泡实变、小叶间隔增厚、胸膜下线、网格状改变、囊腔形成或蜂窝状改变，常伴牵拉性支气管扩张或肺结构变形。

3. 肺功能　肺功能检查为间质性肺疾病的常规检查项目。ILD 的肺功能检查特征为限制型通气障碍、通气血流比例失调、气体交换（弥散）功能障碍。限制性通气功能障碍表现为肺活量减少，肺总量明显降低，功能残气量和残气量也减少。气体交换障碍的常用指标为一氧化碳弥散率（DLCO）的降低。

4. 支气管-肺泡灌洗液（BALF）检查 各种间质性肺纤维化中，支气管肺泡灌洗液细胞的计数有改变：①IPF 和胶原血管性疾病伴肺间质纤维化中性粒细胞增多；②过敏性肺炎、结节病时：淋巴细胞增多；③嗜酸性粒细胞性肺炎：嗜酸性粒细胞增加。支气管肺泡灌洗液检查能够帮助估测患者对治疗的反应和预后。通常 BALF 中以淋巴细胞增多为主者对糖皮质激素反应较好，其预后也好；而以中性粒细胞和嗜酸性粒细胞增多为主者，糖皮质激素的效果不如细胞毒性药物，这些患者预后相对也较差。但是 RALF 中的细胞的分类及计数与疾病的活动度也不十分吻合。

5. 组织病理学改变 虽然 ILD 在病理学上有多种表现类型，不同的组织学类型对于建立疾病诊断非常重要，但是根据疾病发生和组织学改变特点大体分为：肉芽肿性变化：T 细胞、巨噬细胞和上皮细胞形成肉芽肿伴机化，导致正常肺组织结构破坏，代表疾病是结节病。慢性炎症和纤维化改变：肺泡上皮损伤，肺泡壁纤维化增厚，肺泡萎陷，导致肺泡结构破坏，肺毛细血管功能单位丧失，典型代表是普通型间质性肺炎。

ILD 或 DPLD 患者的诊断步骤：第一步确定是否为 ILD 或 DPLD，这需要详细的病史，体格检查，X 线胸片，肺功能试验诊断。第二步确定是否为特发性间质性肺炎（IIP），如果有相关的病因如结缔组织病、环境因素、药物等可查，则不可能是 IIP，而是非 IIP，具体诊断根据相关病因确定。如果无原因可查，则可能是 IIP，需要做胸部 HRCT。第三步进行 HRCT 诊断，决定是否需要外科肺活检，如果 HRCT 显示了特发性肺纤维化的特征性改变，结合相应的临床表现，可以建立临床肯定的 IPF 诊断，不需要进步检查。如果 HRCT 显示了其他 DPLD 如 PLCH、PLAM 等特征，也可建立临床确定诊断。第四步进行外科肺活检和病理诊断，如果 HRCT 没有典型的 IPF 征象，临床表现也不典型，则需要外科肺活检进行病理分型。确定是 UIP，NSIP，RB，DIP，DAD，OP，LIP 中的一种，还是非 IIP。对于一些临床和 CT 表现都不典型或怀疑其他 ILD 或 DPLD，可以先进行经支气管镜肺活检或支气管肺泡灌洗或其他相关试验；如果仍不能确诊，则也需要进行外科肺活检，确定病理分型和诊断。然而，即使进行了外科肺活检，也有 15%～20% 的 ILD 或 DPLD 患者难以得到特定的诊断。

结缔组织疾病是一组免疫介导的炎症性疾病，通常累及全身多个脏器，其中肺脏损害是疾病的重要特征之一。结缔组织疾病所致的肺疾病，可能同时存在两种或两种以上不同类型的肺部病理改变，而且亚临床性肺脏损害相当普遍。肺部损害的临床表现、对治疗的反应和预后，因组织病理学类型和结缔组织疾病的不同而不同。

肺间质疾病可归属于中医的肺痹、肺痿范畴。

1. 类风湿关节炎继发肺间质病　类风湿关节炎（rheumatoid arthritis，RA）是一种以关节滑膜为主要靶组织的慢性系统性炎症性的自身免疫性疾病。主要病理变化为关节滑膜细胞增生、炎症细胞浸润、软骨及骨组织的侵蚀和破坏。反复关节炎症，导致关节结构的破坏、畸形和功能丧失。1948 年首次报告了类风湿关节炎所致的间质性肺疾病，开胸肺活检发现 80% 的类风湿关节炎患者存在肺间质损害，但是其中半数患者并没有呼吸道症状。类风湿关节炎所致间质性肺病多发生于男性（男女比例为 3∶1），类风湿关节炎所致的间质性肺疾病患者发病年龄多为 50～60 岁。

类风湿关节炎所致的间质性肺疾病主要的组织病理学表现包括：①普通型间质性肺炎（UIP）：与其他的结缔组织疾病不同，类风湿关节炎中 UIP 比 NSIP 常见，其病理改变与 IPF/UIP 相比不典型，可以见到淋巴细胞浸润和沿小气道的淋巴滤泡增生伴反应性的生发中心形成，纤维母细胞灶较少，这有助于鉴别类风湿关节炎所致的肺间质纤维化和 IPF/UIP。②非特异性间质性肺炎（NSIP）：组织病理特点与特发性NSIP 类似，常见于女性和不吸烟的类风湿关节炎患者。③淋巴细胞性间质性肺炎（LIP）：属于肺淋巴增殖性疾病，类风湿关节炎的患者也可以出现 LIP 样损害，以肺间质弥漫性的淋巴增生为特征，肺泡间隔可见淋巴细胞和数目不等的浆细胞弥漫性浸润。④机化性肺炎：以气腔内出现大量机化的肉芽组织为特征。类风湿关节炎所致的机化性肺炎比隐源性机化性肺炎病情严重，可能迅速发展为呼吸衰竭。糖皮质激素治疗有效。⑤肉芽肿性炎症：文献报道类风湿关节炎和结节病密切相关。

临床表现：

（1）病史：间质性肺病是类风湿关节炎关节外损害的重要特征之一。约 90％肺脏受累的患者，关节炎的发生先于间质性肺疾病。

（2）症状：临床表现通常为非特异性，渐进性活动后呼吸困难和干咳较为常见。因为多发的关节炎严重地限制了患者的活动，呼吸困难可能到疾病晚期才出现。少数患者出现胸痛、发热和咯血。

（3）体征：多数患者可闻及双下肺爆裂音。杵状指（趾）的发生率低于 IPF。

辅助检查：

（1）影像学检查：病变早期胸片多数表现为双下肺片状模糊影。随着疾病的进展出现致密的网状或结节影。晚期表现为纤维化和蜂窝肺。急性加重期在纤维区域可能出现新的模糊阴影。胸部 HRCT 评价肺间质病变较胸片更为敏感，有助于早期诊断。HRCT 表现为磨玻璃影、网状阴影伴或不伴蜂窝影、牵张性支气管扩张和肺实变影。其他的影像学表现包括肺气肿、马赛克征和结节影。20％的间质性肺疾病患者同时伴有胸膜疾病。

（2）肺功能：无特异性，与其他间质性肺疾病相类似。肺顺应性和肺容量降低，伴气体交换功能异常，一氧化碳总弥散量降低。

（3）支气管肺泡灌洗液：伴有间质性肺疾病的类风湿关节炎患者 BAL 通常表现为中性粒细胞增多，而不伴有间质性肺疾病的类风湿关节炎患者 BAL 中淋巴细胞增多。

（4）自身抗体：类风湿因子阳性见于 90％以上的 RA 患者，但特异性不高。抗角蛋白抗体（AKA）见于 60％～73％的 RA 患者，有较高的特异性。抗核周因子抗体（APF）见于 48％～66％的 RA 患者，抗环状瓜氨酸抗体（CCP）见于 48％～76％的 RA 患者，诊断 RA 的敏感性达 60％～70％，特异性达 90％以上。此外，抗 Sa 抗体和抗 RA33 抗体在 RA 患者的阳性率分别是 34％～45％和 25％～47％，但有较高的特异性。抗核抗体（ANA）、抗 SSA 和抗 SSB 抗体均可见于 RA 患者，在出现抗 SSA 和抗 SSB 抗体的 RA 患者多继发干燥综合征。

与 IPF 相比，类风湿关节炎所致的间质性肺疾病预后较好，肺功能恶化速度较慢，相当一部分患者未经治疗病情仍然稳定。但也有少数患者病情进展迅速。平均生存时间为 3.5～4.9 年。

病案 1

邓某某，男，63 岁。

2012 年 12 月 3 日初诊。患者诊断为类风湿关节炎继发肺间质纤维化 7 年余，现胸闷气短，干咳少痰，夜间咳重，两胁胀满，腹胀，心烦易怒，关节疼痛。舌黯红苔白，脉弦细。

处方：

生黄芪 20g　金银花 20g　当归 10g　生甘草 10g

穿山龙 15g　石韦 10g　鸡血藤 20g　红藤 15g

柴胡 10g　枳壳 10g　赤芍 15g　香附 10g

灵芝 15g　仙灵脾 10g　巴戟天 10g　莱菔子 10g

槟榔 10g　乌药 10g　砂仁 6g

14 剂，水煎服，日一剂。

2012 年 12 月 31 日二诊。患者服药后咳嗽减轻，主要为晚间干咳，两胁胀满，心烦易怒，腹胀。舌黯红少苔，脉弦细。

处方：

生黄芪 20g　金银花 20g　当归 10g　生甘草 10g

穿山龙 15g　石韦 10g　鸡血藤 20g　红藤 15g

柴胡 10g　枳壳 10g　赤芍 15g　香附 10g

灵芝 15g　仙灵脾 10g　莱菔子 10g　槟榔 10g

石斛 10g　百合 15g　丹参 15g

30 剂，水煎服，日一剂。

2013 年 1 月 28 日三诊。患者服药后咳嗽明显减轻，仍有腹胀，胁肋胀满。舌黯红苔薄白，脉细。

处方：

生黄芪 20g　金银花 20g　当归 10g　生甘草 10g

穿山龙 15g　石韦 10g　鸡血藤 20g　红藤 15g

柴胡 10g　枳壳 10g　香附 10g　青皮 10g

灵芝 15g　仙灵脾 10g　莱菔子 10g　槟榔 10g

乌药 10g　莪术 10g　木香 10g

60 剂，水煎服，日一剂。

2013 年 12 月 23 日四诊。患者病情平稳，偶咳，时有气短，耳鸣，腹胀，大便干结。舌黯红苔白，脉沉细。

处方：

生黄芪 20g　当归 10g　金银花 15g　生甘草 6g

穿山龙 15g　石韦 15g　鸡血藤 20g　红藤 15g

威灵仙 10g　灵芝 15g　巴戟天 10g　仙灵脾 10g

石斛 15g　木香 10g　枳壳 15g　莱菔子 15g

天麻 20g　蝉衣 10g　生石决明 30g（先煎）

60 剂，水煎服，日一剂。

对于原有类风湿关节炎又继发肺间质纤维化的患者，周教授认为其多责之阳气虚弱或肝肾不足，风寒湿等邪气痹阻，病邪在表不解，入舍于肺而成肺间质纤维化，《素问·痹论》曰："五脏皆有所合，病久而不去者，内舍于其合也，……皮痹不已，复感于邪，内舍于肺，……"；周教授认为本病应辨病位在肺和肾，病情初期在肺，久病之后常常累及肾，病变多虚实夹杂。本案即属于类风湿关节炎继发肺间质纤维化，辨证属于肺肾两虚，痰瘀互阻，兼有肝郁气滞，在治疗原发病类风湿关节炎基础上，益气健脾补肾，化痰通络，生黄芪性甘微温，归肺、脾经，《本草逢原》"黄芪，能补五脏诸虚，银花性凉味甘，归肺胃经，通经脉而调气血，生黄芪与银花相合，黄芪固补收敛，银花通利血脉，扶正祛邪兼顾，益气解毒，通利血脉；当归、鸡血藤、赤芍养血活血通络；患者腹胀，两胁胀满，合用四逆散疏肝理气；乌药、砂仁温胃行气。对于此类疾病，周教授还强调早期诊断，早期治疗，若到晚期，肺之大部分出现蜂窝状改变，结构和功能已经丧失，无论西医还是中医，疗效均不佳，早期诊断治疗，采用辨病和辨证结合，参合中药药理研究结果，疗效卓著。

病案 2

原某某，男，53 岁。

2007 年 12 月初诊。主诉：近 1 年来每因运动、骑车则气短喘憋，伴肩、腕、手指关节疼痛。在当地检查确诊为类风湿关节炎，继发双肺间质纤维化。用激素治疗，病情得到控制后逐渐减少激素用量，至 2007 年 7 月激素完全撤除，停激素后，自 9 月起关节痛加重，在宁夏某医院住院，按类风湿关节炎治疗，现每天服用强的松 15mg，已近 20 天，每 2 周用 1 次环磷酰胺 400mg，静脉滴注。2007 年 12 月胸部 CT 检查报告示：双肺下叶间质改变。实验室检查回报：抗 JO-1 抗体阳性，抗核抗体 1：160，IgA 5.96g/L，类风湿因子 45.3IU。患者现气短，动则喘息，关节疼痛，有晨僵，不咳嗽。舌黯红、苔黄腻，脉细数。嘱患者强的松改为每日 15mg 和 10mg 交替服。治法：益气活血，通络止痛。

处方：

生黄芪 20g　忍冬藤 20g　当归 10g　鸡血藤 20g

威灵仙 10g　防己 15g　千年健 10g　桂枝 10g

赤芍 15g　白芍 15g　桑枝 15g　党参 15g

苍术 15g　白术 15g　羌活 10g　独活 10g

穿山龙 15g　络石藤 10g　甘草 5g

28 剂，水煎服，日一剂。

2008 年 1 月二诊。患者服药后气短、动则喘息有所减轻，舌黯红苔白，脉细沉。嘱患者强的松减量为每日 10mg。

处方：

上方去千年健

加太子参 20g。

28 剂，水煎服，日一剂。

2008 年 3 月三诊。患者关节酸胀，咳喘、气短有所减轻，下肢皮肤瘙痒。舌黯苔白，脉沉细。嘱患者强的松减量为每日 10mg 和 5mg 交替服用。

处方：

生黄芪 20g　忍冬藤 20g　当归 10g　鸡血藤 20g

威灵仙 10g　防己 15g　桂枝 10g　太子参 20g

赤芍 15g　白芍 15g　桑枝 15g　党参 15g

苍术 15g　白术 15g　羌活 10g　独活 10g

穿山龙 15g　灵芝 15g　甘草 5g

28 剂，水煎服，日一剂。

2008 年 4 月四诊。患者服药后关节疼痛、咳喘均明显减轻。舌黯红苔白腻，脉沉细。嘱患者强的松减量为每日 5mg。

处方：

上方去防己

加猪苓、茯苓各 15g。

45 剂，水煎服，每日一剂。

2008 年 6 月五诊。患者服药后关节疼痛、咳嗽、气短、喘息诸症均减。舌黯苔白，脉沉细。嘱患者强的松维持每日 5mg。

处方：

生黄芪 20g　忍冬藤 20g　当归 10g　鸡血藤 20g

威灵仙 10g　猪苓 15g　茯苓 15g　桂枝 10g

灵芝 15g　赤芍 15g　白芍 15g　桑枝 15g

党参 15g　苍术 15g　白术 15g　羌活 10g

独活 10g　穿山龙 15g　川芎 15g　白果 10g

45 剂，水煎服，日一剂。

2008 年 7 月六诊。患者已无不适主诉，眠可，纳可，大便每日 1 行。舌黯苔薄白，脉沉细。嘱患者强的松减量为每日 5mg 和 2.5mg 交替服用。

处方：

上方去白果、桂枝

加红景天 15g、生地黄 15g。

60 剂，水煎服，日一剂。

2008 年 10 月七诊。患者病情稳定，无不适主诉。舌质红苔薄，脉细。嘱患者停服强的松。

处方：

生黄芪 20g　忍冬藤 20g　当归 10g　鸡血藤 20g

威灵仙 10g　猪苓 15g　茯苓 15g　地龙 10g

灵芝 15g　赤芍 15g　白芍 15g　桑枝 15g

党参 15g　苍术 15g　白术 15g　羌活 10g

独活 10g　穿山龙 15g　红景天 15g　石斛 20g

60 剂，水煎服，日一剂。

2008 年 12 月八诊。患者已停止服用激素 2 个月，无明显不适感，劳累或活动后偶感气短，无关节疼痛酸胀，无晨僵。舌质红、苔白腻，脉细。胸部 CT 示肺内病变部分吸收，实验室检查类风湿因子阴性。

处方：

生黄芪 20g　忍冬藤 20g　当归 10g　鸡血藤 20g

穿山龙 15g　地龙 10g　威灵仙 10g　羌活 10g

独活 10g　赤芍 15g　白芍 15g　猪苓 15g

茯苓 15g　党参 15g　苍术 15g　白术 15g

灵芝 15g　红景天 15g　石斛 20g　川牛膝 10g

60 剂，水煎服，日一剂。

2009 年 12 月九诊。患者近日复查胸部 CT 示肺内磨玻璃样影全部吸收，无不适主诉。舌质淡红苔薄白，脉细。

处方：中药继服上方 60 剂，以巩固疗效。

无论是类风湿关节炎还是肺间质纤维化，都是难治性疾病，具有病程长、疗效差、易反复的特点。在治疗的过程中，经过辨证分析后，周教授牢牢抓住气虚血瘀，络脉阻滞的病机，给予益气活血，通络化痰的治疗总则，不被患者出现的虚假实证所迷惑，对于此类症状可给予对症治疗药物，但始终不离扶正的大方向，谨慎地选择治法方药，一旦确定即不轻易改变，只有坚持不懈才能取得长久的疗效，对于老年患者及慢性病的治疗，长期坚持守法守方显得尤其重要。

病案 3

朱某某，女，52 岁。

2009 年 11 月 3 日初诊。患者因咳嗽 9 月余，伴关节疼痛 2 月来诊。2009 年 2 月因咳嗽行胸部 CT 检查诊断为慢性支气管炎，肺间质纤维化，2 月前出现关节肿痛，实验室检查类风湿因子阳性，C 反应蛋白升高，已在外院应用激素进行治疗。现患者关节肿痛，喜凉恶热，四肢关节屈伸受限，咳嗽白痰，难于咯出，气短，上楼则喘，口干不欲饮，体倦乏力，大便干结。舌红苔黄少津，脉沉细。听诊：两下肺爆裂音。

处方：

生黄芪 20g　忍冬藤 20g　当归 10g　甘草 5g

穿山龙 15g　石韦 15g　鸡血藤 15g　青风藤 15g

粉防己 15g　威灵仙 10g　桑寄生 15g　川断 15g

羌独活各 10g　虎杖 15g　广地龙 10g　石斛 15g

乌梢蛇 10g　赤芍 15g

14 剂，水煎服，日一剂。

2009 年 11 月 17 日二诊。患者服药后咳嗽、关节疼痛均好转，仍关节屈伸困难，咳吐白痰，量多难咯，咽中痰滞，口舌干燥，恶热汗出，大便溏薄。舌黯红苔黄腻，脉沉细。

处方：

上方去虎杖

加葛根 20g。

14 剂，水煎服，日一剂。

2009 年 12 月 1 日三诊。患者服药后症状减轻，时有咳嗽，痰多难咯，关节疼痛，大便溏薄。舌黯红苔黄腻，脉沉细。

处方：

上方去川断

加红藤 30g。

　　　　　　　　　　　　　　28 剂，水煎服，日一剂。

2009 年 12 月 29 日四诊。患者关节疼痛减轻，偶咳，痰少，气短，恶热，汗出。舌红苔黄，脉细数。

处方：

生黄芪 20g	忍冬藤 20g	当归 10g	鸡血藤 15g
穿山龙 15g	石韦 15g	浙贝 10g	天竺黄 10g
青风藤 15g	威灵仙 10g	红藤 30g	络石藤 10g
粉防己 15g	桑寄生 15g	葛根 20g	石斛 15g
赤芍 15g	广地龙 10g	甘草 5g	

　　　　　　　　　　　　　　28 剂，水煎服，日一剂。

间质性肺病是类风湿关节炎关节外损害的重要特征之一，体力活动后呼吸困难和干咳常见，强调要早期诊断，早期干预，可以延缓或阻碍病情的发展，提高患者生活质量。该患者关节肿痛，四肢关节屈伸受限，为寒湿痹阻；气短，上楼则喘，关节痛，体倦乏力，为肺肾亏虚之象；结合舌红苔黄少津，脉沉细，辨证为肺肾两虚，痰瘀阻络。方选芪银三两三合用粉防己、威灵仙、桑寄生、羌独活、川断祛风除湿，补益肝肾。本案中虎杖的应用，周老常谓，虎杖，苦酸，性微寒，功效活血散瘀，祛风通络，清热利湿，《本草拾遗》："主风在骨节间及血瘀"，同时又可泄热通便，作用较大黄通下缓和，选药精当，一药多用。

2. 干燥综合征继发肺间质病　　干燥综合征（SjtSren's Syndrome）是介于自身免疫性疾病和淋巴细胞增生性疾病之间，以腺体和腺体外器官淋巴细胞浸润为特征的临床综合征。临床三联征包括角膜结膜炎，口腔干燥和合并结缔组织疾病。干燥综合征经常发生肺脏损害。由于干燥综合征通常合并其他结缔组织疾病，因此难以区分肺脏损害是由干燥综合征还是其他结缔组织疾病引起的。肺部损害往往有多种类型混合存在，主要包括 NSIP、OP、UIP、LIP、淋巴瘤、弥漫性肺间质淀粉样变等。

临床表现：干燥综合征合并肺脏损害的临床症状缺乏特异性，咳嗽（41%）和活动后呼吸困难（7%）是常见的表现。影像学：胸片通常表现为细网状或结节影。多数患者胸部 HRCT 显示支气管壁增厚伴磨玻璃影或小结节影。支气管肺泡灌洗液：肺泡炎分为两种类型，2/3 的患者为单纯淋巴细胞性肺泡炎（淋巴细胞大于 18%，1/3 的患者为中性粒细胞和淋巴细胞混合性肺泡炎（中性粒细胞大于 4%）。BAL 异常的干燥综合征患者往往伴有更为广泛的腺体外器官损害（肌炎，淋巴结肿大，肾脏或肝脏受累），血清 γ 球蛋白、β2 微球蛋白、类风湿因子和抗核抗体水平显著增高。

治疗：糖皮质激素和免疫抑制剂对伴有腺体外器官受累的患者有效，联用糖皮质激素和硫唑嘌呤可以改善患者的肺功能。

病案 1

国某某，女，57 岁。

2007 年 6 月 26 日初诊。干咳气短 3 年余。患者自 2004 年出现气短，干咳，自觉发热，夜间明显，汗出，易感冒，口干眼干，咽干舌燥，2005 年 3 月在协和医院诊断为：干燥综合征，继发间质性肺炎。2007 年 6 月 18 日胸部 CT 检查示：两肺广泛间质纤维化。现患者气短，动则喘甚，汗出，咳嗽少痰，口干舌燥，舌黯红苔白腻少津，脉细数。听诊：两肺均可闻及大量爆裂音。既往糖尿病病史，2004 年以来口服强的松治疗，目前 15mg、5mg 间日口服。

处方：

生黄芪 20g　金银花 20g　当归 10g　生甘草 5g

旋覆花 10g（包煎）　郁金 10g　浙贝母 10g　天花粉 15g

生地 15g　玄参 15g　丹皮 10g　赤芍 15g

南沙参 15g　紫菀 10g　冬花 15g　灵芝 15g

白果 10g　阿胶珠 10g

28 剂，水煎服，日一剂。

2007 年 7 月 27 日二诊。患者服药后气短稍减，痰少难咯，口干舌燥，汗出，下肢酸痛，大便溏薄。舌红苔白，脉细数。嘱患者口服强的松剂量减为每日 5mg。

处方：

生黄芪 20g　金银花 20g　当归 10g　生甘草 5g

旋覆花 10g（包煎）　桔梗 6g　浙贝母 10g　天花粉 15g

玄参 15g　南沙参 15g　麦冬 15g　灵芝 15g

焦白术 15g　焦山楂 15g　茯苓 15g　白芍 15g

白果 10g　阿胶珠 10g

28 剂，水煎服，日一剂。

2007 年 10 月 9 日三诊。患者服药后咳嗽、气短明显减轻，时有咳嗽，口舌干燥，胃脘胀满，嗳气，大便已成形。舌红少苔少津，脉弦细。

处方：

生黄芪 20g　金银花 20g　当归 10g　生甘草 5g

旋覆花 10g（包煎）　桔梗 6g　浙贝母 10g　天花粉 15g

炙杷叶 10g　炙百部 10g　紫菀 10g　冬花 10g

白果 10g　阿胶珠 10g　穿山龙 15g　石韦 15g

南沙参 15g　桑叶 20g　莱菔子 10g

60 剂，水煎服，日一剂。

干燥综合征是一种主要侵犯外分泌腺的慢性、炎症性、自身免疫性疾病，因唾液腺和泪腺受淋巴细胞浸润且累及全身多个系统组织，引起内脏损害。继发肺间质纤维化是常见的损害。该患者气短，动则喘甚，汗出，咳嗽少痰，口干舌燥，舌黯红苔白腻少津，脉细数，四诊合参辨证为气阴两虚，痰瘀阻肺。刘完素在《素问玄机原病式》论述"诸涩枯涸，干劲皴揭，皆属于燥"，治疗当益气养阴，清燥润肺，化痰通络。方用芪银三两三合清燥救肺汤，生黄芪、金银花、旋覆花、桔梗、浙贝母、天花粉益气清热化痰；生地黄、玄参配合麦门冬，补肾滋阴、润燥生津，当归补肝养血，使精血互生，肝肾同调。清燥救肺汤出自《医门法律》，原方主治温燥伤肺，本案去大寒之生石膏，选桑叶轻宣肺燥，阿胶、麦冬润肺滋液，杏仁、枇杷叶泻肺降气，甘草调和诸药。诸药合用，使温燥之气得除，肺金之气阴得复，则诸证自解。

病案 2

张某某，女，76 岁。

2009 年 4 月 26 日就诊。患者口舌干燥反复发作多年，3 年前在外院诊断为干燥综合征，继发肺间质纤维化。现患者阵发频咳，气短，动则喘息，口干口黏，咯吐白痰，痰黏不易咯出，纳呆。舌黯红少苔，脉沉细数。

处方：

生黄芪 20g	金银花 15g	当归 10g	生甘草 10g
穿山龙 15g	石韦 15g	浙贝母 10g	天花粉 15g
南沙参 15g	百合 15g	石斛 15g	麦冬 15g
生麦芽 15g	生山楂 15g	女贞子 15g	鸡内金 10g

14 剂，水煎服，日一剂。

本案患者为老年女性，多为更年期综合征，肝肾阴虚，失于调养，阴虚火旺，灼伤津液，年高脾胃虚弱，阴津化生不足，临床表现为口舌干燥，渴欲饮水，肾水不足则不能充养肺金，可见咳喘，痰黏，舌质红，苔少，脉沉细。本案辨证肺肾阴虚，痰瘀痹肺，治以益气养阴，化痰通痹，佐以消食健胃。方选芪银三两三配合南沙参、百合、石斛、麦冬益气养肺阴，穿山龙、石韦、浙贝母化痰通络，女贞子滋养肝肾之阴以充养肺阴，生山楂酸甘化阴。全方牢牢抓住肺肾两虚，阴液不足这一关键病机，共奏滋养肺肾，开痹化痰之功。

病案3

罗某，男，58岁。

2011年12月26日就诊。患者气短，动则喘息反复发作2年余，加重3个月，在协和医院诊断为干燥综合征，继发肺间质纤维化。2011年11月27日胸部CT示：双肺纤维化，纵隔多发淋巴结，冠脉钙化，肺动脉增宽，双侧胸膜肥厚。肺功能测定：限制性通气功能障碍。现患者胸闷憋气，气短，动则喘息，口干，晨起咯吐白痰，口唇紫绀，大便秘结，4～6日一行，眠差。舌黯红苔白腻，脉沉细。3年前曾患痛风。

处方：

生黄芪20g　金银花20g　当归10g　生甘草6g

穿山龙15g　石韦15g　浙贝母10g　瓜蒌30g

灵芝15g　红景天15g　川芎15g　红花10g

紫菀10g　款冬花10g　合欢皮30g　生晒参10g（另煎冲兑）

生地黄15g　生白术30g

28剂，水煎服，日一剂。

对于干燥综合征引起继发肺间质纤维化，要注重原发病的治疗。燥胜则干，气血津液不足，皮肤腠理、四肢百骸失于濡润，可见口干，脏腑津亏，肺燥则咳，大肠失润可见便秘，津亏则血行失畅，日久则血瘀，舌黯红苔白腻，脉沉细，辨证为肺虚津亏，痰瘀阻络，治以益气补肺，化痰通络，润肠通便。方选芪银三两三益气解毒活络，肺主治节，输布津液，肺朝百脉，通调水道，五脏六腑之津液皆由肺脏输布，紫菀冬花润肺化痰，宣肺布津，一药两用。生地、生白术健脾益气，滋阴润肠通便。对于老年人便秘，多为气虚津亏证，周教授常在补气健脾基础上，重用生白术，多则 60～90g，用药指征为虚秘，疗效显著。

3. 系统性硬化症继发肺间质病　系统性硬化症（Systemic Sclerosis，SSc）是一种以进行性皮肤增厚和纤维化以及内脏器官受累（包括心脏、肺脏、肾脏和消化道等）为特征的系统性疾病。系统性硬化症可能发生多种肺脏、肺血管和胸膜疾病，与其他结缔组织疾病相比，弥漫性间质性肺疾病是系统性硬化症最为常见的肺脏表现，大约80%的系统性硬化症患者有弥漫性间质性肺疾病的表现。

临床表现：慢性起病，与其他间质性肺疾病类似，表现为活动后呼吸困难和咳嗽，干咳或咳黏液脓痰。咯血、胸膜炎和发热少见。体征：可闻及吸气末爆裂音，先出现于双肺的基底部，而后逐渐扩展至双肺中下 2/3。少数伴发胸膜炎的患者可闻及胸膜摩擦音。

理化检查：①影像学：胸片：间质性肺疾病早期，胸片可以正常或表现为双下肺弥漫性线状阴影，随后逐渐出现对称性网状阴影。晚期可见蜂窝肺。HRCT 有助于肺间质病的早期诊断，可见磨玻璃影（100%）、不规则的线条状阴影（90%）、小结节（70%）、蜂窝肺（33%）、牵张性支气管扩张（68%）、双侧胸膜增厚（45%）和纵隔淋巴结增大（15%）。②肺功能通常表现为限制性通气功能障碍伴气体交换障碍，肺总量、肺活量以及一氧化碳弥散量减低。③支气管肺泡灌洗液：2/3 的患者中性粒细胞或嗜酸性粒细胞比例增高。淋巴细胞比例增高多数发生于疾病早期，中性粒细胞肺泡炎提示疾病进展，而淋巴细胞增多提示预后较好。④血清特异性自身抗体有助于疾病的诊断，其中抗血清抗拓扑异构酶（SCL-70）抗体和抗着丝点抗体（ACA）是诊断系统性硬化症最重要的自身抗体。

系统性硬化症所致的间质性肺疾病的预后好于 IPF/UIP，中度限制性通气功能障碍的患者 10 年生存率为 70%，重度限制性通气功能障碍（肺活量小于预计值的 50%）的患者 10 年生存率为 55%。由于缺乏随机对照临床研究，目前经验性治疗方案是糖皮质激素和（或）免疫抑制剂。

病案 1

鲁某某，女，57 岁。

2013 年 10 月 28 日就诊。患者诊断为系统性硬化症已经 8 年，继发肺间质病变。现周身关节疼痛，双手指关节痛甚，遇冷变紧，气短，动则喘息，纳少，胃胀气多，烧心反酸，前半夜自觉身体发热，喜暖畏冷，口鼻眼干。舌黯苔少，脉沉细。实验室检查：抗核抗体（＋），抗细胞浆抗体 1：320（＋），抗核小抗体（＋），血沉 50mm/H；胸部 CT 示：双肺间质病变。

处方：

生黄芪 20g　当归 10g　桂枝 10g　生甘草 6g

炒苍术 20g　炒白术 20g　羌活 10g　独活 10g

威灵仙 10g　鸡血藤 20g　红藤 15g　穿山龙 15g

石韦 15g　浙贝母 10g　法半夏 10g　蒲公英 15g

炒枳壳 10g　生麦芽 15g　莱菔子 10g　砂仁 6g

14 剂，水煎服，日一剂。

2013 年 11 月 16 日二诊。患者服药后无明显不适，双手指关节痛甚，口干口渴，气短，动则喘息，烧心反酸减轻。舌黯红少苔，脉细滑。

处方：

生黄芪 20g　当归 10g　桂枝 10g　生甘草 6g

炒苍术 20g　炒白术 20g　羌活 10g　独活 10g

鸡血藤 20g　红藤 15g　穿山龙 15g　石韦 15g

浙贝母 10g　炒枳壳 10g　生麦芽 15g　炒莱菔子 10g

川牛膝 10g　石斛 15g　防己 15g　威灵仙 10g

28 剂，水煎服，日一剂。

硬皮病是一种以皮肤及各系统胶原纤维硬化为特征的，并可累及心、肺、肾、消化道等内脏器官的结缔组织病。本案患者属硬皮病继发肺纤维化患者，累及肺脏和消化道病变，《素问·痹论》曰："五脏皆有合，病久而不去者，内舍于其合也。故骨痹不已，复感于邪，内舍于肾……皮痹不已，复感于邪，内舍于肺"，周身关节疼痛，两手指关节痛甚，遇冷变紧，为阳虚寒凝之象，本案辨证为脾肾阳虚为本；寒湿外袭，痰瘀互结，阻滞经络，痹阻不通为标。周教授在多年临床观察及实践基础上，多以当归四逆汤为主加减治疗，针对胃胀气多、烧心反酸，加半夏降逆和胃，炒枳壳、生麦芽、莱菔子、砂仁化痰消食，理气和胃，浙贝母清热化痰，又可清胃郁热制酸。

病案2

刘某，女，48岁。

2010年6月7日初诊。患者1999年开始出现双手小关节痛，两手指遇冷苍白，雷诺氏征，类风湿因子阳性；2003年1月7日协和医院皮肤活检病理示：硬皮病；同年发现肺间质病变，服用强的松治疗一年，现强的松半片/间日。现患者眼、口肌肉萎缩，口唇麻木，鼻端变尖，面部皮肤晦暗，手指末端肌肉萎缩，皮肤僵硬，手指关节活动受限，反复感冒，咽痛，咳嗽，痰黄，气短，汗出，心悸心慌，畏寒怕冷，胃胀反酸。舌淡黯苔白，脉沉细。现还伴有亚急性甲状腺炎，糜烂性胃炎。

处方：

生黄芪20g　当归10g　桂枝10g　生甘草6g

苍白术各20g　赤白芍各15g　羌独活各10g　片姜黄10g

威灵仙10g　甘松10g　黄精15g　生龙牡各30g（先煎）

仙灵脾10g　生地15g　丹参15g　盐知柏各6g

煅瓦楞子20g　砂仁6g

14 剂，水煎服，日一剂。

2010 年 6 月 21 日二诊。复查胸部 CT 示：双肺间质纤维化，右肺中下叶、左肺下叶弥漫分布网状影，左下肺几个类圆形透亮区，大者直径 1.7cm，左上肺小结节影。患者服药后咳嗽减轻，仍面部皮肤晦暗，口眼周围肌肉萎缩，手指末端肌肉萎缩，皮肤僵硬，汗出，气短，两目干涩，胃胀反酸，大便溏薄，一日二行。舌红苔白，脉沉细。

处方：

生黄芪 20g　金银花 20g　当归 10g　桂枝 15g

苍白术各 30g　羌独活各 10g　浙贝母 10g　天花粉 15g

威灵仙 10g　仙灵脾 10g　甘松 10g　生龙牡各 30g（先煎）

桑叶 15g　焦山楂 15g　黄精 15g　炙甘草 6g

煅瓦楞子 20g　炒薏仁 15g

28 剂，水煎服，日一剂。

2010 年 8 月 8 日三诊。患者服药后出现牙痛，背痛，龈衄，胃痛，反酸烧心，仍眼、口肌肉萎缩，鼻端变尖，面部皮肤晦暗，手指末端肌肉萎缩，皮肤僵硬，手指关节活动受限。舌红苔白，脉沉细。

处方：

上方去甘松、焦山楂、黄精、生龙牡

改桂枝 10g，加党参 15g、枳壳 10g、黄连 6g、炮姜 6g、穿山龙 15g、炙杷叶 10g。

60 剂，水煎服，日一剂。

2010 年 10 月 18 日四诊。患者服药后胃痛，背痛大减，皮肤硬化晦暗处色泽变淡，仍有牙痛，龈衄，畏寒怕冷，多关节痛。舌淡苔白，脉沉细。嘱患者停服强的松。

处方：

生黄芪 20g　忍冬藤 20g　当归 10g　桂枝 10g

苍白术各 30g　羌独活各 10g　浙贝母 10g　天花粉 15g

威灵仙 10g　仙灵脾 10g　穿山龙 15g　党参 15g

炮姜 6g　黄连 6g　焦山楂 15g　积雪草 15g

枳壳 10g　盐知柏各 6g

90 剂，水煎服，日一剂。

2011 年 1 月 10 日五诊。患者服药后关节疼痛减轻，气短减轻，仍眼、口肌肉萎缩，鼻端变尖，面部皮肤晦暗，手指末端肌肉萎缩，皮肤僵硬，指尖冰凉，自觉上火，牙痛龈衄，口干，咳嗽，黄痰，大便溏薄。舌淡苔白，脉沉细。

处方：

生黄芪 20g　忍冬藤 20g　当归 15g　桂枝 6g

苍白术各 30g　羌独活各 10g　浙贝母 10g　天花粉 15g

威灵仙 10g　仙灵脾 10g　穿山龙 20g　石斛 15g

玄参 15g　党参 15g　百合 15g　生甘草 10g

川牛膝 15g　积雪草 15g　黄芩 10g　盐知柏各 6g

90 剂，水煎服，日一剂。

2011 年 5 月 2 日六诊。患者服药后面部皮肤僵硬感减轻，手指僵凉减轻，咳嗽减轻，气短好转，吞咽困难减轻，背、肩、膝遇冷则痛，牙痛龈衄时作，耳鸣，口苦。舌红苔白，脉沉细。在外院住院检查诊断为：重叠综合征；类风湿关节炎；系统性硬皮病；硬皮病性肺纤维化；反流性食管炎；高血压。肺通气功能重度损减，弥散功能降低。

处方：

生黄芪 20g　忍冬藤 20g　当归 10g　鸡血藤 20g

苍白术各 20g　羌独活各 10g　浙贝母 10g　天花粉 15g

穿山龙 15g　仙灵脾 10g　巴戟天 10g　石斛 15g

百合 15g　玄参 15g　积雪草 15g　川牛膝 15g

党参 15g　盐知柏各 10g　生甘草 10g

60 剂，水煎服，日一剂。

2011 年 7 月 8 日七诊。患者服药后手指僵凉减轻，咳嗽减轻，气短好转，牙龈、鼻腔时有出血，口干咽干，关节仍痛。舌红苔白，脉沉细。

处方：

生黄芪 20g　忍冬藤 20g　当归 10g　鸡血藤 20g

红藤 15g　苍白术各 15g　仙灵脾 10g　巴戟天 10g

穿山龙 15g　石斛 15g　百合 15g　玄参 15g

川牛膝 15g　积雪草 15g　生地 15g　浙贝母 10g

煅瓦楞子 30g　仙鹤草 15g　盐知柏各 6g　三七粉 3g（冲服）

60 剂，水煎服，日一剂。

2011 年 9 月 30 日八诊。患者服药期间外感一次，咽干咽痛，咳嗽，气短，喘息，口干，汗出，胃酸反流，胃脘隐痛，大便溏薄。舌红少苔，脉沉细。

处方：

生黄芪 20g　忍冬藤 20g　当归 10g　鸡血藤 20g

红藤 15g　焦白术 15g　仙灵脾 10g　巴戟天 10g

灵芝 15g　红景天 15g　穿山龙 15g　石斛 15g

玄参 15g　川牛膝 15g　积雪草 15g　煅瓦楞 30g

桑叶 15g　百合 15g　盐知柏各 6g

90 剂，水煎服，日一剂。

2012 年 2 月 20 日九诊。患者咳嗽、喘息好转，面部、口周皮肤萎缩，手指末端皮肤萎缩，两目干涩，口干咽燥，自汗出，易感冒，嗳气，反酸，胃胀，吞咽不顺畅。舌红苔薄白，脉沉细。

处方：

生黄芪 20g　炒白术 15g　防风 10g　当归 10g

鸡血藤 20g　红藤 15g　灵芝 15g　红景天 15g

白芍 15g　穿山龙 15g　石斛 15g　黄芩 10g

金荞麦 15g　南沙参 15g　半夏 10g　旋覆花 10g（包煎）

积雪草 15g　煅瓦楞子 30g　桑叶 20g　生甘草 5g

90 剂，水煎服，日一剂。

2012 年 5 月 28 日十诊。患者仍面部、口周皮肤萎缩，口咽干燥，吞咽不顺，胃胀发凉，嗳气，反酸，大便溏薄。近日胃镜检查结果示：反流性食管炎，慢性胃炎。舌淡苔白，脉沉细。

处方：

生黄芪 20g　当归 10g　焦白术 20g　鸡血藤 20g

红藤 15g　桑寄生 15g　葛根 20g　灵芝 15g

红景天 15g　白芍 10g　穿山龙 15g　石斛 15g

金荞麦 15g　黄芩 10g　南沙参 15g　积雪草 15g

半夏 10g　炮姜 6g　黄连 6g　炙甘草 5g

90 剂，水煎服，日一剂。

2012 年 9 月 17 日十一诊。患者仍面部、口周皮肤萎缩，手指皮肤萎缩僵硬，手足心热，夜间加重，心烦易怒，失眠，咽干口苦，胃胀，嗳气。舌红苔白，脉沉细。

处方：

生黄芪 20g　当归 10g　焦白术 20g　鸡血藤 20g

红藤 15g　葛根 20g　灵芝 15g　红景天 15g

穿山龙 15g　石斛 15g　黄芩 15g　南沙参 15g

积雪草 15g　炮姜 6g　黄连 6g　威灵仙 15g

半夏 10g　地骨皮 15g　合欢皮 30g　炙甘草 6g

60 剂，水煎服，日一剂。

2012 年 11 月 27 日十二诊。患者的硬皮病病情逐步好转，病变皮肤变软，关节时痛，仍五心烦热，失眠，气短，易感冒，口苦咽干，吞咽不顺，胃胀反酸。舌黯苔白，脉沉细。

处方：

上方去南沙参、炮姜

加莱菔子 10g、煅瓦楞子 30g。

120 剂，水煎服，日一剂。

2013 年 5 月 13 日十三诊。患者的硬皮病病情稳定，持续好转，手指关节时痛，发僵发凉，自汗出，易感冒，胃胀胃痛，反酸，大便溏薄。舌红苔薄黄，脉沉细。

处方：

生黄芪 20g　当归 10g　炒白术 20g　鸡血藤 20g

红藤 15g　葛根 20g　杜仲 10g　黄芩 15g

赤白芍各 10g　桑寄生 15g　桂枝 10g　天麻 10g

桑叶 20g　天竺黄 10g　贯众 6g　生甘草 10g

积雪草 15g　石斛 15g　威灵仙 10g

60 剂，水煎服，日一剂。

2013 年 7 月 15 日十四诊。患者的硬皮病病情稳定，持续好转，手指、腕关节冷痛，微咳，气短，胃痛，反酸。舌淡苔白，脉沉细。

处方：

上方去桑寄生、天麻、桑叶

加姜黄 10g、细辛 6g、元胡 10g。

120 剂，水煎服，日一剂。

2014 年 3 月 3 日十五诊。患者硬皮病病情稳定，持续好转，现双手、双膝关节时有疼痛，畏寒怕冷，自汗出，易感冒，耳鸣耳聋，五心烦热，健忘，胃痛，反酸，口干口苦。舌淡苔白，脉沉细。

处方：

生黄芪 30g　当归 10g　鸡血藤 20g　红藤 15g

苍白术各 20g　威灵仙 10g　姜黄 10g　葛根 20g

黄芩 20g　桑枝 15g　桑寄生 15g　桂枝 10g

石斛 15g　百合 15g　玄参 15g　麦冬 15g

焦山楂 15g　茯苓 15g　生甘草 10g

60剂，水煎服，日一剂。

该患者为硬皮病继发肺间质纤维化、反流性食管炎等多系统病变，属于疑难病，硬皮病寒证多、热证少，对于门诊患者，大部分是寒热错杂，虚实夹杂。该患者长期门诊治疗，贵在长期坚持而获效，治则以温阳散寒，化痰通络，健脾和胃为法，以当归四逆汤合黄芪桂枝五物汤为基本方加减，苍术、白术、威灵仙、羌活、独活散寒通络止痛；红藤、鸡血藤活血通络；旋覆花、半夏降逆和胃；若合并感染出现咳嗽黄痰，加金荞麦、天竺黄、浙贝母清肺化痰止咳；合方祛邪扶正，气血同调，化痰祛瘀兼顾。本案主要特点为积雪草的应用，周教授认为久病多瘀，瘀久化热，积雪草苦辛寒，功擅清热利湿，消肿解毒，如《神农本草经》谓："主大热，恶疮，痈疽……"。周教授精熟岐黄本草理论，临诊时善于辨证与辨病有机结合，治疗中运用现代中药药理研究成果，如当归四逆汤有调整血液循环、改善末梢微循环、促进消化功能、缓解肠痉挛等作用；积雪草有改善微循环、抗肝纤维化作用。

4. 肺血管炎　血管炎是血管壁及其周围的炎症伴有或伴有坏死，导致受累血管不同程度的狭窄或破坏，使之支配的组织器官发生缺血性损害的一组异质性疾病。血管炎的临床表现取决于受累血管的部位、类型、大小与狭窄程度。临床上多数血管炎是原发性的，常称之为系统性血管炎（systemic vasculitis）或血管炎病（vasculitides），其年发病率为20～100/百万，还有一些血管炎与结缔组织疾病、感染、药物反应和肿瘤（淋巴瘤）等相关，称为继发性血管炎。

肺血管炎通常是系统性血管炎的肺部表现，有时血管炎可能仅涉及肺脏，肺血管炎也可能继发于结缔组织疾病等疾病。肺血管炎通常累及血管壁的全层，炎症起源于血管壁，同时累及周围组织，病理特征为：①肺血管的炎性细胞浸润，管壁纤维素样坏死，血管内膜增生，血管周围纤维化，导致肺血管狭窄或闭塞，继发性血栓形成加重血管阻塞；②肺实质也有类似细胞浸润，并伴有广泛的组织坏死和空洞形成；③邻近肺组织可以产生非特异性的病变反应，如闭塞性细支气管炎和肺间质炎症或纤维化。

影响肺脏的原发性系统性血管炎主要包括肺脏毛细血管炎和抗中性粒细胞胞浆抗体（ANCA）相关的血管炎性疾病——韦格纳肉芽肿、Churg-Strauss综合征和显微镜下多血管炎。

肺血管炎为一组疾病，由于侵犯的血管和器官不同，可产生不同的临床表现，形成不同的临床类型。通常包括系统性症状和肺脏受累的症状。典型的白细胞血管炎疾病初期多表现为发热、乏力、关节痛和皮肤病变；结缔组织疾病和结节性多动脉炎也常出现皮肤和关节病变；肉芽肿性肺血管炎主要表现为呼吸困难和咳嗽；出现上呼吸道症状，如鼻窦炎等症状支持坏死性肉芽肿血管炎（NGV）、淋巴瘤样肉芽肿病（LYG）诊断；哮喘和发作性呼吸困难支持变应性肉芽肿血管炎（CSS）诊断。体征往往与肺血管炎症状相平行，如白细胞血管炎可出现皮肤紫斑、大疱和溃疡；鼻和上呼吸道溃疡支持NGV诊断；结节性多动脉炎常伴发周围神经病变。但是肺血管炎患者除CSS外均缺乏特异性临床症状和体征，需结合系统症状和辅助检查明确诊断。

肺血管炎可发生于任何年龄。一般过敏性紫癜易发生于儿童；肉芽肿血管炎常发生于50～60岁成人；结缔组织疾病相关血管炎疾病及坏死性结节样肉芽肿病常见于女性；NGV、LGY、CSS多见于男性。多数患者有全身非特异性症状，长期发热是突出的表现，可伴乏力、关节痛及皮肤损害等。肺血管炎患者常有多器官系统受损的表现，呼吸道症状无特异性，咯血有提示意义；咳嗽、呼吸困难常发生于肉芽肿性血管炎；鼻窦炎、鼻出血等支持NGV及LGY的诊断；CSS具有哮鸣及发作性呼吸困难。皮肤损害表现为充血、出血性皮疹、皮下结节、皮肤溃疡、紫癜、黏膜溃烂、网状青斑；胃肠道损害表现有厌食、恶心、呕吐、腹痛、便血等；心脏损害表现为心肌缺血、心力衰竭、心律失常、心包积液等；肾损害表现为血尿或急进性肾衰竭；神经系统损害表现为末梢神经炎、神经根炎、神经根性疼痛、脑神经损伤、脑梗死、脑出血；其他还可有鼻窦炎、虹膜睫状体炎、巩膜炎、中耳炎、视神经炎、关节炎、关节肌肉疼痛等。

实验室检查：①常规检查：系统性血管炎时见白细胞增多，其中 CSS 患者嗜酸性粒细胞可增多。如果出现弥漫性肺泡出血则可见血红蛋白和血细胞比容降低。肺血管炎往往是病情活动的临床指征，活动期血管炎有非特异性反应，如血沉、C 反应蛋白等升高。②免疫学检查：自身抗体（ANA）、ENA、ACL 抗 GBM（肾小球基底膜）抗体、ANCA。③影像学检查：肺血管炎的影像学呈多样性，经常不具备特异性，表现为弥漫性肺间质改变、弥漫性肺泡炎、间质水肿、片状浸润影、结节状影、空洞形成、胸腔积液等，病变具有迁徙性；后期可呈肺气肿或肺间质纤维化征象。④病理学检查：组织学检查是确诊依据，常用活组织检查部位是皮肤、肌肉、肺、肾和淋巴结。

诊断：

临床症状：①肺、肾症状，血尿（显微镜下血尿、肉眼血尿）伴急进性肾小球肾炎（含急进性肾功能不全），肺出血伴间质性肺炎。②肺、肾外症状，鼻症状（鼻出血、脓性鼻分泌物），眼症状（眼痛、结膜炎、视力下降、眼球突出），耳症状（耳痛、耳分泌物、听力下降），咽部症状（声嘶、呼吸困难），皮肤症状（紫癜、皮下出血），消化道症状（出血），神经症状（多发性单神经根炎）等。

组织病理学：①毛细血管坏死性血管炎。②巨细胞浸润伴肉芽肿性病变。实验室检查：ANCA 检测阳性（2 次以上），包括 C-ANCA，P-ANCA 以及相应的 PR3-ANCA 和 MPO-ANCA。

（1）确诊：NGV、MPA 和 CSS 等原发病满足以下条件即可确诊：A. 临床症状①、②，组织病理学①、②，实验检查阳性。B. 临床症状①、②具备 2 条以上，实验检查阳性。

（2）可疑：临床症状具备 1 项以上，实验室检查阳性。

（3）重视抗中性粒细胞胞质抗体对诊断的重要性，抗中性粒细胞胞质抗体的发现提高了肺血管炎的诊断水平。C-ANCA/PR3-ANCA 阳性对坏死性肉芽肿血管炎（NGV）有诊断意义，P-ANCA/MPO-ANCA 阳性对显微镜下多血管炎（MPA）诊断有意义。

治疗：治疗原则是早期诊断，早期治疗，防止发生不可逆的脏器损害。①针对病因治疗：去除发病诱因，如抗细菌感染、抗真菌和抗结核治疗等。②糖皮质激素：是肺血管炎常用治疗药物，对多数中、重度患者来说，疗效确切。③细胞毒性药物：对于肾上腺皮质激素治疗失败或重度患者（出现肺、肾功能受损时）常需要加用此药，尤其与肾上腺皮质激素联合应用，可使疗效明显增加。④对症治疗。

病案 1

徐某某，女，40 岁。

2010 年 4 月 13 日初诊。患者于沈阳医大诊断为"系统性血管炎"，左腿有网状青斑，2010 年 1 月因外感后病情加重，发热，于当地医院住院治疗，2010 年 2 月因呼吸困难，活动后气喘加重于协和医院住院治疗，2010 年 3 月 30 日协和医院胸部 CT 示：双肺间质改变合并下肺实变影，纵隔内多个淋巴结影。诊断为："巨细胞病毒感染，肺纤维化"，静点甲强龙、间断应用环磷酰胺治疗，现口服甲泼尼龙片 10 片/日。因患者仍在外院住院，病史、症状由患者家属代诉：现患者仍发热，汗出，口干，气短胸闷，动则喘甚，需卧床吸氧，手足关节肿胀疼痛。

处方：

生黄芪 20g　金银花 20g　当归 10g　生甘草 6g

穿山龙 15g　石韦 15g　浙贝母 10g　瓜蒌皮 15g

灵芝 15g　红景天 15g　生地 20g　川芎 15g

玄参 15g　石斛 15g　大青叶 10g　生晒参 10g（另煎冲兑）

7 剂，水煎服，日一剂。

2010 年 4 月 20 日二诊。患者发热减轻，汗出减少，仍气短胸闷，喘息，大便溏薄。嘱患者将甲泼尼龙片减为每日 7 片口服。

处方：

上方去大青叶

加焦山楂 15g、焦白术 15g、丹参 15g。

14 剂，水煎服，日一剂。

2010 年 5 月 14 日三诊：患者服药后发热已退，目前体温正常，汗出减少，下肢轻度水肿，大便溏较前好转。舌淡黯苔白腻，脉沉细。嘱患者将甲泼尼龙片减为每日 5.5 片口服。

处方：

上方去瓜蒌皮

加炒薏仁 15g、车前草 15g。

14 剂，水煎服，日一剂。

本案为系统性血管炎引起的肺间质纤维化合并感染，外院已用激素加环磷酰胺治疗。患者气短，动则喘甚，为肺肾两虚之象；长期服用激素，毒热内蕴，气阴耗伤，热邪炼津为痰，痰阻气滞，痰瘀搏结，内阻于关节，可见发热，手足关节肿胀疼痛。本案辨证为气阴两伤，痰瘀阻络。方用生黄芪、银花、当归、甘草益气解毒通络；生地、玄参、石斛滋阴清热；灵芝、红景天补气止咳平喘，清肺散瘀。对于血管炎，激素、免疫抑制剂多为首选治疗药物，患者服药周期长，中药辨证论治可以减轻患者的临床症状，在疾病后期撤减激素时，中药又可发挥协同作用，减毒增效，提高患者生活质量，本病多需长期坚持巩固治疗，方可收效。

病案 2

付某某，女，76 岁。

2009 年 10 月 9 日初诊。患者 2009 年 5 月开始出现低热，6 月出现高热，用抗生素治疗不效，在朝阳医院诊断为："肺间质炎症，肺纤维化"，经用激素治疗后发热好转，目前口服强的松每日 20mg 治疗。2009 年 7 月 17 日胸部 CT 示：双肺间质性肺炎，间质纤维化，继发双肺小支气管牵拉性扩张，在协和医院诊断为胶原血管病，继发肺纤维化。2009 年 9 月 25 日胸部 CT 示：双肺间质性炎症部分吸收好转。现患者咳嗽，痰少色黄，气短，动则喘息，乏力，失眠，入睡困难。舌黯红苔黄腻，脉细滑。既往有高血压、冠心病、慢性肾炎、风湿病病史。

处方：

生黄芪 20g　银花 20g　当归 10g　生甘草 6g

穿山龙 15g　石韦 15g　浙贝母 10g　瓜蒌皮 15g

灵芝 15g　红景天 15g　黄芩 10g　金荞麦 15g

酸枣仁 30g　百合 15g　石菖蒲 10g　夜交藤 20g

14 剂，水煎服，日一剂。

2009 年 10 月 23 日二诊。患者服药后咳嗽减轻，少痰，动则喘息，失眠，入睡困难。舌红苔微黄，脉细。嘱患者减强的松为每日 3.5 片口服。

处方：

生黄芪 20g　银花 20g　当归 10g　生甘草 6g

穿山龙 15g　石韦 15g　浙贝母 10g　瓜蒌皮 15g

灵芝 15g　红景天 15g　金荞麦 15g　杜仲 10g

桑叶 15g　酸枣仁 30g　百合 15g　石菖蒲 10g

夜交藤 20g　五味子 10g

14 剂，水煎服，日一剂。

2009 年 11 月 6 日三诊。患者服药后病情平稳，遇凉则咳，痰少，气短乏力，下肢酸困。舌淡红苔微黄，脉细。

处方：

上方去银花、百合、五味子

加忍冬藤 20g、鸡血藤 20g、威灵仙 10g。

14 剂，水煎服，日一剂。

2009 年 11 月 20 日四诊。患者服药后偶有咳嗽，晨起有少量黏稠白痰，仍有气短，下肢酸困乏力，睡眠好转，便溏每日 1~3 行。舌红苔微黄，脉细数。

处方：

生黄芪 20g　忍冬藤 20g　当归 10g　生甘草 6g

穿山龙 15g　石韦 15g　浙贝母 10g　瓜蒌皮 15g

灵芝 15g　红景天 15g　金荞麦 15g　杜仲 10g

桑叶 15g　威灵仙 10g　党参 15g　焦山楂 15g

14 剂，水煎服，日一剂。

2009 年 12 月 4 日五诊。患者服药后咳嗽明显减少，晨起有痰，气短，关节疼痛减轻，大便调。舌黯苔白腻，脉弦细。嘱患者减强的松为每日 2.5 片口服。

处方：

生黄芪 20g　忍冬藤 20g　当归 10g　生甘草 6g

穿山龙 15g　石韦 15g　浙贝母 10g　紫菀 10g

灵芝 15g　红景天 15g　金荞麦 15g　杜仲 10g

威灵仙 10g　党参 15g　焦山楂 15g　桔梗 6g

21 剂，水煎服，日一剂。

2009 年 12 月 25 日六诊。患者咳嗽咳痰减少，仍觉气短，时有腹胀。舌黯苔厚腻，脉细滑。嘱患者减强的松为每日 2 片口服。

处方：

上方减桔梗、威灵仙

加厚朴 10g、连翘 10g。

21 剂，水煎服，日一剂。

2010 年 1 月 15 日七诊。患者时有咳嗽气短，仍觉下肢乏力，轻度水肿，失眠。舌黯红苔厚腻，脉细滑。嘱患者减强的松为每日 1.5 片口服。

处方：

生黄芪 20g　忍冬藤 20g　当归 10g　生甘草 6g

穿山龙 15g　石韦 15g　浙贝母 10g　川芎 15g

灵芝 15g　红景天 15g　川断 15g　杜仲 10g

威灵仙 10g　党参 15g　炒白术 15g　厚朴 10g

红藤 15g

28 剂，水煎服，日一剂。

2010 年 2 月 26 日八诊。患者病情平稳，偶有咳嗽气短，下肢乏力，胃脘胀满。舌黯红苔黄腻，脉细滑。嘱患者减强的松为每日 1 片口服。

处方：

生黄芪 20g　忍冬藤 20g　当归 10g　生甘草 6g

穿山龙 15g　石韦 15g　灵芝 15g　红景天 15g

川芎 15g　川断 15g　杜仲 10g　威灵仙 10g

党参 15g　炒白术 15g　厚朴 10g　藿佩各 10g

红藤 15g　生薏苡仁 15g

60 剂，水煎服，日一剂。

2010 年 4 月 22 日九诊。患者咳嗽基本消失，无痰，活动后气短，下肢乏力亦减。舌黯红苔黄腻少津，脉弦细。

处方：

生黄芪 20g　忍冬藤 20g　当归 10g　生甘草 6g

穿山龙 15g　石韦 15g　灵芝 15g　红景天 15g

川芎 15g　川断 15g　杜仲 10g　威灵仙 10g

党参 15g　炒白术 15g　红藤 15g　枳壳 10g

薄荷 6g　炮姜 6g

60 剂，水煎服，日一剂。

2010 年 6 月 25 日十诊。服药期间患者曾因急性肾盂肾炎住院治疗，现无明显咳嗽，时有气短。舌黯红苔少而干，脉沉细。

处方：

生黄芪 20g　忍冬藤 20g　当归 10g　生甘草 6g

穿山龙 15g　石韦 15g　浙贝母 9g　天花粉 15g

穿心莲 10g　川芎 15g　仙灵脾 10g　焦山楂 15g

南沙参 15g　生地 15g　红藤 15g　百合 15g

28 剂，水煎服，日一剂。

2010 年 7 月 23 十一诊。患者病情稳定，不咳无痰，时有气短，夜间口干，双下肢乏力，二便调。舌黯红苔黄腻少津，脉弦细。

处方：

上方去穿心莲、红藤

加太子参 30g、白术 15g。

28 剂，水煎服，日一剂。

2010 年 8 月 20 日十二诊。患者病情稳定，时有气短，失眠，关节疼痛好转。舌红苔黄，脉沉细。

处方：

生黄芪 20g　金银花 20g　当归 10g　生甘草 6g

穿山龙 15g　石韦 15g　浙贝母 9g　天花粉 15g

川芎 15g　仙灵脾 10g　巴戟天 10g　焦山楂 15g

太子参 15g　酸枣仁 30g　夜交藤 30g　焦白术 15g

28 剂，水煎服，日一剂。

2010 年 9 月 17 日十三诊。患者时有咳嗽，大便溏薄每日二行，失眠。舌黯有瘀斑，苔薄黄，脉沉细。嘱患者减强的松为每日 0.5 片口服。

处方：

上方减夜交藤、金银花量为 10g，

加冬花 10g。

28 剂，水煎服，日一剂。

2010 年 10 月 15 日十四诊。患者近期泌尿系感染复发一次，应用抗生素治疗后好转，现咳嗽，大便不成形每日二次。舌黯苔黄腻，脉沉细。

处方：

生黄芪 20g　金银花 10g　当归 10g　生甘草 6g

穿山龙 15g　石韦 15g　浙贝母 9g　天花粉 15g

川芎 15g　仙灵脾 10g　巴戟天 10g　焦山楂 15g

太子参 15g　酸枣仁 30g　焦白术 15g　穿心莲 10g

生薏苡仁 15g

28 剂，水煎服，日一剂。

2010 年 11 月 12 日十五诊。患者病情稳定，偶有咳嗽，睡眠好转，大便不成形，右膝关节疼痛。舌黯红苔黄腻，脉沉细。

处方：

生黄芪 20g　忍冬藤 20g　当归 10g　生甘草 6g

穿山龙 15g　石韦 15g　浙贝母 9g　天花粉 15g

川芎 15g　仙灵脾 10g　巴戟天 10g　桑寄生 15g

太子参 15g　酸枣仁 30g　川断 30g　焦白术 15g

焦山楂 15g

28 剂，水煎服，日一剂。

2010年12月10日十六诊。患者时有咳嗽，胃脘隐痛，心悸晨起明显，失眠好转。舌黯红少津，脉沉细。

处方：

上方去川断、天花粉、桑寄生

加香附10g、元胡10g、百合10g。

28剂，水煎服，日一剂。

2011年1月7日十七诊。患者服药后夜间微咳，胃痛好转，心慌，眠差，大便溏薄。舌黯苔白，脉沉细。

处方：

生黄芪20g　忍冬藤20g　当归10g　生甘草6g

穿山龙15g　石韦15g　浙贝母9g　川芎15g

仙灵脾10g　巴戟天10g　桑寄生15g　太子参15g

酸枣仁30g　甘松10g　焦白术15g　焦山楂15g

28剂，水煎服，日一剂。

2011年2月11日十八诊。患者病情平稳，偶有咳嗽、心慌，失眠好转。舌黯苔黄腻，脉沉细。

处方：

生黄芪20g　忍冬藤20g　当归10g　生甘草6g

穿山龙15g　石韦15g　浙贝母9g　川芎15g

仙灵脾10g　巴戟天10g　焦白术15g　焦山楂15g

太子参30g　酸枣仁20g　百合15g　甘松15g

28剂，水煎服，日一剂。

2011年3月11日十九诊。患者遇冷时咳，无痰，手足心热，畏寒怕冷，下午腹胀，大便溏2～3次，睡眠时间较前延长。舌黯苔黄腻，脉沉细。

处方：

上方去甘松

加盐知柏各6g、姜半夏10g。

28剂，水煎服，日一剂。

2011年4月8日二十诊。患者目前病情稳定，不咳无痰，大便溏薄，右髋关节疼痛。舌黯红苔根黄腻，脉沉细。嘱患者减强的松为每日0.25片口服。

处方：

生黄芪20g　忍冬藤20g　当归10g　生甘草6g

穿山龙15g　石韦15g　浙贝母9g　川芎15g

仙灵脾10g　巴戟天10g　焦白术15g　焦山楂15g

太子参30g　酸枣仁20g　百合15g　盐知柏各10g

川牛膝15g

28剂，水煎服，日一剂。

2011年6月3日二十一诊。患者服药后夜间有时轻微咳嗽，下肢皮肤瘙痒，心悸，口舌干燥，眼干，腹泻，大便一日3～4行。舌黯红苔薄黄，脉沉细。

处方：

生黄芪20g　银花15g　当归10g　生甘草6g

穿山龙15g　石韦15g　浙贝母9g　川芎15g

仙灵脾10g　巴戟天10g　焦白术15g　焦山楂15g

太子参30g　酸枣仁20g　百合15g　石斛15g

28剂，水煎服，日一剂。

2011年7月1日二十二诊。患者不咳，气短好转，睡眠时间增加，大便溏薄，口眼干燥。舌黯红苔白，脉沉细。

处方：

上方去银花

加桑叶15g、五味子10g，酸枣仁改30g。

60剂，水煎服，日一剂。

2011年8月26日二十三诊。患者不咳嗽，无痰，不喘，口干，眠可，大便不成形日一次。舌黯红苔少，脉沉细。

处方：

生黄芪20g　当归10g　生甘草6g　穿山龙15g

石韦 15g　浙贝母 9g　仙灵脾 10g　巴戟天 10g

焦白术 15g　焦山楂 15g　太子参 30g　百合 15g

酸枣仁 20g　石斛 15g　炒山药 15g　黄精 15g

28 剂，水煎服，日一剂。

2011 年 9 月 23 日二十四诊。患者不咳无痰，口眼干燥，失眠多梦。舌红少苔，脉沉细。嘱患者停服强的松。

处方：

上方去浙贝母

加桑叶 15g、阿胶 10g。

60 剂，水煎服，日一剂。

2011 年 12 月 2 日二十五诊。患者天气转冷后时有咳嗽，咽干，口眼干燥，夜间目痛，失眠，纳差，大便溏薄。舌黯苔花剥，脉沉细。

处方：

生黄芪 20g　当归 10g　生甘草 6g　穿山龙 15g

石韦 15g　天花粉 15g　太子参 30g　百合 15g

南沙参 15g　酸枣仁 30g　焦白术 15g　焦山楂 15g

石斛 15g　桑叶 20g　生麦芽 15g　枸杞子 15g

60 剂，水煎服，日一剂。

2012 年 2 月 3 日二十六诊。患者咳嗽少痰，口眼干燥，胃脘不适，嗳气，晚餐后胃脘隐痛，大便溏薄，失眠。舌黯苔花剥少津，脉弦细。

处方：

生黄芪 20g　当归 10g　枸杞子 15g　生地 15g

穿山龙 15g　石韦 15g　百合 15g　南沙参 15g

白芍 10g　太子参 30g　石斛 15g　焦山楂 15g

生麦芽 15g　酸枣仁 30g　合欢花 30g　炙甘草 6g

焦白术 15g

60 剂，水煎服，日一剂。

2012年3月23日二十七诊。患者时有咳嗽,口舌干燥,纳少,便溏,眠差。舌黯苔少,脉细弦。

处方:

上方去合欢花

加夜交藤20g、远志10g、桂枝6g。

60剂,水煎服,日一剂。

2012年5月29日二十八诊。患者咳嗽减轻,仍口眼干燥,失眠,胃脘偶痛,便溏。舌黯红少苔脉细。

处方:

生黄芪20g　当归10g　枸杞子15g　百合15g

穿山龙15g　石韦15g　南沙参15g　石斛15g

太子参30g　生麦芽15g　焦山楂15g　焦白术15g

半夏10g　枳壳10g　夜交藤20g　酸枣仁30g

炙甘草6g

90剂,水煎服,日一剂。

2012年9月25日二十九诊。患者病情平稳,不咳无痰,纳可便调,咽干舌燥。舌黯红苔少,脉弦细。

处方:

生黄芪20g　当归10g　枸杞子15g　生地15g

穿山龙15g　石韦15g　百合15g　南沙参15g

太子参30g　石斛15g　焦山楂15g　生麦芽15g

葛根20g　焦白术15g　半夏10g　生甘草6g

60剂,水煎服,日一剂。

患者坚持门诊治疗5年余,现已停用激素,未再发热,复查胸部CT示肺内病变持续好转,病情稳定。

肺血管炎的影像学改变呈多样性,经常不具备特异性,表现为弥漫性肺间质改变、弥漫性肺泡炎、间质水肿等,激素仍为本病的首选治疗药物。本案患者为胶原血管病继发肺间质纤维化,均为疑难慢性病,患者坚持服用中药治疗5年余,获得明显临床疗效，病情持续好转、稳定，未见糖尿病、骨质疏松等长期服用糖皮质激素治疗的副作用，可见，对于疑难病、慢性病，应坚持长期治疗，才能收效、守效。该患者初起为肺气亏虚，痰热瘀阻，治疗以芪银三两三益气清热，化痰活血为主；五诊中患者下肢关节疼痛，酌加忍冬藤，鸡血藤，威灵仙祛风通络止痛；十二诊患者腹泻，加焦白术、焦山楂健脾止泻；在治疗后期，患者已撤减激素停药，其病机为肺肾阴虚，瘀血阻络，方选芪银三两三合一贯煎加减，以枸杞子、生地、百合、南沙参、太子参、石斛益气养阴；在病情平稳时期，灵活选用灵芝、红景天补气扶正，止咳平喘；仙灵脾、巴戟天温阳补肾，纳气平喘，扶正为主，总以扶正祛邪兼顾，标本通调。

5. 特发性肺含铁血黄素沉着症 特发性肺含铁血黄素沉着症（idiopathic pulmonary hemosidernsis，IPH）以弥漫性肺泡出血为特征，表现为咯血、呼吸困难和缺铁性贫血。病因不明，可能与肺泡结构发育异常、牛乳过敏、遗传因素、接触有机磷杀虫剂、铁代谢异常和免疫因素等有关。应除外其他疾病继发的肺出血，如创伤、胶原血管病、肿瘤、左心衰竭与循环性自身抗体相关的疾病（如 Goodpasture 综合征）以及组织病理学证实的血管炎、炎症、肉芽肿或坏死。

临床表现：①症状：呼吸困难、咳嗽、咯血，部分病例伴有发热。缺铁性贫血可以作为隐性出血的首发症状。在疾病的不同阶段症状往往不同，急性出血期：常有轻度咳嗽、咯少量新鲜血丝或血块，少数患者咯血量大伴有呼吸困难、胸痛、心悸、乏力和低热。静止期：急性发作后，部分患者可自然缓解或表现为慢性显微镜下出血。反复发作期：急性期症状反复出现，表现为咳嗽、咯血和呼吸困难。终末期：疾病反复发作导致肺间质纤维化。出现呼吸衰竭、肺动脉高压和慢性肺源性心脏病。②体征：贫血貌，20%的患者出现肝脾肿大和淋巴结肿大。肺部体征无特异性，听诊可闻及湿性啰音。晚期发生肺间质纤维化，双肺可闻及爆裂音。可见杵状指。③实验室检查：小细胞低色素贫血，血清铁和铁饱和度减低，网织红细胞增高，外周血嗜酸性粒细胞轻度增高，半数患者冷凝集试验阳性。④影像学：急性发作期胸部 HRCT 表现为磨玻璃影，提示肺泡出血。终末期肺纤维化阶段，HRCT 表现为小叶间隔增宽和蜂窝肺。⑤肺功能：早期肺功能正常，也可表现为轻度限制性通气障碍或气道阻力增加，伴一氧化碳总弥散量降低。支气管肺泡灌洗液是确定肺泡出血的有效方法，尤其是隐性肺泡出血，但无特异性。新鲜出血时 BALF 呈血性外观，镜下见大量红细胞，巨噬细胞内可见吞噬的红细胞碎片。含铁血黄素小体的形成需要 36～72 小时，出现含铁血黄素细胞提示较为陈旧的出血。巨噬细胞铁染色阳性。细胞免疫化学 CD71（转铁蛋白）阳性细胞比例明显增高。

诊断标准：临床诊断包括两个阶段，第一阶段根据临床表现，即咳嗽、呼吸困难、咯血、面色苍白，胸部影像显示的多发肺泡阴影，继发性缺铁性贫血和痰液、BALF 中含铁血黄素细胞，证实有弥漫性肺出血。第二阶段需要除外其他与弥漫性肺泡出血相关的疾病，如自身免疫性疾病，肾小球病变等。实验室检测多种自身免疫相关性抗体有助于诊断和鉴别诊断。同时进行肺脏活检检查有无肉芽肿、血管炎或其他肺脏器质性疾病。除 HE 染色之外，还需要做免疫荧光或免疫组织化学除外免疫球蛋白和（或）免疫复合物的沉积。

病案 1

王某某，男，29 岁。

2007 年 11 月 6 日初诊。简要病史：1987 年患者 9 岁时，曾患肺炎，经治疗出现贫血，怀疑为肺结核病，按肺结核病抗结核治疗 4 年。1992 年患者再次出现咳嗽，咯血，1993 年疑诊为特发性肺含铁血黄素沉着症，曾用激素治疗，治疗后咳血有所好转，经支气管镜活检病理诊断为"肺含铁血黄素沉着症"，因贫血曾输血 2 次，1997 年因合并胸膜炎服药 2 年多，2001 年患肺炎，出现高热，伴有咯血，抗感染后好转，出现肺大泡。2004 年 7 月 12 日支气管镜活检病理报告：少许肺组织慢性炎症，淋巴滤泡增生，肺泡腔及间质中多量含铁血黄素沉积。2004 年出现 3 次气胸，2005 年咯血 1 次。患者慕名来周平安教授门诊诊治，就诊时主诉：近几日感冒，咳嗽加重，咯痰色黄，胸闷气短，活动后喘息，流涕黄浊，口干，纳少。舌黯红苔黄，脉沉细。

处方：

生黄芪 20g　金银花 20g　当归 10g　甘草 5g

桔梗 6g　浙贝母 10g　瓜蒌皮 15g　旋覆花 10g（包煎）

穿山龙 15g　石韦 15g　灵芝 15g　白果 10g

茯苓 15g　苍白术各 15g　山萸肉 10g　仙鹤草 15g

14 剂，水煎服，日 1 剂。

2007 年 11 月 20 日二诊。患者外感已愈，咳嗽减轻，仍气短，活动则喘，纳少，口干咽燥。舌红苔薄黄，脉细数。

处方：

生黄芪 20g　金银花 20g　当归 10g　生甘草 5g

桔梗 6g　浙贝母 10g　瓜蒌皮 15g　旋覆花 10g（包煎）

穿山龙 15g　石韦 15g　灵芝 15g　白果 10g

茯苓 15g　党参 15g　炒白术 15g　山萸肉 10g

炒山楂 15g　补骨脂 10g

28 剂，水煎服，日一剂。

2007 年 12 月 20 日二诊。患者服药后咳嗽，喘息明显减轻，未再咯血，舌红苔薄黄，脉细数。

处方：

继以上方加减服用 28 剂。

由于患者临床主要表现为反复出现的咳嗽、喘息、气短、咯血，周平安教授将特发性肺含铁血黄素沉着症按照喘证、咯血辨治，认为患者多起病于幼年，先天之气不足，疾病反复发作，肺脾气虚，脾虚不摄，血不循经，因而反复咳嗽，咯血，总属肺脾肾三脏俱虚之证，宜以补益为主要治疗原则。一诊时患者伴有外感，咳嗽痰黄，浊黄色鼻涕，气短喘息，治以益气解毒，补益脾肾；二诊时患者外感已愈，继以益气解毒，补益脾肾之法，少佐健脾消食之药。治疗本病时，咳嗽、咯血症状明显时，以益气补肺、止咳止血为法，常用黄芪、太子参、黄精、灵芝、仙鹤草、侧柏叶、三七粉、白茅根等；平时则以补益肺脾肾三脏为主，常用黄芪、党参、仙鹤草、灵芝、白术、薏苡仁、熟地黄、补骨脂、山萸肉等，坚持治疗，可使病情得到控制，预防病情反复发作。

6. 不明原因肺间质病

IPF 是病因未明的慢性进展性纤维化型间质性肺炎的一种特殊类型，好发于老年人，病变局限于肺部，组织病理学和（或）影像学表现具有寻常型间质性肺炎（UIP）的特征。

临床表现：主要表现为原因不明的慢性劳力性呼吸困难，伴有咳嗽、双肺底爆裂音和杵状指。

2011 年版特发性肺纤维化诊治指南指出，HRCT 是 IPF 诊断流程中的重要组成部分。HRCT 上 UIP 的特征为胸膜下、两肺基底部的网格状影和蜂窝样影，往往伴有牵张性支气管扩张，其中以蜂窝影最具诊断意义。HRCT 上的蜂窝影是指成簇的囊泡样气腔，蜂窝壁边界清楚。囊泡直径在 3～10mm 之间，偶尔可大至 25mm。磨玻璃影常见，但病变范围少于网格状影。HRCT 诊断 UIP 的阳性预计值为 90%～100%。若HRCT 无蜂窝影，但其他的影像特征符合 UIP 标准，将其定义为可能 UIP，仍需进行外科肺活检确诊。HRCT 不符合UIP 型的患者，外科肺活检的病理表现仍有可能表现为

UIP 型。

诊断标准：诊断 IPF 需要符合：①排除其他已知病因的 ILD（例如家庭和职业环境暴露、结缔组织疾病和药物等）；②未行外科肺活检的患者，HRCT 呈现 UIP 型表现；③接受外科肺活检的患者，HRCT 和肺活检组织病理类型符合特定的组合。

IPF 是致死性肺疾病，自然病程各异且很难预测。①大多数 IPF 患者的肺功能在数年内逐渐恶化，而少数患者肺功能可维持稳定或者快速下降；②一些患者可以在病情相对稳定的情况下出现急性加重。疾病进展表现为呼吸系统症状加重，肺功能恶化，HRCT 表现为进展性纤维化，急性呼吸功能衰竭或者死亡。

病案 1

李某某，女，69 岁。

2011 年 4 月 22 日就诊。患者 2010 年 5 月患肺炎，经抗生素治疗后好转。2010 年 8 月复查胸部 CT 示：两肺间质性肺炎。2010 年 11 月、2011 年 1 月 2 次复查胸部 CT 示：双下肺弥漫性病变，呈斑片影。2011 年 1 月 14 日肺功能测定结果：TLCOcSB 37.2，TLCOc/VA 55.1。纤支镜支气管肺泡灌洗液检查示：M 74，L 20，E 4，N 2。实验室检查：ANA：1：160（核膜型）。2010 年 11 月 5 日开始服用强的松治疗每日 7 片，现减量至强的松每日 3 片。患者现气短，胸闷，不咳，痰多，色黄白质黏，曾 5 次咯血，纳少，大便干结。舌黯红，苔薄，脉沉细。听诊两下肺爆裂音。嘱患者将强的松减成单日 3 片，双日 2 片服用。

处方：

生黄芪 20g　金银花 20g　当归 10g　生甘草 6g
穿山龙 15g　石韦 15g　浙贝母 10g　瓜蒌皮 15g

灵芝 15g　红景天 15g　紫菀 15g　桔梗 6g

南沙参 15g　川芎 15g　炙麻黄 6g　半夏 10g

14 剂，水煎服，日一剂。

2011 年 5 月 6 日二诊。患者服药后痰量减少，气短，纳少，食后腹胀，大便干结，2、3 日一行，失眠。舌黯红，苔薄，脉沉细。

处方：

生黄芪 20g　党参 15g　苍白术各 15g　陈皮 10g

半夏 10g　枳壳 10g　穿山龙 15g　石韦 15g

灵芝 15g　红景天 15g　生麦芽 15g　鸡内金 10g

焦山楂 15g　莱菔子 10g　槟榔 10g　炙甘草 6g

28 剂，水煎服，日一剂。

2011 年 6 月 3 日三诊。患者服药后不咳，痰少，气短，自出汗，胃胀减轻，睡眠好转，大便好转 1～2 天一行。舌黯红，苔薄，脉沉细。嘱患者将强的松减成每日 2 片服用。

处方：

上方去槟榔

加桑叶 15g、南沙参 15g。

28 剂，水煎服，日一剂。

2011 年 7 月 1 日四诊。患者近日痰多，色黄白，带鲜红血丝一次，胃脘胀满，食后尤甚，食谷不消，自汗出，脱发。舌黯红苔白，脉沉细。嘱患者将强的松减成单日 2 片，双日 1 片服用。

处方：

生黄芪 20g　党参 15g　炒白术 15g　半夏 10g

枳壳 10g　穿山龙 15g　石韦 15g　灵芝 15g

红景天 15g　生麦芽 15g　鸡内金 15g　焦山楂 15g

桑叶 15g　仙灵脾 10g　巴戟天 10g　炙甘草 6g

60 剂，水煎服，日一剂。

2011年9月2日五诊。患者服药后痰量减少，气短，体倦乏力，自汗出，食欲增加，睡眠时间增加，脱发。舌黯红，苔白，脉沉细。

处方：

上方加女贞子15g、旱莲草15g。

60剂，水煎服，日一剂。

2011年11月18日六诊。患者近日外感，咳嗽加重，黄痰量多，服抗生素后好转，气短，动则喘息，背部汗出，腰背疼痛。舌淡黯苔白，脉沉细。

处方：

生黄芪20g	金银花20g	当归10g	生甘草6g
穿山龙15g	石韦15g	浙贝母10g	瓜蒌皮15g
灵芝15g	红景天15g	仙灵脾10g	巴戟天10g
桑叶30g	莱菔子10g	焦山楂15g	炙甘草6g

28剂，水煎服，日一剂。

2011年12月19日七诊。患者服药后咽痒，偶咳，白痰量多，食欲差，小便频多。舌黯红苔白，脉沉细。嘱患者将强的松减成每日1片服用。

处方：

生黄芪20g	金银花20g	当归10g	生甘草6g
穿山龙15g	石韦15g	浙贝母10g	瓜蒌皮15g
灵芝15g	红景天15g	桑叶20g	炒白术15g
党参15g	莱菔子15g	焦山楂15g	鸡内金15g

60剂，水煎服，日一剂。

2012年2月20日八诊。患者咽痒，时有咳嗽，痰量减少，畏寒怕冷，睡眠不安，大便溏薄。舌黯苔白，脉沉细。

处方：

上方去莱菔子

加茯苓15g、苏子10g。

28 剂，水煎服，日一剂。

2012 年 3 月 19 日九诊。患者咳嗽减轻，痰量减少，晚上痰多，涕多，背部汗出，小便频多，大便调。舌红苔黄，脉沉细。3 月 1 日在 301 医院复查胸部 CT 示：与 2011 年 6 月 17 日比较未见明显改变。嘱患者将强的松减成每日 0.5 片服用。

处方：

生黄芪 20g　金银花 20g　当归 10g　生甘草 6g
穿山龙 15g　石韦 15g　浙贝母 10g　瓜蒌皮 15g
灵芝 15g　红景天 15g　桑叶 20g　炒白术 15g
党参 15g　莱菔子 15g　焦山楂 15g　鸡内金 15g
辛夷 10g

60 剂，水煎服，日一剂。

2012 年 5 月 21 日十诊。患者时有咳嗽，痰少色黄，自汗出，乏力，不思饮食，纳少，食谷不消，胃脘满闷。舌红少苔，脉细。

处方：

生黄芪 20g　金银花 20g　当归 10g　生甘草 6g
穿山龙 15g　石韦 15g　浙贝母 10g　瓜蒌皮 15g
灵芝 15g　红景天 15g　炒白术 15g　党参 15g
莱菔子 15g　焦山楂 15g　鸡内金 15g　南沙参 15g
天竺黄 10g

28 剂，水煎服，日一剂。

2012 年 6 月 18 日十一诊。患者时有咳嗽，饮食不慎则咳，自汗出，纳少，胃脘胀满。舌黯红少苔，脉弦细。

处方：

生黄芪 20g　金银花 20g　当归 10g　生甘草 5g
穿山龙 15g　石韦 15g　浙贝母 10g　瓜蒌皮 15g
灵芝 15g　红景天 15g　桑叶 15g　炒白术 15g
党参 15g　焦山楂 15g　生麦芽 15g　紫菀 10g

冬花 10g　鸡内金 10g

90 剂，水煎服，日一剂。

2012 年 9 月 17 日十二诊。患者因服用降脂药物辛伐他汀，导致转氨酶升高，微咳，痰少，畏寒怕冷。舌黯红苔白，脉弦细。嘱患者停服强的松。

处方：

生黄芪 20g　金银花 20g　当归 10g　生甘草 6g

穿山龙 15g　浙贝母 10g　瓜蒌 20g　灵芝 15g

红景天 15g　党参 15g　炒白术 15g　枳壳 10g

生麦芽 15g　焦山楂 15g　紫菀 10g　仙灵脾 10g

28 剂，水煎服，日一剂。

2012 年 10 月 15 日十三诊。患者时有咳嗽，口、咽、鼻干，畏寒怕冷。舌黯红苔白，脉沉细。

处方：

上方加炙杷叶 10g、冬花 10g。

90 剂，水煎服，日一剂。

2013 年 9 月 23 日十四诊。患者一年来病情稳定，偶咳，基本无痰，运动量较前增加，仍纳呆，大便不爽。舌淡苔白，脉沉细。

处方：

生黄芪 20g　金银花 20g　当归 10g　生甘草 6g

穿山龙 15g　石韦 15g　浙贝母 10g　瓜蒌皮 15g

灵芝 15g　红景天 15g　炒白术 15g　枳壳 10g

莱菔子 10g　党参 15g　生麦芽 15g　鸡内金 10g

仙灵脾 10g　巴戟天 10g

90 剂，水煎服，日一剂。

2014 年 3 月 10 日十五诊。患者不咳，无痰，无明显气短，大便不爽。舌红苔白，脉沉细。

处方：

生黄芪 20g　　金银花 20g　　当归 10g　　生甘草 6g

穿山龙 15g　　石韦 15g　　浙贝母 10g　　瓜蒌 20g

灵芝 15g　　红景天 15g　　生白术 30g　　枳壳 10g

莱菔子 15g　　党参 15g　　生麦芽 15g　　肉苁蓉 30g

仙灵脾 10g　　巴戟天 10g

90 剂，水煎服，日一剂。

本案患者门诊治疗 3 年余，以芪银三两三为基础方，辨证加减，长期治疗，逐步撤减激素用量，复查胸部 CT 病变稳定未进展，疗效显著。该患者以气短为主诉，治疗以芪银三两三为主方，其中生黄芪性甘，微温，归肺、脾经，益气补肺健脾，现代研究认为黄芪能显著提高机体非特异性免疫、体液免疫、细胞免疫功能，促进造血功能；银花性凉，归肺、胃经，清热解毒散结，周教授认为黄芪银花配伍，一热一凉，二者联用一则扶正，二则祛邪，益气解毒，通利血脉。气为血之帅，黄芪补气行血；血为气之母，当归养血行气，气随血生，血随气长，两者合用为当归补血汤，既补气血，又通肺络。现代药理研究表明生黄芪、当归皆可调节免疫功能，又可促进造血，保护血管，有逆转肺、肝纤维化的作用。浙贝母清热化痰散结，瓜蒌皮豁痰通络清热，穿山龙、石韦清肺止咳通络。肺间质纤维化大部分患者呈慢性进展，亦可出现急性加重，病情恶化，门诊患者多嘱其避免感冒，减少急性加重，可显著提高生活质量。

病案 2

郝某某，男，61 岁。

2011 年 2 月 22 日就诊。患者因咳嗽、气短、发热二月余而就诊。患者于 2009 年 11 月做冠心病心脏支架植入术。2010 年 12 月 25 日因外感发热，咳嗽喘憋住院治疗，诊为肺部感染，抗生素治疗无效，胸部 CT 检查结果示：两肺间质纤维化。在朝阳医院诊为特发性肺间质纤维化，给予激素治疗后，发热有所缓解，现服用甲泼尼龙片18mg/日。现患者咳嗽，气短，反复低热，今晨体温37.8℃，汗出，痰色白黄。舌质黯红，苔薄黄，脉细数。

处方：

生黄芪20g　金银花20g　蒲公英15g　野菊花10g

柴胡10g　黄芩10g　青蒿15g　射干10g

穿山龙20g　石韦15g　浙贝母9g　瓜蒌皮15g

紫菀10g　冬花10g　桑叶15g　薄荷6g

生甘草6g

7剂，水煎服，日一剂。

药后一周再次就诊，患者发热已退，其后未再发热，后给予益气活血，化痰开痹药物，目前仍在治疗中，抗生素未再使用，激素已撤，病情平稳。

患者间断发热二月余，为肺气不足，表邪未清，痰热阻肺，故急则治其标，先祛邪为主，热退后再转治肺间质纤维化。先治以益气补肺，解表清热，化痰通络之法。方中生黄芪益气扶正；金银花、蒲公英、野菊花清肺热；柴胡、黄芩、青蒿透邪外达；穿山龙、石韦、浙贝母、瓜蒌皮化痰通络开痹；紫菀、冬花化痰止咳；桑叶、薄荷清热解表。

病案3

张某某，男，82岁。

2010年1月13日初诊。患者因咳嗽，气短一年余来诊。2009年2月患者肺炎后行胸部CT检查诊为：肺纤维化，左心室增大，动脉硬化。2009年6月14日复查胸部CT示：双肺间质纤维化。2009年12月28日复查胸部CT示：①与2009年10月30日相比，右上肺病变加重；②双侧胸膜病变，少量胸腔积液。现患者咳嗽，咳痰，痰多白黏，气短，动则喘甚，病情逐渐加重，小便黄，形体消瘦。舌淡黯苔白，脉弦滑。听诊：右下肺大片爆裂音。既往高血压病史。

处方：

生黄芪20g　金银花20g　当归10g　甘草6g

穿山龙15g　石韦15g　浙贝母10g　瓜蒌皮15g

灵芝15g　红景天15g　川芎15g　橘红10g

天竺黄10g　莱菔子10g　紫菀10g　桔梗6g

7剂，水煎服，日一剂。

2010年1月20二诊。患者服药后咳嗽减轻，痰多白黏，气短，口渴喜饮，大便溏稀，一日2次。舌红苔黄，脉促。

处方：

上方去瓜蒌皮、川芎

加半夏9g、焦山楂15g。

21剂，水煎服，日一剂。

《素问·痹论》曰："五脏皆有所合，病久而不去者，内舍于其合也……皮痹不已，复感于邪，内舍于肺，所谓痹者，各以其时重感于风寒湿气也。"周教授认为肺间质纤维化病机在于以肺气虚损为本，以痰、瘀、热为标。结合本病患者的症状，舌脉，辨为肺气亏损，痰浊络痹，以益气活血，清热化痰，通络开痹为法。方中生黄芪培补肺气，黄芪与当归相伍补气生血，令阳生阴长，气旺血行；黄芪与银花益气清热，通络开痹；浙贝母清热化痰；穿山龙，石韦微苦寒，清热化痰，活血通络；二诊中患者痰多白黏，大便溏，加用半夏燥湿化痰，焦山楂健脾止泻。

病案4

李某某，女，47岁。

2009年6月5日来诊。患者因胸闷憋气半年余而就诊。患者半年来无明显诱因而出现胸闷憋气，气短乏力，咳嗽，痰色黄白，2009年5月5日在协和医院胸部CT检查示：双肺间质性改变，双侧肺大泡，左肺下叶支扩。现患者胸闷憋气，气短，咳嗽，咳痰，痰色黄白，恶心纳少，乏力。舌红少苔，脉沉细。

处方：

生黄芪20g　金银花20g　当归10g　甘草6g

穿山龙15g　石韦15g　浙贝母10g　瓜蒌皮15g

灵芝15g　红景天15g　川芎15g　南沙参15g

麦冬15g　生地15g　紫菀10g　桑叶15g

金荞麦15g　黄芩10g

14剂，水煎服，日一剂。

该患者以胸闷憋气为主症，辨为气阴亏虚，血瘀痰阻，治以补肺生津，通络开痹化痰。方中生黄芪培补肺气，黄芪与当归相配伍补气生血，气旺血行；黄芪与银花相配益气清热，通络开痹；穿山龙微苦降泄，微寒清热，入肺能清肺化痰，止咳平喘；石韦入肺经，清肺热，止咳喘；浙贝母清热化痰，散结开痹；甘草既可调和诸药，又可使药力威而不猛，疗效柔和持久；沙参、麦冬、生地养阴生津；金荞麦、黄芩清热化痰。

病案5

王某某，女，74岁。

2007年6月19日初诊。患者主诉咳嗽、气短半年余。2007年初因外感出现咳嗽、气短，动则喘憋，5月31日就诊于天坛医院，胸部CT检查示：两肺感染，两肺部分间质性改变。现患者咳嗽，白痰量多，气喘，动则喘憋。舌黯红苔白，脉细滑。

处方：

生黄芪20g　金银花20g　当归10g　生甘草6g

浙贝母10g　瓜蒌皮15g　桔梗6g　旋覆花10g（包煎）

穿山龙 15g　太子参 20g　灵芝 15g　白果 10g

紫菀 10g　冬花 10g　丹参 15g　诃子 10g

7 剂，水煎服，日一剂，分 2 次温服。

2007 年 6 月 26 日二诊，患者服药后咳嗽咳痰减轻，仍喘憋胸闷。舌红苔白腻，脉细滑。

处方：

上方去丹参、诃子

加天竺黄 15g、南沙参 15g。

14 剂，水煎服，日一剂。

2007 年 7 月 10 日三诊。患者近日咳嗽痰多，白痰质黏，气短，喘息，大便质稀，每日 2～3 行。舌红苔白腻，脉细滑。

处方：

生黄芪 20g　金银花 20g　当归 10g　甘草 6g

浙贝母 10g　瓜蒌皮 15g　桔梗 6g　旋覆花 10g（包煎）

穿山龙 15g　紫菀 10g　冬花 10g　炒白术 10g

白果 10g　太子参 20g　灵芝 15g　红景天 15g

14 剂，水煎服，日一剂。

2007 年 8 月 10 日四诊，患者近日外感，鼻塞流涕，咽痛，已服维 C 银翘片好转，咳嗽，咯吐白色泡沫痰，气短改善，大便调。舌黯红苔白腻，脉细滑。

处方：

上方去瓜蒌皮、红景天

加苏叶、苏子各 10g，茯苓 15g。

14 剂，水煎服，日一剂。

2007 年 8 月 24 日五诊。患者服药后咳嗽减轻，痰量减少，气短、喘息有所好转，食欲增加，大便调。舌红苔白，脉沉细。

处方：

上方去苏子、苏叶

加桑白皮 15g。

60 剂，水煎服，日一剂。

2007 年 10 月 15 日六诊。患者近 3、4 日来痰量增多，白色质稀，易咯出，活动量已增加，可登 2～3 层楼，口苦，眠可，纳可，大便日一行。舌黯红苔白腻，脉沉细。

处方：

生黄芪 20g　　金银花 20g　　当归 10g　　甘草 6g

浙贝母 10g　　桑白皮 15g　　桔梗 6g　　旋覆花 10g（包煎）

穿山龙 15g　　石韦 15g　　紫菀 10g　　冬花 10g

炒白术 20g　　灵芝 15g　　党参 10g　　焦山楂 15g

橘红 10g　　茯苓 15g

14 剂，水煎服，日一剂。

2007 年 10 月 30 日七诊。患者仍咳嗽，痰白量中等，晨起痰多，易咯出，口苦，眠可，纳可，大便调。舌淡红苔白，脉沉细。

处方：

上方去桔梗

加半夏 10g。

14 剂，水煎服，日一剂。

2007 年 11 月 27 日八诊。患者咳嗽、喘息减轻，痰量减少，咽干口苦，腰痛。舌淡苔白，脉沉细。

处方：

生黄芪 20g　　金银花 20g　　当归 10g　　生甘草 6g

浙贝母 10g　　桑白皮 15g　　桔梗 6g　　旋覆花 10g（包煎）

穿山龙 15g　　石韦 15g　　紫菀 10g　　冬花 10g

炒白术 20g　　灵芝 15g　　党参 10g　　焦山楂 15g

南沙参 15g　　麦冬 15g

14 剂，水煎服，日一剂。

2007 年 12 月 11 日九诊。患者近日外感，咳嗽加重，气短，口苦咽干，头痛，恶寒。舌红苔白，脉沉细。

处方：

上方去紫菀、冬花、沙参、麦冬

加苏叶 10g、薄荷 6g、羌活 10g、射干 10g。

14 剂，水煎服，日一剂。

2007 年 12 月 25 日十诊。患者咳嗽减轻，痰量减少，色白，气短喘息减轻，仍口苦咽干。舌红苔白，脉沉细。

处方：

生黄芪 20g　金银花 20g　当归 10g　生甘草 6g

浙贝母 10g　天花粉 15g　穿山龙 15g　石韦 15g

南沙参 15g　百合 15g　黄芩 10g　射干 10g

灵芝 15g　白果 10g　麦冬 15g　阿胶珠 10g

14 剂，水煎服，日一剂。

2008 年 1 月 8 日十一诊。患者咳嗽加重 5 天，痰多白黏，难以咯出，气短喘息，口干，纳差。舌红苔白，脉细滑。

处方：

生黄芪 20g　金银花 20g　当归 10g　生甘草 6g

南沙参 15g　浙贝母 10g　黄芩 10g　天竺黄 10g

金荞麦 15g　紫菀 10g　冬花 10g　桔梗 6g

炙百部 10g　灵芝 15g　海浮石 10g　苏叶 10g

14 剂，水煎服，日一剂。

2008 年 1 月 22 日十二诊。患者咳嗽、喘息减轻，痰量减少，口干咽燥，头晕，纳少，眠差。舌红苔黄，脉细滑。

处方：

上方去炙百部

加穿山龙 15g、生地 15g。

14 剂，水煎服，日一剂。

2008 年 2 月 5 日十三诊。患者服药后咳喘、头晕均减轻，纳食增加，仍有白痰，咽干。舌红苔白，脉沉细。

处方：

生黄芪 20g　金银花 20g　当归 10g　甘草 6g

南沙参 15g　浙贝母 10g　黄芩 10g　天竺黄 10g

金荞麦 15g　紫菀 10g　冬花 10g　桔梗 6g

灵芝 15g　茯苓 15g　穿山龙 15g　玄参 15g

14 剂，水煎服，日一剂。

2008 年 2 月 29 日十四诊。患者咳嗽、喘息均减轻，白痰，头晕时作，纳增眠可。舌红苔腻，脉沉细。

处方：

上方去黄芩、玄参

加橘红 10g、炒白术 15g。

14 剂，水煎服，日一剂。

2008 年 3 月 14 日十五诊。患者咳嗽减轻，痰少，仍气短，走快则喘，咽干。舌红苔白，脉沉细。

处方：

上方去茯苓、白术

加麦冬 15g。

14 剂，水煎服，日一剂。

2008 月 3 月 28 日十六诊。患者咳嗽，白痰，气短，喘息，腰痛。舌红苔白，脉沉细。

处方：

生黄芪 20g　金银花 20g　当归 10g　生甘草 6g

南沙参 15g　浙贝母 10g　天竺黄 10g　广地龙 10g

金荞麦 15g　紫菀 10g　冬花 10g　桔梗 6g

灵芝 15g　红景天 10g　穿山龙 15g　麦冬 15g

28 剂，水煎服，日一剂。

2008 年 4 月 25 日十七诊。患者病情平稳，咳嗽、喘息减轻，痰量减少。舌红苔白，脉沉细。

处方：

生黄芪20g　金银花20g　当归10g　生甘草6g

南沙参15g　浙贝母10g　炙百部10g　金荞麦15g

紫菀10g　冬花10g　桔梗6g　灵芝15g

穿山龙15g　麦冬15g　广地龙10g　红景天10g

28剂，水煎服，日一剂。

2008年5月23日十八诊。患者病情平稳，时有咳嗽，上午较多，痰少，咽干。舌黯苔白，脉沉细。

处方：

生黄芪20g　金银花20g　当归10g　生甘草6g

南沙参15g　浙贝母10g　金荞麦15g　紫菀10g

冬花10g　穿山龙15g　广地龙10g　灵芝15g

茯苓15g　炙杷叶10g　麦冬15g　红景天10g

28剂，水煎服，日一剂。

2008年6月20日十九诊。患者服药后咳嗽、喘息减轻，无痰，活动后气短减轻，运动量明显增加。舌红苔白，脉沉细。

处方：

上方去炙杷叶、麦冬

加仙灵脾10g、熟地15g。

14剂，水煎服，日一剂。

2008年7月4日二十诊。患者病情平稳，偶有咳嗽，时有气短，咽痛口干。舌红苔白，脉沉细。

处方：

生黄芪20g　金银花20g　当归10g　生甘草6g

南沙参15g　浙贝母10g　金荞麦15g　紫菀10g

穿山龙15g　广地龙10g　灵芝15g　茯苓15g

红景天10g　射干10g　制首乌15g　桔梗6g

28剂，水煎服，日一剂。

患者于周教授门诊诊治7年余，目前病情平稳，一直口服汤药治疗。

周平安教授经过多年的临床观察和思考，认为弥漫性肺实质病变中，痰浊、瘀血为痹阻于肺络的基本病理产物。肺为贮痰之器、水之上源，肺的宣发肃降功能失调，湿痰产生于肺又停滞于肺。瘀血与湿痰共同形成痹阻于肺络的毒邪。由于毒邪闭阻，肺络不通，肺失宣降，失于主气，故而出现呼吸困难、气不得吸、气短动则加重、喘憋等症状。《素问·痹论》记载："皮痹不已，内合于肺，则为肺痹……淫气喘息，痹聚在肺"，"肺痹者，烦满喘而呕"。本例辨证属于肺气亏虚，肺失宣降，治疗补益肺气，通络宣肺，化痰止咳。方中生黄芪培补肺气，传统药性认为生黄芪"补五脏诸虚"，在这里还取其"能通调血脉，流行经络……"的作用；生黄芪与金银花相合，药性甘凉，气味平和，并且两者相合可加强通利血脉的作用；穿山龙苦降泄，微寒清热，入肺能清肺化痰，止咳平喘；石韦入肺经，清肺热，止咳喘；浙贝母清热化痰，散结开痹；炙杷叶、紫菀化痰止咳；桔梗恢复肺之宣降的功能。若患者出现腹泻，酌加焦山楂、焦白术以健脾止泻；对于老年患者，尤其强调避风寒邪气，避免外感，因外感多致咳嗽、喘息进行性加重，甚至病情急剧恶化。此患者坚持长期门诊治疗，提高了生活质量，延缓了病情发展。

临 证 备 要

一、病因病机分析

肺间质纤维化主要分为两类：病因明确的归属于原发疾病并发症或称继发性肺间质纤维化，病因不明的称为特发性肺间质纤维化。许多疾病可以导致肺间质纤维化，包括职业性或环境相关性肺病，如矽肺、煤尘肺、石棉肺、硬质合金尘肺、有机尘肺、外源性过敏性肺泡炎、放射线肺炎等；药物所致的肺间质性病，如抗肿瘤药、抗炎药、心血管药等；结缔组织病相关性肺间质病，如类风湿关节炎、系统性红斑狼疮、系统性硬化、干燥综合征、皮肌炎、肺结节病、淀粉样变等。近年来，随着人类生存环境的变化，大气污染、病毒感染、大量使用某些药物等，使肺间质纤维化发病率日益增高。依据其发病特点，病史、症状、体征和舌象脉象，周教授将此病归属为肺痹范畴。

肺痹病名出自《黄帝内经》。《素问·四时刺逆从论》曰："少阴有余，病皮痹瘾疹，不足病肺痹"。《素问·五脏生成》曰："喘而虚，名曰肺痹，寒热，得之醉而使内也。"《素问·玉机真脏论》曰："风寒客于人，使人毫毛毕直，皮肤闭而为热……弗治，病入舍于肺，名曰肺痹，发咳上气"。《素问·痹论》曰："风、寒、湿三气杂至，合而为痹……皮痹不已，复感于邪，内舍于肺……凡痹之客五脏者，肺痹者，烦满喘而呕……淫气喘息，痹聚在肺……其入脏者死。"可见，少阴不足、风寒湿邪入舍于肺，均可引起喘息上气、咳嗽、烦满等肺痹的症状，预后不良。

后世对肺痹的病因病机、证治等做了进一步的论述，如《中藏经》曰"痹者，风寒暑湿之气中于人之脏腑之为也……入于肺，则名气痹。……气痹者，愁忧思喜过多，则气结于上，久而不消则伤肺。"《辨证录》曰："肺痹之成于气虚，尽人而不知也……，肺气受伤而风寒湿之邪遂填塞肺窍而成痹矣"。以上医家指出肺痹的发生与肺气虚之内因密切相关，外感邪气以及情志、饮食成为发病的诱因。外邪乘肺虚而内舍于肺，以肺气失宣，肃降失常，肺络痹而不通为特点。

生理上肺主一身之气，调节全身气机的升降出入。肺主宣发肃降，通调水道，调节津液的输布、运行与排泄。肺朝百脉，推动和调节血液的运行。病理上若肺气虚无力输布津液，气止则水停，津液停聚不流，日久痰浊内生；肺气虚无力推动血行，气滞则血瘀，痰瘀互阻于肺，又致肺气宣肃失职；若外邪反复侵袭，可致痰热内阻；或者病情日久，子病及母，影响脾胃运化功能，痰浊内生上贮于肺，痰浊郁久化热；同时，脾胃亏损，又致气血生化乏源；病久及肾，肾失摄纳，气逆作喘；如果肺之血络受损或闭塞不通，失于运血，则出现口唇爪甲紫绀、胸胁疼痛、胁下痞块、面色晦暗等症状。

周教授认为肺纤维化的基本病机在于以肺气虚损为本，肺气虚无力鼓动血脉则血运迟缓，脉络失于濡养则血流涩滞，病情日久则血液瘀滞与痰浊搏结成为痰瘀，最终导致气虚血瘀、痰瘀痹阻肺络的病理改变。属于虚实夹杂、本虚标实之证。

二、辨证治疗要点

1. 注重痰瘀同治　虽然周平安教授认为肺间质纤维化的主要病机为气虚血瘀络阻，但在临床处方用药时单纯活血药却选用不多。周平安教授认为"痰瘀同源"，因痰来自津，瘀本乎血，津血同源，血中之阴液渗于脉外则为津。无论脉内脉外津液凝聚均为痰，血液停滞皆是瘀。痰阻脉络日久自是血壅，血滞于道必见痰浊，故历来众多医家亦有"痰瘀同源"之说。唐容川在《血证论》中说："须知痰水之壅，由瘀血使然"，"血积既久，亦能化为痰水"。叶天士曾阐述久病入络的本质是痰瘀胶着。痰瘀同治成为历来治疗疑难怪病的有效治法。如王清任之补阳还五汤即有化痰通络之地龙与益气活血之品。

因此，周教授在临床选药时喜用化痰兼具散结或活血化瘀作用的药物，如穿山龙、浙贝母、瓜蒌皮等。穿山龙既可祛痰止咳，同时又具有活血通络的功效；浙贝母，《本草正》言其"大治肺痈肺痿，咳喘，吐血，衄血，最降痰气，善开郁结……解热毒，杀诸虫及疗喉痹，瘰疬，乳痈发背，一切痈疡肿毒……"，具有清热化痰，散结消肿的功用；瓜蒌皮，《本草纲目》载"润肺燥、降火、治咳嗽、涤痰结、利咽喉、止消渴、利大便、消痈肿疮毒";《名医别录》言其:"主胸痹,悦泽人面",瓜蒌不但可清热化痰,尚能活血化瘀,宽胸散结,治疗胸痹,如瓜蒌薤白半夏汤等,且瓜蒌之皮清肺化痰及宽胸散结作用最强,同时,浙贝母和瓜蒌皮均有消痈肿疮毒的作用,为外科之常用药,可见其散结作用之强,因此用于肺间质纤维化之痰瘀胶着尤佳。同时,五脏中肺脾为母子关系,临证中周平安教授多选用四君子汤党参、茯苓、白术、甘草等培土生金,同时合用灵芝、红景天补肺平喘。根据肺主宣发肃降的生理功能,若肺失宣肃,咳嗽明显者,周平安教授多宣肺不忘清肃,常以旋覆花与桔梗配用,一升一降,肺气宣降正常,咳亦自止;如患者痰量较多,或咳因痰致,根据其痰之寒热,临证中或以姜半夏燥湿化痰,或以天竺黄、桑白皮、金荞麦、黄芩等清化热痰,紫菀、桔梗、甘草等寒热之痰均可选用。肺间质纤维化患者长期咳嗽,久咳伤气,故以五味子、白果等收敛肺气;周教授认为肺间质纤维化平稳期干咳或咳嗽少痰当属于中医"燥咳"范畴,故多以炙百部、桑叶等清肺润燥止咳;百合、太子参、南沙参、麦冬、石斛、生地等养阴生津;针对咽痒、咽干等局部症状明显者常对症选用射干、蝉衣等。

2. 治病求本,注重原发病的治疗　周平安教授在临床中还非常注重原发病的治疗,针对不同的原发病,治法与选药亦有差别。对于原因不明的特发性肺间质纤维化,在益气活血通络治本的基础上,注重止咳化痰平喘等对症治疗,提高患者生存质量。

对于可导致继发性肺间质纤维化的硬皮病、皮肌炎、类风湿关节炎、干燥综合征等结缔组织疾病,周教授认为其多责之阳气虚弱或肝肾不足,风寒湿等邪气痹阻,病邪在表不解,入舍于肺而成肺间质纤维化,故在治疗上多选用温阳补肾、祛风除湿、活血通络等法而获效。主要用药为桑寄生、杜仲、川断、牛膝、淫羊藿等补益肝肾、养筋壮骨以防止关节骨蚀筋萎；羌活、威灵仙、青风藤、忍冬藤、桑枝、粉防己等祛风除湿、镇痛消肿；桂枝、细辛等温经散寒，对于阵发性四肢肢端对称的间歇发白、紫绀和潮红，伴以疼痛和感觉异常的雷诺氏征有明显效果；配伍川芎、赤芍、鸡血藤活血通络止痛以改善关节晨僵。

对于硬皮病继发肺纤维化，周教授在多年临床实践基础上，结合现代中药药理研究成果，以当归四逆汤、当归补血汤为主加减化裁，组成经验方：生黄芪、桂枝、细辛、当归、赤芍、白芍、羌活、独活、威灵仙、皂角刺、苍术、白术、鸡血藤、红藤、积雪草、毛冬青、白芥子、炙甘草。全方共奏益气养血温阳、活血化瘀通脉、化痰软坚散结、祛风散寒除湿之功效。夏暑炎热之时及郁久化热者去辛温之细辛、桂枝；久病阴虚口干者加百合、石斛、南沙参；热象明显者加生地黄、知母；气虚甚者加人参粉或生晒参；阳虚明显者加淫羊藿、巴戟天；肿胀明显者加防己、秦艽、茯苓；皮肤筋骨挛急，屈伸不利者加葛根、伸筋草。

对于类风湿关节炎继发肺间质纤维化，治疗时强调补气养血，活血通络，解毒化瘀，最常用的药物配伍是黄芪、金银花、当归、甘草。方中重用黄芪，黄芪具有大补肺脾之气及补气生血之效，《本草备要》赞其"生用固表，无汗能发，有汗能止，温分肉，肥腠理，泻阴火，解肌热"，黄芪、当归相配有当归补血汤之意，令阳生阴长，气足血旺；金银花性寒、味甘，具有清热解毒、散痈消肿作用，黄芪配金银花有益气解毒、通络开痹之功；三药合用，药性平和，不凉不燥，少佐甘草则使药力威而不猛，疗效柔和持久。若以关节疼痛为主要表现，则可将金银花改为忍冬藤，通络开痹，使通利关节作用更强；若以关节肿痛、变形症状为主时，则用鸡血藤、威灵仙、穿山龙、地龙、苍术、白术、防己、羌活、独活等活血通络止痛药；寒痛时加入桂枝、细辛、白芥子甚或炮附子以辛散温通；瘀血阻滞明显加用红藤、三七、牡丹皮、赤芍以活血通络止痛；热痛明显时加用青风藤、桑枝、络石藤以清热通络止痛；若以气短、疲乏为主，辨为肺脾气虚者，加党参、太子参、茯苓、白术、灵芝、红景天等补肺健脾；若痰多色黄辨为肺热实证，则加用鱼腥草、金荞麦、紫菀、款冬花、野菊花、天竺黄等清热化痰，宣肺止咳；若咳嗽频繁，加用旋覆花、桔梗调理气机；炙麻黄、白果宣肺降气止咳；炙枇杷叶、炙百部肃肺止咳。

3. 详参中药药理，辨病辨证结合 周平安教授在辨证选药的同时，常将中药的四气五味、药性功用与现代药理研究结果相结合，选用具有明确的逆转肺间质纤维化或具有调节免疫功能的药物，两者互参互用，为临床选药精确提供双重保障。

实验研究表明，黄芪多糖对小鼠多种缺氧模型均具有显著的耐受能力，可明显减少全身性耗氧以及增加组织耐缺氧能力，同时有明显的抗炎、抗脂质过氧化及清除自由基作用，黄芪具有类似激素样作用；当归经动物实验证明，有抗纤维化作用；灵芝、红景天均有抗氧化的作用；穿山龙、广地龙具有解痉平喘、扩张气管的作用，同时穿山龙中的薯蓣皂苷元又是合成甾体激素的主要原料之一；浙贝母碱在低浓度时对支气管平滑肌有明显扩张作用；防己中的汉防己甲素能降低肺组织的羟脯氨酸含量，因而减轻肺间质纤维化的病变程度，木防己碱亦有镇痛、抗炎及解热作用，汉防己各种生物碱均能松弛横纹肌，对皮肌炎及硬皮病等继发的肺间质纤维化有较好疗效；苍术丙酮提取物具有抗缺氧作用，明显延长缺氧小鼠的存活时间，并降低小鼠相对死亡率。

4. 遣方用药扶正祛邪兼顾，气血同调 肺间质纤维化大部分患者为慢性病程，缓解期症状表现以气虚血瘀、痰瘀阻络为特点，急性发作期以痰热瘀阻、肺失宣降为特点。治疗的组方原则为益气活血，化痰通络。基本方剂组成为：生黄芪、金银花、当归、生甘草、穿山龙、石韦、瓜蒌皮。周教授临床常在基本方药的基础上加减药物，若合并感染伴者合用麻杏石甘汤，酌加蒲公英、野菊花等清热解毒；合并发热者加柴胡、黄芩、生地、豆豉以透热外出；痰黄量多者加天竺黄、黄芩、金荞麦，甚者用合欢皮 60g 以祛痰消痈；若咳嗽痰多，加用紫菀、款冬花、炙百部、枇杷叶、桔梗、浙贝母、瓜蒌等化痰止咳；肺脾气虚者加党参、黄精、灵芝、白术以益气健脾；气阴两虚者加入太子参、南沙参以益气养阴；阳虚甚者加仙灵脾、巴戟天温阳补肾；气喘甚者常合张锡纯升陷汤以升举阳气；大多数肺间质纤维化患者西医最常用的药物是激素，激素长期使用有一定副作用，运用中药可以帮助患者逐步撤减激素，常用药物为甘草，人参。

第二章 消化系统疾病

第一节 胃食管反流病

胃食管反流病（gastro-esophageal reflux disease，GERD）指胃十二指肠内容物反流至食管引起的不适症状和（或）组织学改变，包括反流性食管炎（reflux esophagitis，RE）、非糜烂性反流病（reflux disease，NERD）和 Barrett 食管。多种病理生理改变造成胃十二指肠内容物反流至食管，如下食管括约肌压力降低、一过性食管下括约肌松弛增多、食胃管交界处结构改变、食管清除能力降低、食管黏膜防御作用减弱、食管感觉异常、胃排空延迟及婴儿、妊娠、肥胖等。

胃食管反流病的临床表现：70%的患者典型症状为烧心、反流，不典型症状有咽喉炎、哮喘、咳嗽、胸痛等。反流为胃或食管内容物不费力的返流到口咽部，无恶心、干呕和腹肌收缩先兆。如反流物为不消化食物即称为反食，如为酸味液体则为反酸，少数情况下可有苦味的胆汁或肠液。反流物刺激食管引起烧心、吞咽困难、胸痛。烧心是指胸骨后烧灼感，多由胸骨下段或上腹部向上延伸，甚至达咽喉部，为胃食管反流病的特征性表现，常在餐后 60 分钟出现，屈曲、弯腰、平卧发生较多，咳嗽、妊娠、用力排便、腹水可诱发或加重症状。吞咽困难多为间歇性发生，可出现在吞咽固体和液体食物后。反流物刺激食管可引起食管痉挛，造成胸骨后疼痛，酷似心绞痛。此外，还可造成食管以外的刺激症状，包括无季节性发作性夜间哮喘、咳嗽、睡醒后声嘶、中耳炎等。应注意与反流有关的哮喘患者近 50％ 无烧心症状。可有反复发作的吸入性肺炎，严重者出现肺间质纤维化。本病的并发症包括：食管狭窄、癌变、出血。实验室和辅助检查包括：内镜检查、动态食管反流监测、食管测压、食管吞钡检查等。①根据症状临床诊断胃食管反流病后，有报警症状、老年人、筛查 Barrett 食管高风险者、非心源性胸痛或质子泵抑制剂疗效差者推荐内镜检查，是诊断反流性食管炎和 Barrett 食管的一线方法，除发现黏膜破损（糜烂、溃疡）外，重要的是可以排除其他器质性疾病。内镜检查发现食管下段黏膜破损可诊断为食管炎，病变典型或排除其他病因所致后可确诊为反流性食管炎。非糜烂性反流病患者食管无黏膜破损，放大内镜可观察到的局部有微小病变。内镜下发现橘红色黏膜上移超过胃食管交接线，活检确认有肠化生者即可诊断 Barrett 食管，可表现为岛状、舌状、环状分布，内镜下染色有利于诊断。②动态食管反流监测用于：质子泵抑制剂治疗效差者的评估，对胃食管反流病的诊断存有疑问者。食管反流监测是惟一能评估反流与症状之间关系的检查。③食管测压推荐用于术前评估，但在胃食管反流病诊断中无作用。诊断胃食管反流病一般不使用食管吞钡检查，其敏感性和特异性均很低，但在吞咽困难的鉴别诊断中有重要作用，如诊断弥漫性食管痉挛、贲门失弛缓、食管环等。

诊断：根据典型的烧心、反流症状可初步诊断为胃食管反流病，并行经验性质子泵抑制剂治疗。基于症状初步诊断为胃食管反流病后即行经验性质子泵抑制剂治疗的策略，相当于质子泵抑制剂试验，兼有诊断和治疗作用。质子泵抑制剂治疗无效或有报警症状、老年人、筛查 Barrett 食管高风险者、非心源性胸痛者，推荐内镜检查。内镜检查食管黏膜有破损者可诊断反流性食管炎，非糜烂性反流病内镜检查食管无黏膜破损。内镜下发现橘红色黏膜上移超过胃食管交接线，活检确认有肠化生者即可诊断 Barrett 食管。

根据胃食管反流病的主症特点，可归属于中医的"嘈杂"、"吞酸"、"吐酸"、"胃痛"、"痞满"、"噎嗝"等范畴。

病案 1

王某某，男，54 岁。

2012 年 9 月 11 日初诊。反酸、烧心五年余，胃镜示反流性食管炎。胸中烦热，食后嗳气，胃脘堵闷，恶心欲吐。舌红，苔黄腻，脉弦细。

处方：

生黄芪 15g　蒲公英 20g　连翘 10g　枳壳 10g

姜半夏 15g　姜竹茹 10g　旋覆花 10g（包煎）　代赭石 30g（先煎）

炒栀子 10g　淡豆豉 15g　生麦芽 15g　砂仁 6g

炒莱菔子 10g　厚朴 10g

7 剂，水煎服，日一剂。

2012 年 9 月 18 日二诊。患者服药后反酸、胃堵、胸中烦热有所减轻，饱食后诸症加重，情绪不畅。舌红，苔黄腻，脉弦细。

处方：

生黄芪 15g　蒲公英 20g　连翘 10g　枳壳 10g

姜半夏 15g　姜竹茹 10g　旋覆花 10g（包煎）　代赭石 30g（包煎）

炒栀子 10g　淡豆豉 15g　生麦芽 15g　砂仁 6g

炒莱菔子 10g　厚朴 10g　焦槟榔 30g　合欢花 30g

14 剂，水煎服，日一剂。

饮食入口，经过食管，容纳于胃。食管是饮食入于胃腑之关口，受胃主宰。若胃之受纳功能异常，胃失和降，胃气上逆，携胃酸、食糜上冲食管，则出现反酸、烧心、恶心欲吐。反流性食管炎胃镜下见黏膜破损、充血、水肿，可认为是食管黏膜局部的内生疮疡，为胃热壅盛，灼伤局部组织。胃气不降，气结在胸脘，故胃脘堵闷；胸中气滞，郁久化热，热郁胸膈，故胸中烦热；观患者舌红，苔黄腻，可知胃中有湿热酝酿，随胃气上呈舌面。治以和胃降逆，清热化湿解毒。生黄芪补益脾胃之气，蒲公英善清胃热而不伤胃气，善消痈散结，连翘清热解毒、消肿散结，为治内外痈疡之要药，三者相配，祛邪不伤正。旋覆花降气消痰、代赭石重镇降逆，使胃气下降，减少反流。枳壳、厚朴、砂仁理气宽中，行滞除胀，姜半夏、姜竹茹和胃止呕，炒栀子、淡豆豉为伤寒栀子豉汤，原治发汗后热邪内陷胸膈，"虚烦不得眠"，本患者因胃失和降，气机失畅，热郁胸膈，胸中烦热，用栀子豉汤清宣郁热。加生麦芽、炒莱菔子消食助运。二诊诸症稍减，仍呃逆嗳气，患者饱食后症状加重，加焦槟榔辛苦降泄，入胃肠行气除胀，焦者长于消食导滞。情绪不畅加合欢花解郁安神。

病案2

薛某某，女，48岁。

2012年5月8日来诊。患者有胃食管反流病、慢性胃炎病史多年，胃镜检查示反流性食管炎、慢性浅表性胃炎伴糜烂。现反酸，食物反流，胃脘堵闷，食后加重，腹胀，长期便溏。舌红，苔白，脉沉细。

处方：半夏泻心汤加减

党参15g　炒白术15g　陈皮10g　黄连6g

黄芩10g　干姜6g　法半夏10g　枳壳10g

郁金10g　炒莱菔子10g　旋覆花10g（包煎）　代赭石30g（先煎）

姜竹茹 10g 煅瓦楞子 30g 焦槟榔 10g 砂仁 6g（后下）

14 剂，水煎服，日一剂。

2012 年 5 月 29 日二诊。患者服药后反流、胃堵、腹泻好转，仍有腹胀，追诉平素右胁疼痛，情绪不畅，舌边痛。舌红，苔白，脉弦细。

处方：

党参 15g 炒白术 15g 青皮 10g 黄连 6g

黄芩 10g 法半夏 10g 枳壳 10g 旋覆花 10g（包煎）

代赭石 30g（先煎） 姜竹茹 10g 柴胡 10g 赤芍 15g

香附 10g 郁金 10g 蒲公英 20g 焦槟榔 10g

炒莱菔子 10g 生甘草 5g

14 剂，水煎服，日一剂。

《素问·至真要大论》曰："诸呕吞酸，暴注下迫，皆属于热"。本病初起多实证、热证，情志失和、饮食失调等多种原因都可导致胃热壅盛，胃气上逆，携胃酸、食糜上泛。患者未及时治疗，反复发作，胃病及脾，出现脾胃虚寒，故长期便溏。内镜检查示黏膜充血、水肿、糜烂，与外疡表现相似，为局部仍有湿热蕴结、灼伤胃腑、食管之象，故此为寒热错杂之证。寒热互结，中焦虚弱，升降失常，上下不通，故见痞闷。脾胃气虚，纳化失职，故食后诸症加重。治以健脾和胃，降逆消痞。半夏泻心汤寒热平调，辛开苦降。其中半夏、干姜性辛温，除痞满、温中寒，开郁结；黄连、黄芩苦寒，清胃热、燥脾湿、降逆气；党参健脾益气补中虚，加陈皮、白术加强健脾理气之功。旋覆花下气消痰、代赭石重坠降逆气。枳壳、郁金、姜竹茹理气降逆，砂仁理气温中止泻，焦槟榔、炒莱菔子下气消食助运，煅瓦楞子制酸止痛。二诊患者反流、痞闷好转，诉平素情绪不畅，右胁疼痛，由此可以推断，该患者是因情志失和，肝气郁滞，郁久化热，横逆犯胃，肝胃热盛所致本病。肝郁气滞，血行不畅，不通则痛。故加柴胡疏肝理气，赤芍清肝泻火，活血止痛，香附疏肝理气止痛，易陈皮为青皮加强疏肝破气之效。经半月治疗，虚寒之象好转，可去温中之干姜、砂仁，针对食管、胃局部蕴结的湿热毒邪，加用苦寒的蒲公英清热解毒，散结消痈。

病案 3

马某某，男，80 岁。

2013 年 12 月 2 日来诊。患者反酸烧心 3 年余，饭后半小时后加重，时有胃痛嗳气腹胀。平素纳食不馨，口干舌燥，大便秘结。舌淡，苔白，脉沉细无力。

处方：

生黄芪 20g　蒲公英 20g　黄连 6g　枳壳 10g

浙贝母 10g　生白术 30g　炒莱菔子 15g　生麦芽 15g

木香 10g　煅瓦楞子 20g　生甘草 5g

14 剂，水煎服，日一剂。

患者年老，脾胃之气素虚，饮食入于胃，脾虚不能健运，胃虚受纳、腐熟失职，水谷不消则胀满而气逆。水谷常存于胃中，水反为湿，谷反为滞，痰浊内生，胃为阳土，其气易亢，痰浊郁久则化热，《素问·至真要大论》曰："诸呕吞酸，暴注下迫，皆属于热"，患者反酸烧心，饭后加重，为中焦湿热，胃失和降，胃气上逆之象。胃火上炎，蒸腾津液，耗伤胃阴，故口干舌燥。胃气不降，大肠传导不利，脾胃气虚，肠腑运动无力，故便秘。舌淡、苔白，脉沉细亦为气虚之象。辨为中焦湿热，胃气上逆，脾胃气虚之证，治以清热化湿，降逆和胃，消食导滞。患者脾胃气虚，不任攻伐，必须以补中益气为基础。方中黄芪补中益气，用生者其气平和，补而不滞；蒲公英苦寒，清热解毒，消痈散结，为治内外痈疡之要药，善清胃火而不伤胃气，《本草新编》赞之曰："至贱而有大功，惜世人不知用之……蒲公英亦泻胃火之药，但其气甚平，既能泻火，又不损土，可以长服久服而无碍。凡系阳明之火起者，俱可大剂服之，火退而胃气自生。"二者相配，寒热并用，祛邪不伤正，补正不生热；黄连苦寒入胃经，直折上炎之火势。煅瓦楞子、浙贝母为对症用药，现代药理研究证实，黄连、煅瓦楞子、浙贝母有中和胃酸、抑制胃酸分泌之作用。枳壳、木香理气降逆；生白术益气健脾助运，质油性润肠通便；莱菔子、麦芽健脾消食和胃。生甘草清热解毒，补中益气，调和诸药。

病案 4

刘某某，女，47 岁。

2011 年 9 月 9 日来诊。患者素有胃食管反流病史 2 年。现咳嗽月余，外感后引起，咳嗽夜间、饭后加重，痰多难咯，多嗳气，平素反酸、烧心，情志不畅时加重。舌黯红，苔黄腻，脉沉细。

处方：左金丸合旋覆代赭汤加减

黄连 6g　　吴茱萸 5g　　党参 10g　　法半夏 10g

枳壳 10g　　旋覆花 10g（包煎）　竹茹 10g　　厚朴 10g

茯苓 15g　　紫苏子 10g　　枇杷叶 10g　　炙百部 10g

紫菀 10g　　款冬花 10g　　莱菔子 10g　　生甘草 6g

7 剂，水煎服，日一剂。

患者素有胃食管反流病，情志不畅时加重，《寿世保元·吞酸》曰："夫酸者肝木之味也，由火盛制金，不能平木，则肝木自甚，故为酸也"，可知此病与肝气有关。肝郁气滞，郁久化热，气火犯胃，胃气上逆，则反酸烧心。外感后，外邪虽解，肺气未降。肺主肃降，胃主通降，肝主疏泄，三者相互影响，调节一身气机。肝气不畅，胃气不降，则肺气难以肃降；肺气上逆，胃气亦难以下降。气机逆乱，痰湿凝聚，痰随气升，故咳嗽痰多。尤怡说："伤寒发汗，或吐或下，邪气则解。而心下痞硬，噫气不除者，胃气弱而未和，痰气动而上逆"，故多嗳气。辨证为肝胃郁热，痰气上逆。治以降逆化痰，清肝和胃，兼以止咳化痰。左金丸清泄肝胃郁热，为辛开苦降之法。黄连性寒，主入胃经，善清胃热，味苦降泄燥湿，胃火降则气自平，佐以辛热之吴茱萸，辛散性热，可入肝经、胃经，既能下气降逆，开胃腑壅滞，又能疏肝经之郁滞，还能制黄连苦寒太过折伤胃阳。旋覆代赭汤中旋覆花功善降逆下气消痰，法半夏降气和胃化痰，党参健脾养胃，脾运则痰消。不用赭石，是因为其性重坠，善镇冲逆，但亦易伤胃气，观患者诸证，尚不需用此重剂。加厚朴、紫苏子、莱菔子降气化痰，竹茹清热化痰，茯苓渗湿健脾，脾运湿去，痰无由生；加枇杷叶、炙百部、紫菀、款冬花润肺化痰止咳。

病案 5

王某某，女，44 岁。

2013 年 9 月 16 日来诊。患者咳嗽间断发作 10 年余，近 3 个月复发，曾在外院行气道激发试验，结果为阴性。现咳嗽阵作，胸闷憋气，痰多色白易咯，汗出畏风，时有反流，反流物为食物，吞咽不畅，呃逆嗳气。平素急躁易怒，神疲乏力。舌红，苔白，脉沉弦细。有反流性食管炎病史，曾在外院行胃镜检查示：食管下段橘红色黏膜呈多形指状突入胃食管交界线约 0.5cm；组织病理检查：①Barrett 食管；②慢性胃炎。

处方：芪英三两三加味

生黄芪 20g　蒲公英 20g　当归 10g　姜半夏 10g

枳壳 10g　莱菔子 10g　紫菀 10g　款冬花 10g

柴胡 10g　黄芩 10g　赤芍 15g　防风 10g

旋覆花 10g（包煎）　姜竹茹 10g　生甘草 5g　生姜 15g

14 剂，水煎服，日一剂。

患者平素情志不畅，肝郁气滞，肝气横逆犯胃，胃失和降，故见呃逆嗳气、反流食物；气滞则血行不畅、津液凝聚，痰、气、瘀交结阻于食管、胃脘，故见吞咽不畅。郁久化热成毒，灼伤食管、胃脘局部组织，耗伤阴津，故它们在胃镜及病理切片中表现出充血、水肿、糜烂、萎缩等与外生痈疡后期表面相似的变化。患者咳嗽阵作、白痰多、汗出畏风为肺气上逆、痰湿阻肺、肺卫气虚之象。肺主肃降，胃主通降，二者相互影响，且胃酸反流，上冲咽喉，亦可加重咳嗽，反复发作。故辨证肝胃不和、肺胃不降、痰气瘀阻、肺卫气虚的复杂证候，治以疏肝和胃，化痰降逆，托毒愈疡。方中黄芪补益肺脾之气，用生者其气平和，补而不滞，蒲公英苦寒清热解毒，消痈散结，为治内外痈疡之要药，二者相配，可兼制黄芪之温和、蒲公英之寒，扶正愈疡。当归既可活血化瘀，又可养血润燥，黄芪配当归，气血充盛，使疮口早日愈合。柴胡、黄芩疏肝清肝，赤芍清泻肝火、活血化瘀，半夏、枳壳、莱菔子、旋覆花、姜竹茹、生姜理气降逆化痰，紫菀、款冬花润肺止咳化痰。全方肝肺胃同治、气痰血同调。

临 证 备 要

一、病因病机分析

吐酸是指胃中酸水上泛，也叫泛酸、反酸。酸水由胃上泛，随即咽下或至食管咽喉未吐出者，叫作吞酸。食管为饮食之通路，《难经集注》称其为"胃之系"，张景岳在《景岳全书·吞酸》中说："腹满少食，吐涎呕恶，吞酸嗳气…病在脾胃"。故本病病位在食管，属胃所主，与肝脾密切相关，情志失和、饮食失调等病因可导致本病发生。

本病多热证、实证，《素问玄机原病式》曰："酸者木之味。由火盛制金。不能平木。肝火自甚。故为酸也。"或因忧思恼怒，情志不畅，肝胃不和，胃失和降，故胃酸上泛；肝气郁而化热，肝胃郁热，熏蒸脾湿而成泛酸，如《症因脉治·外感吐酸水·内伤吐酸水》曰："呕吐酸水之因，恼怒忧郁，伤肝胆之气，木能生火，乘胃克脾，则饮食不能消化，停积于胃，遂成酸水浸淫之患矣"；或因饮食不节、饥饱无度、饮酒过量、恣食肥甘炙焙之品，中焦湿热壅盛，饮食不得运化，胃气上逆，如《寿世保元·吞酸》曰："湿热在胃口上，饮食入胃，被湿热郁遏，食不得化，故作吞酸。如谷肉覆盖在器，湿则易于为酸也"；或素有中焦湿热，因摄生不当，感受外邪，或食生冷，脾胃气滞，胃失和降，气逆于上，可致吐酸，如《医学入门》曰："素有湿热。因外感风寒。或食生冷。则内热愈郁。酸味刺心。欲吐不吐。胸中无奈"。无论何种原因，均可形成胃气上逆，升降失司的共同病机，导致反酸烧心、呃逆嗳气、胃脘痛或痞胀，恶心呕吐。

本病亦有寒证、虚证，临床亦须仔细辨认。《诸病源候论》曰："冷痰者，言胃气虚弱，不能宣行水谷，故使痰水结聚，停于胸膈之间，时令人吞酸气逆，四肢变青，不能食饮也。"又云："噫醋者……脾胃有素冷，故不能消谷，谷不消则胀满而气逆，所以好噫而吞酸"。这些文献指出脾胃虚弱，运化无力，饮食不消，致使痰浊内生，胃失和降，气逆于上而发本病。痰浊郁久则化热，可形成寒热错杂、虚实并见之证。

如未及时治疗，反复发作，或胃病及脾，脾胃气虚；或气机郁滞日久，痰阻血瘀；或郁热伤阴，阴亏血瘀；或阴损及阳，脾胃阳气衰弱，后期多形成本虚标实之证，甚至会出现反胃、噎膈等不良结局。如明·吴昆《医方考》曰："吞酸，小疾也，然可暂而不可久。或以疾小而忽之，此不知其翻胃之渐也。"清·刘默《证治百问》亦云："吐酸日久，渐成翻胃。"

二、辨证治疗要点

对于本病的辨证，周平安教授强调应以中医辨证为主，但同时应结合现代医学对本病的研究，参考各种辅助检查结果，衷中参西。胃镜下对病灶的直视实为中医望诊之延伸，是疾病的客观表现。周教授主张要参考内镜下病理改变辨证，从而指导治疗。内镜下食管黏膜无破损者（非糜烂性反流病）多为疾病的初期，病多轻浅，临床多为肝胃不和，尚未化热，表现为时有反酸、烧心或胸骨后灼热，多于饭后或夜间发生，伴有胸脘痞满，两胁胀痛，走窜不定，嗳气不舒，每遇情志刺激诸症加重，舌淡红、苔薄白，脉多弦。内镜下食管黏膜破损者（反流性食管炎），可认为属于急性期。急性期多为肝胃郁热，胃气上逆，临床症状相对较重，表现为反酸、烧心、胸骨后灼热而痛、反胃、呕吐酸水痰涎、口苦咽干、胸闷脘痞、两胁胀痛、嗳气时作、心烦易怒、大便干或黏滞不爽，舌质红、苔黄或黄腻，脉多弦数或弦滑。内镜下橘红色黏膜上移超过胃食管交接线，活检确认有肠化生者（Barrett 食管），属本病后期或并发症期，多属气机郁滞日久，痰阻血瘀；或郁热伤阴，阴亏血瘀，症见吞咽胸痛或吞咽不利，口干咽燥，饥不欲食，反酸，烧心，干呕，舌黯红或有瘀斑，或舌红少苔。

　　周平安教授对本病的治疗多从理气降逆立法。"六腑传化物而不藏"，以通为用，以降为顺。叶天士说："脾益升则健，胃益降则和。"降则和，不降则滞，反升则逆；降则生化有源，出入有序。一旦胃失和降，气机壅滞，水反为湿，谷反为滞，故理气降逆为常法。肝胃不和未化热者，治宜疏肝和胃，理气通降。久郁化热，胃气上逆者，治宜清肝泄热，降逆和胃，清热解毒。中焦湿热，胃气上逆者，治以清热化湿，理气降逆和胃。后期脾胃气虚者，酌加益气健脾之品；气郁痰阻血瘀者，宜化痰、开郁、活血；偏于阴亏血瘀者，宜养阴、益胃、活血；脾胃阳虚者，宜温中健脾。另外，也应重视肝在本病发病中的作用。由于本病多因肝郁气滞，肝郁化火导致肝胃不和，胃气上逆，胃酸上泛而发病，故治疗中亦应根据情况酌加疏肝、泄肝的药味，肝气条畅则助疏泄降逆气，达到治肝安胃之效。

周教授又常根据胃镜下黏膜的改变有针对性地用药。若镜下食管和胃黏膜充血、水肿明显，患者舌红苔黄腻，加蒲公英、连翘清热解毒；黏膜糜烂或溃疡加生黄芪、当归益气托毒、养血祛瘀生新；黏膜苍白变薄，加南沙参、百合、太子参等益气养阴；若黏膜颗粒状粗糙不平，加浙贝母、莪术、白花蛇舌草等解毒散结，既病防变。

另外，根据现代医学研究，胃食管反流病可导致多种食管外症状，常见有呛咳、哮喘、呼吸不畅等肺系症状，常发生在平卧时，这是因为咽喉、气管对酸敏感，反流物吸入引起喉头和支气管痉挛。这些研究与中医肺胃相关的理论不谋而合。肺主肃降，胃主通降，胃气上逆，肺气亦难肃降，二者相互影响，恶性循环，为这类患者的主要病机特点。故反复发作、常规治疗无效或者效果较差的慢性咳嗽、声音嘶哑或睡醒后声音嘶哑、无季节性的发作性夜间哮喘样发作及咳嗽、进食不当诱发的呼吸困难及哮喘样发作等，要考虑存在本病的可能性。治疗上，周平安教授主张肺胃肝同治，疏肝和胃，清肺化痰，理气制酸，常可收到良效。

对于胃食管反流病的患者，除药物治疗外，还要嘱咐患者改变生活方式，全面调养，多途径预防反流的发生。一是降低胃内、腹内压力。肥胖患者宜减轻体重，不能暴饮暴食；不宜穿着太紧的内衣，避免大便时过度用力、经常弯腰及重体力劳动；抬高床头以减少夜间反流，在睡眠时可将头侧的床脚处抬高 15~20cm。二是减少胃酸分泌。禁食咖啡、浓茶及辛辣刺激等食物；可采取少量多餐的方法，进食易消化的食物；戒烟。

第二节　消化性溃疡

消化性溃疡（peptic ulcer）泛指胃肠道黏膜在某种情况下被胃酸、胃蛋白酶消化而造成的溃疡，可发生于食管、胃或十二指肠，也可发生于胃-空肠吻合口附近或含有胃黏膜的Meckel憩室内，绝大多数的溃疡发生于十二指肠和胃，故又称胃、十二指肠溃疡。幽门螺旋杆菌（helicobacter pylori，Hp）感染和非甾体抗炎药（non-steroid anti-inflammatory drugs，NSAIDs）摄入，特别是前者，是消化性溃疡最主要的病因。

消化性溃疡的临床表现：本病临床表现不一，上腹部疼痛是溃疡病最常见的症状之一，常见有节律性、周期性和长期性的特点，疼痛的性质常为隐痛、灼痛、胀痛、饥饿痛或剧痛，以阵发性中等度钝痛为主，亦有持续性隐痛者。胃溃疡的疼痛部位在剑突下或偏左，十二指肠溃疡则偏右，后壁穿透性溃疡疼痛可放射至背部7～12胸椎区。胃溃疡疼痛发生于餐后1/2～2小时，再经1～2小时后逐渐缓解，直至下餐进食后再复现上述节律，其规律为进食-舒适-疼痛-舒适；十二指肠溃疡疼痛常于饭后2～4小时发作，持续至下次进食或服用抗酸剂后才缓解，其规律为进食-舒适-疼痛，常在夜间痛醒。溃疡一年四季均可复发，但以秋末至春初较冷的季节更为常见，其上腹疼痛发作可在持续数天、数周或数月后，继以较长时间的缓解，以后又复发。一些患者经过长年累月的发作之后，病情可渐趋严重，表现为发作更频繁，持续时间更长，缓解期缩短。但亦有少数患者经过几年或十几年周期性发作后，复发次数减少，甚至完全停止。消化性溃疡除上腹疼痛外，尚可有反酸、嗳气、烧心、上腹饱胀、恶心、呕吐、食欲减退等消化不良症状，但这些症状均缺乏特异性。部分症状可能与伴随的慢性胃炎有关。此外，消化性溃疡还有上消化道出血、穿孔、胃出口梗阻等并发症发生。

实验室检查：①幽门螺杆菌检测：可分为侵入性和非侵入性两大类，其中快速尿素酶试验是侵入性试验中诊断 Hp 感染的首选方法，组织学检查可直接观察 Hp；非侵入性试验中 ^{13}C 或 ^{14}C 尿素呼气试验检测诊断 Hp 感染的敏感性和特异性高，可作为根除治疗后复查的首选方法。②X 线钡餐检查：溃疡的 X 线征象分直接和间接两种。龛影是直接征象，溃疡对侧有痉挛性切迹以及局部变形等是溃疡的间接征象。③胃镜检查：镜下溃疡多呈圆形或椭圆形，底部平整，覆有白色或灰白苔，边缘齐整，无结节状隆起，周围黏膜肿胀发红，有时可见皱壁向溃疡集中。④胃液分析：一般胃液分析方法所得的结果，其胃酸幅度与正常人有重叠，故对诊断帮助不大。在其他检查不能做出诊断时，用增大组胺或五肽胃泌素试验发现最大游离酸分泌量超出 4mmol/h，可提示十二指肠溃疡。⑤粪隐血检查：经三天素食后，如粪便隐血阳性，提示溃疡有活动性。

诊断：根据本病慢性反复发作的病程及具有节律性的上腹部疼痛，一般可以做出初步诊断，X 线钡餐检查，尤其纤维胃镜检查有确诊价值。

消化性溃疡可归属于中医学的胃脘痛范畴。

病案 1

苏某某，女，73 岁。

2014 年 3 月 3 日来诊。患者主因"胃脘胀痛，反酸"前来就诊。患者胃、十二指肠溃疡病史 8 年，未经系统治疗，现胃脘部胀痛，反酸，嗳气，口干口苦，腹胀，纳呆，时发口腔溃疡，大便不畅，约 4～5 天一行。舌黯红，苔白，脉滑。

处方：

生黄芪 30g　蒲公英 30g　黄连 6g　莪术 10g

枳壳 15g　生白术 50g　浙贝母 10g　瓜蒌 30g

生地 30g　竹叶 10g　生甘草 10g　赤小豆 30g

焦槟榔 15g　木香 10g　马齿苋 30g　当归 10g

莱菔子 10g　生麦芽 15g

14 剂，水煎服，日一剂。

本患病属消化性溃疡之胃痛，患者久病伤及脾胃，脾胃虚弱，脾虚蕴湿，湿久蕴热，以致热毒壅结，损伤胃体而发溃疡。脾胃虚弱，气机不畅，不通则痛，故见胃脘部胀痛；水湿蕴久化热，则见口干口苦；热毒上熏口腔，则见口腔溃疡。本病辨证为脾胃虚弱，热毒蕴结，治以益气健脾，清热解毒，托毒愈疡。方中黄芪大补中气、生肌敛疮，促进溃疡愈合；莪术、枳壳、木香、槟榔破气消积，利膈宽中，消胃脘胀满；马齿苋、蒲公英、甘草清热解毒，健胃敛疮，生津润肠；浙贝母、瓜蒌散结消痈；生地、竹叶、赤小豆凉血清热解毒治其口腔溃疡；莱菔子、麦芽消食导滞。

病案 2

夏某某，男，43 岁。

2012 年 12 月 31 日来诊。患者于 2012 年 9 月 28 日行胃镜检查示：胃十二指肠复合溃疡，反流性食管炎。[13]C 呼气试验报告：30 分钟的 DOB 值为 40.9，强阳性。现口苦微咸，口有异味，纳可，食冷物则大便溏薄。舌红，苔心花剥，脉弦细。

处方：

生黄芪 20g　蒲公英 20g　当归 20g　生甘草 10g

莪术 10g　黄连 6g　肉桂 6g　枳壳 10g

赤芍 15g　马齿苋 15g　炮姜 6g　砂仁 6g

生白术 15g　生薏苡仁 15g

14 剂，水煎服，日一剂。

2013年2月18日二诊。患者服药后无明显不适，大便已调。^{13}C呼气试验报告：30分钟的DOB值为1.3，转为阴性。舌红苔白腻，脉弦细。

处方：

生黄芪20g　蒲公英20g　当归20g　生甘草10g

莪术10g　黄连6g　肉桂6g　枳壳10g

赤芍15g　炮姜6g　生白术15g　生薏苡仁15g

浙贝母10g　白芷10g

14剂，水煎服，日一剂。

本病患者平素饮食不节，脾胃受损，又有幽门螺杆菌感染，脾胃虚弱为本，外邪入侵，致生湿热，热毒蕴结为标，故本病辨证为脾胃虚弱，邪犯中焦，热毒壅结，治以健脾益气，通降和胃，抗菌消炎，托毒愈疡。本方以生黄芪、蒲公英、当归为君，益气补血，活血止痛，托毒愈疡；生白术、莪术、枳壳、赤芍为臣，健脾行气，活血化瘀，通降和胃，消胀下气，缓痉止痛；黄连、肉桂为佐药，辛开苦降，寒热并调；患者平素食冷物即便溏，故予炮姜温补脾阳、砂仁芳香醒脾；甘草，补气解毒，缓急止痛，调和诸药。

病案3

康某某，女，60岁。

2012年4月20日来诊。患者素有胃十二指肠溃疡病史8年，近日行胃镜检查示：胃、十二指肠溃疡。现胃脘胀闷，时有疼痛，大便溏稀，两目干涩。舌淡胖苔白，脉弦细。

处方：

生黄芪20g　党参10g　蒲公英15g　连翘10g

枳壳10g　莪术10g　黄连6g　肉桂6g

法半夏10g　莱菔子10g　生麦芽15g　鸡内金15g

砂仁6g　厚朴10g

14 剂，水煎服，日一剂。

患者胃十二指肠溃疡病史 8 年，胃病日久，累及脾阳，脾为气血生化之源，不足则气血虚弱，机体失养，故见两目干涩；脾虚不运，转输失常，故见食少便溏，舌质淡胖苔白等脾胃虚弱之象，因此辨证为脾胃虚弱，治以健脾益气。方中生黄芪、党参益气补脾；枳壳、莪术行气活血化瘀，消胀下气；莱菔子、生麦芽、鸡内金消食导滞，以助运化；蒲公英、连翘清热解毒，杀菌愈疡；砂仁、厚朴化湿行气。

病案 4

韩某某，女，45 岁。

2013 年 10 月 14 日来诊。患者于 2014 年 6 月诊为肺结核，已正规抗痨治疗四个月。患者素有胃溃疡病史，现胃脘饱胀、堵闷，时有疼痛，嗳气，失眠，脱发，体倦乏力，大便干结，2～3 日一行，需服用通便药才可解大便。舌红苔白，脉弦细无力。

处方：

生黄芪 20g　蒲公英 20g　枳壳 10g　莪术 10g
黄连 6g　莱菔子 10g　生白术 30g　白芍 10g
半夏 10g　生麦芽 15g　鸡内金 10g　旋覆花 10g（包煎）
郁金 10g　当归 10g　生甘草 5g

28 剂，水煎服，日一剂。

2013 年 11 月 18 日二诊。患者服药后胃胀、胃痛明显好转，现咽中异物感，有痰难咯，失眠多梦，耳鸣，手足冰凉，大便干结，2～3 日一行。舌红苔白，脉弦细。

处方：

生黄芪 20g　蒲公英 20g　枳壳 10g　莪术 10g
黄连 6g　莱菔子 10g　生白术 30g　白芍 10g
半夏 10g　生麦芽 15g　鸡内金 10g　炙紫菀 10g

炙百部 10g　桔梗 10g　肉苁蓉 30g　当归 10g

生甘草 5g

14 剂，水煎服，日一剂。

本案患者一诊时表现为脾气亏虚，饮食积滞之象，治以补脾益气，消食导滞为法。生黄芪、白术、莪术益气补脾；枳壳、莱菔子、半夏、旋覆花行气和胃，理气消胀；生麦芽、鸡内金消食导滞，以助运化；当归、白芍和血止痛。二诊时，患者出现咳嗽及肾虚之耳鸣等症状，故在前方基础上加润肺化痰止咳之紫菀、炙百部、桔梗，以及补肾之肉苁蓉。

病案 5

马某，女，30 岁。

2012 年 3 月 31 日就诊。患者素有十二指肠溃疡病史多年，HP 检测（＋＋）。现胃脘隐痛，纳差，偶有烧心，饮食不适则腹泻，头晕，心慌，胸闷憋气，易感冒，下肢酸胀发凉，小腹冷痛。舌红苔白，脉细数。心电图、超声心动图检查未见明显异常。

处方：

生黄芪 30g　蒲公英 30g　黄连 6g　莪术 10g

枳壳 10g　肉桂 6g　当归 10g　莱菔子 15g

生白术 30g　赤芍 15g　香附 10g　元胡 10g

小茴香 10g　木香 10g　炮姜 6g　炙甘草 6g

14 剂，水煎服，日一剂。

患者素体阳虚，中阳不足，胃中寒冷，故见胃脘隐隐作痛，饮食不适则腹泻；脾主四肢，阳气既虚不达四末，故见下肢发凉；脾虚运化失职，则见纳差、易泻；本病辨证为脾胃虚寒，治以温中健脾为法。方中生黄芪、生白术、甘草补脾益气；当归、赤芍、元胡、香附、木香养血和血，理气止痛；肉桂、小茴香、炮姜散寒止痛，理气和胃。

临 证 备 要

一、病因病机分析

消化性溃疡以慢性周期性节律性腹痛为特点，常伴反酸、嗳气、胃胀、嘈杂等症状，属中医学胃脘痛范畴。

胃与十二指肠溃疡的发生与情志失常和饮食所伤关系密切，近年来，感染幽门螺旋杆菌、服用某些西药引起的溃疡病亦甚常见。情志不遂，忧思恼怒，郁久伤肝，肝气郁结，失于疏泄，横逆犯胃，气机阻滞，胃失和降，胃痛即可发生。若饥饱无常，或暴饮暴食，恣食生冷，均可伤及脾胃，脾失升运，胃失和降，胃痛即作。临床所见，情怀不畅，复加饮食不适，或饮食已伤，又遇生气恼怒，相互结合而发病，更为多见，故有"肝为起病之源，胃为传病之所"之说。

中医理论认为："通则不痛，气血调和也；痛则不通，气血瘀滞也。"消化性溃疡之胃痛，归根结底是气血不通所致。周教授根据中医学"邪之所凑，其气必虚"的发病学原理，《金匮要略》中"若五脏元真通畅，人即安和"、"四季脾旺不受邪"等理论，认为消化性溃疡的病机特点是虚实夹杂，脾胃虚弱为本，邪气内犯胃肠为标。脾胃虚弱多数为脾胃气阴两虚，少数可伴阳虚血虚；邪气包括六淫、肝胆气火、饮食不节、瘀血、痰湿等。他强调只有在脾胃虚弱的基础上，邪气干于胃肠才会发生溃疡。首先，脾胃是后天之本、气血生化之源，脾胃虚弱，运化功能失常，气血不足，机体抗病能力下降，邪气易乘虚而入，侵犯胃肠导致脾胃气机逆乱，血瘀脉络，胃络受损而形成溃疡。其次，脾胃虚弱则土虚木乘，易致肝脾不和、肝胃不和之证。

总之，胃痛病因虽有种种不同，病理尚有虚实寒热、在气在血之异，但其发病机理却有共同点，即所谓"不通则痛"。由此可见，胃痛与胃、肝、脾关系最为密切，初起病位主要在胃，可及于肝；病久则主要在脾，或脾胃同病，或肝脾同病。

二、辨证治疗要点

根据脾胃的生理病理特点，气滞是影响胃气通降，形成消化性溃疡的关键。由于气滞可以导致血瘀、湿阻、食积，病久不愈，则伤阳损阴，病可由胃及脾，由实转虚。故根据溃疡病的发展过程，分为气滞、血瘀、中虚三期进行辨证论治。

周平安教授认为，消化性溃疡之胃痛的辨证首先要辨别虚实，凡属暴痛，痛势剧烈，病而拒按，食后痛甚或痛而不移，病无休止者属实；若疼痛日久或反复发作，痛势缠绵，痛而喜按，得食痛减，或劳倦加重、休息后减轻者属虚。壮年新病者多实；年高久病者多虚。补而痛剧者为实，攻而痛甚者为虚。

其次，要辨别病位在气在血，从疼痛的性质而言，若以胀痛为主，伴有嗳气者，属于气滞；痛如针刺或刀割，或伴吐血、黑便者，属于血瘀。从疼痛的部位而言，若游走不定、攻冲作痛者为气滞；痛处固定，或扪之有积块者为血瘀。从兼夹症状而言，若见两胁作痛，善太息，因情志不遂而疼痛加重，脉弦者多为气滞；若见口渴不欲饮、但欲漱口不欲咽，舌质紫黯或有瘀斑，脉弦或细涩者多为血瘀；从病程而论，初病多在气，久病多入血。

周教授认为，气滞是影响胃气通降，形成消化性溃疡的关键。消化性溃疡之胃痛，归根结底是气血不通所致，根据"郁结者解之，瘀积者行之，湿阻者化之，虚损者补之"的原则，采用理气、活血、补虚为主的治法。治疗消化性溃疡，无论在气滞、血瘀、中虚三期中哪一期，都是通过调理气血，以达到气行血和，通则不痛，脾升胃降的目的。根据"胃宜降则和，腑以通为补"的原则，在消化性溃疡的整个治疗过程中，必须特别重视通降药物的运用。如果伴有便秘腹胀，舌苔厚腻，属于胃肠燥实，腑气不行者，可加大黄或瓜蒌，以增强清热通腑的作用。有时即使出现虚象，也不宜过早进补，如血瘀胃痛，疼痛缓解后，常表现体倦乏力，纳呆，便溏等虚象，可扶脾养胃，和中理气，用香砂六君子汤加减，缓缓调补，或通补兼施。胃以通为补，只要能进饭食，身体自然康复。

根据消化性溃疡病发展的过程，分为气滞、血瘀、中虚三期，可以选用不同的方药，如气滞期，见胃脘胀痛，嗳气吞酸，两胁攻撑作痛，太息善怒，纳少，每因情志不遂而疼痛加重，舌苔薄白，脉弦，可用加味香苏饮合柴胡疏肝散加减，以疏肝理气，通降和胃。如在血瘀期，症见胃脘胀痛，疼痛如刺，痛处固定拒按，舌质紫黯或有瘀斑，脉弦或细涩，可用加味金铃子散以活血化瘀，理气和胃。在中虚期，根据患者是否有肢冷便溏、倦怠乏力、心烦灼热、口燥咽干、纳少便干等症状又分为脾胃虚寒和阴虚胃热证，脾胃虚寒者用加味黄芪建中汤，以补气温中，散寒止痛；阴虚胃热者用加减益胃汤，以益胃养阴，和血止痛。

周教授认为，消化道溃疡病在中焦，用药应"非平不安"，治宜升降并调；其病常见寒热错杂，故宜寒温相宜；起病初期多见实证，治宜调理寒热，使升降得宜，气机得畅；久病可见气虚、脾胃虚寒，治宜益气、温阳。但无论处于何期、属于何种辨证，治疗中若出现寒热错杂，勿因诸症因寒加重而不用寒药，除纯寒无热象之外，一般宜寒热并用，常用药物有：半夏、厚朴、黄连、黄芩、蒲公英等；如为胃痛，遇冷加重为寒轻者，加半夏、干姜；胃寒痛为寒重者，予炮姜、小茴香、荜茇、高良姜等。若出现恶心纳呆，胃胀满闷等胃气上逆症状，则应降逆和胃，药用旋覆花、代赭石、竹茹、半夏、苏梗、香附等；烧心明显者加黄连；若痞满不舒，按之不减者，加用大腹皮、砂仁、莱菔子、生槟榔等；久病见胃脘胀痛，按之则减，伴全身乏力，可用党参、炒白术、生黄芪等以益气健脾；反酸者，常用乌贼骨、浙贝母、黄连配吴茱萸、煅瓦楞子等以制酸和胃；消化不良，食滞不消者，可加鸡内金、生麦芽等消导之品。

消化性溃疡的病情轻重，是否缓解与患者的心理状况明显相关，焦虑、抑郁等情绪可诱发或加重本病，在临床上应注意结合患者的情志状况进行辨证施治，常用柴胡、郁金、白芍、香附、合欢花、绿萼梅等以疏肝解郁，调畅情志。

第三节　慢性胃炎

慢性胃炎（chronic gastritis）系指不同病因引起的各种慢性胃黏膜炎性病变，主要病因为幽门螺旋杆菌感染。多数是胃窦为主的全胃炎，胃黏膜层以淋巴细胞和浆细胞浸润为主，部分患者在后期可出现胃黏膜固有腺体萎缩和化生。常见慢性浅表性胃炎、慢性糜烂性胃炎和慢性萎缩性胃炎，后者可伴胃黏膜肠化。患者可无症状或仅有非特异性的消化不良症状，其发病率在各种胃病中居首位。

慢性胃炎的临床表现：慢性胃炎缺乏特异性症状，症状的轻重与胃黏膜的病变程度并非一致。大多数患者常无症状或有程度不同的消化不良症状如上腹隐痛、食欲减退、餐后饱胀、反酸等。慢性萎缩性胃炎患者可有贫血、消瘦、舌炎、腹泻等，个别患者伴黏膜糜烂者上腹痛较明显，并可有出血，如呕血、黑便。症状常常反复发作，无规律性腹痛，疼痛经常出现于进食过程中或餐后，多数位于上腹部、脐周、部分患者部位不固定，轻者间歇性隐痛或钝痛、严重者为剧烈绞痛。实验室检查：①^{13}C 或 ^{14}C 尿素呼气试验阳性，HP 值常大于 4；②胃液分析：非萎缩性胃炎胃酸分泌常正常或增高，萎缩性胃炎病变主要在胃窦时，胃酸可正常或稍降低，A 型萎缩性胃炎胃酸降低，重度者可无胃酸；③自身抗体：A 型萎缩性胃炎的血清 PCA 常呈阳性。血清 IFA 阳性率比 PCA 低，但如果胃液中检测到 IFA，对诊断恶性贫血帮助很大。由于绝大多数慢性胃炎是幽门螺杆菌感染相关性胃炎，而 HP 自发清除少见，因此慢性胃炎可持续存在，但多数患者并无症状。少部分慢性非萎缩性胃炎可发展为慢性多灶萎缩性胃炎；极少数经长期演变可发展为胃癌。大约 15%～20% 的 HP 感染相关性胃炎可发生消化性溃疡，以胃窦炎症为主者易发生十二指肠溃疡，而多灶萎缩者易发生胃溃疡。

诊断：慢性胃炎症状无特异性，体征很少，X 线检查一般只有助于排除其他胃部疾病，故确诊要靠胃镜检查及胃黏膜活组织检查。在我国有 50%～80% 患者在胃黏膜中可找到幽门螺杆菌。

慢性胃炎可归属于中医的痞满、胃痛范畴。

病案 1

王某某，女，53 岁。

2014 年 3 月 31 日来诊。患者胃胀、胃脘堵闷反复发作 4 年余，平时常有烧心，反酸，食管灼热感，不喜寒凉食物，有时胸闷，心中烦热，胃镜检查示：慢性胃炎、贲门口炎、胆汁反流。舌红少苔，脉弦细。

处方：

生黄芪 30g　蒲公英 30g　黄连 6g　莪术 10g
枳壳 10g　莱菔子 15g　浙贝母 10g　炒山栀 10g
淡豆豉 15g　苏梗 10g　半夏 10g　厚朴 10g
煅瓦楞子 30g　焦槟榔 15g　大枣 15g　生麦芽 15g
炒神曲 10g

14 剂，水煎服，日一剂。

患者行胃镜检查示慢性胃炎，表现为烧心，反酸，食管及胸膈灼热感等热郁胸膈之象，但患者不喜寒凉食物，病情反复发作，乃脾胃气虚之征。治宜清宣郁热，固护脾胃。方中炒山栀与淡豆豉组成栀子豉汤，共奏清宣郁热而除烦之效；生黄芪补脾益气；枳壳、莱菔子、苏梗、槟榔理气消胀；半夏、厚朴行气散结，降逆和胃；生麦芽、炒神曲消食导滞；煅瓦楞子制酸止痛。

病案 2

刘某某，女，58 岁。

2014 年 2 月 17 日来诊。患者已诊断为萎缩性胃炎三年。现胃脘胀满、疼痛，胸膈闷痛，有气窜感，嗳气，矢气为快，大便干结，双手发凉。舌质黯红苔白，脉沉细。

处方：

生黄芪 20g　蒲公英 20g　当归 10g　赤芍 15g
莪术 10g　枳实 15g　莱菔子 10g　连翘 10g
生白术 50g　生地 30g　肉苁蓉 30g　厚朴 10g
木香 10g　乌药 10g　肉桂 6g　焦槟榔 10g

14 剂，水煎服，日一剂。

2014 年 3 月 17 日二诊。患者服药后胃脘胀痛好转，大便黏滞不畅，素有过敏性鼻炎，反复喷嚏，流清涕，手指发凉。舌质黯苔黄，脉弦细。

处方：

生黄芪 20g　蒲公英 20g　当归 10g　赤芍 15g
莪术 10g　枳实 15g　莱菔子 10g　连翘 10g
生白术 50g　生地 30g　厚朴 10g　木香 10g
乌药 10g　焦槟榔 10g　辛夷 10g　白芷 10g
马齿苋 30g　桂枝 10g

30 剂，水煎服，日一剂。

患者胃痛病久，脾胃气虚，气虚推动无力，中焦气滞，气机运行不畅，则见胃脘部有气窜感，嗳气，矢气为快；气虚无力推动血运，血行瘀滞，不通则痛，故见胃脘疼痛，舌质黯等血瘀表现，故辨证为脾胃气虚，气滞血瘀，治以益气健脾，行气活血。方中生黄芪、白术健脾益气；枳实、莱菔子、莪术、木香、乌药行气止痛；当归、赤芍活血化瘀；肉苁蓉、肉桂温肾助阳。二诊时，患者有流涕、喷嚏等营卫不和，鼻窍不利之象，故在前方基础上加辛夷、白芷、桂枝以益卫固表，调和营卫，通利鼻窍。

病案 3

邵某某，男，67 岁。

2013 年 7 月 1 日来诊。患者于 2012 年 2 月行食管癌根治术，于 2013 年 6 月 7 日胃镜复查示：食管癌术后改变，胃体及胃窦可见糜烂病灶。现患者吞咽不利，反胃烧心，胸膈灼热，纳少，无食欲，偶见咳嗽。舌质黯苔白，脉弦细。

处方：

生黄芪 20g	蒲公英 20g	当归 10g	黄连 6g
醋莪术 10g	炒枳壳 10g	赤芍 15g	浙贝母 10g
法半夏 10g	炒白术 15g	生甘草 6g	蜜紫菀 10g
百合 15g	生麦芽 15g	炒栀子 10g	旋覆花 10g（包煎）

14 剂，水煎服，日一剂。

2013 年 9 月 9 日二诊。患者服上药后胸膈灼热、反胃等症状减轻，偶有烧心，纳少。舌质红苔花剥，脉弦细。

处方：

生黄芪 20g	蒲公英 20g	当归 10g	黄连 6g
醋莪术 10g	炒枳壳 10g	赤芍 15g	浙贝母 10g
法半夏 10g	炒白术 15g	生甘草 6g	蜜紫菀 10g
百合 15g	生麦芽 15g	炒栀子 10g	醋鸡内金 10g

14 剂，水煎服，日一剂。

患者食管癌术后，损及脾胃，脾胃气阴两虚，虚热内扰胸膈，出现胸膈灼热，烧心，脾胃气虚，失于受纳，无力腐熟水谷精微，则见纳少，无食欲，故辨证为脾胃气阴两虚，热郁胸膈，治以健脾益气，清热养阴。方中黄芪、白术、甘草健脾益气；莪术、枳壳、赤芍健脾行气，消胀下气，缓痉止痛；黄连、栀子苦寒泄热；旋覆花降逆止呕；百合、紫菀润肺止咳。二诊时患者症状减轻，仍纳少，加用鸡内金消食导滞，以助消化。

病案 4

刘某，女，55 岁。

2013 年 12 月 16 日来诊。患者两年来胃脘堵闷，时有疼痛，恶心，嗳气，烧心，反酸，大便不畅，先干后稀。胃镜示：慢性胃炎-非萎缩性伴糜烂；HP（＋）；病理：黏膜慢性炎症伴不典型增生。舌质黯苔黄，脉弦细。

处方：

生黄芪 20g　蒲公英 20g　黄连 6g　枳壳 10g

莪术 10g　半夏 15g　莱菔子 15g　赤芍 15g

浙贝母 10g　瓜蒌 15g　肉桂 6g　砂仁 6g（后下）

煅瓦楞子 20g　生麦芽 15g　生甘草 6g

14 剂，水煎服，日一剂。

本病辨证为脾胃气虚，热毒内蕴，治以健脾益气，行气止痛，托毒愈疡为法，方中生黄芪、蒲公英补脾益气，托毒愈疡；莪术、枳壳、莱菔子、赤芍健脾行气，活血化瘀，通降和胃，消胀下气，缓痉止痛；黄连、肉桂辛开苦降，寒热并调；黄连、半夏、瓜蒌为小陷胸汤，清热涤痰，开胸顺气；砂仁芳香醒脾；浙贝母、煅瓦楞子制酸止痛。

病案 5

郑某，男，61 岁。

2013 年 10 月 14 日就诊。患者在外院诊断为"糜烂性胃炎",胃脘灼热感,反酸,烧心,口干舌燥,食后困倦,时有胸闷,心慌,气短,头痛。舌质红苔花剥,脉弦细。长期低血压。

处方:

生黄芪 20g　蒲公英 20g　黄连 6g　炒枳壳 10g

莪术 10g　炒莱菔子 10g　黄芩 10g　赤芍 15g

生白术 30g　生麦芽 15g　鸡内金 10g　南沙参 15g

麦冬 15g　百合 15g　生甘草 6g

14 剂,水煎服,日一剂。

患者由于脾胃虚弱,运化无力,饮食不消,食滞于中,郁而化热,热郁中焦,表现为胃中灼热,反酸,烧心;热盛伤阴,故见口干舌燥;气虚气滞,故见胸闷,气短,头痛,辨证为脾胃气阴两虚,热邪内扰,治以补脾益气,清热养阴,活血止痛,兼以消食导滞。方中黄芪、白术、甘草健脾益气;莪术、枳壳行气止痛;麦冬、南沙参、百合益胃养阴;鸡内金、生麦芽消食导滞,助脾胃运化。

病案 6

王某某,男,56 岁。

2011 年 3 月 14 日来诊。患者主诉反复上腹部不适 20 年。患者 7 年前曾经胃镜检查,诊断为慢性胃炎,胃下垂。患者时有上腹部疼痛,需服止疼药缓解症状,发作时间不定,与天气,饱食有关。现在患者自觉上腹部胀满,无明显烧心,反酸,时有胸闷,心悸,大便尚调,尿频,尿急,无尿痛,查尿常规:(一)。舌淡红,苔薄白,脉弦缓。

辨证为脾胃虚寒,气虚气滞,治以温中散寒,通降和胃。

处方:

生黄芪 30g　桂枝 15g　白芍 15g　炙甘草 10g

　　枳壳 10g　蒲公英 15g　当归 10g　香附 10g

　　陈皮 10g　砂仁 6g　生麦芽 15g　鸡内金 10g

　　泽兰 15g　皂角刺 10g　川牛膝 10g

14 剂，水煎服，日一剂。

　　《景岳全书》中有："胃脘痛证，多有因食因寒因气不顺者，然因食因寒亦无不皆关于气。盖食停则气滞，寒留则气滞……"本案中患者胃痛反复发作 20 余年，受天气和饱食影响较大，故辨证属于脾胃虚寒，为虚中实证，病在气分。治疗"通则不痛，气血调和也；痛则不痛，气血瘀滞也。"根据"胃宜降则和，腑以通为补"，治疗温中散寒，通降和胃。方选黄芪建中汤加减。方中生黄芪补中益气，桂枝温阳气，芍药养阴血，两药调和阴阳，同时又助黄芪补虚建中；香苏饮理气宽胸，降气消胀，以叶天士所提倡通补法，使补而不壅，通而不伤；生麦芽，鸡内金消食和胃；蒲公英清热解毒，《本草正义》谓本品："其性清凉，治一切疔疮，痈疡，红肿热毒诸症，可服可敷，颇有应验"。

病案 7

　　杨某某，男，53 岁。

　　2010 年 12 月 17 日来诊。患者主诉胃脘痛反复发作 15 年，复发加重 1 月。患者 1996 年因饮食不节引发胃脘胀痛，在当地医院胃镜检查示"糜烂性胃炎"，此后经治疗好转，但时有胃痛发作，2000 年发现反复腹泻，脓血便，在当地医院诊为结肠炎，刻下症：胃脘胀满、隐痛，偶有反酸，午后、日晡为甚，纳可，大便调。舌黯红，苔白，脉沉细。

　　处方：

　　生黄芪 20g　蒲公英 20g　当归 10g　甘草 6g

　　旋覆花 10g（包煎）　半夏 9g　黄芩 10g　黄连 6g

　　连翘 10g　枳壳 10g　香附 10g　郁金 10g

莱菔子 10g　生麦芽 15g　煅瓦楞子 30g　砂仁 6g(后下)
赤芍 15g　莪术 10g

14 剂，水煎服，日一剂。

这是用治疗外科疮疡之法治疗消化道溃疡的案例，采用益气托毒，辛开苦降，以通为用之法。实践证明，以这样的胃肠同治之法，疗效颇佳。周老师治疗胃、十二指肠溃疡的经验方芪英愈疡颗粒，以生黄芪、蒲公英、当归、甘草等药味组成，具有益气解毒，和胃安中止痛的功效，现代药理研究有抗幽门螺旋杆菌、制酸、促进溃疡愈合的作用，在临床应用疗效卓著。

病案 8

张某某，女，38 岁。

2011 年 1 月 28 日初诊。患者主诉胃脘胀满 3 月。三月来患者食后胃脘胀满，恶心嗳气，纳可，体倦乏力，面色不华，眠差多梦，手凉，月经量少，带经 7～8 天。舌淡黯，苔白，脉弦细。胃镜检查：浅表性胃炎。

处方：

党参 15g　炒白术 20g　枳壳 10g　香附 10g
郁金 10g　莱菔子 15g　茯苓 15g　砂仁 6g（后下）
生麦芽 15g　鸡内金 10g　炒山楂 15g　桂枝 6g
当归 10g　赤芍 15g　酸枣仁 30g　炙甘草 5g
半夏 20g　百合 20g

14 剂，水煎服，日一剂。

2011 年 2 月 11 日二诊。患者服药后胃胀明显减轻，纳食增加，仍觉倦怠乏力，嗳气频作。舌淡黯，苔薄白，脉细。

处方：

上方去赤芍

加石菖蒲 10g。

14 剂，水煎服，日一剂。

2011 年 2 月 25 日三诊。患者服药后胃胀明显减轻，仍体倦，多梦，乳房胀痛。舌淡黯，苔薄，脉细。

处方：

党参 15g　炒白术 20g　枳壳 10g　香附 10g

郁金 10g　莱菔子 15g　茯苓 15g　砂仁 6g（后下）

生麦芽 15g　鸡内金 10g　炒山楂 15g　半夏 20g

百合 20g　酸枣仁 30g　椿皮 10g　青蒿叶 15g

炙甘草 5g

14 剂，水煎服，日一剂。

这是运用参苓白术散加减治疗胃痞的验案。患者脾胃虚弱，食滞不消，因而食后胃脘胀满，治以益气健脾，健胃消食。方用党参、白术、茯苓益气健脾；枳壳、香附、郁金、莱菔子、砂仁理气和中；生麦芽、鸡内金、炒山楂消积助消化，合方补而不滞，帮助消化，疗效卓著。周老师通过药理研究及临床观察，认为药物炒炭后药理改变，多数具有收涩、止泻、止血的作用，所以很少应用焦三仙来消积助消化，而是常用生麦芽、鸡内金、炒山楂等来消积，帮助消化。

临 证 备 要

一、病因病机分析

慢性胃炎是指由不同病因引起的胃黏膜慢性炎症或萎缩性改变，其在临床表现上多无特异性，可出现上腹部疼痛、饱胀不适、烧心、反酸、食欲减退、嗳气等症状，属于中医学中"痞满"、"胃痛"的范畴。引起这些不适的病因病机非常复杂，发病或因情志不畅，郁怒伤肝，木不疏土；或因饮食不节，酒食过度，直伤脾胃；或因素体禀赋不足，外邪相干所致等。历代文献对此多有记载，《灵枢·小针解》篇云："寒温不适，饮食不洁，而病于肠胃。"《素问·六元正纪大论》篇说："木郁之发……故民病胃脘当心而痛，上支两胁，膈咽不通，饮食不下。"《景岳全书·心腹痛》则认识到"胃脘痛证，乃有因食、因寒、因气不顺者。"李东垣在《脾胃论》中则进一步指出"饮食不洁则胃病，形体劳役则脾病。"《杂病广要·胸痹心痛》中说："饮食过多，不能克化，伤于胃脘，病根常在，略伤饮食则闷闷作痛。"说明饮食不节、情志不畅感受寒邪等均可引发痞满、胃痛等病证。

尽管慢性胃炎的病因多种多样，病机复杂，但根据《内经》"正气存内，邪不可干"、"邪之所凑，其气必虚"的发病学原理和《金匮要略》中"若五脏元真通畅，人即安和"、"四季脾旺不受邪"等理论，周教授认为慢性胃炎的病机主要以虚实夹杂，脾胃虚弱为本，邪气干胃为标。外邪犯胃、饮食伤胃、情志不畅、脾胃虚弱等皆可导致胃气郁滞，胃失和降，不通则痛；本病病位在胃，与肝、脾两脏关系密切；肝与胃是木土乘克的关系，忧思恼怒，气郁伤肝，肝气横逆，克脾犯胃，而致气机阻滞，胃失和降而痛；肝气久郁，亦可化火伤阴，而致瘀血内结；脾与胃同居中焦，以膜相连，互为表里，同主升降，故脾病多涉及胃，胃病亦多涉及脾。本病初病在气，有气滞或气虚之分；病久则入血分，并表现出寒热错杂、虚实夹杂等证。

二、辨证治疗要点

对于现代医学慢性浅表性胃炎、萎缩性胃炎等疾病，周平安教授认为基本上存在由胃及脾的病变过程，在病机演变方面先是胃失和降，气机壅滞，水反为湿，谷反为滞，气滞、血瘀、食积、痰结并见，久则络脉痹阻，继而由胃及脾，由实转虚。

　　周平安教授认为，慢性胃炎之胃痛的辨证首先要辨别虚实：凡属暴痛，痛势剧烈，病而拒按，食后痛甚或痛而不移，病无休止者属实；若疼痛日久或反复发作，痛势缠绵，痛而喜按，得食痛减，或劳倦加重、休息后减轻者属虚。壮年新病者多实；年高久病者多虚。补而痛剧者为实，攻而痛甚者为虚。

　　其次要辨寒热，凡外受寒凉或过食生冷而发病或加重，胃中绞痛，得温痛减，口淡不渴或渴饮而不欲咽者属寒；胃中灼痛，痛势急迫，遇冷痛减，口干渴或口苦者属热。

　　第三，还应辨在胃、在肝、在脾：在胃者多属胃病初发，常因外感、伤食所引起，症见胃脘胀痛、闷痛，嗳气，大便不爽，脉滑等；在肝多属反复发作，每与情志不遂有关，胃脘胀痛连及胁肋，窜走不定，善太息，脉弦等；在脾多属久病，胃中隐痛，饥食为甚，进食可缓，劳倦则重，休息则轻，面色萎黄，疲乏无力，大便溏薄，脉缓等。

　　治疗上要注重脾胃分治。在疾病的早中期，以治胃为先，重视通降，疏其壅塞，消其郁滞，予和胃降逆法，选择苏梗、香附、枳壳、大腹皮、陈皮、莱菔子等，即使早期有虚象，如纳呆、乏力、便溏等，也不宜早补、峻补，也禁用温燥药物，胃以通为补，只要能进饭食，身体自然康复，否则易补而生滞，助湿生热，壅塞中焦；病程的中期以湿热瘀阻为主，胃为多气多血之腑，病久湿热最易阻滞气机，宜仍在和胃降逆的基础上，通过芳化、清化等法，选用藿香、佩兰、芦根、滑石、栀子、金银花、黄芩、黄连、半夏等分解湿热；疾病后期多表现为脾虚，或者虚实寒热错杂并见，治疗则以治脾为主，苦辛、寒热并用，临床每以泻心汤、小陷胸汤、左金丸、温胆汤、香砂六君子等并用。

　　周教授认为，慢性胃炎多是由于幽门螺旋杆菌感染而致，脾胃虚弱为胃病发生之根本，胃络瘀阻为其关键，临床上常见寒热错杂、虚实夹杂，病久可致瘀、致虚，根据中医学之"久病多虚、久病多瘀、不通则痛"的原理，将治疗慢性胃炎的治法拟定为"健脾益气，通降和胃，抗菌消炎，托毒愈疡"。选用生黄芪、蒲公英、当归、生白术、枳壳、甘草等组成了健胃抗菌的基本方，随症加减，如食欲不振者加麦芽、神曲以健胃消食；反酸烧心者加煅瓦楞子、乌贼骨以收敛止酸；嗳气呕恶者加代赭石、旋覆花以和胃降逆；腹部胀满者加香附、陈皮、苏梗、莱菔子以行气除胀；肝胃郁热者加栀子、黄芩以泄热和胃；中焦虚寒者加桂枝、附子以温中散寒。

另外，脾升胃降有赖于肝气之疏泄条达，情绪不畅、忧愁郁愤，肝气不舒或肝火拂逆，易致肝木克土。因此，治疗时多以四逆散、旋覆代赭汤、半夏厚朴汤、一贯煎、金铃子散、左金丸等疏肝、清肝、柔肝、平肝等兼以和胃。在疏肝和胃选择理气药物时，尤重视药物的个性功用，临床选用务求精当，如认为苏梗入胃经，善于理气宽胸，降气消胀，凡气滞不舒，心腹胀满者皆可用之，香附入肝经，为气中血药，理气良药，气顺则郁解，气行则血行，气血通利，疏泄条达，有疏肝解郁，除三焦气滞之功，凡由肝郁气滞引起的各种病变，均有良效，故有气病之总司之称；陈皮辛温香窜，善于理气和胃，健脾化湿，为脾胃宣通疏利之要药，能燥能散，能补能泻能和，同补药则补，同泻药则泻，同升药则升，同降药则降，故主行气健胃；枳壳破气消积，利膈宽中，消胃脘胀满，除大小肠之不通；大腹皮宽中下气，消胀除满；香橼、佛手则疏肝和胃，行气止痛；砂仁芳香理气，醒脾开胃。

胃为多气多血之腑，胃病日久，久病入络，络伤血痹，络道阻塞成瘀，肝气郁结，气郁日久，导致血瘀，因此胃病治疗应注意调和气血，尤当注意和络、活络，以蒲黄、五灵脂、九香虫、刺猬皮、丹参、降香、郁金、三七粉、赤芍、茜草等化瘀通络，通络药物应力戒温燥，以凉润化瘀为主。

第四节　溃疡性结肠炎

溃疡性结肠炎（ulcerative colitis，UC）是一种原因不明的直肠和结肠慢性非特异性炎症性疾病。病变主要限于大肠黏膜与黏膜下层。临床表现为腹泻、黏液脓血便、腹痛。病情轻重不等，多呈反复发作的慢性病程。

溃疡性结肠炎的临床表现：多数起病缓慢，少数急性起病，偶见急性暴发起病。病程呈慢性经过，多表现为发作期与缓解期交替，少数症状持续并逐渐加重。临床表现与病变范围、病型及病期等有关。腹泻见于绝大多数患者。腹泻主要与炎症导致大肠黏膜对水钠吸收障碍以及结肠运动功能异常有关，粪便中的黏液脓血则为炎症渗出、黏膜糜烂及溃疡所致。黏液脓血便是本病活动期的重要表现。大便次数及便血的程度反映病情轻重，轻者每日排便 2～4 次，便血轻或无；重者可每日 10 次以上，脓血显见，甚至大量便血。粪质亦与病情轻重有关，多数为糊状，重者可至稀水样。病变局限于直肠或/及乙状结肠患者，除可有便频、便血外，偶尔有便秘，这是病变引起直肠排空功能障碍所致。轻型患者可无腹痛或仅有腹部不适。一般诉有轻度至中度腹痛，多为左下腹或下腹的阵痛，亦可涉及全腹。有疼痛-便意-便后缓解的规律，常有里急后重。若并发中毒性巨结肠或炎症波及腹膜，有持续性剧烈腹痛。其他症状可有腹胀，严重病例有食欲减退、恶心、呕吐。中、重型患者活动期常有低度至中度发热，高热多提示有并发症或见于急性暴发型。重症或病情持续活动可出现衰弱、消瘦、贫血、低蛋白血症、水与电解质平衡紊乱等表现。本病可伴有多种肠外表现，包括外周关节炎、结节性红斑、坏疽性脓皮病、巩膜外层炎、前葡萄膜炎、口腔复发性溃疡等，这些肠外表现在结肠炎控制或结肠切除术后可缓解或恢复；骶髂关节炎、强直性脊柱炎、原发性硬化性胆管炎等，可与溃疡性结肠炎共存，但与溃疡性结肠炎本身的病情变化无关。轻、中型患者仅有左下腹轻压痛，有时可触及痉挛的降结肠或乙状结肠。重型和暴发型患者常有明显压痛和鼓肠。若有腹肌紧张、反跳痛、肠鸣音减弱应注意中毒性巨结肠、肠穿孔等并发症。直肠指检可有触痛及指套带血。辅助检查：①血液检查：血红蛋白在轻型病例多正常或轻度下降，中、重型病例有轻或中度下降，甚至重度下降。白细胞计数在活动期可有增高。血沉加快和 C-反应蛋白增高是活动期的标志。严重或病情持续病例血清白蛋白下降。②粪便检查：粪便常规检查肉眼观常有黏液脓血，显微镜检见红细胞和脓细胞，急性发作期可见巨噬细胞。粪便病原学检查的目的是要排除感染性结肠炎，是本病诊断的一个重要步骤，需反复多次进行。③结肠镜检查：结肠镜检查是本病诊断与鉴别诊断的最重要手段之一。应作全结肠及回肠末段检查，直接观察肠黏膜变化，取活组织检查，并确定病变范围。本病病变呈连续性、弥漫性分布、从肛端直肠开始逆行向上扩展，内镜下所见重要改变有：①黏膜粗糙呈细颗粒状、弥漫性充血、水肿，血管纹理模糊，质脆、出血，可附有脓性分泌物；②病变明显处见弥漫性糜烂或多发性浅溃疡；③慢性病变见假息肉及桥状黏膜，结肠袋往往变钝或消失。结肠镜下黏膜活检组织学见弥漫性炎性细胞浸润，活动期表现为表面糜烂、溃疡、隐窝炎、隐窝脓肿；慢性期表现为隐窝结构紊乱、杯状细胞减少。④X 线钡剂灌肠检查所见主要有：①黏膜粗乱及（或）颗粒样改变；②多发性浅溃疡，表现为管壁边缘毛糙呈毛刺状或锯齿状以及见小龛影，亦可有炎症性息肉而表现为多个小的圆或卵圆形充盈缺损；③结肠袋消失，肠壁变硬，肠管缩短、变细，可呈铅管状。结肠镜检查比 X 线钡剂灌肠检查准确，有条件宜作结肠镜全结肠检查，检查有困难时辅以钡剂灌肠检查。重型或暴发型病例不宜作钡剂灌肠检查，以免加重病情或诱发中毒性巨结肠。

诊断：具有持续或反复发作腹泻和黏液脓血便、腹痛、里急后重，伴有（或不伴）不同程度全身症状者，在排除细菌性痢疾、阿米巴痢疾、慢性血吸虫病、肠结核等感染性肠炎及克罗恩病、缺血性肠炎、放射性肠炎等非感染性肠炎基础上，具有上述结肠镜检查重要改变中至少1项及黏膜活检组织学所见，可以诊断本病（无条件进行结肠镜检查，而X线钡剂灌肠检查具有上述X线征象中至少1项，也可诊断本病，但不够可靠）。如果临床表现不典型而有典型结肠镜检查表现及黏膜活检组织学所见（或典型X线钡剂灌肠检查表现）者也可诊断本病；有典型临床表现或典型既往史而目前结肠镜检查或X线钡剂灌肠检查无典型改变，应列为"疑诊"随访。应强调，本病并无特异性改变，各种病因均可引起类似的肠道炎症改变，故只有在认真排除各种可能有关的病因后才能作出本病诊断。

溃疡性结肠炎可归属于中医学肠澼、泄泻等疾病范畴。

病案1

王某某，男，40岁。

2011年3月18日初诊。溃疡性结肠炎病史十余年，反复发作腹痛、腹泻、便下黏液脓血。近二周病情复发加重，晨起时腹痛肠鸣，排出大便水状，夹杂脓血、白色黏液，便后腹痛稍减，每日腹泻近十次。舌淡黯有瘀斑，苔黄腻，脉沉细。结肠镜检查示：结肠、直肠黏膜弥漫性充血、水肿、溃疡、血管纹理紊乱，表面附着脓性分泌物，并可见颗粒状改变。长期服用糖皮质激素，现服用甲泼尼龙片20mg/日。

处方：芪英三两三合四神丸加减

生黄芪30g　蒲公英20g　当归10g　炙甘草6g
黄连6g　秦皮10g　白头翁10g　木香10g

枳壳 10g　吴茱萸 6g　炮姜 6g　补骨脂 15g

肉豆蔻 6g　地榆炭 15g　生晒参 10g（另煎冲兑）

14 剂，水煎服，日一剂。

苦参 15g　生黄芪 30g　珍珠粉 1.2g　关黄柏 15g

三七粉 3g　当归 15g　白及 15g　白芷 15g

西黄胶囊 0.25g

14 剂，浓煎 100ml 保留灌肠，日一剂。

2011 年 4 月 1 日二诊。患者服药联合灌肠治疗后，便中脓血明显减少，大便中夹有白色黏液或膜状物，便次较前明显减少，现每日 2 次，仍有五更泻。舌淡黯瘀斑，苔黄腻，脉沉细。嘱患者减甲泼尼龙片为 16mg/日。

处方：

生黄芪 30g　蒲公英 20g　当归 10g　炙甘草 6g

黄连 6g　秦皮 10g　白头翁 10g　木香 10g

枳壳 10g　吴茱萸 6g　炮姜 6g　补骨脂 15g

肉豆蔻 6g　白芍 30g　土茯苓 15g　穿心莲 10g

28 剂，水煎服，日一剂。

灌肠方不变，28 剂，浓煎 100ml 保留灌肠，日一剂。

2011 年 4 月 29 日三诊。患者服药后大便溏稀或水泻，每日 3～4 次，饮食稍有不适即引起腹泻，大便中仍夹杂有白色膜状物，偶有便中带血量不多，纳差，服药后两周肠鸣加重。舌淡黯瘀斑，苔白腻罩黄，脉沉细。

处方：

生黄芪 30g　金银花炭 30g　生地黄炭 30g　地榆炭 30g

穿心莲 15g　土茯苓 15g　黄连 8g　黄柏 10g

炮姜 10g　木香 10g　秦皮 10g　诃子 10g

补骨脂 15g　肉豆蔻 6g　焦山楂 15g　炙甘草 6g

生晒参 10g（另煎冲兑）

28 剂，水煎服，日一剂。

灌肠方不变，28 剂，浓煎 100ml 保留灌肠，日一剂。

2011 年 5 月 27 日四诊。患者服药后病情明显好转，大便日行二次，基本成形，未再有黏液脓血便，稍有饮食不适则腹痛，无肠鸣。舌黯红，苔薄白腻，脉沉细。嘱患者减甲泼尼龙片为 12mg/日。

处方：

生黄芪 30g　金银花炭 30g　生地黄炭 30g　地榆炭 30g

穿心莲 15g　土茯苓 15g　黄连 8g　黄柏 10g

炮姜 10g　木香 10g　秦皮 10g　诃子 10g

补骨脂 15g　肉豆蔻 6g　焦山楂 15g　炙甘草 6g

生晒参 10g（另煎冲兑）　大血藤 15g

28 剂，水煎服，日一剂。

灌肠方不变，28 剂，浓煎 100ml 保留灌肠，日一剂。

2011 年 7 月 29 日五诊。患者服药后大便成形日一次，偶有腹中隐痛，无肠鸣，四肢皮肤可见散在出血点，可自行消散。舌黯红，苔薄白，脉沉细。嘱患者减甲泼尼龙片为 8mg/日。

处方：

生黄芪 30g　金银花炭 30g　生地黄炭 30g　地榆炭 30g

穿心莲 15g　土茯苓 15g　黄连 8g　黄柏 10g

炮姜 10g　木香 10g　秦皮 10g　诃子 10g

补骨脂 15g　仙鹤草 30g　焦山楂 15g　炙甘草 6g

生晒参 10g（另煎冲兑）　大血藤 15g

14 剂，水煎服，日一剂。

患者溃疡性结肠炎病史十余年，病情时轻时重，反复发作，脾主运化，需赖肾阳之温煦，久泄则损伤脾肾阳气，脾阳虚运化失职，水反为湿，谷反为滞；肾阳虚关门不固，火不生土；黎明阴气盛而阳气始萌发，阴气极而下行，阳气虚而不至，故见黎明泄泻，肠鸣腹痛，便后痛减；近二周出现了病情急性加重，大便急迫，夹杂黏液脓血，此为大肠局部毒热复炽，灼伤血络，热盛肉腐，是成脓期之象。此时正气亏虚，邪热复炽，为本虚标实，寒热夹杂之复杂证候，惟有补泻共施，寒热同调，治以清热燥湿，温补脾肾，益气托毒。方中芪英三两三方为周平安教授治疗内痈常用方，生黄芪补五脏诸虚，亦能通调血脉，流行经络；蒲公英为消痈散结，清热解毒之要药，其味甘微苦性寒，用之清泄热毒而不伤脾胃；当归辛温通络，补血活血，以消痈止痛；炙甘草益气健脾，调和诸药，此方既可补虚损，亦可泄热邪，补正不生热，祛邪不伤正；黄连、秦皮、白头翁苦寒清热解毒燥湿，清大肠局部之湿热毒邪；六腑以通为用，加木香、枳壳理气止痛；再加吴茱萸、补骨脂、炮姜、肉豆蔻温中暖脾，补肾助阳，涩肠止泻，使其运化复而泄止；地榆主入大肠经，可清热解毒，消痈散结，味涩能敛疮，炒炭后用加强其收敛止血作用；加生晒参大补元气，扶正补虚。患者长期服用糖皮质激素，用量较大，恐有多种不良反应，期望采用中药替代治疗，逐步撤除激素，使病情稳步好转。灌肠方清热解毒、益气托毒、生肌敛疮，保留灌肠使药液直接作用于病变部位。患者病情较重，病程较长，应通过多种手段，尽快控制病情发展。

　　二诊便脓血明显减少，说明局部溃疡出血有减，而黏液仍多夹杂白色膜状物，为大肠湿盛之象，故减地榆炭，加土茯苓、穿心莲利湿清热解毒。白芍苦酸微寒，《本草纲目》谓其"止下利腹痛后重"，安中止痛。中药起效，逐渐减去激素用量。三诊药后病情略有反复，为迁延期气血亏虚，正气难以托毒外出，久不收口，仍偶有便血，故加金银花炭、生地炭、地榆炭，既可清热解毒，凉血消痈，炒炭后制其苦寒之性而入血分收敛止血；加焦山楂健脾消食。四诊药后效果明显，此类顽固之疾，一旦辨证准确，治疗有效，就应守方守法，长期服用。仅加大血藤活血通络止痛消痈。继续减激素用量。五诊时服药已 4 月余,诸症大减,守方不变,四肢散在出血点可能与长期应用激素有关,加白及收敛止血。其后症状日趋稳定,守方连服 4 月余,期间逐渐将甲泼尼龙片减至 0.5mg/日。次年复查结肠镜见盲肠、升结肠黏膜光滑,血管网清晰。横结肠黏膜充血水肿,血管网不清晰,见簇状大小不等的息肉,未见糜烂、溃疡。降结肠、乙状结肠和直肠黏膜光滑,血管网清晰,蠕动正常,未见糜烂、溃疡及新生物。

病案 2

龚某某,女,40 岁。

2009 年 6 月 8 日初诊。患者反复发作腹泻 6 年余,在当地医院治疗好转。近 3 月来腹泻又频繁发作,晨起或饮食不适则脐周及左下腹痛,肠鸣,排稀水样便,大便中夹有未消化食物,便后痛减,平素纳少,形体消瘦,自汗出,腰痛。舌红,苔黄腻,脉细数。既往结肠镜检查结果示:溃疡性结肠炎。

处方:芪银三两三合芍药汤加减

生黄芪 20g　金银花 20g　当归 10g　生甘草 6g

党参 15g　焦白术 15g　枳壳 10g　木香 10g

白芍 15g　黄芩 10g　黄连 6g　秦皮 10g

补骨脂 15g　炮姜 6g　焦山楂 15g

14 剂,水煎服,日一剂。

2009 年 7 月 13 日二诊。患者上药共服 30 剂,腹痛、腹泻、肠鸣均减轻,每因饮食不适而发作腹泻。舌红,苔黄腻,脉细数。

处方:

生黄芪 20g　金银花 20g　当归 10g　生甘草 6g

党参 15g　焦白术 15g　枳壳 10g　木香 10g

白芍 15g　黄芩 10g　黄连 6g　关黄柏 6g

炮姜 6g　秦皮 10g　焦山楂 15g　炒薏苡仁 15g

28 剂，水煎服，日一剂。

2009 年 9 月 21 日三诊。患者上药共服 60 剂，诸症皆减轻，期间因食用生冷食物出现水泻一次，畏寒喜暖，腹部遇冷易发腹泻。舌淡红，苔薄腻，脉细。

处方：

生黄芪 20g　金银花 20g　当归 10g　生甘草 6g

党参 15g　焦白术 15g　枳壳 10g　木香 10g

白芍 15g　黄芩 10g　黄连 6g　肉桂 3g

炮姜 6g　秦皮 10g　焦山楂 15g　补骨脂 15g

炒薏苡仁 15g

28 剂，水煎服，日一剂。

患者病程较长，迁延不愈，完谷不化，为溃疡性结肠炎迁延期。腹泻反复发作，耗伤正气，气血亏虚；完谷不化，五更泻，腰痛为脾肾阳虚之象；脾土亏虚，木乘土虚，故肠鸣腹痛；消瘦、纳少、脉细均为气血不足之象；患者结肠镜检查示结肠黏膜充血、水肿、糜烂、溃疡，观其舌苔黄腻，乃有湿热毒邪结于大肠，灼伤局部组织，而正虚不能托毒外达，故迁延不愈。本病为脾肾阳虚，气血不足，大肠湿热之证，本虚标实，治以温肾健脾，清热燥湿，益气托毒。方中芪银三两三扶正托毒，《珍珠囊》谓："黄芪甘温，其用有五，补诸虚不足一也，益元气二也……疮家圣药五也"；金银花清热解毒，味辛还能宣透外邪，二者相配扶正祛邪；当归既可活血消肿，又可补血扶正；生甘草助黄芪补气，助金银花清热解毒，又可调和诸药；白芍安中止痛，柔肝敛阴养血，调节免疫紊乱；黄芩、黄连、秦皮苦寒，清热燥湿，厚肠止泻；木香、枳壳行气导滞，理气止痛；加党参、焦白术、焦山楂健脾助运；补骨脂、炮姜温补脾肾。二诊诸症减轻，守方守法，肾阳虚象不甚，故减去补骨脂，加黄柏以清热燥湿；加炒薏苡仁健脾益气。三诊药后诸症减，但遇冷、食用生冷食物后易腹泻，畏寒，为肾阳虚象，故减黄柏之苦寒，加补骨脂、肉桂温肾助阳。患者2010年又行结肠镜检查报告示：无明显溃疡。

病案 3

刘某某，男，30岁。

2012年3月2日初诊。患者确诊溃疡性结肠炎4年，2008年11月20日结肠镜检查示：全部结肠重度弥漫充血水肿，糜烂，环形溃疡，结论为溃疡性结肠炎。已用激素治疗3年，现规律服用强的松8片/天，曾减至6片/日则出现便血。现每日晨起或饮食不适则腹痛，腹痛即泻，泻后痛减，最多每天20余次。舌淡胖，苔白腻，脉沉细。

处方：芪英三两三合白头翁汤加减。

生黄芪20g　蒲公英15g　当归10g　生甘草10g
黄连8g　关黄柏10g　秦皮10g　白头翁10g
地榆炭15g　木香10g　枳壳10g　淫羊藿10g
巴戟天10g　白芍15g　人参粉3g（冲服）　焦白术15g
焦山楂15g　炮姜8g

28剂，水煎服，日一剂。

2012年3月30日二诊。患者服药后晨起已无腹泻，每日大便1～2次，便质稀溏，便前腹痛肠鸣，矢气多，时有胃痛。舌黯，苔白，中心剥脱，脉细数。嘱患者将强的松减至5片/日。

处方：

生黄芪30g　蒲公英20g　当归10g　白芍15g
枳壳10g　黄连6g　补骨脂15g　木香10g
炮姜6g　地榆炭15g　秦皮10g　焦白术15g
焦山楂15g　砂仁6g　生甘草10g　人参粉3g（冲服）
白屈菜10g

28剂，水煎服，日一剂。

　　患者病情反复迁延，耗伤正气，气血亏虚，五更泻为脾肾阳虚之象；患者长期服用激素，形成激素依赖，稍减量则便血，仍有湿热毒邪蕴于大肠，正虚不能托毒外达，故迁延不愈。本病为脾肾阳虚，大肠湿热之证，本虚标实，治以清热燥湿，温补脾肾，托毒愈疡。芪英三两三为扶正托毒愈疡之良方，生黄芪补而不滞；蒲公英清热解毒，消痈散结，《本草新编》谓之："蒲公英亦泻胃火之药，但其气甚平，既能泻火，又不损土，可以长服久服而无碍"，不伤胃阳，可长期服用，二者相配扶正祛邪；当归用于内疡既可活血消肿，又可补血扶正；生甘草助黄芪补气，助蒲公英清热解毒，又可调和诸药；白头翁汤中，白头翁苦寒专入大肠经，尤善清胃肠湿热和血分热毒；黄连、黄柏、秦皮清热燥湿，厚肠止泻；地榆炭凉血止血、解毒敛疮、涩肠止泻；人参大补元气，可助激素逐渐减量；白芍安中止痛，敛阴养血；木香、枳壳行气导滞；焦白术、焦山楂健脾助运；淫羊藿、巴戟天、炮姜温补脾肾。二诊患者五更泻已止，腹泻次数明显减少，苔腻渐减，为湿热毒邪渐除，脾肾阳气渐旺之象，故减白头翁、黄柏、淫羊藿、巴戟天，加砂仁行气化湿，温中止泻；加白屈菜止痛愈疡，《中国药植志》谓之："治胃肠疼痛及溃疡"，药理研究其有解痉镇痛之效；加补骨脂补肾壮阳，温脾止泻；改生甘草为炙甘草加强益气功效。

病案 4

　　高某某，男，40 岁。

　　2011 年 10 月 11 日来诊。患者溃疡性结肠炎病史 4 年余。近日复发黏液脓血便，每日大便 3～4 次，肠鸣，腹胀腹痛。舌黯胖，苔薄黄，脉沉细而滑。结肠镜下黏膜活检见：（乙状结肠、直肠）黏膜重度慢性炎症，淋巴组织增生，局灶可见隐窝脓肿，符合溃疡性结肠炎。

处方：

生黄芪 30g　金银花 20g　蒲公英 20g　黄连 10g

白头翁 10g　秦皮 10g　土茯苓 15g　穿心莲 10g

红藤 30g　地榆炭 15g　枳壳 10g　乌药 10g

木香 10g　补骨脂 15g　焦山楂 15g　生甘草 10g

7 剂，水煎服，日一剂。

患者病程日久，必有脾肾阳虚为本，但近日急性发作，以黏液脓血便为主，脾肾阳虚之象不甚，仅表现为舌黯胖、脉沉细，病机以湿热毒邪结于大肠，灼伤血络为关键，治以清热燥湿，益气托毒。方中生黄芪补气托毒生肌，配合金银花、蒲公英清热解毒，消痈散结；加白头翁、黄连、秦皮、土茯苓、穿心莲、红藤清热解毒燥湿，且穿心莲、红藤兼有活血消痈之效；地榆炭凉血止血敛疮；木香、枳壳、乌药理气通腑止痛；稍加补骨脂、焦山楂温肾助阳健运，扶正以助祛邪，寒热并用，防止邪气冰伏。

临证备要

一、病因病机分析

溃疡性结肠炎为现代医学病名，部分当代医家认为本病属于中医学"痢疾"范畴，但周平安教授认为，虽然其活动期腹痛、黏液脓血便、里急后重与"痢疾"急性发作症状相似，但因该病起病多数缓慢，病程时间较长，数年至数十年不等，常有反复发作或持续加重的情况，精神刺激、劳累、饮食失调常为本病发病的诱因，此与"痢疾"多急性发作、多由饮食不节腐败变质之物或感触疫毒之邪引发的特点有所不同，故溃疡性结肠炎不能简单地归属为"痢疾"范畴，可归属于肠澼、泄泻等相关疾病。

本病可由感受外邪、饮食不节、内伤七情等病因引起。若感受六淫邪气，留滞肠腑，阻滞气机，大肠传导失司，可导致本病。《素问·至真要大论》曰："少阳司天，火淫所胜，则温气流行，金政不平。民病……泄注赤白……病本于肺"。又如《杂病源流犀烛》所说："是泄虽有风寒热虚之不同，要未有不原于湿者也"。本病尤与湿热邪气的关系最为密切。溃疡性结肠炎患者多在夏秋季节发作，长夏湿热偏重，脾胃呆滞，湿土之气同气相召，阳明、太阴受病，导致运化失常，大肠传导失司，气血阻滞，热毒壅盛，搏结于大肠，肉腐成脓而发病。

若饮食不节，过食肥甘炙煿酒酿辛辣刺激之品，或肆食生冷不洁之物，使五脏精气受损，脾胃运化失常，大肠传导不利，积垢不除，气血与肠中秽浊之物相抟，损伤肠络脂膜，发为泄泻、便脓血。如《素问·太阴阳明论》曰："……食饮不节，起居不时者，阴受之……阴受之则入五藏……入五藏，则满闭塞，下为飧泄，久为肠澼。"《素问·生气通天论》亦曰："因而饱食，筋脉横解，肠澼为痔。"

若内伤七情，恼怒抑郁，肝气郁结或亢妄，横逆克伐脾土，则可加重腹痛、泄泻；思虑伤脾，致脾虚运化不利，水湿停滞，客于肠道，大肠传导不利，导致长期腹泻。如《素问·举痛论》曰："怒则气逆，甚则呕血及飧泄，故气上矣。"

其他病因如劳倦过度、先天禀赋不足等均可导致脾肾亏虚，脾失健运，则水谷不化；肾为胃之关，肾失温化，则胃不能腐熟水谷；水湿内停，浊气不化，阴火内生，湿热壅遏肠中，血败肉腐，内溃成疡。

二、辨证治疗要点

周教授认为溃疡性结肠炎急性发作期在结肠镜及组织病理检查均表现出充血、水肿、出血、糜烂、溃疡、脓肿等与外痈表面相似的变化，可认为是内生之痈疡，故采纳了中医外科学疮疡分期理论，将其病程分为毒热炽盛之酿脓期，血瘀肉腐之成脓期和气血亏虚久不收口之迁延期。

酿脓期湿热毒邪凝结大肠，气血凝滞，经络阻塞，逐渐酿脓，主症为发热、腹痛、腹胀、便次增加，稀水黏液便为主；热毒壅滞不散，热盛肉腐成脓，成脓期主症为腹痛、便次增加、黏液脓血便为主；脓肿破溃，脓毒外泄，形成溃疡，气血亏虚，不能托毒外出，故邪气步步深入，难以消散，迁延不愈，迁延期主症为大便时溏时泻，完谷不化，纳少，便次多，面色萎黄，神疲倦怠，腹部坠胀。若正气大伤，正不胜邪，邪毒内攻脏腑，可危及生命。

缓解期则症状稳定，但常易出现无明显诱因或稍有饮食不慎、劳累则肠鸣腹泻腹痛的症状，此因疾病反复发作，导致脾肾阳虚，不能运化水谷，水反为湿，谷反为滞。

根据溃疡性结肠炎发生、发展变化规律，周平安教授认为急性期的治疗关键是清热解毒，燥湿理气，同时还要生肌愈疡，常以生黄芪、金银花、蒲公英、生地榆、黄连、木香等益气托毒，在此方基础上根据患者不同症状随症加减：

① 若患者突然发病，高热恶寒，腹痛下坠，里急后重，泻下脓血黏液，脉滑数，舌质红，苔黄腻，为外感邪气入里引动大肠湿热，毒邪壅盛，加入柴胡、枳实、炒荆芥、防风以加强清热疏邪之力。"外疏通，内畅遂"，促进瘀毒透散。

② 若患者主要表现为黎明即醒，醒则腹痛，痛则欲便，便后痛减，辨证为脾肾阳虚，上方加入补骨脂、吴茱萸、五味子、肉豆蔻、炮姜、淫羊藿、巴戟天等以温补脾肾、涩肠止泻。

③ 当患者以脓血便为主时，辨证为毒热炽盛，灼伤血络，上方加入白头翁、秦皮、马齿苋、三七粉以加强清热解毒，凉血止血作用；

④ 若腹痛严重，加枳壳、白芍、元胡以行气和血止痛。

⑤ 若患者腹部隐痛，溏便而频，每因情志不畅而加重，乃为脾虚肝乘，上方加入党参、陈皮、白术、白芍、焦山楂以健脾舒肝，行气消食。

⑥ 在溃疡性结肠炎患者中，有少数患者可一度表现为腹胀干呕，矢气频转，腹痛下坠，里急后重，频繁泻下臭秽异常的黏液稀水，证属热结旁流，用常规清热解毒、凉血止痢等方药治疗很难获效，必须增液急下，药用生黄芪、银花、生地、大黄、元明粉、生甘草，可泻下大量黏液脓血及干结如栗的粪球，可连服 2～3 剂至干粪排净，全为软便时，即可转入常规治疗。此峻泻之剂，中病即止，不可久用。

⑦ 对于在西医治疗过程中因突然停用激素或减量过快而引起病情反复，或由于多次反复患者对激素产生依赖性造成恶性循环者，中医采用益气补肾、清热化湿等标本兼治的方法，既能保持较好的疗效，又能逐步撤除激素，使病情稳步好转痊愈，使中医药的治疗优势得到了充分体现。

对于溃疡性结肠炎缓解期的患者，治疗方面应注意使用益气健脾，补肾温阳的药物如党参、白术、茯苓、扁豆、砂仁、生薏苡仁、白豆蔻、山药、大枣、肉豆蔻等，还可加入桔梗、柴胡、升麻等升举阳气。

对溃疡性结肠炎除辨证施治内服汤药以外，周平安教授主张还可同时采用高位滴注保留灌肠，使药液直接作用于病变部位，通过大肠吸收作用快，疗效好，副作用小。常用灌肠方由黄芪、当归、贝母、诃子、苦参、紫草等中药组成，浓煎 100ml 灌肠，具有清热解毒、消积导滞、生肌长肉、愈合溃疡的作用。另配溃疡散由牛黄、麝香、珍珠粉、参三七、血竭、黄柏等 13 味中药组成，加入以上灌肠液中，能够解毒消炎、化瘀通络、生肌敛疮，加速溃疡愈合。采用内服药加灌肠的方法，一般均于 7 日内显效，一个月左右症状即可控制。

在药物治疗同时，还要嘱咐患者合理饮食，以辅助治疗。

在饮食上宜清淡，以米面饮食为主，配以蔬菜、豆类。植物油为主。忌食生、冷、油、腻、甘，这些食物不易消化，食之过量可助湿生痰、化热蕴毒，加重病情。忌烟酒辛辣之品，对过敏性食物则应绝对禁忌。另外，饮食上应适量、适度，每天各餐的食物比例要适宜。早餐应选用体积小而营养丰富的食物，午餐要选用富有蛋白质和糖类的食物，晚餐宜少吃。只有饮食有节，合理适量，才能加速疾病的恢复，巩固疗效，减少或确保不再复发。

第五节 便 秘

便秘是指排便周期延长，排出困难。可见于各年龄人群，患病率随年龄增长明显增加，以女性多见。便秘发生为多元因素，常由于药物、神经内分泌疾病或饮食、环境、心理等因素引起。结合现代医学解剖、生理病理分析，慢性功能性便秘与粪便的质和量，消化道功能，直肠感觉，盆底及肛门括约肌的协调运动，脑肠轴以及周围神经系统与中枢神经传入、传出异常等因素有关，其中任何环节发生障碍，如结直肠无力、感觉功能异常或盆底肌运动不协调，都会引起便秘。

便秘的临床表现：本病临床表现为排便周期异常，即排便次数减少，数日或数十日排一次便，或排便次数增多但无法有效排空；以及排便障碍症状群，即排便费力、排便时间延长、缺乏便意、排便不尽感、直肠肛门坠胀感等；患者可长期依赖泻药，部分患者伴有心理或精神障碍。

诊断：根据患者的症状，排除肠道器质性疾病即可诊断。结合结肠传输试验、钡灌肠、排粪造影、肛管直肠测压、盆底肌电图等辅助检查可判断慢性功能性便秘的病因病位。

便秘可归属于中医学的便秘范畴。

病案1

常某某，男，80岁。

2008年8月12日初诊。患者咳嗽月余，咯吐白痰，腹胀，大便干结，3～5日一行。舌红，苔白，脉滑。

处方：

炙枇杷叶10g　桃仁10g　杏仁10g　紫菀10g

款冬花10g　瓜蒌30g　枳壳10g　莱菔子10g

槟榔10g　黄芩10g　虎杖15g　葶苈子15g

乌药10g　生麦芽15g　车前子15g（包煎）

7剂，水煎服，日一剂。

2008年8月19日二诊。药后患者咳嗽减轻，痰量减少，仍腹胀，大便干结不通。舌红，苔白，脉滑。

处方：

上方去紫菀、款冬花、车前子

加芒硝15g（冲服）、黑芝麻30g（盐炒冲服）。

7剂，水煎服，日一剂。

2008年8月26日三诊。患者咳嗽基本消失，大便通，每日一次。舌淡红，舌苔薄白，脉弦。

处方：继服上方14剂。

患者咳嗽日久，肺热炽盛，下移大肠，热燥伤津，肠道干涩燥结，肺失肃降，腑气不通，导致大肠气机郁滞，传导失职，肠燥气滞，而见便秘。辨证为肺热肠燥证，治以清肺化痰，行气润肠通便。方中炙枇杷叶、黄芩清肺化痰；紫菀、款冬花润肺化痰止咳；桃仁、杏仁既止咳化痰又润肠通便；枳壳、莱菔子、槟榔、乌药行气消胀通便；虎杖、瓜蒌清泄肺热化痰，又泻下通便；生麦芽消食健胃。二诊时患者咳嗽已减，以大便干结不下为主要表现，去止咳化痰之紫菀、款冬花，加用芒硝泻热通便，润下软坚，荡涤胃肠；黑芝麻养血润燥加大通便之力。三诊时方已见效，继守上方巩固疗效。

病案 2

滕某，男，24 岁。

2013 年 10 月 14 日来诊。患者大便干燥难解 7 年余。现体倦乏力，精神倦怠，疲乏无力，胃中灼热，喜食冷饮，烧心不反酸，口气重。舌红，苔白，脉细。

处方：白虎加人参汤合自拟润肠通便方化裁

生晒参 10g（另煎冲兑）　生石膏 30g　知母 10g　生甘草 6g

芦根 30g　黄连 6g　生地 30g　生白术 50g

生槟榔 15g　炒莱菔子 15g　炒枳实 15g　厚朴 10g

14 剂，水煎服，日一剂。

患者青年男性，长期大便干结难下，胃肠积热，伤津耗气，胃热津亏，便更难解，故见便干，体倦神疲，恶热饮冷，口气重等热结胃肠之象，辨证为气阴两虚，热结胃肠证，治以益气滋阴，清热生津，降气通便。方选白虎加人参汤和润肠通便方化裁。方中人参，甘、微苦，入胃脾心经，益气生津，生石膏辛甘大寒，入肺胃二经，功善清解，透热出表，以除阳明气分之热，知母苦寒质润，既助石膏清肺胃之热，又滋阴润燥救已伤之阴，三药相合益气生津，清泄胃火；生甘草益胃生津，芦根、黄连清热泻火，生津止渴；生地甘寒质润，养阴生津，滋润肠燥；生白术补气健脾；枳实、厚朴降气行气破滞；槟榔、莱菔子行气导滞通便。

病案 3

周某，女，68 岁。

2012 年 4 月 6 日来诊。患者大便干燥难解 5 年余，不服药不能排便，伴见胃脘饱胀，嗳气，口苦，畏寒怕冷，不能进食冷黏之物。舌淡黯，苔薄黄腻，脉弦细。胃镜检查示：中度浅表性胃炎。

　　处方：自拟润肠通便方合济川煎加减

生黄芪 20g　生白术 60g　生地黄 30g　白芍 10g

枳实 10g　莪术 10g　生槟榔 10g　莱菔子 10g

肉苁蓉 30g　当归 10g　杏仁 10g　川牛膝 10g

7 剂，水煎服，日一剂。

　　患者老年女性，脾胃虚弱，运化失常，气机阻滞，大便停滞不下；脾虚不能消化水谷，食滞胃脘，日久化热，煎灼津液，津枯肠燥，大便更加干结难解，并见胃胀、嗳气、口苦，畏寒怕冷，舌淡黯，苔腻，脉弦细等脾虚气滞，湿热内蕴之象，辨证为脾虚气滞证，治以益气健脾，行气导滞，润肠通便。方中生黄芪、生白术益气健脾，生白术润而不燥，润肠通便；生地黄、白芍清热养血，滋阴润燥；莪术助消化，促进胃肠蠕动，有效促进胃肠排空；枳实、生槟榔、莱菔子行气导滞；杏仁既降肺气，通导大肠，又可润肠通便；肉苁蓉、当归、牛膝取济川煎之意，温肾益精，润肠通便。

　　病案 4

　　郝某，女，23 岁。

　　2012 年 4 月 20 日来诊。患者大便干结，2～3 日一行，四肢欠温多年，月经后期，量少，口秽，心烦易怒，面色不华，易感冒。舌红，苔白，脉细数。

　　处方：人参养荣汤合润肠丸加减

当归 15g　赤芍 15g　白芍 15g　生地 15g

熟地 15g　川芎 10g　生黄芪 15g　炒白术 10g

党参 10g　茯苓 15g　香附 10g　丹参 15g

丹皮 10g　淫羊藿 10g　女贞子 15g　枸杞子 15g

草决明 20g

297

14 剂，水煎服，日一剂。

患者为年轻女性，平素月经后期，经血量少，属于气血不足，血少大肠失于濡润，故见大便干结，数日一行；气虚无以荣养四肢、固护肌表，则四肢欠温、易外感；血虚无以上荣头面，则面色不华；阴血不足，日久生热上扰，故见口秽、心烦，并见舌红，苔白，脉细数等气血不足，肠道失濡之象。辨为气血两虚，肠燥便秘证，治以益气生血，温经养血，润肠通便。方选人参养荣汤合润肠丸加减。方中当归、生地滋阴养血；当归、白芍、赤芍养血调血和营，助熟地滋养肝肾；党参、熟地相配益气养血；黄芪补益脾肺之气，配当归为当归补血汤，益气以生血；党参、白术、茯苓为四君子汤，益气健脾，；川芎活血行气，使熟地、当归、白芍补而不滞；丹参、丹皮凉血活血；香附理气调经；淫羊藿、女贞子滋补肝肾，益精血；枸杞子、草决明养血润肠通便。

病案5

孙某某，女，22 岁。

2012 年 4 月 24 日来诊。患者大便干 2～3 日一行，口唇干裂，脱发，咳嗽少痰，胃脘堵闷，食谷不消，四末欠温，手足冰凉。舌红，苔白，脉缓。

处方：

生黄芪 30g　生白术 30g　当归 15g　升麻 6g

柴胡 6g　陈皮 10g　党参 15g　桂枝 10g

枳壳 15g　肉苁蓉 15g　生地黄 15g　炙甘草 10g

14 剂，水煎服，日一剂。

患者素体脾胃功能失调，运化无力，气机阻滞，无力推动粪便下行，故见大便干，数日一行，并见胃脘堵闷，食谷不消，四末欠温，手足冰凉，舌红，苔白，脉缓等脾气亏虚，运化无力之象，辨证为脾气亏虚证，治以益气健脾，润肠通便。

方中黄芪、党参补益肺脾之气，生白术健脾益气，生白术具有油性，润而不燥，具有很好的润肠通便作用；当归、生地黄养血润肠通便；柴胡、升麻升举清阳，使清气上升而浊气自然下降；陈皮辛温香窜，善于理气和胃，健脾化湿，为调理脾胃气机升降之要药，主行气健胃；枳壳破气消积，利膈宽中，消胃脘胀满，增强胃肠推动力，除大小肠之不通。

病案 6

姜某，男，72 岁。

2010 年 12 月 28 日初诊。患者因喘息、便结二周来诊。二周来咳嗽，喘息，痰多白黏，脘腹胀满，大便干结不通，一周未行。舌黯红，苔黄腻，脉弦细。既往高血压、冠心病心衰、支气管哮喘病史。

处方：

党参 15g　生白术 60g　枳实 15g　莪术 10g

莱菔子 15g　白芍 15g　生首乌 15g　生地 15g

生槟榔 15g　肉苁蓉 30g　厚朴 10g　元明粉 10g（冲服）

7 剂，水煎服，日一剂。

2011 年 1 月 4 日二诊。患者服药后大便每日一行，仍感不畅，晨起眼睑水肿。舌淡黯，苔黄腻，脉沉细。

处方：

上方去元明粉

加生黄芪 30g、苏子 10g、车前子 30g（包煎）。

14 剂，水煎服，日一剂。

2011 年 2 月 25 日三诊。患者服药后大便仍不畅，便意不尽，里急后重感，小便黄，尿频。舌黯，苔微黄，脉弦细。

处方：

党参 15g　生白术 60g　枳实 15g　莪术 10g

莱菔子 15g　生首乌 15g　生地 30g　槟榔 20g

肉苁蓉 30g 苏子 10g 车前子 30g（包煎） 生黄芪 15g
马齿苋 20g 虎杖 15g

14 剂，水煎服，日一剂。

本案为周平安教授治疗老年气虚便秘的验案，患者为老年男性，肺脾气虚则咳嗽、喘息；肠腑气滞则大便不通，治以益气健脾、理气通腑。周教授认为，老人气虚，其便秘不可攻下，应以调补润通为主，当然又有气血阴阳虚弱之别，在临床上常用大剂量生白术 30～60g 治疗气虚便秘，配伍党参、黄芪以益气健脾，枳实、厚朴、莱菔子行气导滞，常收良效。

临 证 备 要

一、病因病机分析

中医理论认为，便秘的基本病机属于大肠传导失常而致，同时与脏腑经络、气血津液、精神情绪皆有密切关系，是人体阴阳、脏腑、气血、情志失调的局部表现。《伤寒论》提出便秘当从阴阳分类，书中云："其脉浮而数，能食，不大便者，此为实，名曰阳结也。其脉沉而迟，不能食，身体重，大便反硬，名曰阴结也。"《金匮要略》阐明胃热过盛，脾阴不足，以致大便干燥而坚的麻子仁丸的病机与证治。《圣济总录》指出："大便秘涩，盖非一证，皆荣卫不调，阴阳之气相持也。若风气壅滞，肠胃干涩，是谓风秘；胃蕴客热，口糜体黄，是谓热秘；下焦虚冷，窘迫后重，是谓冷秘。或肾虚小水过多，大肠枯竭，渴而多秘者，亡津液也。或胃燥结，时作寒热者，中有宿食也。"将便秘的证治分为寒热虚实四个方面。便秘的发病原因归结起来有饮食不洁、情志失调、外邪犯胃、禀赋不足等。

便秘的基本病变属大肠传导失常，同时与肺、脾、胃、肝、肾等脏腑功能失调有关。胃热过盛，津液耗伤，肠道失于濡润；肺脾气虚，则大肠传送无力；肝气郁结，气机壅滞，或气郁化火伤津，则腑失通利；肾阴不足，则肠道失润；肾阳不足，则阴寒凝滞，津液不化，皆可影响大肠的传导，发为本病。

根据便秘的病性，可概括为寒、热、虚、实四个方面，燥热内结于肠胃者，属热秘；气机郁滞者，属气秘；气血阴阳亏虚者，属虚秘；阴寒积滞者，为冷秘或寒秘。

二、辨证治疗要点

便秘为各种病因引起的大肠传导功能失常所致。病因多由大肠燥热内结、气机郁滞或气血津液亏虚、年高体弱等引起腑气壅遏而成。临床治疗以通下为主，慢性便秘的病位虽在下焦大肠，但发病与脾胃、肺、肝、肾等脏腑关系密切，病机关乎气、热、湿、燥、虚、瘀，临床可根据病邪结聚脏腑、气血阴阳虚实之不同辨证施治。

周平安教授在临床上强调肺脏与便秘的关系，肺与大肠相表里，上下相通，手阳明大肠之脉络肺属大肠，肺气肃降，则大肠通畅，出入有常。肺气上逆，则大肠腑气壅滞，上窍塞而下窍闭则见便秘，腹胀。凡肺经实热，久病体虚，久咳耗伤肺气，均能影响肺脏功能而致便秘。反之，大肠积滞不通，亦能影响肺之肃降。便秘从肺论治，可以分别从肺热炽盛，大肠燥结；肺阴不足，津枯肠燥；肺气不足，大肠虚滞等不同证候论治。在临床实践中可见，便秘是一种常见症状，多伴随多种症状共同出现，在辨证施治中，需要辨明便秘病因，分清主次，治疗时分清虚实，实证以祛邪为主，虚证以养正为先。

便秘无论虚实，气机不畅始终存在，因此周平安教授在治疗中十分注重理气、行气，常用枳壳、枳实、厚朴、莱菔子、大腹皮、生槟榔、乌药等药物，梳理气机，行气消胀，促进胃肠蠕动，治疗便秘。在老年顽固性便秘患者中，很多患者具有脾胃气虚，大肠传导无力的证候，周平安教授常常应用大剂量的生白术，可用 60～90g，他认为生白术具有油性，润而不燥，具有很好的润肠通便作用，可以明显缓解患者的排便困难。

在顽固性便秘患者的治疗中，周平安教授还善于应用芒硝，芒硝为咸寒之品，具有泻下软坚的功用。现代药理研究发现，芒硝的主要化学成分为硫酸钠，其硫酸根离子不易被肠壁吸收，存留肠内形成高渗溶液，阻止肠内水分的吸收，使肠内容积增大，引起机械性刺激，促进肠道蠕动而促使排便，其中含有的钠离子还可以起到维持水电平衡的作用，反复应用不易引起脱水和电解质紊乱。因此，对于老年、体虚、反复、顽固便秘，大便干结质硬，甚至呈羊粪样的患者，芒硝可以起到软化大便，促进大便排出的作用。张锡纯在《医学衷中参西录》中收有莱菔芒硝汤，即取芒硝泻下软坚的作用。

周平安教授临床上常用莱菔芒硝汤治疗老年顽固性便秘，患者年老脾胃功能减退，胃肠蠕动减慢，大便经久不下，日久化热伤阴，愈发燥结难解，表现为胃肠积热，实为本虚标实。周教授临床选用白萝卜鲜品 500g，切烂煮水，煎生白术 30～60g、生地黄 30g、肉苁蓉 30g 等以滋阴润肠通便；脾气虚者加黄芪、党参益气健脾；以汤药冲服元明粉 5～10g，服用 1～2 次，大便即下，取芒硝软坚散结之意，增水行舟，是峻剂缓用的代表。方中生白术、生地黄滋阴润肠，使得大便软化，增水以行舟；芒硝属于盐类，起到吸水、软化大便的作用。老年人气阴耗伤，大便通后需及时进行调补。

在选方用药上，周教授自拟润肠通便方，方药组成为：桃仁、肉苁蓉、枳壳、生槟榔、莱菔子、元明粉（冲），以润肠降气，软坚通便，常用于治疗习惯性便秘。临床上常适量配合虎杖、瓜蒌、莪术、陈皮等药物，虎杖、瓜蒌既清热泻肺，化痰止咳，又泻下通便，且其通便之力较大黄缓和，无伤正气之虞，对老年患者较适宜。莪术可助消化，促进胃肠蠕动，促胃排空，适用于脾虚胃肠机能低下的便秘患者。陈皮辛温香窜，善于理气和胃，健脾化湿，能燥能散，能补能泻能和，主行气健胃，为调理脾胃气机升降之要药。

第六节　功能性消化不良

功能性消化不良（FD）又称消化不良，是指具有上腹疼痛、上腹饱胀、早饱、嗳气、食欲不振、恶心、呕吐等不适症状，经检查排除引起上述症状的器质性疾病的一组临床综合征，其症状可持续或反复发作，病程超过一个月或在过去的十二月中累计超过十二周，是临床上最常见的一种功能性胃肠病。

功能性消化不良的临床表现：FD 无特征性的临床表现，主要有上腹痛、上腹胀、早饱、嗳气、食欲不振、恶心、呕吐等。可单独或以一组症状出现。罗马Ⅲ标准对 FD 的主要症状给予明确的定义：①餐后饱胀：食物长时间存留于胃内引起的不适感；②早饱感：指进食少许食物即感胃部饱满，不能继续进餐；③上腹痛：位于胸骨剑突下与脐水平以上、两侧锁骨中线之间区域的疼痛；④上腹烧灼感：局部的烧灼感，与烧心不同；烧心是指胸骨后的烧灼样疼痛或不适，是胃食管反流病的特征性症状。此外，患者还可有其他上消化道症状，如嗳气、厌食、恶心、呕吐等。部分患者可重叠有下消化道症状，如腹泻、便秘等。有些患者有饮食、精神等诱发因素，多数难以明确指出引起或加重病情的诱因。实验室检查：包括血尿便常规、肝肾功能、生化常规、血沉、B 超、X 线以及内镜检查等。检查的目的是排除消化道及肝、胆、胰、脾、肾等器质性病变。

FD 为慢性病程，与器质性疾病无明显关系，尽管某个时期内症状可能缓解，但相当多的 FD 患者的症状会长期存在，仅 1/3 患者的症状可自行消失，但患其他疾病的比例与一般人群相近。精神不稳定的患者可能出现行为异常或躯体化反应，影响身心健康和生活质量。值得指出的是有 30％患者数年后具有典型的肠易激综合征表现。

诊断：罗马Ⅲ型诊断标准中 FD 分为 2 个亚型，即餐后不适综合征和上腹疼痛综合征。依据罗马Ⅲ诊断标准，功能性消化不良必须符合以下一点或一点以上：餐后饱胀不适；早饱；上腹痛；上腹灼烧感。FD 为一排除性诊断疾病，在临床实际工作中，既要求不漏诊器质性疾病，又不应无选择性地对每例患者进行全面的实验室及特殊检查。

功能性消化不良属于中医学痞满的范畴。

病案 1

王某某，女，52 岁。

2011 年 10 月 11 日来诊。患者胃脘痞满、饱胀，口干口苦，嗳气，纳少，反复尿路感染，尿频，两侧少腹隐痛。舌红，苔黄花剥，脉沉细。2004 年因胆石症手术切除胆囊，近期胃镜检查示：慢性浅表胃炎伴胆汁反流。

处方：四君子汤加减

党参 10g　白术 10g　枳壳 10g　法半夏 10g

蒲公英 15g　连翘 10g　金钱草 30g　郁金 10g

栀子 10g　鸡内金 15g　莱菔子 10g　生麦芽 15g

土茯苓 15g　香附 10g　乌药 10g　甘草 6g

14 剂，水煎服，日一剂。

本病患者病属痞满，表现为胃脘胀满，同时有口干口苦，嗳气，舌红苔黄等湿热中阻的临床表现，因此辨证为脾气虚弱、湿热中阻，治以补脾益气、清热燥湿，兼以行气宽中为法。方中党参、白术、甘草健脾益气；金钱草、栀子、土茯苓、法半夏清利湿热；蒲公英、连翘清热解毒；香附、郁金、乌药行气宽中；同时加鸡内金、莱菔子、生麦芽以消食健脾和胃。

病案 2

陈某，男，46 岁。

2012 年 1 月 31 日来诊。患者主诉胃脘饱胀，反酸，嗳气三年，刻下症见胃脘饱胀，反酸，嗳气，心烦急躁，眠差多梦，体倦乏力，手心汗出，口干口苦，舌红苔腻微黄，脉弦数。

处方：四君子汤加减

生黄芪 15g　党参 10g　白术 10g　枳壳 10g

黄连 6g　连翘 10g　蒲公英 15g　香附 10g

莱菔子 10g　煅瓦楞子 30g　浙贝母 10g　莪术 10g

法半夏 10g　生麦芽 15g　甘草 5g

14 剂，水煎服，日一剂。

患者久病胃胀，脾胃受损，脾气亏虚，健运失职，气机不畅而生痞满，同时表现出心烦急躁、眠差多梦、手心汗出、口干口苦等气郁化热的临床表现，因此辨证为脾胃不足，气郁化热，治以益气健脾和胃，理气清热解毒为主。以四君子汤为主方加减，方中生黄芪、党参、白术、甘草补气健脾；枳壳、香附、莪术行气止痛；蒲公英、连翘、黄连清热解毒；莱菔子、生麦芽健胃消食；瓦楞子、浙贝母制酸和胃。

病案 3

张某某，男，64 岁。

2013 年 6 月 16 日来诊。患者病已五年，胃脘胀满，喜暖怕冷，食欲好而消化吸收差，大便溏稀，可见不消化食物，口干，易感冒。舌红少苔，脉弦细。

处方：四君子汤加减

生黄芪 20g　党参 15g　茯苓 15g　炒白术 15g

防风 10g　陈皮 10g　生麦芽 15g　炒神曲 10g

焦山楂 15g　鸡内金 10g　肉桂 6g　炙甘草 6g

藿香 10g　苏梗 10g

28 剂，水煎服，日一剂。

本病患临床表现为胃脘胀满，属痞满之病。患者病已五年，喜暖怕冷，大便溏薄，完谷不化，乃脾胃阳虚之征；脾胃虚弱，气血生化不足，气虚营卫不固，则易感冒。故本病辨证为脾阳不足，胃失和降，治以健脾温阳，和胃降逆为主。方中生黄芪、党参、炒白术、甘草以补脾益气；肉桂以温暖脾胃；陈皮、苏梗以理气化滞，使脾气得复，气机通畅，则痞满自消；生麦芽、鸡内金、炒神曲、焦山楂均有消食助运之功效；患者平素易于感冒，方中生黄芪、炒白术、防风合为玉屏风散，以扶助正气，益卫固表，预防感冒。

病案 4

赵某，女，83 岁。

2011 年 5 月 13 日来诊。患者平素胃脘堵胀，烧心反酸，一月前行胆结石胆囊切除术，四天前突然出现周身颤抖，急诊诊为低钠血症，经输液治疗后好转，现胃脘堵闷，右胁疼痛，脘腹胀满，反酸，恶心，不思饮食，下肢水肿。舌淡黯有瘀斑，苔花剥，脉细数无力。

处方：六君子汤加减

生黄芪 15g　党参 15g　当归 10g　炒白术 15g

陈皮 10g　半夏 10g　枳壳实各 10g　莪术 10g

生麦芽 15g　鸡内金 15g　煅瓦楞子 30g　旋覆花 10g（包煎）

生槟榔 15g　莱菔子 15g　炙甘草 5g

14 剂，水煎服，日一剂。

患者为高龄老人，素有慢性胃病，脾胃虚弱。胆囊术后，气机不畅，脾胃受损，脾失健运，表现为胃脘堵胀；气滞血瘀，不通则痛，故胁肋疼痛，舌质淡黯有瘀斑；脾失健运，胃失和降则恶心，纳呆，反酸。本病辨证为脾胃虚弱，气滞血瘀，治以补脾益气，行气活血。方中党参、炒白术、陈皮、半夏、甘草组成六君子汤以健脾益气；生黄芪、当归组成当归补血汤以补血活血；枳壳、枳实、莪术、槟榔、旋覆花等理气宽中，和胃降逆；当归、莪术养血活血；生麦芽、鸡内金消食和胃；煅瓦楞子制酸止痛，全方共奏健脾益气、行气活血、制酸止痛之效。

病案 5

张某某，女，42 岁。

2011 年 3 月 11 日就诊。患者主诉餐后饱胀不化，恶心，嗳气，纳少，面色不华，体倦乏力，眠差多梦，手足不温，月经量少，淋漓不尽，经前乳房胀痛。舌淡黯苔白，脉弦细。

处方：香砂六君子汤加减

党参 15g　炒白术 20g　枳壳 10g　香附 10g
郁金 10g　莱菔子 15g　茯苓 15g　砂仁 6g
生麦芽 15g　鸡内金 10g　炒山楂 15g　桂枝 6g
当归 10g　赤芍 15g　酸枣仁 30g　炙甘草 5g
半夏 20g　百合 20g

5 剂，水煎服，日一剂。

患者餐后饱胀不化，辨病为痞满。脾胃虚弱，腐熟无力，运化失司，则表现为纳谷不香、纳少、食欲不振；脾不运化，水湿内停，浊阴不降，则恶心，嗳气；面色不华，体倦乏力，眠差多梦均为脾胃气虚之象；气虚无力推动血液运行，则表现为妇人经前乳房胀痛，月经量少，舌质淡黯等气滞瘀血之征。故本病辨证为脾胃虚弱、气虚血瘀，治以益气健脾、养血活血，养心安神。方中党参、白术、茯苓、甘草补脾益气；枳壳、香附、郁金、莱菔子理气消胀；半夏、砂仁行气温中、降逆止呕；桂枝温阳通脉；生麦芽、鸡内金、炒山楂以消食和胃；当归、赤芍等补血活血；酸枣仁、百合以养心安神。

临 证 备 要

一、病因病机分析

功能性消化不良是一组无器质性原因的慢性或间歇性的上消化道症状综合征，以持续性或反复发作性的上腹部不适、疼痛、腹胀、早饱、恶心呕吐、烧心为主症，古代中医文献无功能性消化不良的病名论述，据其临床特点应属于痞满范畴。

痞满的病位主要在胃脘，但与肝、脾密切相关。其致病原因，有表邪入里、饮食不化、情志失调、脾胃虚弱等。基本病机为中焦气机不利，升降失常。因脾胃同居中焦，为气机运化之枢纽，脾主升清，胃主降浊，清升浊降则气机调畅。因外邪、食积、痰浊、气滞等邪气郁阻，或脾胃虚弱，导致脾之清阳不升，胃之浊阴不降，中焦气机升降失常，不得宣通而发生痞满。同时，中焦气机顺畅，尚赖肝之条达，若肝气郁结，侮脾犯胃，影响中焦气机运行，亦可致胃脘痞满。

痞满的病理性质有虚实之分。属实者为实邪内阻，如外邪由表入里，食滞中阻，痰湿内郁，气机郁滞，影响中焦气机升降。属虚者为脾胃虚弱，气机不运，升降无力。虚实之间可相互转化，如实邪内阻，日久可损伤脾胃；脾胃虚弱，易产生痰湿、气滞，导致气机升降不利。另外，各种病邪之间，亦可互相影响，如痰湿、食滞均可阻滞气机的正常流通；气郁化火，亦可蒸痰生湿。在痞满病程较长时，常形成正虚邪实，虚实夹杂的格局。若痰湿气滞交结，日久阻碍血液运行，痰、气、瘀搏结于食管胃口，可致成噎膈之变。或痰气化热，损伤血络，而发生吐血、黑便，变生他病。

二、辨证治疗要点

根据患者的不同体质，气血阴阳的偏盛偏衰，有无外邪侵袭，是否患有基础疾病，痞满可分为实证和虚证两类进行辨证论治。

周平安教授认为，痞满一证，首辨虚实，有邪为实，无邪为虚。属实者可见痞满能食，痞满持续不减，按之满甚，大便多秘。属虚者，可见痞满不能食，或食少不化，痞满时减，喜揉喜按，大便多溏。此外属实者，应进一步区分外邪入里、饮食停滞、痰湿内阻和肝郁气滞等的不同。

其次，要辨寒热，痞满急迫，口渴喜饮，舌质红，苔黄，脉数者属热；痞满势缓，得热则舒，口淡不渴，苔白，脉沉者属寒。

同时，特别应注意辨别寒热虚实的兼挟错杂情况。而年老体弱，或有基础疾病者，需要辨别气血阴阳的盛衰，根据气虚、血虚、血瘀、痰滞、阴虚、阳虚的不同情况，分别治疗。

周平安教授强调胃病治疗要脾胃分治，重视疏肝和胃，注重调气和血。脾胃为表里之脏，都属土脏，脾居胃之下，以膜相连，二者有很多共同的特点，所以古今多脾胃共称，但周平安教授认为脾为阴土，胃为阳土，生理病理性质不同。从生理角度来讲，脾喜燥恶湿，喜升恶降，喜香恶臭，喜暖恶寒；胃喜润恶燥，喜降恶升，喜凉恶温，喜通恶滞；从病理角度讲胃腑向阳道实方向发展，脾脏向阴道虚发展，六腑以通为顺，以降为和，胃腑患病多表现为"滞"，胃气上逆、胃痛、纳呆、胀满，脾脏发生病变后，脾运化不及，清气下陷，主要向阴、寒、虚方面转化，临床表现为胀满、泄泻、水肿；因此，从治疗角度讲，脾脏多强调温、升、补、燥，反对攻伐，胃腑应通、降、润、和，即叶天士所言"脾宜升则健，胃宜降则和"。

周教授认为，痞满的病变脏腑主要在脾胃，治疗原则为苦辛通降，理气消痞。实证以泻法为主，分别施以泄热、消食、化痰、理气等法。如外邪入里，邪热结于心下，阻塞中焦气机，升降失司，出现胃脘痞满，灼热急迫，按之满甚者，可用大黄黄连泻心汤加枳实、厚朴、木香等以泻热消痞，和胃开结；若为食滞不化，阻塞胃脘，出现嗳腐吞酸，脘腹满闷者，可用保和丸加减以消食导滞，行气除痞；如为脾不运化，痰湿内生，壅塞中焦而致胸脘痞满，恶心欲吐，头重如裹，身重肢倦者，可予二陈平胃散加减以除湿化痰，理气宽中。

虚证以补法为主，如脾胃虚弱，健运失职，气机不利，胃失和降导致痞满，出现脘腹不舒，痞塞胀满，喜温喜按，食欲不振，大便稀溏者，可予补中益气汤加减以补气健脾，升清降浊，使脾气得复，阳气得升，气机通畅，痞满自消。若脾阳虚弱，畏寒怕冷者，可加附子、肉桂、吴茱萸温中健脾；若气虚失运，满闷较重者，可加木香、枳壳以理气；脾虚不运，腹满纳差者，可加神曲、麦芽消食助运；若病程日久，气虚血瘀，面色黧黑，舌质紫黯，可加莪术、白芍、乳香、没药以活血化瘀。

如见虚实夹杂，则当补消并用，虚实兼顾。而痞满毕竟以中焦气机阻滞为主要病机，在治疗时均需配入理气通导之剂，但应注意不可过用香燥，以免伤津耗液。对于虚证，用药尤当慎重。

周平安教授在治疗功能性消化不良时，常以健脾益气，行气消食为法，常用四君子汤、六君子汤、香砂六君子汤、补中益气汤等为基础方加减治疗。常用健脾益气药如生黄芪、党参、白术、生甘草等；行气药如枳壳、苏梗、香附、莪术等；

消食药如生麦芽、神曲、莱菔子、鸡内金、炒山楂等；清热解毒药如蒲公英、连翘、黄连等。如胃脘胀满明显，可重用枳实、白术，并加厚朴相须为用；疼痛明显，可重用白芍缓急止痛；胃酸明显，可加煅瓦楞子、浙贝母等制酸止痛；嗳气明显，可加白豆蔻、半夏、竹茹以和胃降逆；兼有寒象者，加附子、干姜、肉桂、桂枝等温中散寒；兼有湿热之象，可加黄连、黄芩等以清热燥湿；兼有瘀象，加元胡、丹参或失笑散等活血化瘀。

第七节　消化道肿瘤（食管癌、胃癌）

一、食管癌

食管癌是起源于食管鳞状上皮的恶性肿瘤，属人类常见恶性肿瘤，我国是食管癌的高发地区，又是食管癌死亡率最高的国家之一。

1. 临床表现

（1）早期症状：①食物梗噎感，在早期病例中最多见，表现为大口进硬食时突然发生轻微梗噎感，并不影响食物的下咽。②胸骨后疼痛或闷胀不适，几乎半数以上患者诉咽下食物时胸骨后有轻微疼痛、胀闷不适或剑突下及上腹部疼痛，主要为沉闷痛或烧灼样痛或针刺样和牵拉样疼痛。③食管内异物感，患者常诉食管内有类似米粒或蔬菜片等东西黏附于食管壁上，咽不下又吐不出来，与进食无关，即使不做吞咽动作也有异物感，异物感的部位多与食管病变部位一致。④咽喉干燥与紧缩感，患者常主诉咽喉部干燥发紧，形容为颈部发紧，吞咽食物不利或轻微疼痛进干燥或粗糙食物尤为明显。⑤食物通过缓慢感及滞留感，患者在食物通过食管时，自觉食物下行缓慢或有停滞感。另外一些患者有背沉、嗳气等症状。

（2）中晚期症状：随着癌肿的发展和瘤体的增大造成食管腔狭窄，产生食管癌较为典型的表现。①进行性吞咽困难，是中晚期食管癌最常见、最具有重要临床意义的症状。②食物反流，因食管梗阻的近段有扩张与潴留，可发生食物反流，多在咽下食物梗塞时发生，也可每次进食即吐。严重时无论是否进食，终日频吐不停。呕吐物为蛋清样泡沫状黏液，或混杂宿食，可呈血性或可见坏死脱落组织块。③咽下疼痛，系由癌糜烂、溃疡、外侵或近段伴有食管炎所致，进食时尤以进食热或酸性食物后更明显，疼痛可涉及颈、肩胛、前胸和后背等处。④其他症状肿瘤阻塞引起完全梗阻，因而长期摄食不足可导致脱水、电解质紊乱、恶病质、全身衰竭；常有左锁骨上淋巴结肿大，如全身广泛转移则出现相应的症状及体征，转移至肝、肺、脑等重要脏器会引起黄疸、腹水、呼吸困难、咳嗽、声嘶、头痛、昏迷等；当肿瘤侵及相邻器官并发生穿孔时，可发生食管支气管痰、纵隔脓肿、肺炎、肺脓肿及主动脉穿破大出血而死亡。

（3）体征：食管癌早期体征可缺如，晚期则可出现消瘦、贫血、营养不良、失水或恶病质等体征。当癌转移时，可触及肿大而坚硬的浅表淋巴结，或肿大而有结节的肝脏等。

2. 诊断要点　重视食管癌早期症状，已有典型中晚期症状者诊断多不困难。①年龄在 30 岁以上。多有长期吸烟嗜酒史，有家族史者尤应引起警惕。②在高发区对 30 岁以上人群进行大面积食管拉网普查是诊断早期癌的可靠方法。③食管钡餐造影、食管镜检查和放射性核素^{12}P 检查有助于食管癌早期诊断。④食管钡餐造影、CT 扫描、MRI、EUS 等能了解食管癌病变部位和范围，食管镜还可刷片和活检进行组织细胞学检查。

食管癌可归属于中医学的噎膈范畴。

二、胃癌

胃癌是指起源于胃黏膜上皮细胞的恶性肿瘤,其发病部位包括贲门、胃体、幽门。

1. 临床表现

(1) 上腹痛或饱胀不适、消瘦、食欲减退及呕吐,呕血或黑便最常见,部分病例消化道症状不明显,而以腹部肿块或转移灶的症状为主诉,甚或初次发病就表现为急腹症者。①胃脘痛:症状初起时往往不明显,可能仅为上腹部的不适、膨胀或重压感,有时心窝部隐隐作痛,而在一段很长的时期内被当作胃炎、消化不良或溃疡病等治疗,尤其是胃癌的好发部是胃窦部,而胃窦部的病灶也常能引起十二指肠功能的改变。也可以发生节律性的疼痛。也有的胃癌症状虽较明显,但病史较短,患者一般情况较好,误认为是胃炎、胃痉挛。②食欲减退、进行性消瘦:这些症状虽非胃癌所特有,但在胃癌患者颇为常见,仅次于胃脘痛,而且在胃癌早期时即可出现,胃痛患者首先出现食后饱胀、嗳气,常在多食之后发生,以后发作较频,因此患者常自动限制饮食,体重逐渐减轻,但常不为人重视。当癌瘤进展,进食减少时,患者则日益消瘦、乏力及贫血等,甚至出现恶病质。③恶心、呕吐:早期患者可能仅有食后饱胀及轻度恶心感受,随肿瘤的增长可出现呕吐。呕吐的发生与癌瘤生长的部位有关。胃窦部肿瘤增长到一定程度后可出现幽门梗阻,食物积聚于胃内,先是胃极度扩张而后引起呕吐。因此,食物常在胃内停留时间较久。呕吐物为隔夜宿食,可呈腐败臭味。胃小弯部癌瘤,虽无幽门梗阻,也可因胃动力紊乱而出现呕吐症状。贲门部肿瘤或胃底肿瘤扩张至贲门时,则可出现贲门梗阻症状,开始时出现进食不顺利感,以后随着病情进展而发生吞咽困难及食物反流。④呕血、黑便:胃癌出血多为小量出血,当癌肿侵及中等以上血管或血运丰富的黏膜下层受到广泛破坏时，可大量出血，但呕血不一定表明是晚期胃癌，早期胃癌亦可出现大呕血或便血。⑤其他症状：患者有时可因缺乏胃酸或胃排空快而腹泻，有的则可表现为便秘及下腹痛，故常被误诊为结肠疾患。也有仅表现为贫血及乏力，有时患者尚可出现午后低热。如伴有大便隐血及消瘦时应予以注意。⑥转移灶的症：如发生肝、肺、卵巢、脐、腹膜等部位的转移，常产生相应的症状。必须指出某些病例可以转移灶的症状为首次症状，如卵巢肿块、脐部肿块等。

（2）体征：一般胃癌皆有明显体征，多数患者仅于腹部叩诊时，可在上腹部触及深压痛或轻度肌张力增强感。①腹部压痛。②肿块。上腹部相当胃区的任何部位都可扪及肿块，胃窦部癌以右上腹部多见。肿块坚实，呈结节状，当瘤体向周围组织浸润时，活动明显受限，应争取手术治疗。③肿大淋巴结。多见于腹腔淋巴结、左锁骨上淋巴结、腋淋巴结。临床上也可见到少数右锁骨上和脐周围转移癌。④广泛种植转移。胃癌晚期可发生血行性的肝、肺、肾、骨和神经系统转移；当肿瘤侵犯浆膜外，癌细胞脱落发生广泛性腹膜种植转移时，可有腹水，并可查到癌细胞。病情进一步恶化则出现消瘦、出血、贫血；幽门或肠管梗阻；肝肿大、黄疸、腹水和恶病质。

2. 诊断要点　①症状：上腹胀满不适、隐痛，食欲减退，进行性消瘦，呕血，黑便或大便潜血阳性者。特别是 40 岁以上患者。②体征：体检见上腹压痛、饱满、紧张感或触及包块，锁骨上窝淋巴结肿大，肛查触及肿块等。③实验室检查：X 线气钡双重对比造影，纤维胃镜检查与直视活检，胃液分析有助确诊。

胃癌可归属于中医学"胃反"、"噎膈"、"积聚"、"伏梁"、"胃脘痛"等疾病范畴中。

病案 1

马某某，男，56 岁。

2012 年 11 月 13 日初诊。患者为食管癌术后，现进行放射治疗。症见咳嗽痰黄，动则气喘，嗳气，周身乏力。舌红苔黄，脉细。

处方：

生黄芪 20g　金银花 20g　蒲公英 20g　黄连 6g

法半夏 10g　紫菀 10g　桔梗 6g　浙贝母 10g

瓜蒌 15g　天竺黄 10g　金荞麦 20g　黄芩 15g

灵芝 15g　半边莲 15g　白花蛇舌草 30g　甘草 6g

14 剂，水煎服，日一剂。

2013 年 1 月 22 日二诊。患者药后症减，咳嗽咳痰减轻，仍动则喘息，时有恶心、嗳气，不欲饮食，进食量少。脉细，舌红苔少。2103 年 1 月 7 日胸部 CT 检查示：双肺感染。

处方：

生黄芪 20g　金银花 20g　蒲公英 20g　黄连 6g

姜半夏 10g　紫菀 10g　桔梗 6g　浙贝母 10g

黄芩 10g　金荞麦 15g　天竺黄 10g　灵芝 15g

红景天 15g　半边莲 15g　白花蛇舌草 30g　生麦芽 10g

鸡内金 10g　甘草 5g

28 剂，水煎服，日一剂。

患者食管癌术后，正气受损，气血不足，则周身乏力；胃失和降，则时有嗳气；放疗过程中，感受外邪，正气无力祛邪外出，郁而不解，肺热痰阻，出现咳嗽咳痰，动则气喘等肺肾气虚，痰热蕴肺的临床表现，治疗以扶正祛邪，益气补虚，清热化痰。方中黄芪、灵芝扶正补虚，补益脾肺之气；金银花、蒲公英、黄连清热解毒；金荞麦、天竺黄、浙贝母清肺化痰止咳；紫菀，辛微温，众多清热苦寒药中佐以辛温润肺止咳；法半夏燥湿止咳；桔梗宣肺祛痰，有镇咳作用、增强免疫作用；半边莲、白花蛇舌草有抗肿瘤的作用。二诊服药后咳嗽咳痰减轻，喘憋减轻，出现时有恶心、纳差，效不更方，在原方的基

315

础上将法半夏改为姜半夏降逆止呕；生麦芽、鸡内金消食健胃；红景天加强扶正作用。

病案 2

汪某某，男，64 岁。

2012 年 4 月 17 日来诊。患者胃癌切除术后，现胃胀，反酸，口苦，口干喜饮，饮食不适则出现腹泻。舌黯红，苔黄腻，脉弦细。近日胃镜检查示：胆汁反流；糜烂性胃炎。

处方：

生黄芪 20g　蒲公英 20g　连翘 10g　枳壳 10g

法半夏 10g　姜竹茹 10g　旋覆花 10g（包煎）　浙贝母 10g

仙鹤草 15g　半边莲 15g　半枝莲 15g　生薏苡仁 30g

灵芝 15g　煅瓦楞子 20g　黄连 6g　甘草 5g

14 剂，水煎服，日一剂。

患者胃癌术后，脾胃亏虚，升降失常，运化不利，故胃脘胀满，反酸，饮食不适则出现腹泻。辨证为脾胃气虚，脾失健运，胃气上逆，治疗以健脾益气，和胃降逆。方中生黄芪、灵芝、仙鹤草益气补虚，扶正为主；蒲公英、连翘清热解毒；枳壳行气除胀；黄连与煅瓦楞子合用有抑酸作用；旋覆花、姜竹茹和降胃气；半枝莲、半边莲抗肿瘤；生薏苡仁健脾利湿。

病案 3

邵某某，男，67 岁。

2013 年 7 月 1 日初诊。患者 2012 年 2 月发现食管癌，行手术治疗。2013 年 6 月 7 日复查胃镜示：早期食管癌内镜下黏膜切除术后一年余，食管黏膜呈瘢痕性改变，食管黏膜粗糙、糜烂、碘染色阳性，胃体及胃窦糜烂灶（性质待病理）。2013 年 5 月 22 日胸部 CT 检查示：①右肺下叶结节影；②双肺弥漫性肺气肿。患者现咳嗽，气喘，痰色黄白，量少，吞咽反胃烧心，胸膈灼热，纳呆。脉弦细，舌黯苔白。

处方：

生黄芪20g　蒲公英20g　当归10g　黄连6g

醋莪术10g　炒枳壳10g　赤芍15g　浙贝母10g

法半夏10g　炒白术15g　生甘草6g　蜜紫菀10g

百合15g　生麦芽15g　炒栀子10g　旋覆花10g（包煎）

14剂，水煎温服，日一剂。

2013年9月9日二诊。患者服药后反酸、胸膈灼热均减轻，仍纳少，无食欲，咳嗽，痰色黄白，量少。脉弦细，舌红苔花剥。

处方：

生黄芪20g　蒲公英20g　当归10g　黄连6g

醋莪术10g　炒枳壳10g　赤芍15g　浙贝母10g

法半夏10g　炒白术15g　生甘草6g　蜜紫菀10g

百合15g　生麦芽15g　炒栀子10g　醋鸡内金10g

14剂，水煎温服，日一剂。

患者食管癌术后，正气不足，脾失健运，故见纳呆；胃失和降、胃气上逆则出现反胃；气虚则气滞，气郁化热则可见烧心、胸膈灼热；脾土为母，肺金为子，脾胃虚弱，子盗母气，累及肺气不足，故见咳嗽，气喘；舌黯苔白、脉弦细为气虚血瘀的临床表现，治疗以益气活血、健脾理气。方中生黄芪益气扶正，补肺脾之气；当归、赤芍、醋莪术补血活血，使祛瘀不伤正；蒲公英、黄连清热解毒，和胃制酸；炒枳壳理气宽中；炒白术、生麦芽健脾开胃；浙贝母、蜜紫菀止咳化痰；法半夏、旋覆花降逆止呕；百合、炒栀子清热除烦；生甘草调和诸药、健脾益气。二诊药后患者诸症减轻，食欲仍差，去旋覆花，加醋鸡内金加强消食化积、健脾和胃作用。

病案 4

肖某某，男，64 岁。

2014 年 4 月 14 日就诊。患者 2012 年 11 月 29 日胃镜检查示：食管癌，病理检查结果为鳞癌。手术切除后进行放疗、化疗治疗，放化疗期间一直服用中药。2014 年 1 月 17 日胃镜检查示：食管癌放食管中段管壁增厚。现患者吞咽固体食物较困难，进食流食无异常感，纳少，大便干，小便调。舌黯红苔白，脉弦细。有糖尿病、冠心病、高血压病史。

处方：

生黄芪 20g　蒲公英 20g　半夏 10g　莪术 10g

莱菔子 10g　生麦芽 15g　炒神曲 10g　鸡内金 10g

藿香 10g　苏梗 10g　百合 15g　南沙参 15g

半枝莲 15g　仙鹤草 20g　灵芝 15g　白花蛇舌草 30g

14 剂，水煎，分两次温服。

患者食管癌术后，放化疗后，正气亏损，脾胃虚弱，运化失司，故纳差、便干，治疗重在扶助正气、调理脾胃，并佐以祛邪。方中生黄芪、灵芝、仙鹤草扶正补虚；莱菔子、生麦芽、炒神曲、鸡内金消食健胃；半夏、藿香、苏梗理气宽中、降逆止呕；百合、南沙参养胃阴、清肺热；莪术、半枝莲、白花蛇舌草抗肿瘤祛邪。

病案 5

刘某，男，56 岁。

2014 年 2 月 18 日就诊。2006 年发现胃癌，行手术切除治疗。近来经常腹泻，甚至泻下水样便，纳差，气短心慌，周身倦怠，头昏，健忘，牙齿开始松动，小便不利。舌黯红苔白，脉沉细。

处方：参苓白术散合四君子汤加减

生黄芪 20g　当归 10g　鸡血藤 15g　大枣 15g

党参 10g　炒白术 10g　茯苓 20g　生麦芽 15g

灵芝 15g　仙鹤草 15g　藿香 10g　苏梗 10g

补骨脂 15g　炒薏苡仁 15g　炒山药 15g　炙甘草 5g

鸡内金 10g　车前草 15g

14 剂，水煎服，日一剂。

患者胃癌术后，正气受损，脾胃气虚，运化失司，水谷不化精微，故纳少、便溏、周身乏力；子盗母气，心失所养，则心慌气短；肾为先天之本，肾精赖于后天之本的滋养，脾胃虚弱，肾失濡养，则牙齿松动、头昏、健忘、小便不利。舌黯苔白，脉沉细，俱为脾肾亏虚之征，治以健脾益肾，渗湿止泻。方药以参苓白术散合四君子汤加减。方中生黄芪、党参、灵芝、仙鹤草、大枣补虚扶正；当归、鸡血藤补血活血、舒筋活络；茯苓、山药、白术、薏苡仁为参苓白术散健脾渗湿而止泻，党参、白术、茯苓、甘草为四君子汤健脾补中；生麦芽、鸡内金健胃消食；藿香、苏梗理气宽中，醒脾开胃；补骨脂补肾温阳，与车前草合用又有利尿通淋之功。

临　证　备　要

一、病因病机分析

引起食管癌、胃癌的原因很多，以饮食内伤、情志不遂、脏腑失调为主。

如嗜酒无度，过食肥甘，恣食辛辣，或助湿生热，酿成痰浊；或津伤血燥，胃失滋润，食管干涩，引起咽下噎塞，呕吐反胃；进食过快，饮食过热，食物粗糙或发霉，或口腔不洁，遭受邪毒侵袭，均可损伤食管、胃脘脉络，伤及胃气，以致气滞血瘀，而成噎膈、胃反。如《景岳全书·反胃》曰："以酷饮无度，伤于酒湿，或以纵食生冷，败其真阳……总之无非内伤之甚，致损胃气而然。"

因于情志因素者，多由长期忧思、郁怒、烦闷而成，忧思则伤脾，脾伤则气结，水湿失运，湿聚酿痰，痰气相搏，阻于中焦；恼怒则伤肝，肝伤则气郁，久则致血瘀，瘀血阻滞，气滞、血瘀、痰浊三者互结，阻于胃脘、食管，膈咽不通，饮食不下而成噎膈、胃反。如《素问·通评虚实论》所云："隔塞闭绝，上下不通，则暴忧之病也。"

或因久病、年老，命门火衰，脾胃失于温煦，脾胃阳虚，运化无力，痰瘀互结而引发。《医宗必读·反胃噎膈》中说："大抵气血亏虚，复因悲思忧患，则脾胃受伤。……脾胃虚伤，运行失职，不能腐熟五谷，变化精微，朝食暮吐，暮食朝吐，食虽入胃，复反而出，反胃所成也。"

可见，消化道肿瘤的基本病机是本虚标实，脾胃虚弱，气血不足为本；气滞、痰阻、血瘀为标。其病位在胃，与肝脾肾密切相关。

二、辨证治疗要点

周平安教授认为食管癌、胃癌的治疗应首选手术治疗，中医治疗可改善临床症状，提高患者的生活治疗，延长生存期。

食管癌、胃癌术后患者常出现食量小，消化功能差，胃食管反流等临床表现，故在治疗胃癌、食管癌术后应分二个阶段进行治疗。第一阶段：健脾开胃，醒脾约脾。常用药为芪银三两三加藿香，苏梗，佛手，生麦芽，炒神曲，炒山楂。若大便稀薄者用焦山楂，脘腹胀满不适者加砂仁。第二阶段：扶正祛邪。扶助正气的常用药有生黄芪、当归、鸡血藤、大枣、仙鹤草、白术、茯苓、猪苓、生薏苡仁、灵芝、红景天等。祛邪常用有白花蛇舌草、半枝莲、半边莲、浙贝母、夏枯草等。若有消化不良常用生麦芽、炒神曲、鸡内金、炒山楂以健胃消食；

胃脘胀满用苏梗、佛手以理气消胀；胃脘疼痛以香附，元胡理气止痛；呃逆、呕吐用半夏、竹茹、旋覆花以降逆和胃止呕，应用旋覆花时需特别注意，因旋覆花可刺激消化道黏膜，引起恶心呕吐、进食后食管、胃脘不适等症状，如用药后出现此类症状，可停用旋覆花。

胃癌晚期不能手术、放疗，或化疗时出现毒副作用，应用中药治疗能起到较好的作用。周平安教授常用的中药抗癌药有白花蛇舌草，半枝莲，半边莲、生半夏、灵芝等。周平安教授认为生半夏有较好的抗癌效果，但需大剂量应用才能收效，常用剂量为30～100g。传统中医认为生半夏有毒，现代药理研究表明，生半夏的有毒成分不溶于水，生半夏的水煎剂无毒，而有效成分可溶于水，因此生半夏煎服安全有效，应嘱咐患者注意服药时不要服用药渣。

此外，周平安教授认为食管癌、胃癌的病因多与情志因素有关，患有食管癌、胃癌的患者常伴有焦虑、抑郁等情志改变，故应注意结合患者的情志变化加用疏肝解郁的药物，常用药有柴胡、芍药、香附、郁金、绿萼梅、玫瑰花、合欢花、合欢皮等。

第三章　风湿免疫性疾病

第一节　类风湿关节炎

类风湿关节炎（Rheumatoid arthritis，RA）是一种病因不明的自身免疫性疾病，多见于中年女性，我国的患病率约为0.32%～0.36%。主要表现为对称性、慢性、进行性多关节炎。关节滑膜的慢性炎症、增生形成血管翳，侵犯关节软骨、软骨下骨、韧带和肌腱等，造成关节软骨、骨和关节囊破坏，最终导致关节畸形和功能丧失。

类风湿关节炎的临床表现：

1. 症状和体征　病情和病程有个体差异，从短暂、轻微的少关节炎到急剧进行性多关节炎均可出现。受累关节以近端指间关节、掌指关节、腕、肘、肩、膝和足趾关节最为多见；颈椎、颞颌关节、胸锁和肩锁关节也可受累，并伴活动受限；髋关节受累少见。关节炎常表现为对称性、持续性肿胀和压痛，常常伴有晨僵。最为常见的关节畸形是腕和肘关节强直、掌指关节的半脱位、手指向尺侧偏斜和呈"天鹅颈"样及纽扣花样表现。重症患者关节呈纤维性或骨性强直，并因关节周围肌肉萎缩、痉挛失去关节功能，致使生活不能自理。除关节症状外，还可出现类风湿结节和心、肺、肾、周围神经及眼等内脏病变。

2. 实验室检查 多数活动期患者有轻至中度正细胞性贫血，白细胞计数大多正常，有时可见嗜酸性粒细胞和血小板增多，血清免疫球蛋白 IgG、IgM、IgA 可升高，血清补体水平多数正常或轻度升高，60%～80%患者有高水平类风湿因子（RF），但 RF 阳性也见于慢性感染（肝炎、结核等）、其他结缔组织病和正常老年人。其他如抗角质蛋白抗体（AKA）、抗核周因子（APF）和抗环瓜氨酸多肽（CCP）等自身抗体对类风湿关节炎有较高的诊断特异性，敏感性在 30%～40%左右。

3. X 线检查 为明确本病的诊断、病期和发展情况，在病初应拍摄包括双腕关节和手及（或）双足 X 线片，以及其他受累关节的 X 线片。RA 的 X 线片早期表现为关节周围软组织肿胀，关节附近轻度骨质疏松，继之出现关节间隙狭窄，关节破坏，关节脱位或融合。

诊断：类风湿关节炎的诊断主要依靠临床表现、自身抗体及 X 线改变。典型的病例按 1987 年美国风湿病学学会分类标准诊断并不困难，但以单关节炎为首发症状的某些不典型、早期类风湿关节炎，常被误诊或漏诊。对这些患者，除了血、尿常规、血沉、C 反应蛋白、类风湿因子等检查外，还可做核磁共振显像（MRI），以求早期诊断。对可疑类风湿关节炎患者要定期复查、密切随访。

诊断标准：1987 年修订的美国风湿病协会（ARA）类风湿关节炎的诊断要点：①晨僵至少 1 小时，≥6 周。②3 个或 3 个以上的关节肿胀，≥6 周。③腕、掌指或近端指间关节肿胀，≥6 周。④对称性关节肿胀，≥6 周。⑤类风湿结节。⑥类风湿因子阳性。⑦手指关节 X 线变化（至少有骨质疏松或关节间隙狭窄）。凡具备以上 4 条或 4 条以上者，即可诊断。

类风湿关节炎可归属于中医的"痹证""历节""尪痹"等范畴。

病案 1

李某某，女，45 岁。

2011 年 7 月 22 日初诊。双手及双下肢关节疼痛反复发作 10 年，在外院诊断为类风湿关节炎。10 年来双手指、腕关节及下肢关节疼痛，呈游走性，关节肿痛，未用激素治疗，曾服用雷公藤治疗三个月，效果不显。现双手指、腕关节及下肢关节疼痛，呈游走性，关节肿痛，周身乏力，咳吐黄痰，胃脘胀满，嗳气，纳差，大便不成形。舌黯红苔薄黄微腻，脉沉细无力。既往支气管扩张、慢性萎缩性胃炎病史，类风湿因子：294IU/ml。

处方：

生黄芪 20g　当归 10g　忍冬藤 20g　炙甘草 6g

威灵仙 10g　粉防己 15g　鸡血藤 20g　红藤 15g

穿山龙 20g　赤芍 15g　葛根 15g　百合 15g

石斛 15g　金荞麦 15g　生麦芽 15g　焦山楂 15g

14 剂，水煎温服，日一剂。

2011 年 8 月 5 日二诊。患者服药后仍胃脘胀满，消化不佳，纳少，周身乏力，关节疼痛，咳嗽痰多，舌红苔微黄，脉沉细无力。

处方：

上方去赤芍、百合

加枳壳 10g、莱菔子 10g、鸡内金 10g。

14 剂，水煎温服，日一剂。

该患者类风湿关节炎病史多年，病程长，病机属虚实夹杂，正气亏虚，风湿毒邪外侵，流注经络，痹阻关节，不通则通，而见关节肿痛，正如《诸病源候论》所说："风湿痹病之状，或皮肤顽厚，或肌肉疼痛"，结合舌黯红苔薄黄微腻，脉沉细无力，辨证为正气亏虚，风湿痹阻关节，兼有郁热，治以益气活血，通络止痛。方中黄芪味甘性温，为补气圣药，忍冬藤性甘微寒，清热解毒，通络蠲痹，两药共为君药益气清热，通络蠲痹，忍冬藤又可佐制黄芪之温热；威灵仙、鸡血藤、红藤祛风通络，补血活血；金荞麦清热解毒，化痰止咳；生麦芽、焦山楂消食和胃，焦山楂又可止泻；本案中的粉防己，周教授多用防己科植物粉防己的干燥根，祛风止痛，《药性论》云："汉防己治湿风口面歪斜，手足疼，散留痰，主肺气嗽喘"，现代药理研究证明，汉防己甲素、乙素对关节炎均有一定的消炎镇痛作用。

病案 2

陈某某，女，48 岁。

2010 年 11 月 2 日初诊。患者四肢关节疼痛 7 年，在协和医院诊断为类风湿关节炎。现手指、肘、膝关节疼痛，游走不定，皮肤干燥刺痒，气短，口干，牙龈松动、衄血，纳差，消瘦，便溏，五更泻，每日大便 2～3 次。舌红苔白，脉弦细。长期服用甲氨蝶呤治疗。

处方：

生黄芪 20g　忍冬藤 20g　鸡血藤 20g　红藤 15g

羌独活各 10g　苍白术各 15g　川芎 15g　川牛膝 10g

当归 10g　川断 15g　桑寄生 15g　威灵仙 10g

焦山楂 15g　补骨脂 15g　炒山药 15g　炙甘草 6g

14 剂，水煎温服，日一剂。

2010 年 11 月 16 日二诊。患者服药后关节游走痛好转，乏力，畏寒怕冷，五更泻。舌黯苔白，脉弦细。现服用甲氨蝶呤每周 3 片。

处方：

生黄芪 20g　太子参 30g　忍冬藤 20g　鸡血藤 20g

红藤 15g　羌独活各 10g　苍白术各 15g　川芎 10g

川牛膝 10g　当归 10g　桑寄生 15g　威灵仙 10g

青风藤 10g　补骨脂 15g　炮姜 6g　焦山楂 15g

肉豆蔻 6g　大枣 15g　甘草 6g

28 剂，水煎温服，日一剂。

本患者病程长，反复发作，病久阳气不足，表卫不固，外邪易侵，故骨节疼痛，时轻时剧；邪气久羁，气血失荣，可见食少便溏，乏力短气，畏冷，乃脾肾阳虚之象。辨证为脾肾阳虚，寒湿痹阻证候，治以温肾健脾，祛风通络。本案选用周教授治疗类风湿关节炎基本方。二诊患者仍五更泄泻，故合用四神丸，四神丸是《普济本事方》二神丸和五味子散二方组合而成，方中补骨脂温肾暖脾为君；吴茱萸温中散寒，肉豆蔻温脾暖胃，涩肠止泻为臣，二者相配，脾肾兼治，使命门火足则脾阳得以健运，温阳涩肠之力相得益彰，五味子酸敛固涩，合生姜温胃散寒，大枣补脾养胃，共为佐使。本案中去吴茱萸，改五味子为焦山楂。对于类风湿关节炎反复发作，久病亏耗，肝肾虚损，周教授喜于方中加用桑寄生、川断补肝肾，强筋骨，壮腰膝。

病案 3

谭某某，女，59 岁。

2009 年 9 月 15 日初诊。患者主诉双手关节肿痛伴发热 1 月余，现低热，体温 37.3～37.5℃，双手关节肿痛，周身疼痛，后背疼痛伴烧灼感，气短，大便干结。舌红苔白，脉弦细。既往类风湿关节炎病史 15 年。

处方：

生黄芪 20g　忍冬藤 20g　当归 10g　鸡血藤 15g

穿山龙 15g　广地龙 10g　浙贝母 10g　瓜蒌皮 15g

粉防己 15g　威灵仙 10g　桂枝 10g　桑叶 15g

秦艽 10g　炒白术 10g　防风 10g　生甘草 6g

14 剂，水煎温服，日一剂。

2009 年 9 月 29 日二诊。患者仍反复低热，间隔 2～3 日发热一次，关节肿痛，动则汗出，夜间汗出明显，后背烧灼感减轻，小便频多，大便干结。舌黯红苔白，脉弦细。

处方：

生黄芪 20g　忍冬藤 20g　当归 10g　鸡血藤 20g

穿山龙 15g　广地龙 10g　粉防己 15g　威灵仙 10g

桂枝 10g　秦艽 10g　生薏苡仁 20g　白芍 30g

葛根 30g　石斛 15g　乌梢蛇 10g　甘草 10g

桑叶 15g　生地 15g

14 剂，水煎温服，日一剂。

本案为急性发作期，属于热痹，关节肿痛，热为阳邪，其性急迫，侵入人体经络关节之后，与人体气血相搏，由于筋脉拘急，经络瘀阻而发生剧烈疼痛，此患者兼有发热，汗出等风热袭表症状，结合舌红苔白脉弦细，辨证为气血亏虚，风热络痹，治以益气清热解毒，疏风活血通络。方中生黄芪、忍冬藤益气清热除痹；粉防己、威灵仙祛风通络止痛；秦艽、桑叶、穿山龙疏风清热活络。二诊中，病机变化，属寒热错杂证，合用桂枝芍药知母汤加减，温凉并用，加用乌梢蛇取自久病入络，加强通络止痛之功；患者盗汗，加用生地滋阴清热，对于盗汗，周教授喜用桑叶，因《日华子本草》论桑叶说："利五脏，通关节，下气，煎服除风痛出汗"，《丹溪心法》云桑叶："焙干为末，空心米饮调服，止盗汗。"，发挥一药多用之功。

病案 4

于某某，女，53 岁。

2009 年 10 月 27 日初诊。患者主诉晨起手指关节僵硬 20 年，经常多关节疼痛，恶风怕寒，胸闷憋气，咽痒，查血沉增快，抗核抗体（＋），类风湿因子（＋），现服用强的松每日 7

片治疗。舌黯红苔白，脉沉细。2009 年 2 月 27 日沈阳第一医院胸部 CT 报告：双肺中下叶间质性炎性病变，双肺下野肺气肿，右肺中叶支气管扩张。

处方：

生黄芪 20g　忍冬藤 20g　当归 10g　甘草 5g

穿山龙 15g　广地龙 10g　浙贝母 10g　瓜蒌皮 15g

青风藤 10g　威灵仙 10g　鸡血藤 15g　粉防己 10g

灵芝 10g　川芎 15g　细辛 10g　石斛 15g

14 剂，水煎服，日一剂。

2009 年 11 月 14 日二诊。患者服药后关节疼痛减轻，仍有手指关节晨僵，咽痒，微咳，少量白痰，胸闷时轻时重，胸中不舒。舌黯红苔白，脉沉细。

处方：

上方去青风藤、细辛

加射干 10g、厚朴 10g。

28 剂，水煎服，日一剂。

2009 年 12 月 15 日三诊。患者服药后病情平稳，关节疼痛减轻，晨僵减轻，仍胸闷气短，活动则喘，不咳嗽，咽痒，咯少量白痰，大便不成形，每日 2～3 次，强的松已由 7 片减至 2 片/日。舌红苔白，脉细。

处方：

生黄芪 20g　忍冬藤 20g　当归 10g　甘草 5g

穿山龙 15g　广地龙 10g　浙贝母 10g　瓜蒌皮 15g

灵芝 15g　红景天 15g　川芎 15g　石斛 15g

射干 10g　威灵仙 10g　太子参 20g　焦山楂 15g

28 剂，水煎服，日一剂。

周教授认为类风湿关节炎发病主要责之于阳气虚弱或肝肾不足，风寒湿等邪气痹阻，正虚邪实，缠绵难愈；如果病邪在表不解，入舍于肺，还可发展为肺间质纤维化。其病机多虚实夹杂，故在治疗上常选用温阳补肾、祛风除湿、活血通络等法，主要用药如羌活、威灵仙、青风藤、忍冬藤、桑枝、粉防己等祛风除湿、消肿止痛，桂枝、细辛等温经散寒。本患者辨证属肺肾不足，痰瘀阻络，治以补益肺肾，化痰通络。方以生黄芪、太子参、当归、灵芝、红景天益气健脾，补虚扶正；穿山龙、青风藤、威灵仙、忍冬藤、粉防己以祛风除湿，通络止痛。

临 证 备 要

一、病因病机分析

类风湿关节炎属于中医学痹证范畴，其基本病机是正气亏虚，气血不足，外感风、寒、热、湿之邪，痹阻肌肉、筋骨、关节，气血运行不畅，不通则痛，甚则关节变形，痿废不用。《素问·痹论》有云："风寒湿三气杂至，合而为痹……"，《灵枢·周痹》篇说："风寒湿气，客于外分肉之间，迫切而为沫，沫得寒则聚，聚则排分肉而分裂也，分裂则痛……"，最早论述了痹证发生的原因。张仲景《金匮要略》所述"历节"亦属于本病范畴，并创制了桂枝芍药知母汤和乌头汤两张治疗方剂。

类风湿关节炎为免疫性疾病，病因尚不完全明了，从患者的临床特点来审证求因，其发生乃由于正气不足，卫外不固，居住环境潮湿或气候寒热交替等，致风寒湿热毒邪外侵，流注经络，痹阻关节，不通则痛；后期由于久病屡发，或失治误治，正气渐伤，气血失和，脏腑功能失调，气滞血瘀，痰浊瘀毒交结，痹阻经络、关节，导致关节肿胀变形、肢体僵硬，形成正虚邪恋，迁延难愈的顽疾。总之，痹证的发生，一般多以素体阳气阴精不足为内因，风寒湿热之邪为外因。一般初起以邪实为主，病位在肢体皮肉经络；久病则多属正虚邪恋，或虚实夹杂，病位则深在于筋骨或脏腑。

二、辨证治疗要点

周平安教授认为，痹证的辨证首先要辨病邪，根据感受邪气之不同，肢体关节游走不定者，属风胜；疼痛剧烈，遇寒则甚，属寒胜；肢体关节重着、沉重，属湿胜；红肿热痛多属热胜，临证多以寒湿、湿热兼夹多见。其次，要辨虚实、痰瘀，本病多分为急性期和缓解期，新病多实，久病多虚，急性期多为风寒湿热邪侵袭人体，流注经络，痹阻关节，不通则痛，治以祛邪活络，缓急止痛，区分风邪、湿热、热邪、寒邪之不同，辨证选方；本病缓解期多肝肾亏损，阴血不足，肝主筋，肝体阴而用阳，肝血亏虚不能濡养筋脉，治以养血柔肝（筋），通络止痛。

本病治疗当祛邪扶正，标本兼治，周教授根据多年的临床实践，创制了治疗类风湿关节炎的基本方法。方药组成为：生黄芪 20g、忍冬藤 20g、鸡血藤 20g、红藤 15g、苍白术各 15g、穿山龙 15g、广地龙 15g、威灵仙 10g、当归 10g。本方由四妙勇安汤合四神煎加味而成，具有益气健脾，养血活血，祛风除湿，通络止痛之功。四妙勇安汤出自清初陈士铎编述的《石室秘录》，具有清热解毒、养血活血、通络止痛之功效。四神煎出自清鲍相璈的《验方新编》，原方组成为生黄芪半斤，远志肉、牛膝各三两，石斛四两，金银花一两，用法是生黄芪、远志肉、牛膝、石斛用水十碗煎二碗，再入金银花一两，煎一碗，一气服之。服后觉两腿如火之热，即盖暖睡，汗出如雨，待汗散后，缓缓去被，忌风。全方扶正祛邪，清热解毒，通利关节。方中黄芪味甘性温，益气固表，为补气圣药，气行则血行，血行风自灭，故《本草便读》云："（黄芪）之补，善达表益卫，温分肉，肥腠理，使阳气和利，充满流行，自然生津生血，故为外科家圣药，以营卫气血太和，自无瘀滞耳"，周教授喜用生黄芪，因其不经蜜制，久服不易上火；忍冬藤性甘微寒，清热解毒，通络止痛，《本草纲目》云："治一切风湿气及诸肿毒，痈疽疥癣，杨梅恶疮，散热解毒"，两药共为君药，益气清热，通络蠲痹；威灵仙通经络，善走而不守，宣通十二经络；苍术、白术健脾祛湿；鸡血藤、红藤，性味苦、平，补血活血通络；当归活血养血；甘草生用，泻火解毒，调和诸药以为佐使。诸药相伍，扶正祛邪，补而不滞。

第二节　干燥综合征

　　干燥综合征（Sjogren's syndrome，SS）是一个主要累及外分泌腺体的慢性炎症性自身免疫病。由于其免疫性炎症反应主要表现在外分泌腺体的上皮细胞，故又名自身免疫性外分泌腺体上皮细胞炎或自身免疫性外分泌病。临床除有唾液腺和泪腺受损功能下降而出现口干、眼干外，尚有腺体外其他器官的受累而出现多系统损害的症状。其血清则有多种自身抗体和高免疫球蛋白血症。原发性干燥综合征属全球性疾病，在我国人群的患病率为 0.3%～0.7%，在老年人群中患病率为 3%～4%。本病女性多见，男女比为 1：（9～20）。发病年龄多在40～50 岁。也可见于儿童。

　　干燥综合征的临床表现：本病起病多隐匿，临床表现多样，病情轻重差异较大。

　　1. 局部表现

　　（1）口干燥症：因唾液腺病变，使唾液黏蛋白缺少而引起的下述常见症状：①有 70%～80%患者诉有口干，但不一定都是首症或主诉，严重者因口腔黏膜、牙齿和舌发黏以致在讲话时需频频饮水，进固体食物时必需伴水或流食送下，有时夜间需起床饮水等。②猖獗性龋齿，约 50%的患者出现多个难以控制发展的龋齿，表现为牙齿逐渐变黑，继而小片脱落，最终只留残根。是本病的特征之一。③成人腮腺炎，50%患者表现有间歇性交替性腮腺肿痛，累及单侧或双侧。大部分在10天左右可以自行消退，但有时持续性肿大。少数有颌下腺肿大，舌下腺肿大较少。有的伴有发热。对部分有腮腺持续性肿大者应警惕有恶性淋巴瘤的可能。④舌部表现为舌痛、舌面干、裂、舌乳头萎缩而光滑。⑤口腔黏膜出现溃疡或继发感染。

（2）干燥性角结膜炎：此因泪腺分泌的黏蛋白减少而出现眼干涩、异物感、泪少等症状，严重者哭时无泪。部分患者有眼睑缘反复化脓性感染、结膜炎、角膜炎等。

（3）其他浅表部位如鼻、硬腭、气管及其分支、消化道黏膜、阴道黏膜的外分泌腺体均可受累，使其分泌较少而出现相应症状。

2. 系统表现　除口眼干燥表现外患者还可出现全身症状如乏力、低热等。约有2/3患者出现系统损害。

（1）皮肤：皮肤病变的病理基础为局部血管炎。有下列表现：①过敏性紫癜样皮疹：多见于下肢，为米粒大小边界清楚的红丘疹，压之不褪色，分批出现。每批持续时间约为10天，可自行消退而遗有褐色色素沉着。②结节红斑较为少见。③雷诺现象多不严重，不引起指端溃疡或相应组织萎缩。

（2）骨骼肌肉：关节痛较为常见。仅小部分表现有关节肿胀但多不严重且呈一过性。关节结构的破坏非本病的特点。肌炎见于约5%的患者。

（3）肾脏：国内报道约有30%～50%患者有肾损害，主要累及远端肾小管，表现为因Ⅰ型肾小管酸中毒而引起的低血钾性肌肉麻痹，严重者出现肾钙化、肾结石及软骨病。表现为多饮、多尿的肾性尿崩亦常出现于肾小管酸中毒患者。通过氯化铵负荷试验可以看到约50%患者有亚临床型肾小管酸中毒。

近端肾小管损害较少见。小部分患者出现较明显的肾小球损害，临床表现为大量蛋白尿、低白蛋白血症甚至肾功能不全。

（4）肺脏：大部分患者无呼吸道症状。轻度受累者出现干咳，重者出现气短。肺部的主要病理为间质性病变，部分出现弥漫性肺间质纤维化，少数人可因此而呼吸功能衰竭而死亡。早期肺间质病变在胸部 X 片上并不明显，只有高分辨 CT 方能发现。另有小部分患者出现肺动脉高压。有肺纤维化及重度肺动脉高压者预后不佳。

（5）消化系统：胃肠道可以因其黏膜层的外分泌腺体病变而出现萎缩性胃炎、胃酸减少、消化不良等非特异性症状。肝脏损害见约 20% 的患者，临床谱从黄疸至无临床症状而有肝功能损害不等。肝脏病理呈多样，以肝内小胆管壁及其周围淋巴细胞浸润，界板破坏等改变为突出。慢性胰腺炎亦非罕见。

（6）神经系统：累及神经系统的发生率约为 5%。以周围神经损害为多见，不论是中枢或周围神经损害均与血管炎有关。

（7）血液系统：本病可出现白细胞减少或（和）血小板减少，血小板低下严重者可出现出血现象。本病可出现淋巴肿瘤，国外报道中约 44 倍高于正常人群。国内的原发性干燥综合征患者有出现血管免疫母淋巴结病（伴巨球蛋白血症）、非霍奇金淋巴瘤、多发性骨髓瘤。

诊断标准：2002 年干燥综合征国际分类（诊断）标准如下：

干燥综合征分类标准的项目：

Ⅰ、口腔症状：3 项中有 1 项或 1 项以上：①每日感口干持续 3 个月以上；②成年后腮腺反复或持续肿大；③吞咽干性食物时需用水帮助。

Ⅱ、眼部症状：3 项中有 1 项或 1 项以上：①每日感到不能忍受的眼干持续 3 个月以上；②有反复的砂子进眼或砂磨感觉；③每日需用人工泪液3次或3次以上。

Ⅲ、眼部体征：下述检查任1项或1项以上阳性：①Schirmerl试验（＋）（＜5m/5min）；②角膜染色（＋）（≥4van Bijsterveld计分法）。

Ⅳ、组织学检查：下唇腺病理示淋巴细胞灶≥1（指4mm² 组织内至少有50个淋巴细胞集于唇腺间质者为一灶）。

Ⅴ、唾液腺受损：下述检查任1项或1项以上阳性：①唾液流率（＋）（＜1.5ml/15min）；②腮腺造影（＋）；③唾液腺同位素检查（＋）。

Ⅵ、自身抗体：抗SSA或抗SSB（＋）（双扩散法）

1. 原发性干燥综合征　无任何潜在疾病的情况下，有下述2条则可诊断：

a. 符合表1中4条或4条以上，但必须含有条目Ⅳ（组织学检查）和（或）条目Ⅵ（自身抗体）；b. 条目Ⅲ、Ⅳ、Ⅴ、Ⅵ 4条中任3条阳性。

2. 继发性干燥综合征　患者有潜在的疾病（如任一结缔组织病），而符合表1的Ⅰ和Ⅱ中任1条，同时符合条目Ⅲ、Ⅳ、Ⅳ中任2条。

3. 必须除外　颈头面部放疗史，丙肝病毒感染，AIDS，淋巴瘤，结节病，GVH病，抗乙酰胆碱药的应用（如阿托品、莨菪碱、溴丙胺太林、颠茄等）。

干燥综合征可归属于中医的燥证、燥痹范畴。

病案1

殷某某，女，58岁。

2014年2月24日初诊。患者口干、眼干病史多年，2013年8月24日B超检查结果示：双侧腮腺及颌下腺弥漫性病变；抗SSB抗体（＋）；类风湿因子（＋）；外周血白细胞偏低；唇腺活检病理：符合口腔干燥症。现口干喜饮，两目干涩，时有咳嗽，纳少，心烦不安，眠浅易醒。舌黯苔白，脉细数。

处方：

生地 15g　玄参 15g　麦冬 15g　百合 15g

石斛 15g　丹参 15g　白芍 15g　枸杞子 15g

女贞子 15g　紫苑 10g　款冬花 10g　薄荷 6g（后下）

赤小豆 15g　生甘草 10g　酸枣仁 20g　密蒙花 10g

14 剂，水煎服，日一剂。

2014 年 3 月 10 日二诊。患者服药后仍口眼干燥，胃痛时作，心烦睡眠好转。舌黯苔白，脉细数。

处方：

生地 15g　玄参 15g　麦冬 15g　百合 15g

石斛 15g　丹参 15g　白芍 15g　枸杞子 15g

女贞子 15g　薄荷 6g（后下）　赤小豆 15g　生甘草 10g

酸枣仁 20g　密蒙花 10g　蒲公英 20g　生麦芽 15g

14 剂，水煎温服，日一剂。

干燥综合征是一个主要累及外分泌腺体的慢性炎症性自身免疫病，该患者抗 SSB 抗体阳性，且唇腺活检病理符合干燥综合征，本病诊断明确。本患者除口眼干燥症状外，出现胃脘疼痛，纳食减少，说明消化系统亦受累，胃肠道可以因其黏膜层的外分泌腺体病变而出现萎缩性胃炎、胃酸减少、消化不良等非特异性症状。患者由于年过半百，脏腑经脉功能失调，气血不足，损伤阴液，导致人体津液亏少，清窍失于濡润，肌肉关节失于温养而产生燥痹，辨证属于肝肾阴虚，兼有郁热，治当补益肝肾之阴，正如喻嘉言在《医门法律》中所说："治燥病者，补肾水阴寒之虚，而泻心火阳热之实；除肠中燥热之甚，济胃中津液之衰；使道路散而不结，津液生而不枯，气血利而不涩，则病日已矣"。方选一贯煎加减，方中重用生地滋阴养血以补肝肾为君，玄参、麦冬、百合、石斛、枸杞子配合君药滋阴养血生津以柔肝为臣，紫苑、冬花润肺化痰，宣肺气，行津液，密蒙花清热养肝，明目退翳。二诊中加入生麦芽、蒲公英消食和胃，缓解胃痛，增加食欲。

病案2

李某某，女，39岁。

2011年7月22日来诊。患者干燥综合征病史多年，现眼干，眼痒，口干，鼻痒，喷嚏，纳差，乏力，大便1～2次，不成形便。舌质淡黯，苔白，脉沉细。既往骨性关节炎病史。处方：

生黄芪20g　银花20g　当归10g　生甘草6g

生地15g　玄参15g　石斛15g　菊花10g

百合15g　太子参20g　柴胡10g　黄芩10g

赤芍15g　防风10g　辛夷10g　桑叶10g

14剂，水煎服，日一剂。

本患者诊断为干燥综合征合并过敏性鼻炎。根据口干眼干、纳差、乏力，结合舌质淡黯，苔白，脉沉细，辨证为气阴两虚，风邪阻窍，《素问·至真要大论》病机十九条云："诸涩枯涸，干劲皴揭，皆属于燥"。肺主燥，皮毛为肺所主，肺肾金水相生，方中生黄芪、太子参益气养阴，配合生地、石斛、百合益气清养肺阴，内燥自除；菊花、桑叶开宣肺气，肺主治节，治理和调节津液的输布，肺气宣降调和，津液得行，皮肤得润，外燥得解；合用过敏煎加减，祛风清热，宣通鼻窍。

临 证 备 要

一、病因病机分析

干燥综合征属于中医学的"燥证、燥痹"范畴，经云：

"燥胜则干，津之为液，熏肤充身泽毛，若雾露之溉"，清代叶天士《临证指南医案·燥》指出："燥为干涩不通之疾"。名老中医路志正教授首创燥痹病名，燥邪为本病重要的致病因素。

患者由于感受六淫邪气、疫疠毒邪，肺失宣降，津液不布；或由七情内生，气郁化火伤津，影响机体津液的输布运行；或素体不足，脾胃虚弱，不能游溢布散精气；或"女子七七，任脉虚，太冲脉衰少，天癸竭……"，由于更年期女性肾精不足而致病。肝肾同源，肝开窍于目，在液为泪，肝肾不足，泪液、唾液化生乏源；阴血亏耗，精液不足，失于敷布润泽周身，脏腑组织失运、失荣；阴液不足日久，导致气阴两虚，或阴损及阳，阳气不足，进而阴阳俱虚；病久经脉不通，瘀血内停，气机受阻，水津不布，津液不能上输，孔窍、腠理、筋骨得不到濡养，累及皮肤黏膜、肌肉、关节甚或脏腑而发为本病。

二、辨证治疗要点

周平安教授认为干燥综合征属本虚标实之证，本虚为气阴两虚，标实为燥热血瘀，病位在口、眼、咽等清窍，与肺、脾、肝、肾关系密切，益气养阴，清热通络是治疗该病的基本大法，贯穿疾病治疗始终。

明代喻嘉言在《医门法律》中指出："燥胜则干。夫干之为害，非遍赤地于千里也，有干于外而皮肤皱揭者，有干于内而精血枯涸者，有干于津液而荣卫气衰、肉烁而皮著于骨者，随其大经、小络所属，上下中外前后，各为病所"，提出治燥当辨肝肺之见证，肺为本治，肝为兼治，除其燥本，提出"治以苦温，佐以甘辛，本为正治"的治疗大法。周平安教授学习前辈医家的辨证治疗理论，结合多年临床实践，创制了治疗干燥综合征的基本方，其组成为：生黄芪、银花、生地、玄参、麦冬、百合、石斛、丹参、白芍、枸杞子、生甘草。其中以生黄芪、银花、生地黄、玄参益气养阴通络，润燥生津为君；麦冬、石斛、百合清润肺胃之阴为臣；丹参、白芍、枸杞子养血柔肝，凉血活血通络为佐；生甘草清热解毒，调和诸药为使。全方标本兼顾，益气养阴润燥而不留邪，清热而不伤阴，活血而不瘀滞。临床上随证加减用之，常可取得良好的疗效。

　　干燥综合征除有唾液腺和泪腺受损之外，常可累及皮肤、肾、肺、骨骼肌等多系统损害，周教授临床治疗本病时，特别强调要贯彻"未病先防，既病防变"的治未病思想，围绕益气养阴，清热通络的基本大法，随证加减，既控制病情发展，又明显缓解临床症状。如果累及肺脏，合并肺纤维化，出现咳嗽咳痰、呼吸困难等症状，用药常配伍南沙参、天冬、芦根等以滋阴润肺，紫菀、冬花润肺化痰，又可宣降肺气，使水液得以布散。若出现关节疼痛，多为痰瘀郁结所致，用药常选兼具化痰活血通络之品，如穿山龙、广地龙、全蝎等。若大便秘结，数日一行，常选兼具益气宣肺润肠之品，如生白术、生槟榔、全瓜蒌等。

第三节　硬　皮　病

　　硬皮病是一种全身性结缔组织病。病因与遗传和免疫异常有关，多发于育龄妇女。临床上以局限性或弥漫性皮肤增厚和纤维化为特征，并可累及心、肺、肾、消化道等内脏器官。依据其皮肤病变的程度及病变累及的部位，可分为局限性和系统性两型。局限性硬皮病主要表现为皮肤硬化；系统性硬皮病，又称为系统性硬化症（systemic Sclerosis，SSc），可累及皮肤、滑膜及内脏，特别是胃肠道、肺、肾、心、血管、骨骼肌系统等，引起相应脏器的功能不全。

　　硬皮病的临床表现：

　　1. 局限性硬皮病　按皮损形态及分布又可分为：硬斑病、

带状硬皮病、点滴状硬皮病。

（1）硬斑病　多发生在腰、背部，其次为四肢及面颈部，表现为圆形、椭圆形或不规则形的水肿性斑片，初呈淡红或紫红，经数周或数月逐渐扩大硬化，颜色变为淡黄色或象牙色，局部无汗、毛发脱落，数年后转化为白色或淡褐色萎缩性瘢痕。

（2）带状硬皮病　好发于儿童和青年，女性多于男性，病变沿肋间和一侧肢体呈带状分布，可为单条或数条，病变演变过程同硬斑病。

（3）点滴状硬斑病　多发于颈、胸、肩背等处，为绿豆至五分硬币大小，呈集簇性线状排列，其演变过程似硬斑病。

2. 系统性硬化症　包括肢端硬皮病、弥漫性硬皮病。肢端硬皮病有雷诺氏现象，皮损从远端向近端发展，躯干、内脏累及少，病程进展慢，预后好；弥漫性硬皮病病变由躯干向远端扩展，雷诺现象少，内脏受累多，病情重，病变进展快，预后差。①雷诺氏现象：为多数患者的首发症状，表现为指（趾）端遇冷或情绪波动时出现发白→青紫→变红三相改变，经保暖后可缓解；②皮肤：病变过程可分为水肿，硬化和萎缩三期。水肿期：皮肤紧张变厚，皱纹消失，肤色苍白或淡黄，皮温偏低，呈非凹陷性水肿，肢端型水肿常先从手、足和面部开始，向上肢、颈、肩等处蔓延，在弥漫型中，则往往由躯干部先发病，然后向周围扩展；硬化期：皮肤变硬，表面有蜡样光泽，不能用手指捏起，根据受累皮肤部位不同，可产生手指伸屈受限、面部表情固定、张口及闭眼困难、胸部紧束感等症状，患处皮肤色素沉着，可杂有色素减退斑，毛发稀少，同时有皮肤瘙痒或感觉异常；萎缩期：皮肤萎缩变薄如羊皮纸样，甚至皮下组织及肌肉亦发生萎缩及硬化，紧贴于骨骼，形成木板样硬片，指端及关节处易发生顽固性溃疡，并有患区少汗和毛发脱落现象，少数病例可出现毛细血管扩张。

第三章　风湿免疫性疾病

系统性硬化症是一个累及多系统的自身免疫病，除有皮肤特征性改变外，还可累及内脏，其中最常受累的是消化道，几乎整个消化道均可受累，比如食管、胃、肠道均可发生病变，其次是肺脏，可发生不同程度的间质纤维化，另外，心脏、肾脏、肝脏、甲状腺、神经系统也可受累。

实验室检查：①表现为贫血，血尿，蛋白尿，管型尿，血沉增高，血清白蛋白降低，球蛋白增高。②免疫检查：ANA阳性率＞90％，主要为斑点型和核仁型，约20％抗RNP抗体阳性，50％～90％CREST患者抗着丝点抗体（ACA）阳性，（标记性抗体），20％～40％系统硬化病患者血清SCL-70抗体阳性（标记性抗体），30％病例RF阳性，周围血T细胞总数正常或稍低，其中T辅助细胞增多，T抑制细胞减少。本病病因不明，多认为与遗传、感染、免疫调节失常、结缔组织代谢及血管异常相关。局限型无内脏损害，预后良好。系统型可伴多脏器损害，发病隐袭，疾病经过缓慢，常可迁延数年乃至数十年以上，加上食管胃肠损害，肺、心、肾均能累及，最后多因营养障碍、各重要器官功能衰竭及并发症而告终。

诊断：局限性硬皮病根据典型皮肤改变即可诊断。系统硬化症：美国风湿病学会（ARA）1998年标准：主要标准：掌指关节近端的硬皮变化，可累及整个肢体、面部、全身及躯干。次要标准：①手指硬皮病上述皮肤改变仅限于手指；②手指尖有凹陷性瘢痕和指垫消失；③双肺基底纤维化。凡是1项主要标准或2项次要标准可诊断，其他有助于诊断的表现：雷诺现象，多发性关节炎或关节痛，食管蠕动异常，皮肤病理学胶原纤维肿胀和纤维化，免疫检查ANA，抗SCL-70抗体、着丝点抗体（ACA）阳性。CREST综合征，具备其中5条症状的3条，或3条以上加着丝点抗体阳性可确定诊断。

硬皮病可归属于中医的"痹证"范畴。

病案 1

阿某某，女，46 岁。

2014 年 4 月 29 日初诊。患者主因"右臀部、腹部、股部及左肩背皮肤硬而颜色晦暗 20 余年"就诊。在上海皮肤病医院病理检查结果示：符合硬皮病改变，诊断为"局限性硬皮病"。患者右臀部向上发展至腹部、向下至股部、左肩背大片皮肤发暗、肿硬，手指关节及膝关节疼痛，四末欠温，口眼干燥，月经量少色黑。舌质黯红苔黄腻，脉沉细。

处方：

生黄芪 20g　当归 10g　桂枝 10g　白芍 15g

苍白术各 20g　羌活 10g　威灵仙 10g　鸡血藤 20g

红藤 15g　川芎 15g　红花 10g　杜仲 10g

桑寄生 15g　川断 15g　积雪草 15g　生甘草 6g

30 剂，水煎服，日一剂。

2014 年 5 月 26 日二诊。患者服药后出现心慌，硬皮病变化不明显，颈项强直，手指关节及膝关节屈伸不利、疼痛，四末不温稍减，口眼干燥减轻，月经后期，经血色暗。舌黯苔黄腻，脉沉细。

处方：

生黄芪 20g　当归 10g　桂枝 6g　白芍 15g

苍白术各 20g　羌活 10g　威灵仙 10g　鸡血藤 20g

红藤 15g　川芎 15g　红花 10g　杜仲 10g

桑寄生 15g　川断 15g　积雪草 15g　生甘草 6g

葛根 20g　忍冬藤 20g　石斛 15g　白芥子 10g

60 剂，水煎服，日一剂。

患者初诊时辨证为阳虚寒凝，气虚血瘀，血脉痹阻，治以温阳通络，养血通脉，行痹止痛为法，加用补肾活血之药，方中黄芪补气升阳、补血通脉、益卫固表、托毒生肌，为补气诸药之最；当归补血活血；桂枝温通经脉，通阳化气；苍白术、羌活、威灵仙祛风除湿止痛；川芎、红花、鸡血藤、红藤养血活血止痛；杜仲、川断、桑寄生温补肾阳。二诊时患者诉病情改善不明显，手指关节及膝关节屈伸不利、疼痛，予减少桂枝剂量，防止温阳太过，加用葛根、石斛、忍冬藤、白芥子以生津柔筋，化痰通络。

病案 2

都某某，女，47 岁。

2013 年 7 月 16 日来诊。患者于 2011 年 7 月在协和医院诊断为硬皮病。患者左上胸及面部皮肤变硬，多处皮肤晦暗变薄不能接触摩擦，行走时足底疼痛，面部冰冷，舌淡黯苔白，脉沉细。

处方：当归补血汤合当归四逆汤加减

生黄芪 20g　当归 10g　桂枝 10g　白芍 15g

苍白术各 20g　威灵仙 10g　鸡血藤 20g　红藤 15g

葛根 20g　川芎 15g　白芷 10g　红花 10g

白芥子 10g　百合 15g　杜仲 10g　补骨脂 15g

细辛 6g　炙甘草 6g

30 剂，水煎服，日一剂。

2013 年 8 月 20 日二诊。患者病变处皮肤硬度稍减，皮肤晦暗、摩擦则痛，手指肿胀，畏寒怕冷，面部怕凉。舌淡苔白，脉沉细。

处方：当归补血汤合当归四逆汤加减

生黄芪 20g　当归 10g　桂枝 10g　白芍 15g

苍白术各 20g　羌活 10g　威灵仙 10g　鸡血藤 20g

葛根 20g　川芎 15g　白芷 10g　桑枝 15g

杜仲 10g　川牛膝 10g　补骨脂 15g　木瓜 10g

细辛 6g　炙甘草 10g

30 剂，水煎服，日一剂。

2013 年 9 月 24 日三诊。患者硬皮病明显好转，面部两颧部皮肤较前变软，可用手指捏起，面部发凉，手足指趾皮肤菲薄，皮肤经常破损。舌红苔白，脉沉细。

处方：

生黄芪 20g　当归 10g　桂枝 10g　白芍 15g

苍白术各 20g　羌活 10g　威灵仙 10g　鸡血藤 20g

葛根 20g　川芎 15g　白芷 10g　杜仲 10g

川牛膝 10g　补骨脂 15g　灵芝 15g　山药 15g

细辛 6g　炙甘草 10g

30 剂，水煎服，日一剂。

本病患者硬皮病诊断明确，皮肤变硬，皮色晦暗，畏寒怕冷，舌质淡黯，脉沉细可辨证为阳虚血瘀，血脉痹阻，治以养血温阳、活血化瘀通脉、祛风散寒除湿。本方以当归补血汤合当归四逆汤加减化裁而成，全方共奏益气温阳，养血活血，化瘀通脉止痛之功效。二诊时患者手指肿胀，畏寒怕冷，故加桑枝、木瓜以通利关节。

病案 3

陶某某，女，25 岁。

2014 年 3 月 24 日来诊。患者发现硬皮病两年，现右上肢皮肤变硬萎缩，双手雷诺氏征，手足冰凉，右腿较对侧瘦细，纳少，便溏，平时月经周期错后，经血瘀块，痛经。舌淡苔白，脉沉细。

处方：

生黄芪 20g　当归 10g　桂枝 10g　白芍 15g

苍白术各 20g　姜黄 10g　威灵仙 10g　鸡血藤 20g

红藤 15g　葛根 15g　川芎 15g　红花 10g

怀牛膝 10g　杜仲 10g　桑寄生 15g　补骨脂 15g

生麦芽 15g　鸡内金 10g　炒山楂 15g　炙甘草 6g

30 剂，水煎服，日一剂。

患者属于硬皮病萎缩期，病程长，平时月经错后，痛经，可辨证为气虚血瘀，血脉痹阻；同时有便溏，纳少，舌淡苔白等脾气亏虚之象，治以益气养血、活血化瘀，通利血脉，兼以补肾、健脾消食为法。方中生黄芪、当归、白芍、川芎、红花、鸡血藤、红藤、养血活血化瘀；苍白术、威灵仙、葛根祛风除湿止痛利关节；杜仲、桑寄生、补骨脂温阳补肾；苍白术、生麦芽、鸡内金、炒山楂等健脾消食。

病案 4

于某某，女，56 岁。

2014 年 4 月 29 日来诊。患者硬皮病 3 年，在协和医院诊断为硬皮病，继发肺纤维化。现面部皮肤紧缩，面色晦暗，两手皮肤紧硬、色暗，手指关节屈伸不利，咳嗽，气短，劳累后咳嗽加重，口干鼻干。舌黯红苔黄腻花剥，脉沉细。已经口服强的松治疗，现每日口服 2 片。

处方：

生黄芪 20g　当归 10g　桂枝 10g　白芍 15g

鸡血藤 20g　红藤 15g　苍白术各 20g　威灵仙 10g

羌活 10g　川芎 15g　玄参 15g　生麦芽 15g

生地 15g　南沙参 15g　白芥子 10g　皂刺 10g

忍冬藤 20g　积雪草 15g　葛根 20g　生甘草 5g

28 剂，水煎服，日一剂。

患者皮肤紧缩、晦暗、硬肿，关节屈伸不利，属于中医痹证之范畴，为气虚血瘀，血脉痹阻之象，同时又有口干鼻干、舌苔花剥等郁热津伤的临床表现，因此辨证为气虚血瘀，血脉痹阻，郁热津伤，治以益气养血，活血通络，清热生津。方中生黄芪益气；当归、白芍、鸡血藤、红藤、川芎等养血活血化瘀，通络止痛；生地、玄参、南沙参清热养阴。

病案 5

宋某某，男，40 岁。

2014 年 6 月 9 日就诊。患者硬皮病 19 年，继发肺纤维化 3 年。曾用激素治疗，发生双侧股骨头坏死。现双侧手足肿胀灼热，恶热怕冷，双手雷诺氏征，遇冷变紫，手足无汗，脱皮，外感后干咳，胸闷，周身皮肤干燥，下肢汗毛脱失，纳呆，便溏。舌淡苔白，脉沉细。

处方：

生黄芪 30g　当归 10g　桂枝 10g　赤白芍各 15g

苍白术各 30g　羌活 10g　威灵仙 10g　鸡血藤 20g

红藤 15g　忍冬藤 20g　葛根 20g　穿山龙 15g

丹皮 10g　地骨皮 15g　怀牛膝 10g　杜仲 10g

补骨脂 15g　骨碎补 10g　盐知柏各 10g　生甘草 10g

　　　　　　　　　　　　　　30 剂，水煎服，日一剂。

该患者硬皮病病程长，服用激素治疗，临床观察发现服用激素的患者常见气虚血瘀，阴虚内热的证候，治以益气养血，活血通络，滋阴清热为主，方用赤白芍、苍白术、威灵仙活血散寒，通络止痛；石斛、地骨皮、丹皮、盐知柏滋阴清热；忍冬藤、防己、穿山龙通络止痛；杜仲、补骨脂、骨碎补温阳补肾。

病案 6

帅某，女，39 岁。

2010 年 6 月 8 日初诊。主诉：双手指遇冷变白、发紫 7 年。现病史：既往有心脏传导阻滞病史，已安装起搏器。7 年前出现双手指遇冷变白、发紫，6 年前在协和医院诊断为雷诺氏征、系统性硬皮病、皮肌炎。平素双手指发凉，冬季尤甚，手指关节及足跟部易发生溃疡，久不收口，确诊为硬皮病后一直服用激素治疗。刻下症见：雷诺氏征，右手指关节溃疡，胸部皮肤发硬，鼻低唇薄，张口困难，纳少泛酸，多汗。舌红、苔白，脉沉细。现口服甲泼尼龙，每天 2.5 片，已 10 天。

处方：

生黄芪 20g　当归 10g　桂枝 10g　赤白芍各 15g

苍白术各 20g　威灵仙 10g　鸡血藤 20g　红藤 15g

广地龙 10g　穿山龙 15g　石斛 15g　川芎 15g

党参 15g　生晒参 10g（另煎冲兑）　灵芝 15g　煅瓦楞子 20g

鹿角胶 10g（烊化）　甘草 6g

28 剂，水煎服，日一剂。

2010 年 7 月 20 日二诊。患者服药后汗出、胸部皮肤发硬、紧缩感等有所减轻，仍见双手发凉，寐差，纳少，腹痛伴便溏，每天 3～4 次，月经周期紊乱，行经十余天，淋漓不尽，经量少。舌红苔白，脉沉细促。嘱患者甲泼尼龙减至每天 2 片。

处方：

生黄芪 30g　忍冬藤 20g　当归 10g　桂枝 15g

赤白芍各 15g　苍白术各 30g　羌活 10g　姜黄 10g

川芎 15g　鸡血藤 20g　红藤 20g　石斛 15g

焦山楂 15g　炒苡仁 15g　生晒参 10g（另煎冲兑）　甘草 6g

威灵仙 10g　煅瓦楞子 30g　炮姜 6g

28 剂，水煎服，日一剂。

此后治疗守方随症稍有加减，症状逐步好转。

2011 年 11 月 18 日七诊。患者雷诺氏征好转，两手指晨僵好转，右手中指仍有溃疡，两足发凉，遇冷发紫，胸部病变皮肤变软。舌黯淡苔花剥，脉沉细不齐。嘱患者甲泼尼龙减至每天 1.5 片。

处方：

生黄芪 30g　当归 15g　桂枝 10g　赤白芍各 15g

苍白术各 30g　威灵仙 10g　鸡血藤 20g　红藤 15g

川芎 15g　红花 10g　桑枝 15g　桑寄生 15g

积雪草 15g　皂刺 10g　白芥子 10g　葛根 20g

石斛 15g　生晒参 10g（另煎冲兑）　川怀牛膝各 15g　杜仲 10g

穿山龙 15g　炙甘草 6g

60 剂，水煎服，日一剂。

该患者反复就诊于周老门诊，守方随症加减，硬化皮肤逐渐变软。

2013 年 8 月 12 日十一诊。患者雷诺氏征明显减轻，食欲好，夜寐安，月经周期正常，病变处皮肤变软，手背可见皮纹，双手指关节溃疡全部愈合。舌淡苔花剥，脉沉细。

处方：

生黄芪 30g　当归 10g　桂枝 10g　白芍 15g

苍白术各 30g　威灵仙 10g　鸡血藤 20g　红藤 15g

川芎 15g　红花 10g　葛根 20g　川牛膝 10g

补骨脂 10g　百合 15g　石斛 15g　仙灵脾 10g

巴戟天 10g　炙甘草 6g

90 剂，水煎服，日一剂。

本病患者硬皮病多年，有雷诺氏征，手指关节溃疡，还有纳少反酸的消化道受损症状，长期服用激素治疗，病机复杂，病情重，可辨证为阳虚寒凝，气虚血瘀，脉络痹阻，治以益气健脾，补肾养血，散寒通脉。方以当归补血汤合当归四逆汤加减化裁而成，方中生黄芪、当归、白芍、川芎、鸡血藤、红藤益气养血，活血通络；党参、生晒参、苍白术益气健脾，生肌长肉；鹿角胶温肾填精。此后一直以本方加减，服药治疗四年余，病情明显好转，疗效显著。

病案7

安某某，女性，40岁。

2010年8月20日初诊。患者主因"面部、手臂及左肩背皮肤变硬而晦暗10余年"就诊。在上海皮肤病医院皮肤活检病理示：符合硬皮病改变，诊断为局限性硬皮病。刻下症见：双手发凉，手指关节僵硬，屈伸受限，有雷诺氏征，脸部肿胀，面部小结节，易于出汗。舌淡黯苔黄腻，脉沉细。

处方：

生黄芪20g　当归10g　桂枝15g　赤白芍各15g

苍白术各30g　羌独活各10g　川芎15g　威灵仙10g

鸡血藤20g　红藤15g　姜黄10g　穿山龙15g

白芥子10g　皂刺10g　红花10g　细辛6g

焦山楂15g　伸筋草15g　积雪草15g　生甘草6g

　　　　　　　30剂，水煎服，日一剂，分两次温服。

2010年9月28日二诊。患者服药后皮肤硬度稍减，面色有光泽，面部肿胀，有雷诺氏征，遇冷手指颜色变白，手部无汗，月经期间颜面水肿。舌黯苔微黄，脉沉细。

处方：

生黄芪20g　当归10g　桂枝15g　赤白芍各15g

苍白术各30g　羌独活各10g　川芎15g　威灵仙10g

鸡血藤20g　红藤15g　姜黄10g　穿山龙15g

皂刺10g　红花10g　焦山楂15g　积雪草15g

生甘草6g　毛冬青20g　炮附子15g（先煎）

　　　　　　　60剂，水煎服，日一剂。

2011年2月29日三诊。患者服药后病情稳定好转，硬皮病病变处皮肤明显变软，颜色仍较正常肤色暗，双手冰凉，手指肿胀，时有嗳气，反酸。舌红苔白，脉沉细。

处方：

生黄芪 20g　当归 10g　桂枝 10g　赤白芍各 10g

苍白术各 20g　羌活 10g　威灵仙 10g　鸡血藤 20g

红藤 15g　穿山龙 15g　葛根 20g　半夏 10g

积雪草 15g　皂刺 10g　煅瓦楞子 30g　旋覆花 10g（包煎）

桑寄生 15g　细辛 6g　吴茱萸 6g　炙甘草 10g

120 剂，每日一剂，水煎服。

2011 年 6 月 24 日四诊。患者病变皮肤较前变软，色泽晦暗好转，手指仍凉僵，余症皆减。舌红苔白，脉沉细。

处方：

生黄芪 20g　当归 10g　桂枝 10g　赤白芍各 10g

苍白术各 20g　羌活 10g　鸡血藤 20g　红藤 15g

穿山龙 15g　葛根 20g　半夏 10g　旋覆花 10g（包煎）

积雪草 15g　煅瓦楞子 30g　桑寄生 15g　细辛 6g

吴茱萸 6g　炙甘草 10g　白芥子 10g　桑枝 15g

90 剂，水煎服，日一剂，分两次温服。

该患者于周教授门诊就诊二年余，硬皮病明显好转，病情平稳。

患者初诊时辨证为气虚血瘀，血脉痹阻，治以温阳通络，养血通脉，行痹止痛为法。二诊时患者病情有所好转，加炮附子、毛冬青以温经散寒，活血通络，改善皮肤肌肉的微循环状态。三诊患者诉有嗳气反酸，加制半夏、煅瓦楞子、旋覆花以和胃降逆，理气制酸；周教授治疗硬皮病还喜用积雪草，现代药理研究表明，积雪草具有促进皮肤生长、治疗皮肤溃疡、抑制成纤维细胞的增殖和胶原蛋白的合成、改善微循环、抗肝纤维化、保护胃黏膜的作用，对硬皮病有较好疗效，故用之。

病案 8

魏某某，女性，43 岁。

2013 年 11 月 11 日初诊。患者于 2006 年在协和医院诊断为系统性硬皮病，继发肺间质纤维化，一直服用强的松治疗，现口服每日一片。现患者双上肢活动受限，仅能上举至颈部及前胸部，两手鱼际处皮肤晦暗僵硬，四末不温，有雷诺氏征，双膝关节疼痛，气短，动则喘息，吞咽困难，易于出汗。舌黯苔白，脉沉细。

处方：

生黄芪 20g　金银花 20g　当归 10g　生甘草 10g

苍白术各 20g　威灵仙 10g　穿山龙 15g　浙贝母 10g

桑寄生 15g　鸡血藤 20g　川牛膝 10g　半夏 10g

赤芍 15g　桂枝 10g　生晒参 10g（另煎冲兑）　大枣 15g

　　　　　　　　　　　　　30 剂，水煎服，日一剂。

2013 年 12 月 9 日二诊。患者服药后皮肤硬度稍减，皮色晦暗，吞咽困难，吞咽时伴有噎塞感，关节疼痛，四末冰凉，气短。舌红苔白，脉沉细数。嘱患者将强的松减至 3/4 片口服。

处方：

上方去金银花

加忍冬藤 20g、白芍 15g。

　　　　　　　　　　　　　45 剂，水煎服，日一剂。

2014 年 1 月 20 日三诊。患者硬皮病明显好转，手臂及颈前皮肤较前变软，劳则汗出，两手晨僵好转，遇冷仍会变色，吞咽困难减轻，食欲不振。舌红苔根白腻，脉沉细。嘱患者将强的松减至 1/2 片口服。

处方：

生黄芪 20g　忍冬藤 20g　当归 10g　生甘草 10g

苍术 20g　白术 20g　威灵仙 10g　穿山龙 15g

鸡血藤 20g　红藤 15g　桑寄生 15g　赤芍 15g

白芍 15g　桂枝 10g　五味子 10g　生晒参 10g（另煎冲

兑)

大枣 15g　川牛膝 10g

45 剂，水煎服，日一剂。

2014 年 3 月 10 日四诊。患者硬皮病好转，手指发凉，遇冷变色，双膝关节痛，干咳，阴雨天时易发气短，吞咽好转，纳差。舌黯苔白腻，脉沉细。

处方：

生黄芪 20g　当归 10g　桂枝 10g　生甘草 10g

苍术 20g　白术 20g　威灵仙 10g　穿山龙 15g

鸡血藤 20g　红藤 15g　忍冬藤 20g　白芍 15g

石斛 15g　川牛膝 10g　百合 15g　生晒参 10g（另煎冲兑）

大枣 10g　生麦芽 15g　鸡内金 10g

45 剂，水煎服，日一剂。

2014 年 5 月 12 日五诊。患者病情持续好转，皮肤变软，活动度增加，时有恶心，纳差。舌黯苔微黄，脉沉细。嘱患者停止服用强的松。

处方：

上方去忍冬藤

加姜半夏 10g。

45 剂，水煎服，日一剂。

2014 年 7 月 21 日六诊。患者硬皮病明显好转，双上肢、颈前及前胸部硬化皮肤明显变软，气短喘息和吞咽困难症状均消失，惟感体倦乏力，食欲稍差。舌淡苔腻，脉沉细。

处方：

生黄芪 20g　当归 10g　桂枝 6g　生甘草 6g

苍术 20g　白术 20g　威灵仙 10g　穿山龙 15g

鸡血藤 20g　红藤 15g　白芍 15g　石斛 15g　．

桑枝 15g　百合 15g　生晒参 10g（另煎冲兑）　生麦

芽 15g

鸡内金 10g　藿香 10g　炒神曲 10g　大枣 15g

　　　　　　　　　　　45 剂，水煎服，日一剂。

本病患者为系统性硬化症，发病多年，继发肺间质病变，还有吞咽困难的消化道受损症状，长期服用激素治疗，病机复杂，病情严重，可辨证为阳虚寒凝，气虚血瘀，脉络痹阻，治以益气健脾，补肾养血，散寒通脉。方以芪银三两三合当归四逆汤加减化裁而成，方中生黄芪、当归、赤芍、大枣、鸡血藤益气养血，活血通络；生晒参，甘微苦平，大补元气，复脉固脱，补脾益肺，《药性论》云："主五脏气不足，五劳七伤，虚损瘦弱"；苍白术益气健脾，生肌长肉，患者硬皮病典型表现为肌肉肿胀僵硬，正如《神农本草经》曰："术，味苦、温，主风寒湿痹、死肌"；桑寄生、川牛膝补益肝肾。此后一直以本方加减，服药治疗 8 月余，病情明显好转，疗效显著。

病案 9

孙某某，女性，59 岁。

2011 年 2 月 25 日初诊。患者主因"双手指遇冷变白、发紫一年半"前来就诊。患者一年半前出现双手指冰凉，遇冷水、冷空气先变白，后发紫，在协和医院诊为"雷诺氏征""硬皮病"，查抗核抗体（IgG 型）1：320，抗着丝点抗体（IgG 型）1：320。现双手指关节僵硬、疼痛，晨僵，皮肤紧硬，遇冷苍白、变紫，吞咽面食时发噎，膝关节冷痛，口干。舌红少津无苔，脉沉细。既往胆石症，反流性食管炎病史。

处方：

生黄芪 20g　当归 10g　桂枝 10g　赤白芍各 15g

苍白术各 20g　羌活 10g　川芎 15g　威灵仙 10g

桑枝 15g　桑寄生 15g　鸡血藤 20g　石斛 15g

积雪草 15g　毛冬青 15g　煅瓦楞子 30g　生甘草 10g

14 剂，水煎服，日一剂。

2011 年 3 月 11 日二诊。患者服药后膝关节疼痛减轻，仍有晨僵，发紧发皱，活动不利，吞咽不利，胃脘胀满，食后尤甚，大便日二行，成形便。舌红少苔，脉沉细无力。

处方：

上方加姜半夏 10g、旋覆花 10g（包煎）。

14 剂，水煎服，日一剂。

2011 年 4 月 8 日三诊。患者服药后吞咽困难好转，胃酸减轻，双手小关节疼痛减轻，仍发凉怕冷，大便二次不成形便，乳腺增生引起乳房胀痛。舌红少苔，脉沉细。

处方：

上方加葛根 20g、橘核 10g。

14 剂，水煎服，日一剂。

2011 年 5 月 6 日四诊。患者服药后吞咽困难明显减轻，双手仍怕冷，遇冷变白、发紫。舌红苔薄，脉沉细。

处方：

生黄芪 20g　当归 10g　桂枝 10g　赤白芍各 15g
苍白术各 20g　羌活 10g　川芎 15g　威灵仙 10g
桑枝 15g　桑寄生 15g　鸡血藤 20g　石斛 15g
葛根 20g　毛冬青 15g　细辛 6g　生甘草 10g

14 剂，水煎服，日一剂。

2011 年 6 月 3 日五诊。患者服药后吞咽顺利，已不反酸，双手小关节疼痛、僵硬减轻，大便成形。舌淡红，苔薄，脉沉细。

处方：

生黄芪 20g　当归 10g　桂枝 10g　赤白芍各 15g
苍白术各 20g　羌活 10g　川芎 15g　威灵仙 10g
桑枝 15g　桑寄生 15g　鸡血藤 20g　石斛 15g
防风 10g　毛冬青 15g　细辛 6g　生甘草 10g

姜半夏 10g　旋覆花 10g（包煎）

　　　　　　　　　　　　　　30 剂，水煎服，日一剂。

　　患者经过 3 个月的治疗，硬皮病引起的食管损害明显减轻，吞咽顺畅了，双手小关节的疼痛、僵硬也明显好转，仍有雷诺氏现象发生，但程度减轻，周教授在运用生黄芪加当归四逆汤的基础上，由于患者舌红少苔，还应用一味石斛，味甘性微寒，归胃、肾经，能益胃生津，滋阴清热，长于滋养胃阴，生津止渴，兼清胃热，还可滋胃阴，降虚火。

临 证 备 要

一、病因病机分析

　　中医学没有系统性硬化症、硬皮病之病名，但早在黄帝内经中即有相关病症的论述。《素问·痹论》曰："痹或痛，或不痛，或不仁，或寒，或热，或燥，或湿……痹在于骨则重，在于脉则血凝而不流，在于筋则屈不伸，在于肉则不仁，在于皮则寒。"《诸病源候论》云："风湿痹状，或皮中顽厚，或肌肉酸痛……由气血虚外受风湿而成此病，久不瘥，入于经络，搏于阳经，亦变全身手足不遂。"由此可见，痹证与硬皮病症状相似，硬皮病可归入"痹证"范畴。

　　系统性硬化症多由于风寒湿热等邪气入侵，经脉闭阻所致。若寒湿之邪侵袭人体，阳气闭阻，病久迁延，阳气虚损，阳气无力推动血液运行，血脉不通，局部皮肤阳虚血少，出现局部皮肤发硬，晦暗，肿胀，久则皮肤萎缩，甚至相应肢体活动受限，感觉异常，舌质黯红苔薄，脉沉细，多见于肿胀期和浸润期。若外感湿热，病久蕴毒，毒热之邪阻滞脉络，气血不畅，久而损伤气血，气虚血少，血中郁热，皮肤失养，病变皮肤变硬，以红肿疼痛为主要临床表现，继而皮肤肌肉萎缩、胀痛，麻木不仁，关节僵硬，活动受限，舌质红，苔白，脉沉细，多见于肿胀期和浸润期。如果病久迁延，耗伤阴血，日久肝肾阴亏，经脉涩滞不通，则病情进一步加重，局部皮肤硬化，萎缩，感觉异常，伴有关节屈伸不利，多见于硬化期。

二、辨证治疗要点

系统性硬化症是一种全身性结缔组织病，典型的皮肤损害依次经历肿胀期、浸润期和硬化期。

周平安教授认为，治疗硬皮病，主要是通过扩张血管，改善局部血液循环，使病变局部皮肤、营养得到改善而达到治疗疾病的目的，所以益气养血通络是硬皮病治疗的基本原则。从临床接触到的大量硬皮病患者的证候来看，寒证多，热证少，部分是寒热错杂，整体偏寒，局部化热。

寒湿侵袭，阳虚络痹证，治以温阳益气，活血通脉，多用桂枝、当归、赤白芍、羌独活、姜黄、威灵仙、川芎、红花、白芥子、毛冬青等药加减。

毒热内蕴，气血不畅证，治以清热解毒凉血、益气通络活血，多用生黄芪、金银花、当归、赤白芍、苍白术、威灵仙、石斛、忍冬藤、汉防己、积雪草、紫草等加减。

肝肾不足，阴血涩滞证，治以补益肝肾、温通血脉，多用鹿角胶、桑寄生、杜仲、威灵仙、山萸肉、鸡血藤、威灵仙、忍冬藤、粉防己、红藤等加减。

脾肾阳虚，血瘀络阻证，治以健脾补肾，温阳通脉，常用淫羊藿、桑寄生、续断、杜仲、鹿角胶。

加减应用：阴虚口干者加百合，石斛，南沙参；热象明显者加生地黄，知母，葛根，桑枝，络石藤，海风藤，防己；气虚甚者加人参粉（冲服），或生晒参；阳虚明显者加淫羊藿、巴戟天；皮肤瘙痒者加白鲜皮，蛇床子，地肤子；皮肤肿胀明显者加防己，秦艽，茯苓；皮肤发硬发凉加细辛、皂刺、白芥子，重用黄芪；气血不通，皮肤关节疼痛加威灵仙、羌独活；血瘀明显者加川芎，红花，红藤，鸡血藤，穿山龙，广地龙；皮肤筋骨挛急，屈伸不利者加葛根，伸筋草；大便稀溏者加焦白术，焦山楂；合并肺纤维化者随症选用穿山龙，石韦，炙枇杷叶，炙百部，紫菀，桔梗等。

周教授治疗时还善用引经药和对药。引经药：病位在上者常加羌活，桑枝；在下者加独活，川牛膝；在腰背者加狗脊，杜仲，桑寄生，续断。对药：如养血活血的赤芍、白芍、鸡血藤、红藤；健脾燥湿的苍术、白术；祛风除湿的羌活、独活；通补兼施的川牛膝、怀牛膝，桑枝、桑寄生；止咳化痰的穿山龙、石韦；活血通络的积雪草、毛冬青；化痰软坚的白芥子、皂角刺等。

周教授在治疗时还十分注重维护人体正气，药性平和，不用具有肝毒、肾毒药物，少用贵重药材。

硬皮病早期诊断困难，病变皮肤活检方可确诊。因此，来诊患者多病程较长，病情严重，甚者已累及心、肺、肾、消化道等内脏器官，并已服用大剂量激素。周教授治疗硬皮病不主张应用激素，若已服用激素的患者，在经周教授治疗后，可逐渐减少激素的用量，直至可以完全停用激素，而病情稳定无反复。

硬皮病初期表现为局部皮肤颜色改变，或变浅或变深，继而局部皮肤变硬，对机体无明显影响，因此常常不会引起患者注意，此时病变轻浅，治疗起来相对容易，起效也相对快。应加强患者的教育，提高认知度，及时就医治疗。

硬皮病为难治性疾病，中药治疗起效较慢，一般服药2～3月方可见效，大多数患者经中药治疗后可见皮肤变软、色素沉着颜色变浅、肢凉改善、白斑减少、皮肤溃疡逐渐愈合等。周教授认为，硬皮病治疗时间长，需坚持长期服药，同时保持乐观情绪，避免精神紧张，加强营养，饮食全面均衡，注意保暖，避免受寒。

第四节　多发性肌炎与皮肌炎

特发性炎性肌病（idiopathic inflammatory myopathies，IIM）是一组以四肢近端肌肉受累为突出表现的异质性疾病。其中以多发性肌炎（polymyositis，PM）和皮肌炎（dermatomyositis. DM）最为常见。我国 PM/DM 的发病率尚不十分清楚，国外报告的发病率约为 0.6～1/万人，女性多于男性，DM 比 PM 更多见。

临床表现：多发性肌炎主要见于成人，儿童罕见。皮肌炎可见于成人和儿童。PM/DM 常呈亚急性起病。在数周至数月内出现对称性的四肢近端肌肉无力，仅少数患者（特别是 DM）可急性起病。PM/DM 常伴有全身性的表现，如乏力、厌食、体重下降和发热等。对称性四肢近端肌无力是 PM/DM 的特征性表现，约 50% 的患者可同时伴有肌痛或肌压痛。DM 除了肌肉受累外，还有特征性的皮肤受累表现：①眶周皮疹（heliotroperash）：这是 DM 特征性的皮肤损害。发生率约为 60%～80%，表现为上眼睑或眶周的水肿性紫红色皮疹。②Gottron 征：出现在关节的伸面，特别是掌指关节、指间关节或肘关节伸面的红色或紫红色斑丘疹，边缘不整或融合成片，常伴有皮肤萎缩、毛细血管扩张和色素沉着或减退，偶有皮肤破溃，发生率约 80%。③甲周病变：甲根皱襞处可见毛细血管扩张性红斑或瘀点，甲皱及甲床有不规则增厚，局部出现色素沉着或色素脱失；④"技工手"：在手指的掌面和侧面皮肤过多角化、裂纹及粗糙，类似于长期从事手工作业的技术工人手，故名"技工手"。

皮肤和骨骼肌外受累的表现主要包括肺部受累：间质性肺炎、肺纤维化、胸膜炎是 PM/DM 最常见的肺部表现，可在病程中的任何时候出现；消化道受累：PM/DM 累及咽、食管上端横纹肌较常见，表现为吞咽困难，饮水发生呛咳、液体从鼻孔流出；心脏受累：PM/DM 心脏受累的发生率为 6%～75%，但有明显临床症状者较少见，最常见的表现是心律不齐和传导阻滞；肾脏受累：少数 PM/DM 可有肾脏受累的表现，如蛋白尿、血尿、管型尿。实验室检查：患者可有轻度贫血、白细胞计数增高。约 50% 的 PM 患者红细胞沉降率（ESR）和 C 反应蛋白可以正常，只有 20% 的 PM 患者活动期血沉大于 50mm/h。因此，ESR 和 C 反应蛋白的水平与 PM/DM 疾病的活动程度并不平行。血清免疫球蛋白、免疫复合物以及 a2 和 r 球蛋白可增高，补体 C3、C4 可减少，急性肌炎患者血中肌红蛋白含量增加。PM/DM 患者急性期血清肌酶明显增高，其中临床最常用的是 CK，它的改变对肌炎最为敏感，升高的程度与肌肉损伤的程度平行。PM/DM 血清 CK 值可高达正常值上限的 50 倍。PM/DM 的抗体可分为肌炎特异性自身抗体（myositis-specificautoantibodies，MSAs）和肌炎相关性抗体 2 大类。抗 Jo-1 抗体在 PM/DM 中阳性率为 10%～30%。抗 ARS 抗体阳性的患者常有发热、肺间质病变、关节炎、雷诺现象和"技工手"等临床表现而被称为抗合成酶综合征（antisynthetase syndrome，ASS）。肌电图检查对 PM/DM 而言是一项敏感但非特异性的指标。肌活检病理是 PM/DM 诊断和鉴别诊断的重要依据。

诊断：目前临床上大多数医生对 PM/DM 的诊断仍然采用 1975 年 Bohan/Peter 建议的诊断标准（简称 B/P 标准）。

1. 对称性近端肌无力表现　肩胛带肌和颈前伸肌对称性无力，持续数周至数月，伴或不伴食管或呼吸道肌肉受累。

2. 肌肉活检异常　肌纤维变性、坏死，细胞吞噬、再生、嗜碱变性，核膜变大，核仁明显，纤维大小不一，伴炎性渗出。

3. 血清肌酶升高　如 CK、ALD、ALT、AST 和 LDH。

4. 肌电图示肌源性损害，肌电图有三联征改变　即时限短、小型的多相运动电位；纤颤电位，正弦波；插入性激惹和异常的高频放电。

5. 典型的皮肤损害　①眶周皮疹：眼睑呈淡紫色，眶周水肿；②Gottron 征：掌指及近端指间关节背面的红斑性鳞屑疹；③膝、肘、踝关节、面部、颈部和上半身出现的红斑性皮疹。

确诊标准：确诊 PM 应符合所有 1～4 条标准；拟诊断 PM 应符合 1～4 条中的任何 3 条标准；可疑诊断 PM 应符合 1～4 条中的任何 2 条标准；确诊 DM 应符合第 5 条加 1～4 条中的任何 3 条；拟诊 DM 应符合第 5 条及 1～4 条中的任何 2 条；可疑 DM 应符合第 5 条及 1～4 条中的任何 1 条标准。

到目前为止，糖皮质激素仍然是治疗 PM 和 DM 的首选药物。甲氨蝶呤（MTX）是治疗 PM/DM 最常用的二线药，MTX 不仅对控制肌肉的炎症有帮助，而且对改善皮肤症状也有益处。环磷酰胺（CTX）在治疗肌炎中不如 MTX 和硫唑嘌呤（AZA）常用，且单独对控制肌肉炎症无效，主要用于伴有肺间质病变的病例。

多发性肌炎与皮肌炎可归属于中医的皮痹、肌痹、痿证范畴。

病案 1

郑某某，男，68 岁。

2009 年 5 月 8 日初诊。患者于 2008 年 10 月在 301 医院确诊为"皮肌炎"，经用大量激素及环磷酰胺治疗，引发糖尿病、带状疱疹，于 2009 年 3 月 17 日至 4 月 21 日在福州军区总医院治疗，诊断为皮肌炎，双肺间质病变伴感染，现用服用强的松 8 片/日，环磷酰胺静脉注射 2 周一次。现精神倦怠，四肢无力，咳嗽气短，白痰为主，少量黄痰，不易咯出，咽痒，动则喘息。舌红苔白，脉促。

处方：

生黄芪 20g　金银花 20g　当归 10g　生甘草 6g

穿山龙 15g　石韦 15g　浙贝母 10g　瓜蒌皮 15g

灵芝 15g　红景天 15g　南沙参 15g　仙灵脾 10g

女贞子 15g　生地 15g　大枣 15g　生晒参 10g（另煎冲兑）

14 剂，水煎服，日一剂。

2009 年 5 月 22 日二诊。患者服药后无明显不适，仍四肢无力，四肢皮下有暗红色瘀斑，咳嗽，痰白难咯，咽痒，动则喘息。舌黯苔白，脉沉细。嘱患者减强的松用量为 7 片/日。

处方：

生黄芪 30g　金银花 30g　当归 10g　生甘草 6g

穿山龙 15g　石韦 15g　浙贝母 10g　瓜蒌皮 15g

灵芝 15g　红景天 15g　南沙参 15g　桔梗 10g

紫菀 10g　苍白术各 15g　赤白芍各 15g　金荞麦 15g

炙百部 10g　生地 15g　生晒参 10g（另煎冲兑）

28 剂，水煎服，日一剂。

2009 年 6 月 19 日三诊。患者气短减轻，咳嗽，痰白，咽痒，口苦。舌红苔微黄，脉沉细。嘱患者减强的松用量为 7 片/日。

处方：

上方去百部

加白花蛇舌草 15g。

60 剂，水煎服，日一剂。

2011 年 3 月 11 日四诊。患者已不咳嗽，呼吸正常，行走自如，有少量白痰。舌黯红苔薄，脉沉细。2011 年 1 月 27 日胸部 CT 示：两肺见多发片状磨玻璃影，部分病灶可见支气管气相，近胸膜下可见索条状及线网状高密度影，病变以左肺为重，与 2009 年 6 月 21 日胸部 CT 比较，病变较前明显吸收好转。现已停用强的松一月，环磷酰胺静脉注射半年一次。

处方：

生黄芪 20g　当归 10g　金银花 15g　生甘草 6g

穿山龙 20g　石韦 15g　浙贝母 10g　瓜蒌皮 15g

灵芝 15g　赤白芍各 10g　炒白术 20g　茯苓 15g

升麻 10g　山萸肉 10g　川芎 15g　生晒参 10g（另煎冲兑）

90 剂，水煎服，日一剂。

2011 年 6 月 10 日五诊。现患者不咳，不喘，呼吸正常，行走自如，大便不成形，每日一行，下肢皮肤湿疹。舌黯红苔薄黄，脉沉细。停用强的松四个月，停用环磷酰胺。

处方：

上方去赤芍

加生苡仁 15g、丹参 15g

90 剂，水煎服，日一剂。

2014 年 2 月 24 日复诊。近三年患者病情一直平稳，呼吸正常，行走自如，纳可便调，惟时有气短。舌红苔白，脉促。未再应用强的松、环磷酰胺。

处方：

生黄芪 20g　当归 10g　金银花 20g　生甘草 6g

穿山龙 15g　石韦 15g　浙贝母 10g　灵芝 15g

红景天 15g　丹参 15g　川芎 15g　石斛 15g

百合 15g　淫羊藿 10g　巴戟天 10g　黄精 15g

甘松 10g　瓜蒌 15g　生晒参 10g（另煎冲兑）

90 剂，水煎服，日一剂。

本案患者为老年男性，病发时四肢无力，皮肤斑疹，咳嗽气短，主要病变部位在肌肉和皮肤，而皮毛、肌肉为肺脾两脏所主，脾胃虚弱，水谷不化精微，四肢失养则倦怠乏力；脾虚湿困，则土不能生金，肺气不足，肺失宣肃，可见到多发性肌炎及皮肌炎伴发肺间质病变的咳嗽、喘息、气短、呼吸困难等症状；肺失肃降，津液不布，聚而成痰，痰郁化热，故见咳嗽咯痰黄白；肺病日久，肺之气阴亏耗，不能下荫于肾，气失摄纳，故动则喘甚。辨证属肺肾气阴亏虚，痰热内蕴，治以补脾益肾，清热化痰通络。方中生黄芪、灵芝、生晒参、黄精益气补肺健脾；石斛、百合、甘松滋养阴液；淫羊藿、巴戟天温补肾气；金银花、穿山龙、浙贝母、石韦、瓜蒌清肺化痰止咳；当归、丹参、川芎活血化瘀通络。在 2011 年 3 月复诊中，方中合用升陷汤，本方为张锡纯主治大气下陷之方，原方治胸中大气下陷，气短不足以息，或努力呼吸，有似乎喘，或气息将停，危在顷刻。至其气分虚极者，酌加人参，所以培气之本也。或更加萸肉，所以防气之涣也。对于风湿免疫疾病引起的喘息气短，周教授喜用本方。患者先后在周教授门诊治疗 5 年余，目前病情平稳，周教授以芪银三两三为基本方，随症加减，患者坚持长期治疗而获效。

病案 2

张某某，女，37 岁。

2010 年 11 月 9 日就诊。患者 2 年前出现眼眶周围红肿，在协和医院诊断为皮肌炎，继发肺纤维化，给予激素口服治疗，现服用强的松 8 片/日。现患者周身乏力，全身酸痛，口腔溃疡反复发作，口渴多饮。舌黯红苔薄黄，脉细数。

处方：

生黄芪 20g　银花 20g　当归 10g　玄参 15g

生甘草 6g　穿山龙 15g　广地龙 10g　鸡血藤 20g

红藤 15g　威灵仙 10g　川芎 15g　赤白芍各 15g

石斛 15g　野菊花 15g　粉防己 15g　蒲公英 15g

生晒参 10g（另煎冲兑）

14 剂，水煎服，日一剂。

眶周皮疹是皮肌炎特征性的皮肤损害，患者为青年女性，皮肌炎、肺纤维化病史 2 年，先天真阴不足，"邪入于阴则痹"，阴虚则阳亢，水不制火，虚火内扰，火旺的另一原因是大量服用激素引起亢奋，药毒化热；久病肺脾肾三脏俱虚，气血津液不能濡养周身，故见乏力；久病入络，瘀阻筋脉，不通则痛，故见全身酸痛；瘀久化热成毒，故见口腔溃疡；热伤津液，故见口渴多饮。辨证为气阴两虚，痰瘀阻络，治以益气养阴，清热化痰通络。方中黄芪、生晒参大补元气；金银花、蒲公英清热解毒；玄参、石斛养阴清热；当归、穿山龙、广地龙、鸡血藤、红藤、威灵仙、川芎、赤芍、防己活血通络止痛；白芍养阴止痛。

病案 3

张某某，女，69 岁。

2007 年 12 月 28 日就诊。患者 3 年前因反复咳嗽于协和医院风湿免疫科诊断为皮肌炎，继发肺间质病变，给予激素治疗，现口服甲泼尼龙片 1.75 片/日，雷公藤多苷 2 片，每日二次。现患者咳嗽剧烈，痰黄量多，不易咯出，动则喘息，不能上楼，咳引遗溺，口干不欲饮，眼周发热，头晕，纳差，下肢酸痛。舌红苔腻，脉沉细。2007 年 12 月 25 日肺功能：通气功能正常，弥散功能障碍。

处方：

生黄芪 20g　忍冬藤 20g　当归 10g　生甘草 6g

　　穿山龙 15g　　石韦 15g　　紫菀 10g　　冬花 10g

　　桂枝 10g　　莪术 10g　　姜黄 10g　　川芎 15g

　　细辛 6g　　灵芝 15g　　白果 10g　　炙百部 10g

　　　　　　　　　　　　　　　14 剂，水煎服，日一剂。

　　2008 年 1 月 11 日二诊。患者服药后咳嗽、喘息减轻，痰量减少，仍下肢酸胀。舌红苔黄，脉沉细。

　　处方：

　　生黄芪 20g　　银花 20g　　当归 10g　　生甘草 6g

　　穿山龙 15g　　石韦 15g　　紫菀 10g　　冬花 10g

　　茯苓 15g　　灵芝 15g　　白果 10g　　炙百部 10g

　　赤白芍各 15g　　姜黄 10g　　川牛膝 10g　　独活 10g

　　　　　　　　　　　　　　　14 剂，水煎服，日一剂。

　　2008 年 1 月 25 日三诊。患者咳嗽减轻，痰少，气短，活动则喘息，眼睑浮肿，关节疼痛，手凉怕冷。舌淡苔黄腻，脉沉细。

　　处方：

　　生黄芪 20g　　金银花 20g　　当归 10g　　生甘草 6g

　　桔梗 6g　　浙贝母 10g　　紫菀 10g　　旋覆花 15g（包煎）

　　款冬花 10g　　穿山龙 15g　　桂枝 10g　　厚朴 15g

　　灵芝 15g　　党参 15g　　炒白术 15g　　独活 10g

　　　　　　　　　　　　　　　60 剂，水煎服，日一剂。

　　2008 年 3 月 21 日四诊。患者服药后已不咳嗽，无痰，无明显喘息，两眼视物模糊，手胀怕冷，双下肢关节疼痛，大便稀溏。舌黯红苔腻，脉沉细。嘱患者将甲泼尼龙片减量为 1片/日。

　　处方：

　　生黄芪 20g　　银花 20g　　当归 10g　　生甘草 6g

　　桔梗 6g　　浙贝母 10g　　紫　菀 10g　　旋覆花 15g（包煎）

　　款冬花 10g　穿山龙 15g　威灵仙 10g　川牛膝 10g

　　桂枝 10g　羌独活各 10g　苍白术各 10g　生晒参 10g（另煎冲兑）

60 剂，水煎服，日一剂。

　　2008 年 6 月 13 日五诊。患者服药后咳喘气短均减，仍大便溏薄，双下肢肿硬。舌黯红苔腻，脉沉细。

　　处方：

　　生黄芪 20g　忍冬藤 20g　当归 10g　生甘草 6g

　　穿山龙 15g　广地龙 15g　桃　仁 10g　红花 10g

　　川牛膝 10g　党参 15g　苍白术各 10g　猪茯苓各 15g

　　益母草 15g　泽兰 15g　桂枝 10g　焦山楂 15g

60 剂，水煎服，日一剂。

　　此患者皮肌炎病程已 3 年，动则喘息，咳嗽剧烈，痰黄量多难以咯出，口干不欲饮，下肢酸痛，舌红苔腻，脉沉细，其病机关键在于肺肾两虚，痰热瘀毒内阻，治以益肺补肾，清热解毒化痰。在所用方药中，周教授重用生黄芪和金银花为君药，黄芪味甘，性微温，入脾、肺经，具补气升阳之功，银花性甘寒，清热解毒，两者合奏益气清热、通络解毒之功，意在气旺则血行，能使瘀去、络通、毒解，故为君药；赤白芍、姜黄、川牛膝、独活，活血通络止痛、祛风除湿，能够辅助君药以加强益气活血、通络解毒之力，故为臣药；旋覆花、桔梗、浙贝母、紫菀、冬花、穿山龙化痰通络，降气平喘为佐药；甘草缓和药性，调和诸药，故为使药。全方共具益气活血、通络止痛、清肺化痰之功。多发性肌炎/皮肌炎急性发病者，病程发展较快且症状较重，抓住疾病初起阶段及时使用激素能够在短时间内截断病势，保护重要脏器功能。对于皮肌炎患者，大多同时口服激素，中药干预之后，患者症状好转，此时应逐次小剂量递减口服激素剂量，直至最后全部撤减。临床实践证明，激素剂量减得过早、过快，病情易于反复，加之体虚，治疗中亦易受外邪之侵，而出现一些新的症状，因此撤减激素宜稳中求效。

临 证 备 要

一、病因病机分析

特发性炎性肌病是一组以四肢近端肌肉受累为突出表现的异质性疾病，据其临床特征，主要病变部位在肌肉和皮肤，当属于"肌痹、皮痹、痿证"范畴。《素问·长刺节论》云："病在肌肤，肌肤尽痛，名曰肌痹。伤于寒湿，病在筋，筋挛节痛，不可以行，名曰筋痹"，"肌痹不已，复感于邪，内舍于脾，发为脾痹。"详细论述了本病的发病部位及转变特点，《医宗金鉴·杂病心法要诀》所载："三痹之因风寒湿，五痹筋骨脉肌皮……"，论述了本病的病因。

本病的内因是由于患者先天不足，或后天失养，脾胃虚弱，脾胃为气血生化之源，脾主四肢肌肉，脾胃虚弱气血生化无源，可致肌肉萎软无力等症；脾主运化水湿，脾胃虚弱，运化水湿功能失常，痰湿内生，加之外感风寒湿热毒邪，内外相合，日久湿、毒、痰、瘀相互搏结，邪毒郁于肌表可见斑疹、水肿；下注肌肉关节，气血运行不畅，可见肌肉疼痛或萎缩不用；脾胃虚弱，脾虚湿困，则土不能生金，肺失宣肃，可见到多发性肌炎及皮肌炎伴发肺间质病变的咳嗽、喘息；肺失肃降，津液不布，故见咳嗽咳痰；肺病日久，肺之气阴亏耗，不能下荫于肾，气失摄纳，故动则喘甚。

因此，周教授认为，该病病机主要是脾肾亏虚为本，风、湿、热、痰、瘀、毒为标，虚实夹杂。

二、辨证治疗要点

多发性肌炎或皮肌炎的患者，就诊时大多数病程较长，合并症较多，病机多虚实夹杂，以脾肾两虚、瘀热痹阻证多见，治疗当扶正祛邪兼顾，以补虚为主，佐以泻实。周平安教授常用芪银三两三加减治疗，方用生黄芪、党参健脾益气，忍冬藤清热通络，威灵仙、羌独活祛风通络、活血止痛，川牛膝祛风活血，作关节之引经药。

周老师在临证时常常辨病与辨证相结合，对于继发肺间质纤维化的患者，多属于痰瘀痹阻肺络，常用桔梗、浙贝母、紫菀、冬花、穿山龙等润肺化痰通络之品；对于肌肉疼痛常选独活、威灵仙等活血祛风通络之品；若见斑疹隐隐，或出现局部红斑等症状，酌选地肤子、地骨皮、紫草等凉血消斑之品；若腹胀食少，常选用厚朴、莱菔子、焦神曲、鸡内金、炒山楂等理气消胀，帮助消化之品；若大便溏薄，便次增多，由脾胃虚弱或服中药反应引起，常选焦白术、焦山楂健脾止泻之品；咽干痰多，常选用南沙参、桔梗润燥生津祛痰；若出现下肢及眼睑水肿，多加益母草、泽兰、猪茯苓利水消肿。

对于本病初起阶段，及时使用激素能够在短时间内截断病势，长期大剂量使用激素易助阳化热伤阴，后期撤减激素应缓慢，避免减量、停药不当导致病情加重或反复，中药加入生晒参，人参能增强机体免疫功能，调节肾上腺皮质功能，有助于顺利撤减激素。

多发性肌炎、皮肌炎患者，若合并肺纤维化，可能出现急性加重，表现为急进型呼吸衰竭，死亡率高，临床诊疗时应充分认识到疾病的轻重缓急。

第五节 强直性脊柱炎

强直性脊柱炎（ankylosing spondylitis，AS）是一种慢性炎症性疾病，主要侵犯骶髂关节、脊柱骨突、脊柱旁软组织及外周关节，并可伴发关节外表现，严重者可发生脊柱畸形和强直。AS 的患病率在各国报道不一，我国患病率初步调查为 0.3％左右，本病男女之比约为 2～3∶1，女性发病较缓慢且病情较轻。发病年龄通常在 13～31 岁，高峰为 20～30 岁，40 岁以后及 8 岁以前发病者少见。AS 的病理性标志和早期表现之一为骶髂关节炎，脊柱受累晚期的典型表现为"竹节样改变"。肌腱端病为本病的特征之一。外周关节的滑膜炎在组织学上与类风湿关节炎难以区别。

强直性脊柱炎的临床表现：本病发病隐袭，患者逐渐出现腰背部或骶髂部疼痛和（或）晨僵，半夜痛醒，翻身困难，晨起或久坐后起立时腰部晨僵明显，但活动后减轻。部分患者有臀部钝痛或骶髂部剧痛，偶尔向周边放射。咳嗽、打喷嚏、突然扭动腰部疼痛可加重。疾病早期臀部疼痛多为一侧呈间断性或交替性疼痛，数月后疼痛多为双侧并呈持续性。多数患者随病情进展由腰椎向胸、颈部脊椎发展，出现相应部位疼痛、活动受限或脊柱畸形。影像学检查：X 线变化具有确定诊断意义。AS 最早的变化发生在骶髂关节，X 线片显示骶髂关节软骨下骨缘模糊，骨质糜烂，关节间隙模糊，骨密度增高及关节融合。实验室检查：活动期患者可见红细胞沉降率（ESR）增快，C 反应蛋白（CRP）增高。轻度贫血和免疫球蛋白轻度升高，类风湿因子（RF）多为阴性，但 RF 阳性并不排除 AS 的诊断。虽然 AS 患者 HLA-B27 阳性率达 90％左右，但无诊断特异性，因为健康人也可呈阳性反应。HLA-B27 阴性患者只要临床表现和影像学检查符合诊断标准，也不能排除 AS 可能。

诊断：遵循 1984 年修订的 AS 纽约标准：①下腰背痛持续至少 3 个月，疼痛随活动改善，但休息不减轻；②腰椎在前后和侧屈方向活动受限；③胸廓扩展范围小于同年龄和性别的正常值；④双侧骶髂关节炎Ⅱ～Ⅳ级，或单侧骶髂关节炎Ⅲ～Ⅳ级。如患者具备④并分别附加①～③条中的任何 1 条可确诊为 AS。

强直性脊柱炎可归属于中医的痹证、肾痹、骨痹、大偻范畴。

病案 1

白某某，男，45 岁。

2010 年 5 月 21 日来诊。患者 2007 年被诊断为强直性脊柱炎，2008 年 X 线诊断为：双侧股骨头坏死，骨质疏松。未用激素治疗。现患者的颈部，腰部活动明显强直受限，仅能保持佝偻体位，腰骶部疼痛，行走困难。舌黯红边有齿痕，苔薄白，脉沉细。

处方：

生熟地各 15g　山萸肉 10g　肉苁蓉 15g　桂枝 15g

巴戟天 10g　仙灵脾 10g　补骨脂 15g　骨碎补 10g

鸡血藤 20g　红藤 20g　石斛 15g　忍冬藤 20g

威灵仙 10g　穿山龙 15g　粉防己 15g　炙甘草 6g

炙麻黄 6g　白芥子 10g　鹿角胶（烊化）10g

28 剂，水煎服，日一剂。

患者病由先天不足，肝肾亏虚引起，腰为肾之府，肾虚则腰痛，肾虚气血不足，经脉痹阻，则腰部活动受限，累及颈部活动受限，结合舌黯红边有齿痕，苔薄白，脉沉细，辨证为肝肾亏虚，痰瘀阻络，治以补益肝肾，强筋健骨，温阳通络。方选地黄饮子加减，地黄饮子为刘河间治喑痱所制之主方，本方阴阳并补，温而不燥，《成方便读》指出方中以熟地、巴戟天、山萸肉、肉苁蓉之类，大补肾精之不足，佐以桂枝、鹿角胶之辛热，协四味以温养真阳。但真阳下虚，必有浮阳上僭，故以石斛、忍冬藤清之。印会河教授最早用地黄饮子治疗脊髓空洞症，多因肝肾两虚而致病。本病患肝肾两虚，肝主筋、肾主骨，筋骨不用，可见腰椎脊柱、肢体强直，屈伸不利；阳气虚损不能使气血布达于外，故肌肤麻木，甚则疼痛；患者病程长，久病多痰瘀阻络，因此用麻黄配白芥子化痰散结，正如焦树德教授在《用药心得十讲》中论述："麻黄配熟地、白芥子、当归散阴疽，消癥结，如阳和汤可消散阴疽，痰核，流注结块，麻黄得熟地通络而不发表，熟地得麻黄则补血而不腻膈"。

病案 2

杨某某，男，18 岁。

2011 年 8 月 9 日来诊。主因右侧臀部疼痛 1 年就诊，1 年前因大腿疼痛，行动困难，曾口服洛索洛芬钠片止痛，后症状缓解，半年前因活动后再次出现臀部疼痛，就诊于浙江大学第二附属医院，行 X 线检查示：骶髂关节炎症，不除外强直性脊柱炎，2011 年 1 月 2 日，查 HLA-B27 阳性，免疫球蛋白 M：2.7（0.5～2.25），补体 C3：1.32（0.25～1.20），2011 年 4 月 6 日 MRI 检查示：右侧骶髂关节炎性改变。现患者右侧大腿根部活动后疼痛，午后及傍晚疼痛明显，无明显腰痛，纳可，二便调。舌质黯红苔微黄，脉细滑。

处方：

生黄芪 30g　银花 20g　当归 10g　赤白芍各 10g

苍白术各 20g　石斛 15g　川牛膝 15g　威灵仙 10g

川断 15g　桑寄生 15g　粉防己 15g　广地龙 10g

川芎 15g　仙灵脾 10g　巴戟天 10g　生甘草 6g

14 剂，水煎服，日一剂。

患者为青少年男性，以右侧大腿根部活动后疼痛，午后及傍晚疼痛明显为主症，结合舌质黯红苔微黄，脉细滑，辨证为肾阳亏虚，郁热痹阻，治以温阳补肾，清热活络散结。方选四神煎加减，黄芪补气蠲痹除滞，祛邪外出；牛膝味苦、酸、性平，益阴壮阳，强健筋骨；石斛味甘淡，性偏寒，养阴生津清热；金银花甘寒，清热解毒之功颇佳，此可消除因瘀而化热的关节肿痛，且可制约黄芪温热之性；仙灵脾、巴戟天、桑寄生温阳补肾，治疗发病之根本；根据叶天士"久病入络，久病必留瘀"理论，酌加虫类药地龙搜风剔络止痛。

病案 3

李某某，女，57 岁。

2009 年 3 月 14 日来诊。患者 30 年前在协和医院确诊为强直性脊柱炎，曾应用激素治疗，现已停用。近日来全身酸痛，腰背活动稍受限，不能久坐久立，畏寒怕冷，手足冰凉，晨起口干不欲饮，眠差易醒，时时心慌，午后乏力，纳可，便溏。舌淡红苔白，脉左沉细右弦滑。

处方：

生黄芪 20g　当归 10g　葛根 30g　羌活 10g

独活 10g　赤芍 15g　白芍 15g　苍白术各 15g

威灵仙 10g　忍冬藤 30g　鸡血藤 30g　红藤 15g

石斛 15g　丹参 15g　粉防己 15g　青风藤 10g

防风 10g　生甘草 10g　穿山龙 15g　虎杖 15g

14 剂，水煎服，日一剂。

本案患者以全身酸痛，活动受限，畏寒怕冷，手足冰凉为主要症状，结合舌脉辨证为气血不足，阳气虚损，阴寒凝滞，方选黄芪桂枝五物汤加减治疗，《素问·至真要大论》篇曰："诸暴强直，皆属于风"，本病需要加入祛风药的应用，葛根是治疗"项背强几几"的主药，《本草经疏》说："葛根……发散而升，风药之性也，故主诸痹。"柯琴曰："葛根味甘辛凉，能起阴气而升津液，滋筋脉而舒其牵引"。防风、羌活、独活、忍冬藤、威灵仙、红藤亦是常用药物。

临 证 备 要

一、病因病机分析

焦树德教授认为强直性脊柱炎属于中医"大偻"之病，大偻之名首见于《素问·生气通天论》篇："阳气者，精则养神，柔则养筋，开阖不得，寒气从之，乃生大偻"。《素问·痹论》中也有云："肾痹者善胀，尻以代踵，脊以代头"等论述，说明了强直性脊柱炎以腰骶关节及脊柱强直、畸形的病理特点，其病因为阳气虚损，阴寒内生，筋脉失养。

《素问·上古天真论》云："女子七岁，肾气盛，齿更发长。二七而天癸至，任脉通，月事以时下，……丈夫八岁，肾气实，发长齿更。二八肾气盛，天癸至……三八，肾气平均，筋骨坚强……"，本段论述了肾之精气在人体生长发育方面的主导作用，强直性脊柱炎的发病部位主要在腰骶部及脊柱，属肾所主，为总督一身阳气的督脉循行之位，周平安教授经过多年的临床实践，反复思考，体会到肾虚为发病之本，阳气虚衰乃是其发作的内在条件，风寒湿邪外袭，痹阻腰骶及脊柱关节，使气血凝滞，经脉痹阻，不通则痛，久而筋脉失养，失其柔韧之性而关节僵硬、强直，屈伸不利。发病过程中，先天不足或病久肝肾亏虚，气虚及阳，肾阳不足，气化无力，水道不通，水液上泛，聚而为痰；或湿困脾土，脾失健运，水液不能正常运化，停于体内，注于关节，湿聚成痰；痰瘀互阻，阴寒凝滞，流注于关节、筋脉，正虚邪实，虚实夹杂，使病情错综复杂，缠绵难愈。

二、辨证治疗要点

督脉为人身阳气之海，肾主骨，肝主筋，肝肾亏虚是本病的内因，风寒湿邪入侵是其外因，寒邪内侵，肾之阳气失于布化，寒邪凝滞而致腰骶疼痛，肝血不荣而致筋脉失养，失其柔韧之性，终致腰背关节强直、畸形，周教授治疗本病以补肾疏督，养血柔筋，缓解筋脉拘挛为治疗原则。周教授在本病的治疗中还十分重视"痰"与"瘀"，痰与瘀既是病理产物，又是致病因素，正如《杂病源流犀烛》中说："痰之为病，流动不测，故其为害，上自巅顶，下至涌泉，随气升降，周身内外皆到，五脏六腑俱有"。久病入络，痰瘀互结而使病情加重，病机复杂，因此，活血化瘀、祛痰通络也贯穿强直性脊柱炎治疗的始终。

周平安教授治疗强直性脊柱炎的基本方是：生黄芪、当归、葛根、白芍、忍冬藤、鸡血藤、巴戟天、仙灵脾、补骨脂、骨碎补。方中黄芪、当归益气养血；葛根、白芍生津养血，舒筋柔肝；白芍与甘草组成芍药甘草汤，为缓急止痛之要药；仙灵脾、巴戟天皆能补命门火而温运脾阳；补骨脂味辛、苦，性大温，骨碎补味苦，性温，入肾、心二经，俱是温阳补肾，强筋健骨的要药；脊柱是督脉的循行部位，强壮督脉也是治疗强直性脊柱炎的重要思路，周教授喜用鹿角胶，《本草汇言》说："鹿角胶，壮元阳，补血气，生精髓，暖筋骨之药也"，常用量10克，烊化冲服，可发挥温精生髓，强壮督脉的作用。

若阳虚，四末不温为主，可合用黄芪桂枝五物汤；若病程日久，痰瘀阻络，酌加白芥子祛风痰，丹参活血化瘀，全蝎搜风通络；若急性期合并关节红肿疼痛，酌加白花蛇舌草、忍冬藤、红藤、赤芍清热解毒，通络止痛。

第四章 感染和传染性疾病

第一节 流行性感冒

流行性感冒（influenza）简称流感，是由流行性感冒病毒（包括甲、乙、丙3型）引起的急性呼吸道传染病，流感病毒容易发生变异，传染性强，其中甲型流感病毒最容易发生变异，可感染人和多种动物，为人类流感的主要病原，常引起大流行和中小流行。乙型流感病毒变异较少，可感染人类，引起暴发或小流行。丙型较稳定，可感染人类，多为散发病例，目前发现猪也可被感染。临床以全身症状为主，而呼吸道症状表现轻微或不明显。我国北方地区冬春季节，南方为夏季和冬季是高发期，所引起的并发症和死亡现象非常严重。

流行性感冒的临床表现：

1. 单纯型流感 最常见。突然起病，高热，体温可达39～40℃，可有畏寒、寒战，多伴头痛、全身肌肉关节酸痛、极度乏力、食欲减退等全身症状，常有咽喉痛、干咳，可有鼻塞、流涕、胸骨后不适等。颜面潮红，眼结膜外眦轻度充血。如无并发症呈自限性过程，多于发病3～4天后体温逐渐消退，全身症状好转，但咳嗽、体力恢复常需1～2周。

2. 肺炎型流感 实质上就是并发了流感病毒性肺炎，多见于老年人、儿童、原有心肺疾患的人群。主要表现为高热持

377

续不退，剧烈咳嗽、咳血痰或脓性痰、呼吸急促、紫绀，肺部可闻及湿啰音。胸片提示两肺有散在的絮状阴影。痰培养无致病细菌生长，可分离出流感病毒。可因呼吸循环衰竭而死亡，病死率高。

3. 中毒型流感　极少见。表现为高热、休克及弥散性血管内凝血（DIC）等严重症状，病死率高。

4. 胃肠型流感　除发热外，以呕吐、腹泻为显著特点，儿童多于成人。2～3 天即可恢复。

诊断标准：①流行病学史：流行期间一个单位或地区出现大量上呼吸道感染患者或医院门诊上感患者明显上升。②临床表现：多突然起病，高热，体温可达 39～40℃，可有畏寒、寒战，多伴头痛、全身肌肉关节酸痛、极度乏力、食欲减退等全身症状，常有咽喉痛、干咳，可有鼻塞、流涕、胸骨后不适等，或以呕吐、腹泻为显著特点。③实验室检查：外周血常规白细胞总数一般不高或降低。④确诊标准：具有临床表现，以下 1 种或 1 种以上的病原学检测结果呈阳性者，可以确诊为流感：ⅰ流感病毒核酸检测阳性（可采用 real-time RT-PCR 和 RT-PCR 方法）。ⅱ流感病毒快速抗原检测阳性（可采用免疫荧光法和胶体金法），需结合流行病学史作综合判断。ⅲ流感病毒分离培养阳性。ⅳ急性期和恢复期双份血清的流感病毒特异性 IgG 抗体水平呈 4 倍或 4 倍以上升高。

流行性感冒属于中医学温病、外感热病范畴。

病案 1

李某某，男，53 岁。

1990 年 3 月 2 日初诊。李某在就诊前赴外地工作一周，每日酒肉烟茶不断，回京途中受凉，恶寒发热，周身酸痛，口苦咽干，茶饭不思，体温在 38～40℃之间，先后用青霉素、氨苄青霉素及解热止痛西药，正柴胡饮，感冒清热冲剂等中西药治疗 8 天，汗出热减，旋即又升。经胸透、化验、诸般检查皆无阳性所见。现发热微恶寒，头痛项强，周身关节酸痛，微咳少痰，胸闷脘痞，时时犯恶，腹胀隐痛，口干苦而黏，咽干痛，不思饮食，大便溏滞不爽，小便短赤，体温 39.7℃。舌红苔黄厚腻，脉滑数。

处方：荆防败毒散合普济消毒饮化裁

羌独活各 10g　防风 10g　川芎 10g　薄荷 6g（后下）

柴胡 10g　黄芩 10g　连翘 10g　生石膏 45g（先煎）

板蓝根 15g　枳壳 10g　厚朴 10g　生大黄 5g（后下）

　　　　　　　　　　　3 剂，水煎服，日一剂。

煎服法：嘱其上药用冷水 600ml，浸泡 30 分钟，武火煎煮 10 分钟，取滤液分两次温服。每日一剂。

服一剂后，热退纳增。服三剂诸症皆平。

外感高热，单纯伤寒者甚少，时行感冒颇多。初病即呈高热，表里同病者最多，比如此例。治疗不可拘泥于先解表后清里，待热结阳明后才可攻下之常规。此例诊为时行感冒，表寒里热，三阳同病，湿食中阻。表里同病，内外邪热相煽，其势甚烈，只有表里双解，透清下三法联用，迅猛驱邪，才能顿挫热势，一举成功。

病案 2

高某某，男，62 岁。

1997 年 7 月 31 日初诊。患者发热 6 天，自服抗菌素、退热药等，体温波动在 38.6℃ 左右，午后尤甚，口渴喜冷饮，无汗，咳嗽，痰多黄稠，舌红苔黄，脉弦滑。

处方：麻杏石甘汤加减

炙麻黄 6g　杏仁 10g　生石膏 30g（先煎）　生甘草 5g

柴胡 10g　黄芩 15g　连翘 10g　金银花 15g

青蒿 30g　豆豉 15g　桔梗 6g　炙枇杷叶 10g

379

3剂，水煎服，日一剂。

二诊：服药3剂复诊，体温正常，咳嗽减轻，痰量减少，舌红苔黄，脉弦。

处方：仍以上方加减调理而愈。

该患者诊为时行感冒，表寒里热，肺经病变。周教授治疗外感发热证，喜用清热宣透法，青蒿、豆豉为常用的一对药，取其透邪外达，热退即止，金银花清热宣透，配柴胡退热作用更强。方中还重用清肺热石膏、黄芩，一清一透，收效甚著。

病案3

杨某某，男，21岁。

主因"发热伴咳嗽27小时"于2009年5月20日下午1点转入地坛医院。患者为确诊"甲型H1N1流感"病例。20日下午17点体温为39.1℃，发热，轻度恶寒，面红目赤，乏力倦怠，咽干，头晕，咳嗽，痰微黄，纳差，小便黄，舌红苔薄黄，脉浮数。

处方：

炙麻黄6g　杏仁10g　生石膏30g（先煎）　生甘草6g

银花20g　柴胡15g　黄芩15g　葛根15g

桑叶10g　菊花10g　薄荷6g（后下）　青蒿30g（后下）

浙贝母10g　桔梗6g

3剂，急煎服，4小时一次。

当日17：30，服中药200ml，头部微汗出，体温降至38.6℃，19：30服中药200ml，汗出不畅，轻度恶寒，21：00时体温上升至38.8℃，23：30时服中药200ml，次日0：00周身汗出，逐渐热退，全身症状缓解。

该患者发热恶寒，面红目赤，舌红苔薄黄，辨证属风热疫邪，侵犯肺卫，治法清热解毒，宣肺透邪。方以麻杏甘石汤宣表清里；薄荷辛凉透表；柴胡、黄芩和解少阳，疏通表里，透邪外出，合方宣而不温，清而不凉，疏通表里，给邪气以出路，收效显著。

病案4

王某某，男，68岁。

2012年8月6日来诊。患者发热，发热前短暂恶寒，头身疼痛，咳嗽痰黄，脘腹痞满，不思饮食。舌苔黄腻，脉弦滑。

处方：

广藿香10g　佩兰15g　苦杏仁9g　白术15g

生薏苡仁30g　芦根15g　黄芩10g　连翘15g

浙贝母10g　射干6g　桔梗6g　甘草6g

淡豆豉15g　蒲公英15g　炒莱菔子15g

3剂，水煎服，日一剂。

该患者平素痰湿较重，又外感时疫病毒，故发热恶寒，头身疼痛，脘腹痞满，舌苔黄腻。治以芳香化湿，清热解表。方中藿香、佩兰芳香化湿；白术、薏苡仁健脾渗湿；黄芩、连翘、蒲公英、射干清热解毒；莱菔子行气化湿；淡豆豉透邪宣表。

病案5

王某某，女性，70岁。

2009年3月1日就诊。患者主诉发热4天余，患者自觉外感风寒后出现发热，体温最高38.3℃，周身关节疼痛，胸背疼，咳嗽，咳痰黄白，燥热，汗出，口渴喜饮，舌红苔微黄，脉细数。胸部X线：两肺纹理增粗，WBC：4.08×10^9/L。

处方：

炙麻黄6g　杏仁9g　生石膏30g（先煎）　生甘草6g

柴胡 10g　黄芩 10g　银花 15g　连翘 15g

金荞麦 15g　浙贝母 10g　瓜蒌皮 15g　薄荷 6g（后下）

苏叶 10g　桑叶 15g　麦冬 15g　南沙参 15g

7 剂，水煎服，日一剂，分 2 次温服。

本例乃外感寒邪，表寒渐解，内已化热，热郁于肺，故见发热，咳嗽；里热内盛，故自觉燥热汗出；热灼津液则口渴喜饮；周身关节疼痛为表邪未尽。辨证为表寒渐解，郁而化热。治以宣肺解表，清热化痰。方选麻杏石甘汤加减。方中重用辛寒之生石膏清泄肺热，《本草经疏》云："石膏，辛能解肌，甘能缓热，大寒而兼辛甘能除大热。"麻黄辛温，宣降肺气，祛寒散邪，石膏与麻黄，一辛温，一辛寒，相制为用，既宣肺又清胃。杏仁辛开苦降，麻杏相配，一宣一降，顺乎肺之本性，三药表里双解，清透并用。配伍瓜蒌皮，浙贝母，金荞麦清肺化痰，柴胡，黄芩和解少阳之枢，给邪以出路。桑叶，薄荷味薄清轻宣透，南沙参，麦冬清热养阴生津。

病案 6

董某某，女，54 岁。

2010 年 11 月 16 日来诊患者主因发热伴呕吐一天来诊。患者昨日因受风寒引起恶寒发热，T 38.5℃左右，头身疼痛，呕逆，恶心，呕吐一次为胃内容物，口干喜饮，大便不畅每日一行，昨日行经，每次经期均有头痛、恶寒症状。舌红苔白腻，脉细数。对青霉素过敏。

处方：

柴胡 10g　黄芩 10g　荆芥 10g　薄荷 6g（后下）

银花 15g　连翘 10g　苏叶 10g　黄连 5g

姜半夏 9g　枳壳 10g　莱菔子 10g　藿香 10g

旋覆花 10g（包煎）　竹茹 10g　生甘草 6g

5 剂，水煎服，日一剂。

患者由于感受风寒邪气，邪犯肌表则恶寒发热；寒邪克胃则呃逆，恶心，呕吐；辨证为表寒里热，胃气上逆，治以疏风解表，和胃降逆。治疗中在疏解表邪基础上，用苏叶、黄连和胃止呕，姜半夏、竹茹、旋覆花和胃降逆止呕，枳壳、莱菔子理气消胀，肺胃同治，表里双解，诸症得除。

病案 7

丁某某，男，65 岁。

2011 年 2 月 1 日初诊。患者主诉发热 5 天。5 天来寒战发热，体温 40℃，汗出多，全身疼痛，咳嗽少痰，大便溏滞不爽，胃中停饮，不欲饮水。舌黯，苔白腻，脉细数。2009 年 3 月患淋巴瘤，外周血白细胞长期降低。

处方：

生黄芪 15g　银花 15g　柴胡 10g　黄芩 10g

葛根 30g　羌独活各 10g　荆芥 10g　防风 10g

前胡 10g　白前 10g　桂枝 6g　炙杷叶 10g

藿佩各 10g　生苡仁 20g　杏仁 9g　六一散 15g（包煎）

7 剂，水煎服，日一剂。

2011 年 2 月 11 日二诊。患者服药后汗出，热退，咳嗽减轻，仍有胸闷，胃中停饮，大便不爽。舌黯，苔黄腻，脉细滑。

处方：

生黄芪 20g　银花 20g　当归 10g　鸡血藤 20g

半夏 9g　枳壳 10g　苍白术各 20g　猪茯苓各 15g

仙鹤草 15g　半枝莲 15g　生苡仁 15g　浙贝母 10g

灵芝 15g　红景天 15g　白花蛇舌草 20g　生甘草 5g

14 剂，水煎服，日一剂。

这是正虚外感的典型病例。患者有慢性病史，长期外周血白细胞低下，流感病毒感染后高热不退，辨证属于外感风寒，湿热内蕴，肺气不足，治当扶正解表，益气解表，散寒化湿。方以生黄芪益气为主，益气解表，有汗能出，无汗能发；配伍柴葛解肌汤散寒解表；藿佩、杏仁、苡仁、六一散芳香化湿，正气得助，邪有去路，高热豁然而解。二诊则重点治疗瘤疾。益气补血，健脾化饮，解毒消痈而散结。

临 证 备 要

一、病因病机分析

流感多发生于气候突变、寒暖失常之时。在不同的季节中，疫疠病邪又可兼风、寒、暑、湿、燥等邪为患，结合邪气不同的发病特点，可见风热疫毒、暑热疫毒、燥热疫毒等。疫毒病邪之所以能侵袭人体，与人体体质的强弱，正气的盛衰，肺卫调节功能的失常有关，因此禀赋素弱，年老久病者易内外相引而发病。起居失常，寒暖失调或过度疲劳之后，腠理疏懈，卫气不固，也易被外邪所侵。而人的体质阴阳偏盛之不同，亦影响病情的转化和病证的类型。

流感的病机为疫毒病邪从皮毛、口鼻而入，肺卫先受，早期引起肺卫症状。若失误误治，病情发展，可传入气分，甚至气营同病，热扰心神或热盛动风。流感初起为疫毒袭于肺卫，风寒外束，卫阳被遏，毛窍闭塞，肺气闭郁，故表现为恶寒发热、无汗、头痛、周身酸痛、喷嚏、流涕、咳嗽等，疫毒很快入里化热，致卫气同病，肺热壅盛，致咽喉肿痛、口渴欲饮、咯黄痰等，若毒邪逆传心包，可见神昏谵语等神经系统症状。因此，冬季流感发病的主要特点是外寒内热，表里同病；夏季发生的流感，恶寒、肌肉酸痛、头痛等症状则较少见，内热较重，常夹湿邪，腹痛、腹泻、恶心、呕吐等消化道症状多见，疫毒侵犯胃肠表现突出。

二、辨证治疗要点

流行性感冒的核心病机是疫毒犯肺，表里同病，临床辨证时要注重辨表里、辨咽喉、辨舌象、辨宿疾。

辨表里：流感的表证最常见的临床表现是是恶风、恶寒，头痛，肌肉酸痛，以及是否汗出。无汗或汗出不畅是判断邪在卫表的关键，其中恶寒重、肌肉酸痛多提示寒邪外束，营卫闭郁；而初起恶风寒较轻或无，迅速表现为恶热、咽喉肿痛，则多提示表证以风热邪气为主。流感疫毒虽然入里化热较快，但大多在发病初期伴有不同程度的表证。辨咽喉：流感疫毒自口鼻而入，咽喉为肺胃之门户，因此咽喉征象有助于判断疫毒的寒热性质，咽喉初起即红肿热痛者说明热邪壅盛，以热邪为主，而发病二日咽喉仍然红肿不明显者，说明疫毒以表寒郁闭为主，或者患者呈阳气亏虚体质。辨舌象：时病看舌，观察舌质可判断患者的体质，舌质红者内热较重，舌质淡胖者多为气阳亏虚；流感起病急骤，舌苔变化较快，通过舌苔的黄白、燥润和厚腻可判断病邪的寒热性质、是否存在津伤，以及是否夹湿、夹滞等。辨宿疾：对患者既往慢性基础疾病的问诊有助于判断患者内伤基础和正气亏虚的情况，以尽早判断患者可能的证候学演变和疾病转归。

流感的治疗原则以驱除毒邪为主，毒去则正安，毒去则正复。吴又可在《瘟疫论·注意逐邪勿拘结粪》中说："大凡客邪贵乎早逐，乘人气血未乱，肌肉未消，津液未耗，病人不至危殆，投剂不至掣肘，愈后亦易平复。欲为万全之策者，不过知邪之所在，早拔去病根为要耳。但要谅人之虚实，度邪之轻重，察病之缓急，揣邪气离膜原之多寡，然后药不空投，投药无太过不及之弊"，治疗以宣肺透邪、清热解毒为基本治法，"清"、"透"、"泻"三法相结合，因势利导，尽快驱邪外出。辛以解表，凉以清热，合而解表清热。治疗中注意勿过用辛温方药强发其汗，助长火热，加重病情；内热较重亦勿太早太重使用苦寒清热药物，可能导致凉遏冰伏，热毒内陷，反从内传。

我国北方地区冬春季流感，高热、无汗、恶寒重、肌肉酸痛、头痛等表寒证为主者，从炙麻黄、荆芥、防风、苏叶、羌活等辛温解表药物中选用2～3味；恶寒轻，发热重，但无汗或汗出不畅者，选用银花、葛根、薄荷等辛凉清解的药物；舌苔腻者加用藿香、佩兰、苍术等芳香化湿解表药。咽喉红肿较重，化热较迅速者，减用辛温解表药物，从炒牛蒡子、射干、僵蚕、板蓝根、元参等利咽解毒药物中选用2～3种。若大便闭结或者舌苔黄厚者，可加用酒大黄3～6g以泻热。流感多系太阳、少阳、阳明三阳合病，卫气同病，大多伴有纳差、精神倦怠等不适，宜佐用柴胡、黄芩和解少阳枢机，以利透邪外出。舌红、苔黄、口渴喜饮者，则以清里热为主，但宜选用辛寒、甘寒之品，如生石膏、金银花、连翘等。若热势鸱张，面红目赤，烦躁不安，体温超过39℃时，多加用青蒿30g，苦寒清热，芳香令热邪更易透达。

由于患有慢性疾病、存在内伤基础的人群，流感并发症的发生率高，病情重，死亡率高，在辨治时要加以重视。我们认为，中医治疗流感不但重视不同流感病毒本身的致病特征，更重视疫疠之气作用之下不同体质、宿疾的"人"。不同的内伤基础对流感的中医证候特点产生着重要影响，如喘证、哮病、肺胀、痰饮等慢性呼吸系疾病者的流感容易继发细菌性肺炎，咳喘迅速加重，痰色转黄，痰量增多；心悸、怔忡、胸痹、心痛等心血管病患者病后乏力、衰弱症状突出，心律失常、心肌缺血及心功能不全等发生率明显升高；中风、眩晕等脑血管病变者，患流感后易出现头晕目胀等肝阳亢盛的表现，血压容易波动，脑血管病复发率升高；消渴患者气阴两伤以及津液亏虚更为突出等。治疗时结合体质，基础疾病合理配伍方药，防止出现变证、坏病，甚为重要。素有喘证、哮病、肺胀的患者，起病早期即有痰热、痰湿征象者，在得汗之后，早期加用瓜蒌皮、天竺黄、金荞麦等清热化痰药物，防治疾病内传。眩晕、中风病患者，以头晕、头痛、结膜充血为主要表现者，慎用麻黄、羌活、桂枝等药物，以桑菊饮为主方调治，表证可选用苏叶、荆芥、豆豉等药辛平解表。消渴病患者，早期即使无伤津及气阴两虚的表现，也应适当佐用生黄芪、天花粉、麦冬、生地、南沙参等益气生津之品，同时慎用、少用解表药物，防止过汗伤阴。心悸、胸痹患者，早期宜加用太子参、当归、红花、瓜蒌皮等益气、活血、宽胸药物，慎用麻黄、桂枝等辛温解表药物，防止过汗耗伤心血。儿童为稚阴稚阳之体，流感疫毒更易化热，其临床多以咽喉肿痛为突出症状，且易夹食、夹滞，临床多选用银翘散为基本方，再加利咽解毒和化食导滞的药物。

第二节 传染性非典型肺炎

传染性非典型肺炎，又称严重急性呼吸综合征（severe a-cute respiratory syndromes，SARS），简称传染性非典，是由感染冠状病毒科冠状病毒属 SARS-CoV 引起的一种具有明显传染性、可累及多个脏器系统的特殊性病毒性肺炎，是一种新的呼吸道传染病，极强的传染性与病情的快速进展是此病的主要特点。

传染性非典型肺炎的临床表现：发热、乏力、头痛、肌肉关节酸痛等全身症状，干咳、胸闷、呼吸困难等呼吸道症状，部分病例可有腹泻等消化道症状，严重者出现快速进展的呼吸系统衰竭。

诊断标准：临床分为早期，进展期，恢复期三期。①流行病学史：发病前 2 周曾密切接触过同类患者或者有明确的传染给他人的证据；生活在流行区或发病前 2 周到过 SARS 正在流行的地区。②症状与体征：发热（＞38℃）和咳嗽、呼吸加速，气促，或呼吸窘迫综合征，肺部啰音或有肺实变体征之一以上。③实验室检查：外周血象：白细胞计数一般正常或降低；常有淋巴细胞计数减少（若淋巴细胞计数＜$0.9×10^9$/L，对诊断的提示意义较大）；T 淋巴细胞亚群计数：常于发病早期即见 $CD4^+$、$CD8^+$ 细胞计数降低，二者比值正常或降低。④肺部影像学检查：肺部不同程度的片状、斑片状浸润性阴影或呈网状样改变。⑤SARS 病原学检测阳性。分泌物 SARS-CoV RNA 检测阳性，或血清（血浆）SARS-CoV 特异性抗原 N 蛋白检测阳性，或血清 SARS-CoV 抗体阳转，或抗体滴度升高≥4 倍，均可确定诊断。

SARS 病例符合下列标准的其中 1 条可诊断为 SARS 的重症病例：①呼吸困难，呼吸频率＞30 次/分。多叶病变或 X 线胸片 48 小时内病灶进展＞50%。②低氧血症，吸氧 3～5L/min 条件下，SaO_2＜93%，或氧合指数＜300mmHg。③出现休克或多器官功能障碍综合征。

传染性非典型肺炎属于中医学温病、瘟疫范畴。

病案 1

杨某某，男，31 岁。

患者于 2004 年 4 月 16 日出现发热，伴肺炎表现，胸片提示右上肺炎，院外治疗效果不明显，于 4 月 22 日入院，患者有传染性非典接触史，血清学检查显示：咽拭子及血清非典病毒 RT-PCR 阳性，明确诊断为传染性非典型肺炎。入院后给予安福龙、病毒唑抗病毒，胸腺肽提高免疫力，潘南金、维生素以加强支持，患者体温呈上升趋势，体温最高 40℃，咳嗽、呼吸困难等症状亦有加重，实验室检查回报：血气分析：pH 7.36，PO_2 13.33kPa，PCO_2 24.91kPa，BE（－3.6）mmol，

SO$_2$ 96.6%，血常规：WBC 3.6 × 10^9/L，L 21.8%，N 75.3%，Hb 164g/L，PLT 111 × 10^9/L，电解质：K$^+$ 3.94mmol/L，Na$^+$ 134.3mmol/L，Cl$^-$ 98.3mmol/L，肾功能：BUN 4mol/L，Cr 110μmol/L，Glu 7.29mmol/L，便常规：正常，OB（－）。4月23日胸片示：双肺上叶炎症。体检听诊双肺呼吸音粗，未闻及干湿啰音。4月24日BP 124/72mmHg，HR 88次/分，最高温度39.9℃。中医会诊时情况：患者发热第9天，发热，不恶寒，无汗，手足微热，发热时头痛，咳嗽，咽痒，痰少，大便一日一行，舌黯红苔黄厚，脉滑。

处方：

金银花15g　连翘12g　生石膏35g（先煎）　知母10g

炒栀子12g　黄芩10g　炙杷叶10g　蝉蜕8g

青蒿15g（后下）　薄荷6g（后下）　茅根30g　鱼腥草30g

苏叶8g　虎杖15g　菊花10g

　　　3剂，每剂水煎400ml，分2次于早晚饭后温服。

2004年4月26日二诊。患者因持续高热，复查胸片示：肺炎病情较前有进展。血气分析：pH 7.34，PO$_2$ 11.3kPa，PCO$_2$ 40.7kPa，BE（－4.9）mmol，血常规：WBC 5.7×10^9/L，L 21.8%，N 84.2%，Hb 154g/L，PLT 122×10^9/L。为抑制炎性渗出，抗炎，抗纤维化，加用甲强龙40mg，Bid，静点。4月26日再次中医会诊：患者发热前恶寒，四末凉，手足心热，头微痛，轻咳，无痰，用药后腹泻4次，大便畅后热未减，口渴喜饮，舌红苔黄，脉滑数。

处方：

金银花20g　连翘15g　柴胡10g　黄芩10g

生石膏30g（先煎）　藿佩各10g　青蒿30g（后下）　羌活10g

苏叶 10g　荆芥穗 20g　黄连 6g　木香 10g

薄荷 6g（后下）　丹皮 10g　豆豉 15g

3 剂，水煎服，日一剂。

患者当晚 6PM 体温达 39℃，服中药 100ml 且温覆后汗出，体温渐降至 38.5℃，每用药后微汗出，患者仍口渴，头微痛，恶寒解，舌苔见退。

2004 年 4 月 27 日三诊。患者胸片示左中肺野淡片状阴影，右肺病变未见明显变化。血气分析：pH 7.294，PO_2 10.73kPa，PCO_2 5.81kPa，SO_2 93%。血常规：WBC 9.9×10^9/L，L 8.9%，N 89.4%，Hb 158g/L，PLT 224×10^9/L，最高体温为 39℃，舌红，苔黄，脉滑。

处方：

炙麻黄 8g　羌活 10g　苏叶 10g　荆芥穗 10g

柴胡 20g　黄芩 10g　川芎 15g　金银花 25g

生石膏 40g（先煎）　寒水石 30g　丹皮 15g　地骨皮 30g

连翘 30g　生甘草 5g　大枣 10 枚　青蒿 30g（后下）

生黄芪 30g

3 剂，水煎服，日一剂。

2004 年 4 月 28 日四诊。患者最高温度为 39.8℃，喘憋明显。患者进入病程第二周，为病毒复制期，出现急性肺损伤。血气分析：pH 7.39，PO_2 11.29kPa，PCO_2 5.28kPa，SO_2 96.2%，BE（-1.1）mmol，血常规：WBC 12.4×10^9/L，N 91.5%，Hb 159g/L，PLT 207×10^9/L。加用阿奇霉素 0.5g，ivgtt，Qd. 头孢哌酮舒巴坦钠 1g，ivgtt，Q8h. 甲强龙 80mg，ivgtt，Bid，予人血白蛋白 10g，纠正低蛋白血症。加用无创呼吸机持续使用。

处方：

草果 10g　厚朴 10g　槟榔 10g　常山 7g

生石膏 50g（先煎）　生地 30g　豆豉 30g　地骨皮 30g

泽兰 30g　柴胡 30g　青蒿 20g（后下）　生薏苡仁 30g

寒水石 30g　石斛 30g　生黄芪 30g　黄芩 10g

苏叶 10g　生姜 4 片　生甘草 10g　羚羊角粉 0.6g（冲服）

2 剂，水煎服，日一剂。

2004 年 5 月 1 日五诊。患者体温有所下降，最高体温为 37.7℃，无创呼吸机持续使用，血气分析：pH 7.389，PO_2 121.19kPa，PCO_2 5.37kPa，SO_2 97%，BE（-1.1）mmol，血常规：WBC 14.5×10^9/L，N 92%，Hb 135g/L，PLT 261×10^9/L。胸片示：炎症较前有所吸收。甲强龙改为 40mg，Q12h。5 月 2 日患者最高体温为 37.1℃，呼吸 24 次/分，血压 119/70mmHg，神清，精神好，双肺呼吸音清晰，未闻及干湿啰音。患者体温平稳，自觉胸闷憋气较为明显，以活动后为重，胸闷气促，气短，咳嗽痰黄，口渴不欲饮。进食时脱机喘憋加剧，氧分压下降。

处方：

西洋参 20g（另煎兑服）　生黄芪 20g　瓜蒌皮 20g　黄芩 10g

寒水石 30g　苏叶 10g　白薇 30g　金沸草 10g

生薏苡仁 30g　土茯苓 20g　泽兰 30g　草薢 6g

槟榔 10g　郁金 10g　青陈皮各 6g　当归 10g

生姜 4 片　生甘草 10g　羚羊角粉 0.6g（冲服）

3 剂，水煎服，日一剂。

2004 年 5 月 4 日六诊。最高体温为 37.1℃，偶咳无痰，无明显胸闷。舌红，苔黄，脉细滑。

处方：

茅芦根各 30g　生薏苡仁 15g　桃杏仁各 10g　冬瓜仁 15g

金沸草 10g　炒枳壳 15g　苦桔梗 6g　桑白皮 20g

金银花 15g　草河车 15g　鱼腥草 15g　酒大黄 3g（后下）

葶苈子 20g　川贝母 6g　生晒参 3g（另煎冲兑）

鳖甲 30g（先煎）　炙甘草 6g

3 剂，水煎服，日一剂。

2004 年 5 月 7 日七诊。患者体温正常，病情好转，胸闷气短明显好转，仍咳嗽痰少，色黄白相兼，手足心热，大便不畅。舌红黯，苔薄白，脉弦细滑。复查胸片示：双肺炎症，右下肺病变吸收。

处方：

生晒参 10g（另煎冲兑）　鳖甲 30g（先煎）　茅芦根各 30g　生薏苡仁 30g

桃杏仁各 10g　冬瓜仁 20g　炒枳壳 10g　桔梗 6g

桑白皮 20g　金银花 20g　草河车 10g　鱼腥草 15g

酒大黄 6g（后下）　川贝母 10g　炙甘草 5g

3 剂，水煎服，日一剂。

2004 年 5 月 10 日八诊。复查胸片示：肺部阴影变浓，减强的松龙量为 10mg/d，中药给予行气活血，清热解毒之剂。

处方：

生黄芪 20g　金银花 20g　蒲公英 20g　瓜蒌皮 20g

当归 10g　桃仁 6g　赤芍 15g　莪术 10g

葶苈子 30g　桑白皮 15g　莱菔子 10g　生甘草 5g

生晒参 10g（另煎冲兑）

3 剂，水煎服，日一剂。

2004 年 5 月 13 日九诊。患者病情继续好转。胸片示：双肺炎症治疗后，与前比较病变略有吸收。减强的松龙为 5mg/d。中药继续应用益气活血通络之法。

处方：

生黄芪 30g　金银花 30g　桃仁 10g　赤芍 15g

莪术 10g　浙贝母 10g　旋覆花 10g（包煎）　茜草 10g

丹参 30g　桑白皮 10g　姜黄 10g　郁金 10g

整三七 10g

3 剂，水煎服，日一剂。

2004 年 5 月 15 日十诊。患者病情进一步好转，继续益气活血通络治疗。

处方：

生黄芪 20g　金银花 20g　当归 10g　蒲黄 10g

泽兰 15g　丹参 30g　浙贝 10g　金沸草 20g

茜草 10g　莪术 15g　生甘草 5g　生晒参 20g（另煎冲兑）

3 剂，水煎服，日一剂。

2004 年 5 月 17 日十一诊。患者病情明显好转，仍有胸闷憋气，停吸氧。胸片显示：肺部阴影仍未吸收。中药继续益气解毒，活血通络治疗。

处方：

生黄芪 20g　金银花 20g　生蒲黄 10g（包煎）　泽兰 15g

土茯苓 30g　丹参 30g　浙贝 10g　金沸草 10g

莪术 20g　茜草 10g　丝瓜络 10g　郁金 10g

当归 10g　生甘草 5g

7 剂，水煎服，日一剂。

治疗后患者痊愈出院。

本案患者入院时发热，不恶寒，无汗，咳嗽，咽痒，舌黯红苔黄厚，脉滑，中医辨证为热毒壅肺，治则清肺解毒化湿。方以银翘散、白虎汤、黄连解毒汤合方，辛凉宣透，清热解毒化湿；加苏叶、薄荷轻清宣透，散邪外出。二诊时患者发热不退，肺部病变进展，患者因感受疫毒，疫毒蕴肺，泛发内外，热深厥深，治疗当给邪毒以出路，除清解之外，仍需透邪外达，加强辛温药的比例、用量，加柴胡、羌活、荆芥穗、苏叶、薄荷、豆豉、藿香、佩兰以宣通表里，透邪外达。三诊患者体温有下降趋势，继续清热解毒，宣肺透表，配合益气法以托毒外出，以生黄芪益气托毒。四诊患者仍高热不退，病情持续进展，正邪交争亢烈，高热鸱张，疫毒固遏肺系，气阴耗伤，中药用后汗少，为汗源亏乏，在原方基础上调整，治疗仍以透邪宣肺，利湿解毒为主，斡旋肺之气机，并佐辛温燥烈药物开达膜原，正气耗伤加用益气养阴之品。以达原饮合蒿芩清胆汤加减变化为主。五诊患者体温明显下降，湿热蕴结不解，治以益气解毒，芳化湿浊，宣肺透邪。以西洋参、黄芪益气养阴；薏苡仁、土茯苓、泽兰、萆薢利湿渗湿。六诊患者病情持续好转，继用解毒化湿之法。以千金苇茎汤清热解毒，宣肺化痰，促进肺部病变吸收。七诊后患者病情稳定好转，肺部病变逐渐吸收，一直以益气活血，清热解毒为法，加减治疗而愈。

病案 2

腾某某，女，44 岁。

患者因发热 5 天，咳嗽 2 天于 2004 年 4 月 22 日入院，有传染性非典接触史。患者发热，体温 38.4℃，伴关节疼痛，咳嗽。查体：听诊双肺呼吸音清，未闻及干湿啰音，实验室检查：血常规：WBC $3.4×10^9$/L，N 75.4%，L 21.8%。肾功能：BUN 2.52mmol/L，Cr 79μmol/L。胸片：双肺炎症，左肋膈角变钝。血气分析：pH 7.382，PO_2 19.26kPa，PCO_2 5.029kPa，SO_2 99%，BE（-2.4）mmol。给予病毒唑抗病毒治疗，甘利欣辅助抗病毒，抑制炎症。高糖、维生素补充营养。4 月 24 日中医会诊：患者发热第 7 天，面色潮红，发热头痛，恶心纳呆，气短乏力，轻咳白痰，舌红苔黄腻，脉弦。

处方：

炙麻黄 8g　杏仁 10g　知母 12g　生石膏 30g（先煎）

黄芩 12g　鱼腥草 25g　竹茹 10g　焦三仙各 10g

藿香 10g　金银花 12g　连翘 12g　白茅根 25g

佩兰 10g　紫草 10g　炙甘草 8g

4 剂，水煎服，日一剂。

2004 年 4 月 27 日二诊。患者仍发热恶寒，最高体温38.8℃，头痛，全身酸痛，手足心热，口渴不欲饮，恶心，咳嗽，痰微黄，胸闷憋气，神倦乏力，小便黄，舌红，脉弦。

处方：

炙麻黄 5g　杏仁 10g　生石膏 30g（先煎）　甘草 5g

柴胡 10g　黄芩 10g　青蒿 15g（后下）　金银花 15g

连翘 10g　藿香 10g　竹茹 10g　羌活 10g

苏叶 10g　薄荷 6g（后下）

2 剂，水煎服，日一剂。

2004 年 4 月 29 日三诊。患者 SARS 抗体 IgG（＋）、IgM（＋），SASR 核酸病毒（－），确诊为传染性非典型肺炎。患者体温正常，咳嗽咯痰，憋气症状改善，但胸片上显示肺部病灶有进展。

处方：

厚朴 10g　草果 7g　槟榔 10g　柴胡 10g

黄芩 10g　泽兰 30g　姜半夏 10g　浙贝母 10g

生薏苡仁 30g　苏叶 10g　生黄芪 30g　土茯苓 30g

青蒿 30g（后下）　竹茹 15g　地骨皮 30g　生地 15g

生姜 4 片　生甘草 10g　生石膏 30g（先煎）

3 剂，水煎服，日一剂。

2004 年 5 月 2 日四诊。患者自觉症状明显好转，胸片显示肺部病灶较前明显吸收，无咳嗽、咯痰，无胸闷，手足心热，乏力，脉弦细无力，舌黯，苔黄腻，

处方：

生晒参 10g（另煎冲兑）　生黄芪 20g　金银花 20g　生薏苡仁 20g

土茯苓 20g　泽兰 30g　浙贝母 10g　赤芍 15g

当归 10g　姜半夏 10g　麦冬 10g　草果 6g

槟榔 10g　金沸草 10g　寒水石 30g　生甘草 10g

3剂，水煎服，日一剂。

2004年5月5日五诊。患者病情平稳，无咳嗽气短，唯觉乏力，舌黯红，苔黄腻，前半剥脱欠津，脉细数无力。

处方：

生晒参10g（另煎冲兑）　麦冬10g　生薏苡仁30g　半夏10g

金沸草10g　土茯苓30g　泽兰15g　黄芩10g

鱼腥草15g　茅芦根各15g　浙贝母10g　郁金10g

赤芍15g　生甘草10g　桂枝6g　金银花10g

3剂，水煎服，日一剂。

2004年5月7日六诊。患者体温正常，胸片显示双肺炎症明显吸收。热病后期，乏力，不咳，脉弦。

处方：

生晒参10g（另煎冲兑）　麦冬10g　五味子6g　丹皮10g

郁金10g　赤芍15g　浙贝母10g　谷麦芽各10g

生甘草5g

3剂，水煎服，日一剂。

后患者痊愈出院。

患者中医会诊时面色潮红，发热头痛，恶心纳呆，气短乏力，轻咳白痰，舌红苔黄腻，脉弦，证属疫毒壅肺，湿热阻滞，治以清肺解毒，化湿和胃。以麻杏甘石汤、白虎汤、藿香正气散为主方加减。二诊时仍发热，恶心，胸闷，说明患者病情较急，呈进展趋势，辨证属于疫毒蕴肺，充斥表里，治以清热解毒，宣肺透邪，并加强辛芳化湿之力。方以麻杏甘石汤、蒿芩清胆汤为主加减。三诊时患者体温下降，但肺部病变仍然进展，治以清热解表，辛散温通，芳香化湿。以达原饮加减化裁；加生黄芪益气托毒外出；薏苡仁、土茯苓渗湿利湿；苏叶、生姜疏邪解表。四诊时患者病情明显好转，治以清热解毒，益气宣肺。以生晒参、生黄芪益气扶正；金银花清热解毒；土茯苓、薏苡仁、泽兰、赤芍利水活血。五诊时患者舌苔有剥脱，脉细，为气阴两伤之象，治以扶正为主，益气养阴，解毒化湿。以生脉饮为主方加减。六诊病情已愈，治以益气养阴，生津和胃而善后。

病案 3

李某某，女，36 岁。

患者因关节肌肉酸痛 6 天，发热 4 天入院。发病前两周，有传染性非典密切接触史。患者 6 天前无明显诱因出现关节酸痛，自服白加黑片，症状未缓解。4 天前出现发热，体温 38～39℃，不恶寒，流涕，予扑热息痛及头孢拉定等抗生素治疗无效。2 天前出现干咳，伴胸闷，无痰，恶心，未吐，食欲较前下降，大便一次为溏便。入院查体：T 39℃，P 90 次/分，R 16 次/分，BP 120/70mmHg。双肺呼吸音粗，未闻及干湿啰音。胸片示：双肺炎不除外。入院后给予病毒唑、安福隆等抗病毒治疗。2004 年 4 月 24 日中医会诊：患者体温 38.3℃，乏力，纳呆，恶寒，发热时无汗，腹泻，咳嗽轻，痰多色黄，舌红苔黄厚腻，脉滑。

处方：

炙麻黄 6g　杏仁 10g　生甘草 6g　生石膏 30g（先煎）

紫草 10g　银花 12g　连翘 12g　柴胡 10g

半夏 10g　青蒿 10g（后下）　藿香 10g　佩兰 10g

白茅根 25g　生苡仁 15g　白蔻仁 5g　黄芩 10g

3 剂，水煎服，日一剂。

2004 年 4 月 26 日二诊。患者呼吸浅表，胸闷憋气，发热不退，最高体温 39.6℃，大便日 3 次，化验血气分析：pH 7.374，PO_2 12.9kPa，PCO_2 4.53kPa，SO_2 99%，BE（－4.3）mmol。血常规：WBC 7.4×10^9/L，N 83.4%，L 14.7%，PLT 133×10^9/L，X 线表现：双肺多发斑片阴影，左中下肺

斑片阴影较昨日进展。给予甲强龙 80mg，Q12h，BiPAP 呼吸机辅助通气，对症处理等措施。中医会诊：患者发热恶寒俱重，盖衣被不解，手足心热，口干不欲饮，腹泻，大便呈黏液水样便，恶心欲吐，倦怠乏力，舌红苔黄腻，脉弦。

处方：

柴胡 10g　黄芩 10g　葛根 15g　黄连 6g

青蒿 15g（后下）　藿佩各 10g　半夏 10g　生石膏 30g（先煎）

竹茹 10g　苏叶 10g　木香 10g　焦山楂 15g

金银花 15g　薄荷 6g（后下）　甘草 5g

2 剂，水煎服，日二剂。

2004 年 4 月 27 日三诊。患者服药后体温下降，最高体温为 37.8℃，咳嗽，胸闷憋气明显。血清学检测结果显示：SASR 抗体 IgG（＋）、IgM（＋），SASR 相关冠状病毒核酸（一），根据流行病学资料、临床表现及血清学检查，此患者确诊为传染性非典。

处方：

炙麻黄 10g　杏仁 10g　鱼腥草 25g　生石膏 45g（先煎）

五味子 10g　麦冬 20g　青蒿 10g（后下）　紫草 10g

地龙 10g　葶苈子 10g　黄芩 10g　白茅根 30g

金银花 15g　生甘草 8g

3 剂，水煎服，日一剂。

2004 年 4 月 30 日四诊。患者体温基本正常，病情明显好转，胸片显示：肺斑片状阴影明显吸收。

处方：

西洋参 10g（另煎冲兑）　麦冬 10g　五味子 6g　泽兰 30g

苏叶 10g　生苡仁 30g　土茯苓 30g　黄芩 10g

旋覆花 10g（包煎）　姜半夏 10g　青蒿 20g（后下）　木香 10g

生姜 4 片　炙甘草 5g

3 剂，水煎服，日一剂。

2004 年 5 月 2 日五诊。患者体温正常，胸部 X 线示：双肺散在高密度影，边缘不清。患者手足心热，气短，乏力，胸闷憋气，舌红黯，苔腻，脉细无力。

处方：

生黄芪 20g　西洋参 10g（另煎冲兑）　麦冬 15g　金沸草 10g

白薇 30g　泽兰 15g　土茯苓 30g　生苡仁 30g

瓜蒌皮 20g　赤芍 15g　丹皮 10g　丝瓜络 15g

泽兰 15g　苏叶 10g　金银花 20g　姜半夏 10g

寒水石 30g　生甘草 10g

3 剂，水煎服，日一剂。

2004 年 5 月 5 日六诊。患者体温正常，症见手足心热，活动后气短，眠时多梦，舌黯红，苔薄腻，脉细弦无力。

处方：

西洋参 10g（另煎冲兑）　麦冬 10g　五味子 6g　葶苈子 10g

黄精 10g　赤芍 15g　丹参 20g　生黄芪 20g

生苡仁 30g　土茯苓 30g　白茅根 30g　酸枣仁 15g

焦三仙各 10g　生甘草 10g

3 剂，水煎服，日一剂。

2004 年 5 月 7 日七诊。患者病情好转，无明显不适，体温正常，胸片显示：双肺炎症，肺内病变吸收明显。减量强的松龙为 5mg/d。

处方：

珍珠母 30g（打碎先煎）　丹皮 10g　炒山栀 10g　石菖蒲 20g

酸枣仁 30g　玫瑰花 10g　太子参 20g　麦冬 10g

399

五味子 10g　白茅根 10g　丹参 20g　赤芍 10g

3 剂，水煎服，日一剂。

2004 年 5 月 10 日八诊。患者诉仍感气短乏力，多梦。

处方：

珍珠母 30g（打碎先煎）　丹皮 10g　炒山栀 10g　石菖蒲 20g

酸枣仁 30g　玫瑰花 10g　太子参 20g　麦冬 10g

五味子 6g　白茅根 20g　丹参 20g　赤芍 10g

3 剂，水煎服，日一剂。

后患者痊愈出院。

患者中医会诊时发热恶寒，无汗，恶心，腹泻，辨证为疫毒夹湿袭肺，治以清肺解毒，化湿透邪之法。方以麻杏甘石汤、银翘散、好藿香正气散加减为主。二诊患者病情进展，恶寒发热俱重，恶心，腹泻，辨证属疫毒夹湿，蕴蓄肺胃，胃肠失于和降，治当清利湿热，解毒透邪，和胃清肠，方宗葛根芩连汤及蒿芩清胆汤加减。三诊时患者体温有所下降，病情好转，治以清肺解毒，益气养阴之法。以麻杏甘石汤合生脉饮加减为主。四诊患者体温正常，肺部病变好转，继以清热解毒之法，同时加强益气养阴扶正。以生脉饮加减为主；配伍旋覆花、姜半夏、苏叶、生姜理气和胃，降逆止呕。五诊、六诊患者病情好转，治以益气清热，宣肺祛湿化浊，养血安神。七诊、八诊患者睡眠不安，多梦，证属热病后期，气阴两伤，阴虚内热，治以养血安神，滋阴益气之法。生脉饮加减；配合珍珠母重镇安神；五味子、酸枣仁养心安神；丹参清心除烦。

病案 4

徐某某，女，23 岁。

患者 2004 年 4 月 22 日入院。患者有传染性非典密切接触史，4 天前出现发热，最高体温为 39.4℃，无恶寒，无咽痛，无咳嗽，呕吐，食欲下降，食量减半，左下腹偶有隐痛。查血常规：WBC $2.2×10^9$/L，N 55.4%，予青霉素治疗一天，症状无好转，胸片示：右下肺炎症。既往有肾炎病史十余年，间断有双下肢水肿，盆腔炎病史三年，时有左下腹不适，慢性便秘病史。西医给予以营养支持，干扰素、病毒唑抗病毒，胸腺肽调节免疫。实验室检查：血常规：WBC $2.0×10^9$/L，N 51%，L 44.7%，PLT $120×10^9$/L，Hb 125g/L，肾功能：BUN 2.66mmol/L，Cr 61μmol/L。血气分析：pH 7.382，PO_2 94.9mmHg，PCO_2 39.5mmHg，SO_2 96.3%，BE（−2.1）mmol。中医会诊：患者发热为主，发热时寒热交作，乏力，气短，发热时恶心重，咳嗽轻，痰少，大便二日未行，舌红苔黄腻，脉细数。

处方：

柴胡 10g　黄芩 10g　半夏 10g　青蒿 12g（后下）

鱼腥草 25g　知母 12g　竹茹 10g　生石膏 30g（先煎）

藿香 10g　焦三仙各 10g　虎杖 15g　芦茅根各 25g

金银花 15g　沙参 15g

4 剂，水煎服，日一剂。

2004 年 4 月 26 日二诊。患者体温 38.5℃左右，胸片示右下肺炎症与前片比较略有吸收。中医会诊：患者往来寒热，头晕恶心，乏力，气短，口干不欲饮，大便 3 日未行。患者恶心症状突出，基本不受药，含水即恶呕，自 18 日月经来潮至今淋漓不断，舌红苔微腻，脉弦细。

处方：

柴胡 10g　黄芩 10g　半夏 10g　橘皮 10g

青蒿 30g（后下）　炒山栀 10g　郁金 10g　生苡仁 15g

藿香 10g　竹茹 10g　莱菔子 10g　羌活 10g

苏叶 10g　金银花 15g　虎杖 20g　甘草 5g

3 剂，水煎 150ml 高位保留灌肠。

同时给予苏叶黄连饮以和胃止呕，处方：伏龙肝 150g，苏叶 5g，黄连 3g。2 剂，以伏龙肝煎汤代水，煎苏叶、黄连，置冷后少量频频呷服。

2004 年 4 月 29 日三诊。患者实验室检查回报 SASR 抗体 IgG、IgM（－），SASR 相关冠状病毒核酸（＋），确诊为传染性非典型肺炎。中医会诊：患者用中药后恶呕好转，月经减少，精神好转，现要求进食，周身汗出，体温下降，胸闷气短气促，口不渴，舌黯红，苔黄腻，脉细滑。

处方：

柴胡 20g　黄芩 10g　姜半夏 10g　红花 10g

青蒿 30g（后下）　银花 15g　橘皮 10g　当归 15g

仙鹤草 30g　藿香 10g　竹茹 10g　羌活 10g

苏叶 10g　酒军 15g（后下）　泽兰 15g　生姜 4 片

2 剂，水煎 200ml 高位保留灌肠。

另取伏龙肝 150g，加 1200ml 煮水，煎取上清液 800ml，纳苏叶 3g，黄连 3g，茅芦根各 15g，煮水取汁 300ml 频饮。

2004 年 5 月 2 日四诊。患者恶呕已止，服中药后周身汗出，胸闷气短好转，咳嗽减轻，无咯痰，昨夜体温 37.6℃，已无恶寒，困倦乏力，嗜睡，月经已停，舌黯红，苔腻，脉细无力。

处方：

柴胡 10g　黄芩 10g　青蒿 30g（后下）　苏叶 10g

薄荷 10g（后下）　瓜蒌皮 15g　金沸草 10g　泽兰 20g

仙鹤草 15g　地骨皮 20g　豆豉 20g　生苡仁 20g

苍术 10g　姜半夏 10g　生甘草 5g

2 剂，水煎服，日一剂。

2004 年 5 月 5 日五诊。患者病情平稳，无气短，仍咳嗽，咯痰，痰黏难以咯出，色淡黄，痰中偶见红色血丝，手足趾冷，舌黯红，苔根腻，脉细无力。

处方：

西洋参 20g（另煎冲兑）　生黄芪 20g　柴胡 10g　瓜蒌皮 20g

紫菀 10g　土茯苓 20g　金沸草 10g　菖蒲 10g

郁金 10g　生苡仁 20g　青蒿 10g（后下）　白茅根 20g

姜半夏 10g　生麦芽 15g　金银花 15g

2 剂，水煎服，日一剂。

2004 年 5 月 8 日六诊。患者咳嗽，咯少许淡黄痰，偶见血丝，乏力，时有头晕，脉沉无力，舌质黯红。

处方：生晒参 10g（另煎冲兑）　醋柴胡 10g　芦茅根各 30g　生苡仁 30g

旋覆花 10g（包煎）　合欢皮 30g　黄芩 10g　紫草 10g

杏仁 10g　麦冬 10g　丹参 30g　浙贝母 10g

赤芍 15g　生甘草 5g

2 剂，水煎服，日一剂。

2004 年 5 月 10 日七诊。患者病情明显好转，时有咳嗽，痰少，舌黯红，苔薄，脉细。

处方：

生黄芪 20g　醋柴胡 10g　浙贝母 10g　赤芍 15g

丹参 20g　金沸草 10g　侧柏叶 10g　生晒参 10g（另煎冲兑）

合欢皮 30g　生苡仁 30g　炙鳖甲 10g（先煎）　三七粉 3g（冲服）

金银花 20g　当归 10g　生甘草 5g

3 剂，水煎服，日一剂。

后患者痊愈出院。

患者入院时恶寒发热，恶心，舌红苔黄腻，属于疫毒夹湿犯肺之证，治以清热解毒祛湿透邪。方以小柴胡汤合蒿芩清胆汤加减为主。二诊时患者恶心明显，含水即吐，难以服药，月经淋漓不断，其病机为湿热阻于少阳，热入血室，因不受药，故采用直肠给药方法，灌肠给药。继以小柴胡汤合蒿芩清胆汤加减为主；加金银花、虎杖清热解毒；藿香、苏叶、羌活、生姜宣表透邪。同时配合服用伏龙肝煎汤送服苏叶黄连饮。三诊时患者体温下降，呕恶好转，应用清热解毒，行气通络之法。以小柴胡汤合橘皮竹茹汤加减为主；配合金银花、酒军清热解毒；继用灌肠法给药。四诊时患者体温下降，呕恶已止，治以清热透湿，宣肺化浊之法。以蒿芩清胆汤为主加减。五诊、六诊患者仍有咳嗽，咯痰，痰中带血丝，继续治以清热化痰，解毒透邪，益气扶正。以西洋参、生晒参、生黄芪益气养阴；千金苇茎汤清热化痰。

临证备要

一、病因病机分析

从传染性非典型肺炎的流行情况看，气候炎热的越南、新加坡，气候寒冷的加拿大，潮湿的爱尔兰、英国，太平洋两岸的美国和中国几乎在同一时段发病。因此，从寒热燥湿气候变化异常来寻找病因，显然不通。吴又可在《温疫论》中说："温疫之为病……乃天地间别有一种异气所感"，并不是"非其时有其气，春应温而反大寒，夏应热而反大凉，秋应凉而反大热，冬应寒而反大温"所致，而"疫者，感天地之异气……此气之来，无论老少强弱，触之者即病，邪从口鼻入"，阐明了疫疠之邪有别于"六淫"之邪。可见，传染性非典的病因是疫疠之邪，其性质是温热挟湿的疫毒之邪，毒邪贯穿本病始终，热毒、瘀毒、湿毒是其病机关键。可迅速传变至气营，甚至逆传心包，或见热入营血，由于兼挟湿邪，病情复杂，黏腻难去。

二、辨证治疗要点

1. 辨病辨证要点　传染性非典型肺炎以肺部感染进行性加重为主要临床表现。根据其临床特征，病程过程可分为三个阶段：①发热期：临床表现以发热为主，或恶寒，咳嗽少痰，头痛，周身酸痛，气短乏力。舌边尖红，苔薄白或薄黄而腻，脉数或滑数，发病后 2～4 天胸片检查出现肺部阴影，并迅速出现加剧改变。主要病机为疫毒侵肺，湿遏热阻。②喘憋期：为发病后 1～2 周，临床表现为胸闷气短，喘憋汗出，或咳嗽频繁，呼吸急促，口唇紫绀，或有发热，困倦乏力，不思饮食，舌黯苔白腻或黄腻，脉滑数。主要病机为气虚血瘀，湿毒壅肺。危重患者在本期可以出现喘脱症，临床表现为喘息气促，憋气胸闷，呼多吸少，语声低微，躁扰不安，甚则神昏，汗出肢冷，手足厥逆，唇甲紫暗，舌紫苔黄腻而腐，脉沉细或促，或结。病机为疫毒闭肺，化源欲绝。③恢复期：出现肺脾气虚，心血耗损。临床表现为胸闷气短，动则尤甚，体倦神疲，心悸汗出，腹胀纳呆，时有咳嗽，便溏，舌淡黯，苔白或腻，脉细数或细弱。

与其他病毒性疾病相比，SARS 感染后遗有多个系统损伤，主要有如下四个方面：①肺功能损伤：相当数量的 SARS 患者在出院后仍遗有肺功能损伤，胸部 X 线片和高分辨 CT 可发现不同程度的肺间质纤维化和肺容积缩小，肺功能检查显示限制性通气功能障碍和弥散功能减退。可见胸闷、气短、活动后呼吸困难或心悸等临床症状，其主要病机是疫毒之邪损伤气阴，肺络瘀阻。②肝肾功能损伤：部分 SARS 患者出院后遗留肝肾功能损害，尤以肝功能异常较为常见，主要为谷丙转氨酶（ALT）和谷草转氨酶（AST）的异常。可见胁痛、纳差、乏力、咳嗽等，其主要病机是疫毒之邪耗伤肝肾，络脉瘀阻。③骨质损伤：部分 SARS 患者出院后遗留有骨质损害，可见骨痛、腰膝酸软、肢体沉重等。主要病机是疫毒之邪损伤肝肾，瘀毒伤骨。④心理障碍：部分SARS患者在恢复期和出院后仍然存在着心理障碍，在行为、情绪、认知等方面存在着心理异常，以及抑郁症、强迫症、焦虑症、恐怖症和创伤后应激障碍（PTSD）等心理疾病。这些问题会对患者的生活质量造成不利影响。在疾病的过程中，患者由于疾病痛苦的折磨，对本病强烈传染性的恐惧，对自身健康的敏感等，可见焦虑、失眠、心慌、忧郁、悲伤，甚者悲观厌世等。其主要病机为气阴亏虚，肝气郁结，心神失养。

2. 辨证治疗要点　SARS早期以发热为主，或恶寒，咳嗽少痰，头痛，周身酸痛，气短乏力，舌边尖红，苔薄白或薄黄而腻，脉数或滑数。病机为疫毒侵肺，湿遏热阻。其病机是温疫热毒之邪夹湿自口鼻或皮毛而入，首先犯肺袭卫，致卫气闭郁，肺失宣降，出现发热甚至高热、恶寒甚或寒战、咳嗽。湿遏热阻，经脉不利而出现周身酸痛，气短乏力。治宜清热解毒，化湿透邪，此时是治疗成败的关键。如治疗及时，可阻断病情向重症发展而直接进入恢复期。常用药物有：炙麻黄、杏仁、生石膏、知母、生甘草、金银花、连翘、柴胡、黄芩、青蒿、藿香、苏叶、桔梗、薄荷等，便秘者加虎杖。

中期喘憋重症期临床表现为胸闷气短，喘憋汗出，或咳嗽频繁，呼吸急促，口唇紫绀，或有发热，困倦乏力，不思饮食，舌黯苔白腻或黄腻，脉滑数。病机为气虚血瘀，湿毒壅肺。由于温疫之毒，剽悍之邪，传变迅速，热毒损伤络脉，致瘀血阻络，血脉不通，形成瘀毒。"血不行则化为水"，水湿之邪停滞于肺，壅塞肺络，损伤肺气，故而出现胸闷气短、喘憋、汗出或者咳嗽频繁等症状。热毒致瘀，瘀毒致湿，内湿与外湿合邪，形成湿毒。肺部实邪充斥，热毒、瘀毒、湿毒壅阻肺络，气机闭塞，是本期的病机关键。联系西医病理，呼吸道受到病毒感染后，向下蔓延至肺引起炎症，首先损伤肺泡上皮细胞，透明膜形成。肺组织表现出间质水肿、充血，细胞浸润，进而形成肺间质纤维化，这些变化即为中医的热毒、湿毒、瘀毒。治宜益气化瘀，利湿解毒，实邪去则肺络通，肺窍开，气之升降复常，气虚自能恢复。常用药物有：生黄芪、西洋参、金银花、当归、赤芍、泽兰、丹皮、三七、葶苈子、紫菀、桑白皮、生苡仁、马鞭草、虎杖等。

中期喘脱证见于危重患者，临床表现为喘息气促，憋气胸闷，呼多吸少，语声低微，躁扰不安，甚则神昏，汗出肢冷，手足厥逆，唇甲紫暗，舌紫苔黄腻而腐，脉沉细或促，或结。病机为疫毒闭肺，化源欲绝。由于温疫邪毒壅盛，痰瘀湿浊闭肺，耗竭肺之气阴，肺气化源欲绝，心神欲闭，元气欲脱，故喘憋躁扰，汗出厥逆，病情甚危。吴鞠通在《温病条辨》上篇中说："温病死状百端，大纲不越五条。在上焦有二：一曰肺气之化源绝者死；二曰心神内闭，内闭外脱者死。"本证实为心肺化源将绝之象，故甚凶险。治当补气敛阴，回阳固脱。常用药物有：红人参、炮附子、山萸肉、麦冬、五味子、煅龙牡、三七等。若患者服药困难，可以从胃管中鼻饲给药，或者应用静脉药物制剂，可根据病情选用参附注射液、参麦注射液、复方丹参注射液、生脉注射液等。

恢复期出现肺脾气虚，心血耗损。临床表现为胸闷气短，动则尤甚，体倦神疲，心悸汗出，腹胀纳呆，时有咳嗽，便溏，舌淡黯，苔白或腻，脉细数或细弱。温疫之毒邪犯肺，经过前期治疗，邪去正虚，肺气虚则胸闷气短，动则尤甚，脾胃虚则腹胀纳呆便溏，心血耗损则心悸汗出，体倦神怠。治疗重在健脾和胃。脾升胃降，中气得复，心血自生。常用药物有：西洋参、生黄芪、苍白术、茯苓、生苡仁、半夏、丹参、当归、焦山楂、木香、黄连、葛根等。

多数患者腻苔始终存在，治疗中要重视"湿"邪，慎用温补之品，以防敛邪，正如吴又可在《温疫论》中所说："有邪不除，淹缠日久，必至尪羸，庸医望之，辄用补剂。殊不知无邪不病，邪气去，正气得通，何患于虚不复也。今投补剂，邪气益固，正气日郁。转郁转热，转热转瘦，转瘦转补，转补转郁，循环不已，乃至骨立而毙。"在疾病进入恢复期后，由于毒邪损正，气阴不足，出现驱邪无力的状态，可适当应用益气养阴之品，以扶助正气，有利于逐邪。但是，温疫之为病，有别于寻常，毒邪伤人最速，如无明确的适应证，不可妄投温补之品。

3. 病后调理　出院后的患者仍处于恢复期，多为余邪已尽或未尽，而正气尚未恢复阶段。若余邪已尽者，主要侧重在生活、饮食的调理，一方面适当锻炼，多做户外运动。另一方面注意饮食调理，宜饮食清淡，少食多餐，同时适量吃些富含优质蛋白和纤维素的食物，如牛奶、鸡蛋、豆制品、新鲜蔬菜、瓜果等。

若余邪未尽、正气不足者，表现有肺、心、肝、肾功能损害的后遗症，宜适当服用中药调理，以扶助正气，祛除余邪。如果肺部阴影迟迟不吸收，甚则出现肺间质纤维化，是疫毒伤及肺络之证，方药可以选用生黄芪、金银花、当归、蒲公英、丹参、赤芍、三七、泽兰、贝母、桑白皮、茯苓、生甘草等。如果出现肝功能损害，转氨酶及胆红素居高不下，恢复迟缓者，治宜舒肝利胆，化湿解毒，可以选用柴胡、黄芩、连翘、茵陈、五味子、郁金、升麻、大枣、炒山栀、炒山楂、生甘草等。如果出现心肌损害，心肌酶明显升高，心电图可有心肌缺血性改变，或心律失常，治宜益气养阴，清心除烦，可以选用西洋参、麦冬、五味子、桂枝、白芍、生龙牡、丹参、知母、茯苓、酸枣仁、大枣、甘草等。如果出现毛发脱落，许多患者发病3个月后出现毛发脱落，持续不减，是由于毒耗精血，肝肾亏虚引起，治宜补肾益精，养血生发，方药可以选用当归、赤芍、川芎、炙甘草、女贞子、旱莲草、补骨脂、炒杜仲、侧柏叶、川断、甘草等。如果服用激素，最好同时服用中药辅助治疗，以减轻激素的毒副作用，缩短撤减激素的时间，治以滋阴降火，补气温阳，方药可以选用人参、生熟地、甘草、仙灵脾、知母、枸杞子、三七、丹参等。如果重症患者由于湿热疫毒侵犯血管内壁细胞，加之应用肾上腺皮质激素，抗生素等药物，以及下肢反复静脉穿刺，造成下肢静脉血栓形成或静脉瓣功能损害，出现足跗肿胀沉重，发凉麻木、酸软无力、活动后加重，甚至凉痛水肿，皮色紫暗，是毒邪伤络，血脉瘀滞，治宜益气活血、通阳利水，可以选用生黄芪、金银花、桂枝、赤芍、泽兰、生苡仁、苍术、川牛膝、防己、当归、甘草等。

第三节　乙型病毒性肝炎

乙型病毒性肝炎（viral hepatitis type B，简称乙肝）是由乙肝病毒（HBV）引起的、以肝脏炎性病变为主并可引起多器官损害的一种传染病。乙型病毒性肝炎患者和病毒携带者是乙肝的传染源。HBV 是血源传播性疾病，主要经血（输血和血制品、破损的皮肤和黏膜）、母婴及性接触传播。本病广泛流行于世界各国，主要侵犯儿童及青壮年，少数患者可转化为肝硬化或肝癌。乙型病毒性肝炎无一定的流行期，一年四季均可发病，但多属散发。人感染 HBV 后，6 个月后仍未被清除者称为慢性 HBV 感染。感染时的年龄是影响慢性化的最主要因素。

乙肝的临床表现：起病较缓，以亚临床型及慢性型较常见。无黄疸型 HBsAg 持续阳性者易慢性化。乙肝的潜伏期随病原体的种类、数量、毒力、人体免疫状态而长短不一，潜伏期为 6 周～6 个月，一般为 3 个月。①全身表现：身体乏力，容易疲劳，可伴轻度发热，失眠、多梦等可能与此有关。②消化道表现：食欲不振、恶心、厌油、上腹部不适、腹胀等。③黄疸：病情较重时，肝功能受损，血液中胆红素浓度增高。胆红素从尿液排出，尿液颜色变黄，是黄疸最早的表现。血液中胆红素浓度继续增加，可引起眼睛、皮肤黄染。由于胆汁酸的排出障碍，血液中胆汁酸浓度增高，过多的胆汁酸沉积于皮肤，刺激末梢神经，可引起皮肤瘙痒。④肝区疼痛：慢性乙肝一般没有剧烈的疼痛，部分患者可有右上腹、右季肋部不适、隐痛、压痛或叩击痛。⑤肝脾肿大：由于炎症、充血、水肿、胆汁淤积，患者常有肝脏肿大。晚期大量肝细胞破坏，纤维组织收缩，肝脏可缩小。⑥肝外表现：慢性乙肝，尤其是肝硬化患者面色黧黑晦暗，称肝病面容。手掌大、小鱼际显著充血称肝掌。皮肤上一簇呈放射状扩张的形如蜘蛛的毛细血管团称蜘蛛痣，其他部位也可出现。男性可出现勃起功能障碍，对称或不对称性的乳腺增生、肿痛和乳房发育，偶可误诊为乳腺癌；女性可出现月经失调、闭经、性欲减退等。

诊断标准：既往有乙型肝炎病史或 HBsAg 阳性超过 6 个月，现 HBsAg 和（或）HBV DNA 仍为阳性者，可诊断为慢性 HBV 感染。根据 HBV 感染者的血清学、病毒学、生物化学试验及其他临床和辅助检查结果，可将慢性 HBV 感染分为四个类型。

（1）慢性乙型肝炎：①HBeAg 阳性慢性乙型肝炎，血清 HBsAg、HBeAg 阳性、抗 HBe 阴性，HBV DNA 阳性，ALT 持续或反复升高，或肝组织学检查有肝炎病变。②HBeAg 阴性慢性乙型肝炎，血清 HBsAg 阳性，HBeAg 持续阴性，抗 HBe 阳性或阴性，HBV DNA 阳性，ALT 持续或反复异常，或肝组织学检查有肝炎病变。根据生物化学试验及其他临床和辅助检查结果，上述两型慢性乙型肝炎也可进一步分为轻度、中度和重度。

（2）乙型肝炎肝硬化：乙型肝炎肝硬化是慢性乙型肝炎发展的结果，其病理学定义为弥散性纤维化伴有假小叶形成。在临床上主要表现为不同程度的肝细胞功能障碍和（或）门静脉高压症。①代偿期肝硬化，一般属 Child-Pugh A 级。影像学、生化学或血液学检查有肝细胞合成功能障碍或门静脉高压症（如脾功能亢进及食管胃底静脉曲张）证据，或组织学符合肝硬化诊断，但无食管胃底静脉曲张破裂出血、腹水或肝性脑病等严重并发症。②失代偿期肝硬化，一般属 Child-Pugh B、C 级。患者已发生食管胃底静脉曲张破裂出血、肝性脑病、腹水等严重并发症。多有明显的肝细胞功能障碍，如人血白蛋白小于 35g/L，胆红素大于 $35\mu mol/L$，凝血酶原活动度（PTA）小于 60%，ALT 和 AST 不同程度升高。

（3）携带者：①慢性 HBV 携带者，血清 HBsAg 和 HBV DNA 阳性。但 1 年内连续随访 3 次以上，血清 ALT 和 AST 均在正常范围，肝组织学检查无明显异常。对于年龄大于 40 岁者，更应积极动员其做肝穿刺检查，以进一步确定诊断。②非活动性 HBsAg 携带者，血清 HBsAg 阳性、HBeAg 阴性、抗 HBe 阳性或阴性，HBV DNA 检测不到（PCR 法）或低于最低检测限，1 年内连续随访 3 次以上，ALT 均在正常范围，肝组织学检查显示：Knodell 肝炎活动指数（HAI）小于 4 或根据其他的半定量计分系统判定病变轻微。

（4）隐匿性慢性乙型肝炎：血清 HBsAg 阴性，但血清和（或）肝组织中 HBV DNA 阳性，并有慢性乙型肝炎的临床表现。除 HBV DNA 阳性外，患者可有血清抗 HBs、抗 HBe 和（或）抗 HBc 阳性，但约 20% 隐匿性慢性乙型肝炎患者的血清学标志均为阴性。诊断需排除其他病毒及非病毒因素引起的肝损伤。

根据乙肝患者不同的临床表现，乙肝可归属于中医学黄疸、胁痛、积聚、鼓胀、水肿的范畴。

病案 1

胡某某，女，41 岁。

2002年4月2日初诊。患者诊断为乙肝大三阳17年，因为近1月来右胁痛，纳差、腹胀而就诊。现右胁肋部疼痛，纳差，腹胀，食后尤甚，口中异味，小便黄，舌淡红，苔黄，脉弦细。实验室检查肝功能，ALT：157U/L，AST：71U/L。

处方：

柴胡10g　白芍15g　香附10g　枳壳10g

茵陈30g　大枣10g　五味子10g　黄芩10g

党参15g　生黄芪20g　生山楂10g　生甘草5g

14剂，水煎服，日一剂。

2002年4月16日二诊。患者主诉服药后右胁痛减轻，纳差好转，仍腹胀、尿黄，舌淡红，苔黄，脉弦细。

处方：

上方去党参

加郁金15g。

14剂，水煎服，日一剂。

药后诸症明显减轻，复查肝功能转氨酶已恢复正常。

患者感染乙肝病毒已经十余年，湿热疫毒侵袭人体，损伤正气，中焦脾胃不足，气机升降失常，而见诸症，证属肝郁脾虚，治以疏肝理气，益气健脾，保肝降酶。故方用四逆散疏肝解郁，黄芪、党参健脾益气，茵陈、黄芩清热利湿，茵陈、五味子降酶退黄，收效明显。

病案2

张某某，女，50岁。

2000年5月16日一诊。患者主因黄疸、胁痛3天而就诊。症见胃脘胀满，口干，纳差，周身皮肤瘙痒，大便稍溏，一日2次，舌红苔灰垢，脉弦细滑。查体皮肤巩膜黄染，实验室检查：ALT 185U/L，AST 119U/L，ALP 366U/L，GGT 1082U/L，TBIL 2.8mg/L，DBIL 1.5mg/L，B超肝脾均大。

ANA：1∶320，AMA：1∶320，AMA-M2（＋）。

处方：

柴胡 10g　黄芩 10g　茵陈 15g　五味子 30g

大枣 10g　金钱草 15g　郁金 12g　鸡内金 10g

蒲公英 15g　枳壳 10g　厚朴 10g　莱菔子 10g

生薏米 30g　炒山楂 15g

14 剂，水煎服，日一剂。

2000 年 5 月 30 日二诊。服药后患者右胁胀减，渐有食欲，失眠，气短，便仍稍溏，舌淡红，苔微黄，苔灰垢大减，脉弦细。

处方：

柴胡 10g　黄芩 10g　茵陈 15g　五味子 30g

大枣 10g　金钱草 15g　郁金 12g　鸡内金 10g

蒲公英 15g　枳壳 10g　莱菔子 10g　酸枣仁 30g

生薏米 15g　炒山楂 15g

7 剂，水煎服，日一剂。

2000 年 6 月 6 日三诊。患者服药后皮肤巩膜黄染减轻，乏力减轻，右胁胀满明显减轻，腹不胀，仍有短气，大便正常。舌红苔薄黄，脉弦细。

处方：

生黄芪 15g　太子参 30g　柴胡 10g　黄芩 10g

茵陈 15g　蒲公英 15g　郁金 10g　鸡内金 30g

生薏米 15g　枳壳 10g　五味子 20g　大枣 10g

酸枣仁 20g　生甘草 5g

14 剂，水煎服，日一剂。

2000 年 6 月 20 日四诊。患者黄疸消失，有时仍有气窜感，尿稍黄。舌红苔白，脉弦细。复查肝功能基本正常。

处方：

生黄芪 30g　蒲公英 30g　大腹皮 15g　茵陈 20g

生薏米 15g　郁金 10g　金钱草 15g　柴胡 10g

赤芍 15g　生牡蛎 30g（打碎先煎）

14 剂，水煎服，日一剂。

患者初起皮肤巩膜黄染，转氨酶升高，证属肝气郁滞，湿热中阻，因此用柴胡、黄芩疏肝理气，茵陈、大枣、五味子降酶，金钱草、郁金、鸡内金利湿退黄，枳壳、厚朴、莱菔子行气理气，经一月治疗后湿热渐去，正虚之象逐渐显现，故加用黄芪、太子参益气健脾，调理而愈。

病案 3

李某某，男，48 岁。

2011 年 1 月 21 日初诊。患者因倦怠乏力 3 年余就诊，患者患慢性乙肝多年，现有早期肝硬化，倦怠乏力，面色萎黄，不思饮食，胁腹胀满，双下肢水肿。舌淡黯苔薄，脉弦细。

处方：

生黄芪 30g　蒲公英 20g　当归 15g　生甘草 5g

党参 15g　炒白术 15g　茯苓 15g　丹参 15g

赤芍 15g　郁金 10g　炙鳖甲 30g（先煎）　茵陈 20g

生牡蛎 30g（打碎先煎）　大枣 15g　五味子 10g　䗪虫 6g

14 剂，水煎服，日一剂。

2011 年 2 月 25 日二诊。服药后患者精神体力好转，口干，足冷，干咳，睡眠多梦。舌质黯红，苔微黄，少津，脉弦细。

处方：

上方加百合 20g、酸枣仁 20g。

45 剂，水煎服，日一剂。

患者在慢乙肝基础上合并了肝硬化，中医辨证为肝郁脾虚，痰瘀互阻，治疗在健脾益气基础上，配伍茵陈、大枣、五味子降低转氨酶，郁金、鳖甲、生牡蛎、䗪虫以软坚散结，主要是扶正以达邪，从调整体质，增强其抗病能力着眼，配合活血化瘀，软坚散结，以求获效。

临 证 备 要

一、病因病机分析

慢性乙型病毒性肝炎是临床常见病，大多起病隐匿，进展缓慢，症状时起时伏，体征或隐或现，肝功能时有波动，病情缠绵反复。湿热毒邪侵袭是慢性乙型病毒性肝炎发生的根本原因，肝郁脾虚是疾病脏腑病变的基础，气滞血瘀是疾病病变发展的基本过程，阴阳气血亏损是病程久延的必然结果。在慢性肝炎不同的病理阶段，逐渐出现湿热阻滞、肝郁脾虚、肝肾阴虚、气滞血瘀等证候。脏腑辨证重点在肝，常多涉及脾、肾两脏及胆、胃、三焦等腑，病性属本虚标实，虚实夹杂。

由于本病的病因、病机、病位、病性复杂多变，病情交错难愈，故应辨明湿、热、瘀、毒之邪实，与肝、脾、肾之正虚两者之间的关系。由于慢性乙型肝炎可以迁延数年甚或数十年，治疗时应注意以人为本，正确处理扶正祛邪，调整阴阳、气血、脏腑功能。

二、辨病辨证要点

鉴于慢性乙型病毒性肝炎病邪未净，正气渐虚，气血失调的病机特点，中医辨证应注意以下三点：

1. 辨邪气性质及邪气的盛衰 对于慢性乙型病毒性肝炎患者，首先应辨湿热毒邪是否存在，并结合患者素体特点，辨别湿、热的轻重。如凡湿重者，多身体沉重，怠惰嗜卧，面色多黄暗，食欲较差，胃脘痞闷，大便溏薄，舌淡苔腻，脉濡滑，不易发生黄疸；热重者，精神较为亢奋，面色红赤，口渴，口气臭秽，心烦，大便臭秽溏滞，舌红苔薄黄，脉弦滑，易发生黄疸。

2. 辨别正气受损程度，涉及的脏腑、气血及阴阳属性

慢性肝病病久者正气必有所伤，对于本虚要辨别正气受损程度，涉及的脏腑、气血及阴阳属性，辨别不同病理阶段肝、脾、肾三脏的失调，如土壅木郁，肝脏体用失调，肾脏精血亏虚等的病证特点；慢性肝炎辨证还要辨气血失调的情况，早期肝气郁滞，肝脾失调，胁痛为主要表现，气滞日久则逐渐血瘀证候突出，肝脾逐渐肿大，质地变硬，肝掌、蜘蛛痣日渐明显。

3. 辨别虚实的程度和受损的脏腑　由于慢性肝病病史较长，大部分患者病情反复波动，病机多表现为虚实并存，宜在病情波动、肝功能损害时，结合病程的久暂，全身见证和舌脉变化而详审虚实。如乏力症状可见于脾气亏虚，肝阴亏损，以及肾精亏虚，但湿热郁阻、湿困脾土也可见疲乏无力，伴脘腹胀满、恶心呕吐、纳差、小便黄、大便黏滞等见症。见乏力症状即以扶正补虚为主，常导致病情迁延难愈。

鉴于慢性病毒性肝炎有明确的病因，中医病理演变过程较为清楚的特点，我们基于现代医学关于慢性乙型肝炎发病机理的认识，认为乙型肝炎病毒侵入是本病的始动因素，机体免疫功能紊乱和低下是导致疾病慢性化的基本病机，肝脏的损害则是机体免疫反应诱导的结果，因此慢性乙型肝炎的治疗应该抗病毒治疗、免疫调节疗法、促进肝脏康复治疗三环节并用，遵循这个指导原则，采用辨证论治和专方专药相结合，赋予现代医学生理病理以中医证候学内涵，汲取现代中药药理研究成果，针对病毒及乙型肝炎不同的病理环节遣方用药，即选加治疗乙肝的特效药物，可以提高用药的针对性，使疗效达到新的水平。

如临床实践和动物实验初步验证，清热利湿、凉血解毒、

活血化瘀中药，丹参、生地、丹皮、赤芍、草河车、大青叶、板蓝根、紫草、茵陈、连翘、地耳草、郁金、虎杖、土茯苓、蒲公英、大黄、白花蛇舌草、山豆根等对乙肝病毒有较强的抑制作用；对于血清转氨酶升高者，茵陈、金银花、败酱草、板蓝根、郁金、柴胡、五味子、垂盆草、田基黄、连翘、龙胆草、黄芩等具有较好的降酶作用；对于肝脾肿大，柴胡、郁金、当归、赤芍等疏肝理气、养血柔肝药物可用于肝炎肝肿大质软者，使气调血活，肝气调达，肝脏自然回缩，肝大而中等硬度以上者，选用鳖甲、生牡蛎等软坚收肝的药物，脾肿大者则选用当归、延胡索、川芎、郁金等理气活血、化瘀通脉的药物，可以改善肝内淤血，降低门脉高压，利于通脉缩脾，肝脾同时肿大者，常用柴胡、丹参、延胡索、青皮、鳖甲、牡蛎、三棱、莪术、穿山甲、桃仁等理气活血、软坚散结药物，收缩肝脾，这些活血化瘀类中药可以抑制肝脏纤维组织增生，降低纤维细胞活性，降低门脉压力，改善肝内微循环，增加肝脏血流，改善肝细胞缺氧状态，从而使肝脏脾脏变软回缩，达到减轻肝脏纤维化，阻断肝硬化进程的作用；中药消退黄疸退黄的途径主要是利小便和通大便两法，对于慢性肝炎黄疸较深，湿热久滞者，可泻下逐瘀，用茵陈、大黄、桃仁、赤芍等，茵陈配大黄，泻下退黄，荡涤热毒，对于慢性胆汁郁积症，柴胡、丹参、赤芍、泽兰、益母草退黄作用更好；对于慢性肝炎蛋白代谢紊乱，多属于肝郁侮脾，气虚血瘀，可选用活血化瘀和益气健脾药物配合治疗，达到促进蛋白质合成，提高球蛋白，调节蛋白倒置的目的，常用当归、丹参、桃仁、红花、赤芍、郁金、鳖甲、人参、黄芪、白术、山药、黄精等，血浆总蛋白低时，可加龟甲、紫河车、党参、大枣、枸杞子、灵芝、肉桂等；中药对于免疫功能有缓和持久的综合调节作用，人参、黄芪、黄精、灵芝、旱莲草、枸杞子、首乌、仙灵脾、仙茅、女贞子、巴戟天、菟丝子、桑寄生、白术、山药等则可以增强网状内皮系统巨噬细胞的吞噬功能，诱导干扰素的形成，有免疫促进作用，生地、黄芩、威灵仙、赤芍、丹皮、地肤子、白鲜皮、益母草等凉血药物则具有免疫抑制作用，可根据不同的中医虚实证候和免疫功能状态选择药物。

中西医结合治疗慢性乙型肝炎不仅要治疗"乙肝病毒病"，更应注重治疗"得病的人"，用于治疗慢性肝炎的中药很多，但其选择仍然以不违背辨证论治为原则。如清热解毒法主要用于湿热熏蒸于中焦，胃气尚可，邪盛而正实之证，在顾护胃气的同时，合理运用清热解毒之品，可抑制乙肝病毒复制，改善肝脏炎症，降低转氨酶，迅速改善临床症状，促进肝功能的恢复。但慢性肝病治疗一定要注意患者的个体体质因素，湿热毒邪伏于人体脏腑虚弱部位，因体质的不同可见阴虚挟有湿热，气虚挟有湿热及肝肾气阴两虚挟有湿热等，过用苦寒之品清热解毒，虽可图一时之效，却往往易伤中败胃，反不利于病情恢复，因此，清热解毒法绝不能作为一种常法普遍滥用，而应分清湿重热重，分清湿热的部位，辨别患者的体质特点，在不同阶段，根据病机特点，调理脏腑功能，选择不同的清热利湿方药，如苦寒、甘寒、辛开苦降、苦温渗湿等。再如对于肝脾肿大，选择活血化瘀药物时，一定要结合辨证，配用益气、补血、柔肝、养阴等补虚药，达到缓中补虚的目的，不可单独长期使用，否则可耗气伤阴动血。

我们在临床中体会到甘寒药物配以酸味药物，较苦寒药物为佳，这样的中药配伍，既可以清除具有湿热性质的乙肝病毒，抑制病毒复制，抑制体液免疫反应和清除免疫复合物，又能固护营阴，养血柔肝，改善肝功能，消除症状，并能改善肝脏的微循环，恢复肝细胞的正常代谢和血液供应，抑制肝内纤维组织的增生，促进损伤修复和肝细胞再生，有利于免疫复合物转阴和病毒清除。

第四节 艾滋病

艾滋病，即获得性免疫缺陷综合征（acquired immunodeficiency syndrome，AIDS），其病原为人类免疫缺陷病毒（human immunodeficiency virus，HIV），亦称艾滋病病毒。本病无流行季节性倾向，经以下三种途径传播：性接触（包括同性、异性和双性性接触）、血液及血制品（包括共用针具静脉吸毒、介入性医疗操作等）和母婴传播（包括经胎盘、分娩时和哺乳传播）。HIV 感染高危人群有：男同性恋者、静脉药物依赖者、与 HIV 携带者经常有性接触者。其发病机制与 HIV 主要侵犯人体的免疫系统有关，包括 $CD4^+T$ 淋巴细胞、巨噬细胞和树突状细胞等，主要表现为 $CD4^+T$ 淋巴细胞数量不断减少，最终导致人体细胞免疫功能缺陷，引起各种机会性感染和肿瘤的发生。从初始感染 HIV 到终末期是一个较为漫长复杂的过程，在这一过程的不同阶段，与 HIV 相关的临床表现也是多种多样的。

艾滋病的临床表现：

（1）急性感染期：即感染后 2～4 周，可表现出类似感冒的症状，如发热、淋巴结肿大、咽炎、皮疹、肌痛或关节痛、腹泻、头痛、体重下降等，一般持续 1～3 周后，症状会自动消失。

（2）潜伏期：艾滋病急性感染期过后进入潜伏期，一般为 8～10 年，一般不会有明显的症状；但少数感染者会出现淋巴结肿大。

（3）艾滋病前期：可出现持续或间歇性的全身症状和轻微的机会性感染。全身症状包括持续性全身淋巴结肿大、乏力、厌食、发热、体重减轻、夜间盗汗、血小板减少等。轻微感染多表现于口腔、皮肤黏膜的感染，包括口腔念珠菌病、牙龈炎、皮肤真菌感染、带状疱疹、毛囊炎、瘙痒性皮炎等。

（4）艾滋病期：感染者可出现各种机会性感染疾病，如肺炎、食管炎、淋巴瘤、肺部或肺外结核病及 HIV 相关性消瘦综合征等，直到病亡。

诊断标准：

诊断原则：HIV/AIDS 的诊断需结合流行病学史（包括不安全性生活史、静脉注射毒品史、输入未经抗 HIV 抗体检测的血液或血液制品、HIV 抗体阳性者所生子女或职业暴露史等）、临床表现和实验室检查等进行综合分析，慎重作出诊断。诊断 HIV/AIDS 必须是 HIV 抗体阳性（经确认试验证实），而 HIV RNA 和 P24 抗原的检测有助于 HIV/AIDS 的诊断，尤其是能缩短抗体"窗口期"和帮助早期诊断新生儿的HIV 感染。

1. 急性期　诊断标准：患者近期内有流行病学史，和发热、头痛、乏力、咽痛、全身不适等临床表现，或者有淋巴结肿大、脑膜脑炎、急性多发性神经炎、皮疹、肝脾肿大等表现，结合实验室 HIV 抗体由阴性转为阳性即可诊断，或仅实验室检查 HIV 抗体由阴性转为阳性即可诊断。

2. 无症状期　诊断标准：有流行病学史，结合 HIV 抗体阳性即可诊断，或仅实验室检查 HIV 抗体阳性即可诊断。

3. 艾滋病期　常见临床表现：①原因不明的持续不规则发热38℃以上，大于 1 个月。②腹泻（大便次数多于 3 次/日），大于 1 个月。③6 个月之内体重下降 10% 以上。④反复发作的口腔念珠菌感染。⑤反复发作的单纯疱疹病毒感染或带状疱疹病毒感染。⑥肺孢子菌肺炎（PCP）。⑦反复发生的细菌性肺炎。⑧活动性结核或非结核分枝杆菌病。⑨深部真菌感染。⑩中枢神经系统病变。⑪中青年人出现痴呆。⑫活动性巨细胞病毒感染。⑬弓形虫脑病。⑭青霉菌感染。⑮反复发生的败血症。⑯皮肤黏膜或内脏的卡波西肉瘤、淋巴瘤。诊断标准：有流行病学史、实验室检查 HIV 抗体阳性，加上述各项中的任何一项，即可诊为艾滋病。或者 HIV 抗体阳性，而 $CD4^+T$ 淋巴细胞数小于 200 个/μl，也可诊断为艾滋病。

艾滋病属于中医学温病、瘟疫的范畴。

病案 1

某某，男，28 岁。

2010 年 2 月就诊，患者目前正在服用抗艾滋病毒药物，右面颊中部有一红色斑块，突出于皮肤，经涂片检查诊断为面部真菌感染，鼻头色红，疲乏无力，口干喜饮，由于痔疮引起大便带血。舌黯红，苔黄腻，脉弦滑。

处方：

藿香 10g　白芷 10g　升麻 15g　黄连 6g

生石膏 30g（先煎）　知母 10g　生地 15g　地榆炭 15g

仙鹤草 15g　白头翁 10g　川牛膝 10g　生甘草 5g

14 剂，水煎服，日一剂。

患者临床表现为面部红色斑疹，大便下血，舌红黯苔黄腻，辨证属于阳明经湿热蕴阻，治疗当火郁发之，方以生石膏、知母大清气热，藿香、白芷芳香宣透，引邪外出。

病案 2

某某，男，34 岁。

2010 年 2 月就诊，患者 CD4 淋巴细胞明显减低，已经低于 200 个，乏力，疲劳，口腔溃疡反复发生，纳可，眠差，畏寒喜暖。舌淡黯，苔少，脉虚大无力。

处方：

生黄芪 20g　当归 10g　白芍 10g　川芎 6g

仙灵脾 10g　仙茅 10g　巴戟天 10g　肉苁蓉 15g

桂枝 10g　熟地 15g　大枣 15g　鸡血藤 20g

炙甘草 6g　土茯苓 30g　炒白术 10g

14 剂，水煎服，日一剂。

患者淋巴细胞计数明显减少，免疫功能下降，倦怠乏力，畏寒喜暖，中医辨证为气虚日久，气损及阳，肾阳亏虚，气不生血，气血两虚，治当温阳补肾，益气生血。方中仙灵脾、仙茅、巴戟天、肉苁蓉温阳补肾，黄芪、白术益气健脾，熟地、当归、白芍、川芎、大枣、鸡血藤养血补血。

病案 3

某某，女，55 岁。

2010 年 2 月就诊，患者全身浅表淋巴结肿大，包括颌下、腋窝、腹股沟。头晕，乏力，盗汗，舌面麻木，舌下肿胀，面部多发红色丘疹，瘙痒。舌淡黯，苔少，脉细数。

处方：

生黄芪 30g　黄芩 12g　黄连 6g　当归 10g

生地 15g　熟地 15g　夏枯草 20g　连翘 15g

黄柏 10g　知母 6g　煅牡蛎 30g（先煎）　炒白术 10g

防风 10g　柴胡 10g　白蒺藜 10g

14 剂，水煎服，日一剂。

患者表现为全身淋巴结肿大，盗汗，乏力，苔少，脉细数，是气阴两虚，痰热阻结，治疗当以益气养阴，清热散结为法。方用当归六黄汤滋阴清热，夏枯草、连翘、牡蛎清热解毒散结。

病案 4

某某，男，42 岁。

2010 年 2 月就诊，患者 HIV 感染合并 HBV 感染，转氨酶升高，乏力疲劳，下肢麻木，四末不温，心悸，睡眠不安，多梦易醒，醒后难于重新入睡，$CD4^+$ T 淋巴细胞计数为 300

个。舌淡黯，苔黄腻，脉细数。

处方：

生黄芪 20g　银花 20g　蒲公英 20g　升麻 15g

柴胡 10g　黄芩 10g　党参 15g　桂枝 10g

赤芍 15g　丹参 15g　茵陈 15g　生甘草 10g

14 剂，水煎服，日一剂。

患者表现为免疫功能低下，转氨酶升高，乏力疲劳，舌质淡黯，脉细，属于肺脾气虚，热毒蕴结，治以益气补脾，清热解毒。方中黄芪、党参益气补脾，金银花、蒲公英、黄芩、丹参清热解毒。

病案 5

某某，男，55 岁。

2011 年 1 月就诊，患者已经服用抗艾滋病病毒药物三年，还患有糖尿病，糖尿病足。踝骨上有一块皮肤变黑，不痛，双足掌外侧痛，腰膝疼痛，足冷足痛，麻木不仁。舌红少苔，前半花剥，脉弦细无力。

处方：

生黄芪 30g　金银花 20g　当归 15g　生甘草 10g

生地 30g　丹参 15g　赤芍 15g　石斛 15g

土茯苓 15g　白花蛇舌草 20g　玄参 15g　百合 15g

川牛膝 15g　杜仲 10g　川芎 10g　毛冬青 15g

14 剂，水煎服，日一剂。

患者经抗艾滋病毒药物治疗后，病毒载量明显下降，CD4[+]T 淋巴细胞计数上升，目前主要临床症状为腰膝以下麻木、疼痛，舌质红，舌苔花剥，脉细，证属热毒内蕴，血热伤阴，肝肾亏虚，治以益气解毒，凉血生津，方中金银花、白花蛇舌草、土茯苓、元参清热解毒，生地、丹参、赤芍、元参、百合凉血生津，牛膝、杜仲补益肝肾。

病案 6

某某，男，43 岁。

2011 年 1 月就诊，患者 2010 年 10 月艾滋病急性发作，表现为 EB 病毒感染，高热，多发肝脏肿（B 超示肝脏有 5 个脓肿病灶），经抗感染治疗 2 周后病情得到控制，高热已退，肝脏脓肿病灶已吸收。现已经出院 1 月余，自觉疲乏无力，多梦，早醒，舌质淡黯，苔黄腻，左脉弦细，右脉细弱。

处方：

生黄芪 20g　蒲公英 15g　茯苓 15g　丹参 15g

赤芍 15g　郁金 10g　炒山栀 10g　炙鳖甲 15g（先煎）

柴胡 10g　五味子 10g　大枣 15g　生甘草 6g

茵陈 15g　百合 15g

14 剂，水煎服，日一剂。

患者临床表现为肝内感染，虽然发热已退，但仍疲乏无力，睡眠不安，舌苔黄腻，证属肝经湿热未能尽除，治疗宜清化湿热，理气调肝，方中蒲公英、栀子、茵陈、茯苓清化湿热，柴胡、郁金理气调肝，黄芪、丹参益气活血，扶正祛邪。

病案 7

某某，男，43 岁。

2011 年 1 月就诊，患者查出艾滋病病毒携带一周，现 CD4$^+$T 淋巴细胞计数为 317，淋巴结肿大，颈前、腋下明显，曾有肛周脓肿病史，反复感冒，易于腹泻，睡眠不安，舌质黯红，苔黄腻，左脉弦细，右脉弦滑。

处方：

生黄芪 20g　银花 20g　当归 10g　生甘草 6g

夏枯草 15g　元参 15g　丹参 15g　赤芍 15g

浙贝母 10g　瓜蒌皮 15g　白芥子 6g　柴胡 10g

生牡蛎 30g（先煎）

14 剂，水煎服，日一剂。

患者临床表现为全身淋巴结肿大，反复感冒，易于腹泻，舌质黯红，舌苔黄腻，证属湿热毒邪，郁滞不解，正气已伤，卫外不固，脾气已虚。治以益气扶正，清热解毒，软坚散结，方中生黄芪益气扶正，金银花、夏枯草、丹参清热解毒，浙贝母、瓜蒌皮、牡蛎、白芥子软坚散结。

病案 8

某某，女，51 岁。

2011 年 2 月就诊，患者 1995 年发现感染艾滋病毒，经过多次抗病毒药物治疗，病情反复不减。目前持续发热 2 月，呈弛张热，不恶寒，不恶热，极度消瘦，大肉已脱，腹胀，饮冷、冷食则引起腹泻，肝大，转氨酶升高，对全部抗艾滋病毒药物耐药。舌淡黯，有瘀斑，苔水滑，脉细滑。

处方：

生黄芪 20g　西洋参 15g　柴胡 10g　黄芩 10g

赤芍 15g　丹参 15g　茵陈 30g　生地 15g

生牡蛎 30g（先煎）　炙鳖甲 30g（先煎）　生槟榔 15g
生甘草 5g

14 剂，水煎服，日一剂。

患者持续发热，极度消瘦，大肉已脱，是病情严重，已发展为虚劳，属于气虚发热，治疗要以扶正为主，甘温以除热，益气以养阴，散结以理气，方中生黄芪、西洋参益气养阴，甘温除热；柴胡、黄芩和解少阳，调理枢机，透邪外出；牡蛎、鳖甲、槟榔散结理气。

病案 9

某某，男，41 岁。

2011 年 2 月就诊，患者为艾滋病合并隐球菌性脑膜炎，继发癫痫，反复发作。目前发热不退，神识不清，头部剧痛，颈项强直，四肢抽搐，角弓反张，大便已通，舌卷，舌红绛，苔黄燥，脉弦滑。

处方：

羚羊角片 15g　水牛角片 15g（先煎）　全蝎 1.5g　蜈蚣 1.5g
黄芩 10g　栀子 10g　龙胆草 10g　赤白芍各 15g
生地 30g　天麻 10g　钩藤 15g　麦冬 15g
玄参 15g

14 剂，水煎服，日一剂。

患者临床表现为高热不退，颈项强直、四肢抽搐、角弓反张，是热毒内蕴，热盛动风之证，治以清热平肝，息风解痉，方中羚羊角、水牛角、全蝎、蜈蚣清热平肝，息风解痉；黄芩、栀子、龙胆草、生地清热泻肝，凉血解毒。

病案 10

某某，男，42 岁。

2012 年 1 月就诊，患者面色黧黑，面颊极度消瘦，是由于服用抗病毒药物引起的脂肪重新分布，纳可，大便时好时坏，好时成形一天一次，不好时不成形，一天二次，脉右细无力，舌黯红苔少。

处方：

生黄芪 20g　党参 15g　炒白术 30g　茯苓 15g
灵芝 15g　当归 15g　白芍 15g　仙灵脾 10g
巴戟天 10g　菟丝子 15g　女贞子 10g　制首乌 10g
生麦芽 15g　南沙参 15g　焦山楂 15g　生甘草 6g

14 剂，水煎服，日一剂。

患者临床表现为面部肌肉萎缩，大便易泄，证属脾气虚弱，不能化气生血，气血两虚，治以益气健脾，补血生血，以生肌长肉,方中生黄芪、党参、白术、茯苓益气健脾;当归、白芍养血补血;麦芽、山楂消积导滞。

病案 11

某某,男,37 岁。

2012 年 1 月就诊,患者 2006 年查出艾滋病,当时 CD4$^+$ T 淋巴细胞计数为 50,患病初期体重 80kg,抗病毒治疗后身体消瘦,现在 CD4$^+$ T 淋巴细胞计数已经升到 300。目前咳嗽,平卧时易咳嗽,无痰,睡眠多梦,舌淡黯,苔微黄,脉弦紧细。

处方:

当归 10g 赤白芍各 15g 生地 15g 柴胡 10g

黄芩 10g 炙枇杷叶 10g 炙百部 10g 冬花 10g

生龙牡各 30g(先煎) 合欢花 30g 酸枣仁 30g 茯苓 15g

石菖蒲 10g 远志 10g 生甘草 5g

14 剂,水煎服,日一剂。

患者临床表现为身体消瘦,咳嗽,睡眠不安,是由于脾气虚弱,气不生血,而致肝血亏虚,血虚不能养神,魂不守舍,则梦多纷纭,治以滋阴养血,疏肝安神,润肺止咳,方中当归、白芍、生地补血养血;柴胡、黄芩、酸枣仁、合欢花疏肝安神;枇杷叶、炙百部、款冬花润肺止咳。

临 证 备 要

一、病因病机分析

根据艾滋病急性感染期的临床表现,身热,微恶风,自汗出,头痛,咽痛,咳嗽,痰黄黏稠,舌苔薄白兼黄,具有传染

427

性、流行性，可见艾滋病病毒是温热性质的疫疠毒邪。

艾滋病病毒感染人体后，伏而不发，潜藏体内，损伤人体正气，待人体正气耗伤殆尽，阴阳俱虚，则疫疠毒邪暴戾猖獗，迅速充斥表里、内外，弥漫上、中、下三焦，造成多脏腑、多组织的广泛损害，心、肺、脾、胃肠等皆可受累，形成正虚邪盛、五脏俱衰的病证，危及生命。可见艾滋病的基本病机是本虚标实。

二、辨证治疗要点

在艾滋病的临诊中，按照三期进行辨证论治，治疗时应首先辨清阶段，以及疫疠毒邪的属性，明确其病变在何脏、何腑。急性感染期治疗的原则是尽快透邪外出，消除急性感染的症状，杀灭病毒。潜伏期的治疗原则是增强机体的免疫功能，调整全身的功能状态，使正邪处于平衡状态，尽量延缓发病时间。对于发病期患者的治疗原则是减轻临床症状，提高生存质量，延长生命，降低死亡率。

艾滋病具有临床表现复杂多样，机会性感染和并发症较多，其临床证候多为复合证、兼夹证、转化证，治疗上要强调抓主症，以解决主要矛盾为中心。

在急性感染期，患者出现病毒血症和免疫系统的急性损伤。患者可出现急性感染过程，表现为发热，咽痛，头痛，肌肉酸痛，恶心呕吐等症状，此时的治疗重点在于解表清热，解毒祛邪，常用银翘散加味，既可以缓解发热、咽痛等临床症状，又可以抗病毒，还可以适当应用具有抗病毒作用的中药，以增强抗毒祛邪的作用。

在无症状艾滋病期，患者体内病毒大量复制，损害免疫功能，但免疫代偿尚维持相对的平衡。患者常常不表现出明显的临床症状，但临床观察发现，此时患者多表现为舌质偏淡，舌苔白腻，随着病程延长，逐渐出现消瘦、乏力、汗出、易感冒、泄泻等症状，这时的治疗重点在于益气扶正，补肺健脾，可选用参苓白术散、十全大补汤等治疗，以益气扶正，提高患者免疫功能，减缓 CD4$^+$T 淋巴细胞的下降幅度，稳定或降低病毒载量，改善患者的一般状态，减轻临床症状，延缓艾滋病的发展进程。

在艾滋病期，患者的免疫功能明显下降，甚至表现为免疫功能衰竭，表现为长期发热、消瘦、慢性腹泻，以及各种机会性感染等，这时的治疗需要根据患者的不同临床特征，辨证施治。

1. 热毒内蕴，痰热壅肺证　发热，头痛，咳嗽，喘息，痰多色黄，胸痛，口干口苦，舌红，苔黄，脉弦数。艾滋病机会性感染之上呼吸道感染、肺炎（包括 PCP）初、中期可参考本证论治。治以清热解毒，宣肺化痰，方用清金化痰汤加减。

2. 肺脾气虚，痰湿阻肺证　咳嗽，痰多白色质黏，易于咯出，晨起痰多，疲乏无力，纳呆食少，脘腹胀满，大便黏滞不畅，舌质淡胖，舌苔腻，脉滑。艾滋病机会性感染之上呼吸道感染、肺炎（包括 PCP）初、中期可参考本证论治。治以益气补肺，燥湿化痰，方用六君子汤加减。

3. 气阴两虚，肺肾不足证　低热盗汗，五心烦热，口干咽燥，干咳少痰，痰稠黏难咳出，倦怠乏力，或面色萎黄，气短心悸，头晕，咳嗽无力、咳痰困难或挟血丝，或恶风、多汗。舌质淡而有裂纹，舌苔少，脉细。艾滋病呼吸系统机会性感染（包括 PCP）之后期可参考本证论治。治以补肺益气，滋肾养阴，方用生脉散合百合固金汤加减。

4. 肝经风热，湿毒蕴结证　疱疹，口疮反复发作，不易愈合；皮肤瘙痒或糜烂、溃疡，或小水泡、疼痛、灼热，可发于面部躯干，或发于口角、二阴，口苦，心烦易怒。舌质红苔腻，脉滑数。艾滋病见带状疱疹、单纯性疱疹、脓疱疮、脂溢性皮炎、药疹等可参考本证论治。治以清肝泻火，利湿解毒，方用龙胆泻肝汤加减。

5. 痰气交阻证　瘰疬肿块，抑郁寡欢，病情常随情绪而变化，善太息，按之不痛或轻痛，胸胁胀满，大便不爽，妇女可见月经不畅或痛经或兼血块。舌淡红苔薄白，脉弦。艾滋病出现的卡波西肉瘤，或淋巴瘤紫色丘疹和结节，或颈部淋巴结核等可参考此型论治。治以利气化痰、解毒散结，方用消瘰丸合逍遥丸加减。

6. 元气虚衰，肾阴亏涸证　形体消瘦，乏力身摇，水谷难入；四肢厥逆，神识似清似迷，冷汗淋漓，下利清谷或洞泄不止；或口腔舌面布满腐糜；或面色苍白，疲惫腰酸，夜尿增多，甚至失禁；口干咽燥，声音嘶哑。舌苔灰或黑或舌光剥无苔，脉虚大无力或脉微欲绝。艾滋病晚期恶液质可参考本证治疗。治以大补元气，滋阴补肾，方用补天大造丸加减。

目前中医临床治疗艾滋病面对的主要问题是解决抗艾滋病毒药物的毒副作用，如改善睡眠，防治失眠或嗜睡；保护肝脏，降低转氨酶；改善贲门功能，缓解贲门闭合不良引起的食管反流，食欲不振等。对于失眠，临床常用酸枣仁汤、黄连温胆汤治疗。对于肝损害，可以应用茵陈五苓散治疗。对于抗病毒药物引起的脂肪重新分布，临床常用补中益气汤、归脾汤治疗。对于贲门闭合不良，可以应用柴胡疏肝散、半夏泻心汤治疗。

第五节　带状疱疹

带状疱疹（herpes zoster，HZ）是由水痘-带状疱疹病毒（varicella- zoster virus，VZV）引起的急性疱疹性皮肤病。其特征为簇集性水疱沿身体一侧周围神经，呈带状分布，伴有显著的神经痛及局部淋巴结肿大，愈后极少复发。带状疱疹可见于任何年龄，但多见于成人，90%见于 50 岁以上的人，早年有水痘接触史，但不一定有水痘发病史。在无或低免疫力的人群（如婴幼儿）接触带状疱疹患者后，一般只能引起水痘，而不会发生带状疱疹。病毒感染后以潜伏形式长期存在于脊神经或颅神经的神经节细胞中，被某些因素激活后，病毒从一个或数个神经节沿相应的周围神经到达皮肤，引起复发感染，即带状疱疹。患原发水痘后能再发带状疱疹，但带状疱疹发生后很少复发，这与前者发病后产生不完全免疫及后者发病后产生完全持久性免疫有关。带状疱疹常呈散发性，与机体免疫功能有关。在老年人，局部创伤后，系统性红斑狼疮、淋巴瘤、白血病以及较长期接受皮质激素、免疫抑制剂和放射治疗的患者，较正常人明显易感，且病程迁延，病情较重，后遗神经痛也较突出。

带状疱疹的临床表现：发病前局部皮肤往往先有感觉过敏或神经痛，伴有轻度发热、全身不适、食欲不振等前驱症状，亦可无前驱症状而突然发病。患部先发生潮红斑，继而其上出现多数成群簇集的粟粒至绿豆大的丘疱疹，迅速变为水疱，水疱透明澄清，疱壁紧张发亮，疱周有红晕。数群水疱常沿皮神经排列呈带状，各群水疱间皮肤正常。10 余日后水疱吸收干涸、结痂。愈后留有暂时性淡红色斑或色素沉着，不留疤痕。亦可因疱膜破溃形成糜烂，甚至坏死或继发化脓感染。全病程约 2～3 周。

由于机体免疫功能和受侵神经的不同，本病在临床上有以下特殊的表现类型：①不全型带状疱疹（顿挫型）：局部不出现皮疹或只出现红斑或丘疹，无典型水疱，很快自行消退。②大疱型带状疱疹：可出现直径大于 0.5cm 的大疱，如樱桃大小。③出血型带状疱疹：水疱内容为血性或形成血痂。④坏疽型带状疱疹：皮疹中心可坏死，结黑褐色痂皮，不易剥离，愈合可遗留瘢痕，多见老年人及营养不良的患者。⑤泛发型（播散型）带状疱疹：病情严重，有死亡病例报告，本型少见。

局部发疹至播散全身时间约 1～10 天，水疱簇集，有融合倾向，可累及肺、脑等器官，常伴高热、头痛等中枢神经受累症状，多见衰弱的老年人及恶性淋巴瘤患者。⑥眼带状疱疹（三叉神经眼支）：多见于老年人，疼痛剧烈，可累及眼角膜、结膜、虹膜睫状体、巩膜等发炎，甚至全眼球炎，以致失明。上行感染可引起脑膜炎，而致死亡。⑦耳带状疱疹（Ramsay hunt 综合征）：面瘫、耳聋、外耳道疱疹三联征。VZV 侵犯膝状神经节后根，引起面神经、听神经受累所致。表现为单侧面瘫、外耳道疱疹、鼓膜疱疹伴患侧耳痛、耳鸣、耳聋、乳突压痛，舌前 1/3 味觉障碍，常伴有眩晕、恶心、呕吐、眼球震颤等症状。⑧内脏带状疱疹：VZV 侵犯脊神经后根神经节引起交感和副交感神经的内脏神经纤维支配区发疹，出现胃肠道及泌尿道症状，可发生节段性胃肠炎、膀胱炎；若侵犯胸腹膜，引起胸、腹膜炎症或积液。本型少见。

临床诊断主要依据：①皮损特征，皮损为在红斑或正常皮肤上出现簇集成群的丘疹及水疱，延一侧周围神经呈带状分布，中间皮肤正常。②有明显的神经痛，伴局部淋巴结肿大。③在带状疱疹前驱期及无疹性带状疱疹，有时易误诊为肋间神经痛、胸膜炎或急腹症等。

带状疱疹属于中医学蛇串疮、缠腰火龙、缠腰火丹等疾病范畴。

病案 1

林某某，女，64 岁。

2011 年 5 月 19 日一诊。患者因皮肌炎继发肺纤维化在周教授门诊就诊，本次就诊时主诉腰腹部起疱疹，红肿疼痛 20 天，由于劳累引起，疱疹呈片状红色丘疹，上有水疱，剧烈疼痛，服用西药"抗病毒、营养神经"，症状有所缓解，现大部分水疱已干结，仍可见红色丘疹，夜间疼痛明显。舌淡黯苔白，脉细数。

处方：

柴胡 10g　黄芩 10g　炒山栀 10g　龙胆草 6g

金银花 20g　马齿苋 10g　蒲公英 15g　贯众 10g

生地 15g　赤芍 15g　香附 10g　郁金 10g

元胡 10g　毛冬青 15g　紫草 10g　生甘草 10g

14 剂，水煎服，日一剂。

2011 年 6 月 2 日二诊。患者服药后带状疱疹疼痛基本消失，水疱结痂，红色丘疹颜色消退，已与皮肤基本平齐。舌质黯红，苔白，脉弦细。

处方：

生黄芪 20g　银花 20g　当归 10g　鸡血藤 20g

红藤 15g　桑枝 15g　桑寄生 15g　仙灵脾 10g

巴戟天 10g　杜仲 10g　灵芝 15g　红景天 15g

毛冬青 15g　葛根 20g　焦山楂 15g　人参粉 3g（冲服）

苍术 20g　白术 20g　猪苓 15g　茯苓 15g

赤芍 10g　白芍 10g　炙甘草 6g

14 剂，水煎服，日一剂。

带状疱疹患者最常见的证候为肝胆湿热证，常用龙胆泻肝汤加减治疗而收效。本案患者就诊时已是带状疱疹的后期阶段，但患者仍有红色丘疹，夜间疼痛，证属湿热未尽，故用龙胆泻肝汤为主，还配伍了一些具有抗病毒作用的药物，如金银花、马齿苋、贯众、蒲公英、紫草等，以清热凉血解毒，促进带状疱疹吸收、消散；以香附、郁金、元胡行气活血止痛；生地、赤芍、紫草凉血解毒。二诊时患者带状疱疹已愈，故以益气活血法治疗原发病。

病案 2

刘某某，男，71 岁。

2007 年 3 月 19 日一诊。患者因左侧腰腹部带状疱疹就诊，疹色鲜红，上覆水疱，疼痛剧烈，夜间加重。舌红苔黄，脉弦。

处方：

柴胡 10g　黄芩 10g　炒山栀 10g　龙胆草 10g
白芍 15g　车前草 15g　蒲公英 10g　丹皮 10g
生地 15g　赤芍 15g　香附 10g　当归 10g
元胡 10g　紫草 10g　生甘草 6g　羚羊角粉 0.6g（冲服）

7 剂，水煎服，日一剂。

2007 年 3 月 26 日二诊。患者服药后疼痛减轻，水疱已消，疹色暗红。舌红，苔黄，脉弦。

处方：

上方去当归

加丹参 15g。

7 剂，水煎服，日一剂。

该患者就诊时属于带状疱疹的极期，皮肤红疹，疹色鲜红，上覆水疱，疼痛剧烈，辨证属于肝胆湿热证，治以清利湿热。方以龙胆泻肝汤清泻肝胆湿热，凉血活血解毒，配伍羚羊角粉以清热凉血，解毒止痛，是清肝经热毒的佳品。二诊时症状明显减轻，加丹参加强活血解毒之力。

病案 3

岳某，男，46 岁。

2009 年 9 月 12 日一诊。患者因发热 5 天就诊。9 月 8 日开始发热，体温 38.3～38.9℃，头痛如裂，烧灼感，曾在北医三院、宣武医院就诊，查头颅 CT 未见异常，输液 3 天后皮肤出现过敏性药疹，仍发热不退，高热恶寒，无汗，头痛，左侧头皮不可触摸，口渴，烦躁易怒。舌红苔薄黄，脉滑数。

处方：

柴胡 10g　黄芩 10g　苏叶 10g　荆芥 10g

银花 20g　连翘 15g　板蓝根 15g　川芎 30g

防风 10g　羌活 10g　白芷 10g　薄荷 10g（后下）

香附 10g　白蒺藜 10g　赤白芍各 30g　甘草 10g

　　5 剂，水煎服，日二剂，每 4～6 小时服一次。

2009 年 9 月 15 日二诊。患者服药一剂后热退，二剂后头痛止，头面部陆续出现带状疱疹，疹色鲜红，覆有水疱。舌红苔薄黄，脉滑。

处方：

柴胡 10g　黄芩 10g　金银花 20g　连翘 15g

板蓝根 15g　炒山栀 10g　蒲公英 10g　丹皮 10g

香附 10g　赤白芍各 30g　紫草 10g　甘草 10g

　　　　　　　　　　5 剂，水煎服，日一剂。

继续调治后痊愈。

本例以高热、剧烈头痛为特点，西医院未能明确诊断，根据其临床特点，诊为头面部带状疱疹，热毒内蕴，上攻头面，因病在头部，故治以清热解毒，并重用活血祛风散风药，收效迅速。方用金银花、连翘、板蓝根清热解毒；柴胡、黄芩和解表里；苏叶、荆芥、羌活、白芷、防风、薄荷祛风散风；川芎、香附、赤芍、白芍活血养血散风。

临 证 备 要

一、病因病机分析

中医认为带状疱疹的发病多为正气虚弱，毒邪乘虚侵入为因；经络阻滞、气血郁闭是发病之理；湿热内蕴、感受毒邪是病机特点。病毒稽留不去，湿热余毒未尽，瘀阻络脉，损伤脉络，故疼痛持久存在。正如《临证指南医案》所说："盖久病必入于络，络中气血，虚实寒热，稍有留邪，皆能致痛。"血行涩滞，瘀阻脉络，气血运行失司，不通则痛。

毒邪和正气虚弱可以相互为因，毒邪的感染是发病不可缺少的因素，正虚是发病的基础。引起正气不足的原因很多，如劳倦过度、嗜酒肥甘、久病体虚、情志不遂等均可导致正气虚弱，这就给湿热毒邪提供了致病的必要条件。临床上带状疱疹重症患者多是年老体弱者，脏腑功能低下，久病不愈，更伤及阴阳气血，出现阳失温煦，阴失濡养，则形成不荣则痛。

从临床上看，带状疱疹有热重和湿重两种不同的证候类型，热重者有肝火，有热毒，有湿热毒火；湿重者有脾胃湿热，中焦湿阻，脾虚湿阻；后期有后遗神经痛者，可为湿热未除，肝气郁滞导致的不通则痛，也可为气血不足，经脉失养引起的不荣则痛。

周教授认为带状疱疹的基本病机是病毒深伏于体内，由于情志不遂、饮食失调、过度疲劳等原因引起正气亏虚，无力抑制内伏的邪毒而诱发，由于气滞郁久化火，火毒蕴结，循经而发为疱疹。皮疹特征为簇集性粟粒大小丘疹，迅速发为水疱，内容透明澄清，伴有剧烈的神经痛，皮损灼热疼痛，口苦咽干，为肝经湿热之证。若素体脾虚，湿热内蕴，泛溢肌肤，则皮损特征为丘疹呈淡红色，水疱糜烂渗液多，疼痛较轻，为脾虚湿盛之证。久病、年老、体虚者，常迁延不愈，甚至于皮疹消退后遗留较长时间的神经痛，是由于气虚气滞，瘀毒阻于络脉，脉络不通，而致疼痛持久不消，是气虚血瘀之证。

二、辨证治疗要点

在带状疱疹辨证治疗时，首先要注意辨别是热重还是湿重，是热重还是毒重，使治疗更具有针对性，药到病除，疗效迅速。热重者皮损色红，灼热疼痛，口干口苦，小便黄赤，大便秘结，舌红苔黄；湿重者皮疹为淡红色，水疱明显，常常糜烂渗液，脘痞不舒，大便黏滞不爽，舌苔白腻微黄；毒重者皮损色深紫暗红，水疱可呈血性，或皮损泛发全身，或伴有高热、神昏等临床表现。

带状疱疹的治疗目的是加快疱疹吸收，降低疼痛强度和持续时间，减少后遗神经痛等并发症的发生。从治疗途径上又可分内治、外治和针灸疗法。

带状疱疹多发在身体某部位的一侧，因此定位于肝胆经，但发于上部（头面耳）、中部（胸背腹腰）、下部（双下肢及足），部位不同，治疗中要适当加用引经药，以引药到病所。同时，病位在上部要加祛风药，如荆芥、白芷、白蒺藜、川芎、防风、羌活等；病位在中部要加祛湿药，如薏苡仁、苍术、厚朴、白豆蔻等；病位在下部要加利水药，如泽泻、车前子、车前草、猪苓、茯苓等。

发于头面部位的患者常伴有剧烈的头痛，如初起同时伴有恶寒发热，易于与流脑、乙脑等脑部感染性疾病混淆，要注意鉴别，带状疱疹引起的头痛多固定在一侧，呈烧灼样疼痛，局部皮肤敏感，不可触摸，也无颅内压增高引起的脑膜刺激征。在清热解毒、凉血利湿基础上，加用辛凉宣透药物，如银花、连翘、川芎、白芷、白蒺藜，以透邪外出。治疗上还可应用大青叶、马齿苋等具有抗病毒作用的药物以祛邪。后期疱疹结痂但局部皮肤仍感疼痛，可应用养阴清肺汤加滋阴降火之品以凉血清热，滋阴降火。

由于患者多患有糖尿病、高血压、冠心病、类风湿关节炎、干燥综合征等慢性疾病，由于劳累、饮食不节等诱因引发，治疗时既要注重清热解毒，疏利气机，祛邪外出，也要根据患者不同的基础疾病，气血阴阳虚损的不同，如糖尿病患者多阴虚阳亢，冠心病患者多痰浊内盛，类风湿关节炎患者多肝肾不足，配伍不同的扶正药物。经治疗皮损消退后，还要继续服药一定时间，以调整阴阳平衡，预防带状疱疹后遗神经痛的发生。

在内服中药基础上，还可以配合外用中药，以发挥局部吸收、治疗作用。常用如意金黄散，温水调敷患部，或以大黄粉、黄连粉、青黛粉等量和匀，调敷患部，或鲜马齿苋、玉簪叶捣烂外敷。可发挥清热解毒，促进水疱吸收、结痂的作用。如果水疱破溃，可用四黄膏或青黛膏外涂。若水疱较大，疼痛剧烈，可用三棱针或消毒针头挑破，使疱液流出，以减轻疼痛。

第六节　病毒性心肌炎

病毒性心肌炎是一种与病毒感染有关的，局限性或弥漫性的急性、亚急性或慢性炎症性心肌疾病，是最常见的感染性心肌炎。轻度心肌炎的临床表现较少，诊断较难，故病理诊断远比临床发病率为高。近年来随着检测技术的提高，发现多种病毒可引起心肌炎，其发病率呈逐年增高趋势，是遍及全球的常见病和多发病。各种病毒都可引起心肌炎，其中以引起肠道和上呼吸道感染的病毒感染最多见。肠道病毒为微小核糖核酸病毒，其中柯萨奇、埃可、脊髓灰质炎病毒为致心肌炎的主要病毒；黏病毒如流感、副流感、呼吸道合胞病毒等引起的心肌炎也不少见；腺病毒也时有引起心肌炎。此外，麻疹、腮腺炎、乙型脑炎、肝炎、巨细胞病毒等也可引起心肌炎。临床上绝大多数病毒性心肌炎由柯萨奇病毒和埃可病毒引起。柯萨奇病毒的 B 组为人体心肌炎的首位病原体。本病以学龄前期及学龄儿童多见，预后大多良好，除少数迁延不愈，一般均在 6～12 个月内恢复。但少数可发生心力衰竭、心源性休克等。

病毒性心肌炎的临床表现：患者的临床表现取决于病变的广泛程度和部位，轻者可无症状，重者可出现心力衰竭、心源性休克和猝死。患者常在发病前 1～3 周有上呼吸道或肠道感染史，表现为发热、全身酸痛、咽痛、倦怠、恶心、呕吐、腹泻等症状，然后出现心悸、胸闷、胸痛或心前区隐痛、头晕、呼吸困难、水肿，甚至发生 Adams-Stokes 综合征；极少数患者出现心力衰竭或心源性休克。体征：①心脏增大：病情轻者通常无心脏增大，重者可出现心脏轻到中度增大；②心率和心律的改变：与发热不平行的心动过速、心率异常缓慢和各种心律失常，其中以室性期前收缩最常见；③心音变化：第一心音减弱或分裂，心音可呈胎心律样；④若同时有心包受累，则可闻及心包摩擦音；⑤合并心力衰竭的其他体征：肺部湿性啰音、颈静脉怒张、肝脏增大和双下肢水肿等；⑥病情严重者可出现心源性休克的体征。

病毒性心肌炎根据病情变化和病程长短，可分为四期。①急性期：新发病、临床症状和检查发现明显而多变，病程多在 6 个月以内。②恢复期：临床症状和客观检查好转，但尚未痊愈，病程一般在 6 个月以上。③慢性期：部分患者临床症状、客观检查呈反复变化或迁延不愈，病程多在年以上。④后遗症期：患心肌炎时间已久，临床已无明显症状，但遗留较稳定的心电图异常，如室性早搏、房室或束支传导阻滞、交界区性心律等。

诊断要点：①病前 1～3 周，有消化道或呼吸道感染史。②临床表现有明显乏力，面色苍白，多汗头晕，心悸气短，胸闷或心前区疼痛，四肢发冷，等等。婴儿可见拒食，发绀，肢凉，凝视，等等。③心脏听诊心率加快，心音低钝，心尖部第一心音减弱，或呈胎音样，有奔马律、期前收缩、二联律或三联律，心尖部可有 I～Ⅱ级收缩期杂音。④心电图检查，心律失常，主要导联 ST 段可降低，T 波低平或倒置。⑤X 线检查提示心脏呈球形扩大，各房室增大。⑥实验室检查，血沉增快，谷草转氨酶、肌酸磷酸激酶、乳酸脱氢酶及同工酶增高。早期可从鼻咽、粪便、血液、心包液中分离出病毒，恢复期血清中该病毒相应抗体增高。

根据病毒性心肌炎的发病特点和临床表现，应属于中医"风温"、"心悸"、"怔忡"、"虚劳"等范畴。

病案 1

王某某，男，70 岁。

2004 年 2 月 26 日一诊。患者患病毒性心肌炎一年余，时常心悸气短，胸闷不舒，偶有间跳，近日外感风寒，恶风，咳嗽，少许白痰。舌质淡，苔白，脉细。心电图示：频发室早。

处方：

生黄芪 20g　金银花 20g　当归 10g　桂枝 6g

前胡 10g　生地 30g　丹参 15g　甘草 5g

大枣 6 枚　生龙牡各 30g（先煎）

14 剂，水煎服，日一剂。

本证为气阴不足，瘀毒阻络，兼有外感，治以益气活血通络为法，佐以解表，以芪银三两三为主方。黄芪配金银花益气解毒、通络开痹，黄芪配当归补血活血通窍，少佐甘草，清热解毒，生地滋阴，丹参活血，桂枝温心阳，通血脉；桂枝、前胡宣散解表，生龙牡安神定悸。

病案 2

林某某，男，18 岁。

2003 年 3 月 4 日一诊。自述平素体质较差，3 月前感冒后诱发心肌炎，出现胸闷、憋气、心前区时有针扎样疼痛、睡眠不实。现已被迫辍学在家休养。初诊时身微热、咽痒、咳嗽无痰，乏力，少气懒言，胃脘胀满。舌质黯红边有瘀斑，苔薄黄微腻，脉细。心电图示 ST 段压低，T 波低平。

处方：

生黄芪 30g　金银花 30g　当归 30g　甘草 5g

旋覆花 10g（包煎）　郁金 10g　半夏 10g　苏梗 10g

杏仁 10g　前胡 10g　射干 10g　蝉衣 10g

4 剂，水煎服，日一剂。

2003 年 3 月 9 日二诊。患者诉服药后咳嗽减轻，夜间睡眠明显改善，胸闷亦有所减轻，但仍觉胸中刺痛，易困乏，欲睡眠。舌质黯红边有瘀斑，苔薄黄腻，脉细。

处方：

原方去半夏、苏梗，

加石菖蒲 15g、五味子 10g。

14 剂，水煎服，日一剂。

如是加减前后治疗 1 月，诸症均除，心电图恢复正常，返校继续学习。

患者为青年男性，明确诊断为病毒性心肌炎。就诊时表现为发热、咳嗽、心悸胸闷、胸痛，辨证为风热邪气未尽，邪气内犯心包，治以益气养心，宣散风热。方中生黄芪、当归益气养血，养心安神；金银花、射干清热解毒；前胡、蝉衣疏风解表；郁金、苏梗理气行气；旋覆花、半夏和胃降逆。二诊患者症状减轻，加石菖蒲、五味子养心安神，疗效明显。

病案 3

贾某，男，21 岁。

2011 年 5 月 20 日一诊。患者因心悸、气短 1 周来诊。3 周前患肺炎，发热、咳嗽，经抗感染治疗后热退咳减，1 周来自觉心悸，气短，活动后加重，疲乏无力，纳可，大便通，舌红，苔薄，脉细数。嘱患者查心电图、心肌酶谱、超声心动图。

处方：

生甘草 10g　生地 30g　当归 10g　丹参 10g

生黄芪 30g　赤芍 15g　银花 20g　黄精 15g

441

甘松 10g　五味子 10g　酸枣仁 15g　生龙牡各 30g
桂枝 6g　琥珀粉 3g（冲服）

7 剂，水煎服，日一剂。

2011 年 5 月 27 日二诊。患者诉服药后心悸明显减轻，无气短，可正常活动，已恢复正常学校学习，大便不成形，每日一行。舌淡红，苔薄白，脉细。心电图示窦性心动过速。

处方：

原方去琥珀粉，

加炙甘草 10g、焦山楂 15g。

14 剂，水煎服，日一剂。

2011 年 6 月 10 日三诊。服药后患者无心悸气短感觉，正常活动、上学，但其父亲诉说患者入睡后心率仍快，在 90～100 次/分之间，要求继续服用中药调理。舌淡红，苔薄白，脉弦细。

处方：

生甘草 10g　生地 30g　当归 10g　丹参 10g
生黄芪 30g　赤芍 15g　金银花 20g　黄精 15g
甘松 10g　五味子 10g　酸枣仁 15g　生龙牡各 30g
桂枝 6g　炙甘草 10g　焦山楂 15g　党参 10g
忍冬藤 30g

14 剂，水煎服，日一剂。

患者心悸继发于上呼吸道感染之后，病毒性心肌炎可能性大。热病后期，气阴两虚，热毒损伤心络，心神失养，发为心悸，治以益气活血，清热解毒，安神定悸。炙甘草汤益气养阴血，安神定惊；配合大剂量金银花、生甘草清热解毒；又配伍生龙牡、琥珀粉镇心安神，迅速收效。二诊心悸减轻，但出现大便溏薄，加焦山楂消食止泻；炙甘草甘温益气，滋阴增液，通经脉，利血气，养心定悸。三诊患者夜间心率仍然较快，乃心气、心阴不足之征，再加党参补气益气；忍冬藤清热通络。

临 证 备 要

一、病因病机分析

病毒性心肌炎是感受温热毒邪引起的病症，由于正气不足，邪毒侵心，损伤心气、心阴，心脉失养而发为心悸。急性期就诊时常见实热表证，恢复期就诊者常见心阴虚证、心气虚证、气虚血瘀证等，后期常见心气阴两虚证、心阳虚证、阳虚水泛证等。如《素问·痹论》云："脉痹不已，复感于邪，内舍于心。"明代医家沈金鳌在《杂病源流犀烛·怔忡源流》中谈到："或由阳气，或由阴血内耗，或由水饮停于心下，水气乘心，侮其所胜。"

温热之邪，袭表侵肺，肺卫受阻，宣肃失司，故见恶寒、发热、咳嗽、流涕等症。热毒之邪逆传心包，浸淫心脏，心阴受损则心悸，心气被邪所遏，失于舒展，则胸闷不适，时有怔忡。心病日久，气阴两伤，或心气被邪所遏，运行失畅，气滞血瘀，瘀血内阻，导致胸闷、心悸、怔忡；或素为痰湿之体，邪毒侵心，痰湿内阻，胸闷、气憋，头晕、头胀。气阴两伤或痰湿内阻日久，易致心阴亏损，心阳不足，阳虚水泛则见浮肿，水气凌心射肺则见气短、咳嗽。若阳气外越，则汗出淋漓，肌肤湿冷，甚则亡阳虚脱。

二、辨证治疗要点

临床辨证时，首先辨别是阴虚、血虚为主，还是气虚、阳虚为主。阴虚者多见五心烦热，心悸不宁，夜寐不安，口干口渴，舌红苔少；阳虚者多见畏寒喜暖，自汗恶风，气短懒言，心中空虚，易惊易恐，舌淡苔白。再辨是否兼有邪实，是瘀血，还是痰饮内停。血瘀者多见心胸阵发刺痛，舌质紫黯，或

443

有瘀斑瘀点；痰饮内停者多见头晕目眩，胸闷，脘腹胀满，恶心纳呆，下肢水肿，甚则夜间心悸、喘息不能平卧。

就其证候而言，初期邪盛为主，兼有心气不足，继而虚实互存，后期正虚邪少。根据病毒性心肌炎的三期证候的不同，治疗上初期以祛邪为主兼有扶正，益气养阴；继而当扶正达邪为主，益气养阴，活血通络，化痰利水；后期以补益气血阴阳为主。还有部分患者由于误诊误治，迁延日久，可以导致心脏扩大，出现心阳衰败，水气凌心，治当温补少阳，强心利水。

1. 心气不足，热毒内犯证　见于疾病初期，恶寒、发热、咽红流涕，心悸不宁，胸闷气短，动则尤甚，或夜寐不宁，舌尖红，苔薄黄，脉浮数或细数。治以益气养心，宣散风热，药用生黄芪、金银花、连翘、射干、杏仁、荆芥、生甘草等。

2. 脾胃湿热，内犯于心证　见于疾病初期，先见发热、身痛、恶心呕吐，腹胀腹痛，大便溏薄，一周左右出现心悸、胸闷、气短、乏力。舌苔薄黄，脉滑数。治以疏风清热，化湿解毒，方用甘露消毒丹加减。

3. 心阳不振，阳虚水泛证　见于疾病中期的重症患者，面色青白，心悸胸闷，喘促气急，气短，头晕目眩，下肢水肿。舌质淡，苔白，脉缓结或代。治以温通心阳，化饮利水，方用真武汤加减。

4. 心阴亏虚，瘀血阻络证　见于疾病恢复期，心悸气短，胸闷气憋，口干欲饮，五心烦热，头晕眼花，胃纳不香。舌质红少苔，脉细数或结代。治以清热养阴，疏通心络，方用生脉饮加减。

5. 心气不足，瘀血络阻证　见于疾病恢复期，心悸不安，气短乏力，胸闷，劳则加重，或动则气急，或头晕目眩，或心前区刺痛。舌质淡黯，脉细或数。治以益气养心，活血通脉，药用生黄芪、当归、金银花、生甘草、太子参、黄精、川芎、整三七、甘松、丹参等。

6.阴阳两虚，心脉失养证 见于疾病恢复期，心悸、气短、胸闷，多梦，大便不畅。或见面色㿠白，形寒肢冷，或见下肢水肿，脉沉弱无力；或见手足心热，舌红，少苔，脉细数。治以补心阳，养心阴，宁心神，方用炙甘草汤加减。

病毒性心肌炎的发展历程中极易出现反复外感或由于精神因素而诱发加重，故也应时刻注意病情之变化。或参合透表之法，或合用疏肝之法。在治疗得效后，一般嘱患者坚持用药3个月左右，以调整气血，预防感冒，防止疾病反复不愈，慢性迁延，甚至加重。

周教授认为，炙甘草汤是治疗病毒性心肌炎的良方，炙甘草汤方出自《伤寒论》，为滋阴补血、通阳复脉之剂，凡因伤寒、汗、吐、下或大失血后，血气虚损所引起的脉结或代，心动心悸皆可用之。方中炙甘草甘温益气，滋阴增液，通经脉，利血气，治外感热病后阴血虚损之脉结或代，心动心悸，为君药；地黄、阿胶、麦冬、麻仁滋阴补血，养心阴，充心脉；人参、大枣补气益胃，以滋脉之本源；桂枝、生姜行阳气，调营卫，通心脉。因地黄、阿胶等滋阴补血药阴凝黏滞，故以桂枝、生姜辛温通阳之品佐之，制其黏滞，使其轻灵流动，更益于血脉运行。正如张景岳所说："善补阴者，必于阳中求阴，则阴得阳生而泉源不竭；善补阳者，必于阴中求阳，则阳得阴助而生化无穷。"本方阴阳双补，血气并调，使血气充足，阴阳调和，则脉之结代，心之动悸，自能恢复正常。

第七节 流行性腮腺炎

流行性腮腺炎（epidemic parotitis）简称流腮，是由腮腺炎病毒侵犯腮腺引起的急性呼吸道传染病，并可侵犯各种腺组织或神经系统及肝、肾、心脏、关节等器官，儿童可并发脑膜脑炎，成人易并发睾丸炎、胰腺炎、卵巢炎。腮腺炎病毒属于副黏液病毒，系核糖核酸（RNA）型，很少变异，各毒株间的抗原性均接近，病愈后可获得持久免疫力。流行性腮腺炎患者和感染了腮腺炎病毒但未发病的隐性感染者是传染源，被带病毒的唾沫污染的食物、餐具、衣物亦可成为传染源，孕妇感染本病可通过胎盘传染胎儿，而导致胎儿畸形或死亡，流产发生率也增加。流行性腮腺炎患者和隐性感染者的唾液中有大量的腮腺炎病毒，腮腺炎病毒随患者和隐性感染者的唾液排出体外后，散播在空气中，腮腺炎病毒一般于发病前6天至腮腺肿大后9天可从患者唾液中分离出来，在腮腺肿大前1天和腮腺肿大后3天这段时间内传染性最强。于病程早期，也可从血液、脑脊液、尿或甲状腺等分离出腮腺炎病毒，飞沫的吸入是主要传播途径，接触患者后2～3周发病。流行性腮腺炎是儿童和青少年中常见的呼吸道传染病，多见于4～15岁的儿童和青少年，亦可见于成人，好发于冬、春季，在学校、托儿所、幼儿园等儿童集中的地方易暴发流行。

流行性腮腺炎的临床表现：主要表现为一侧或两侧耳垂下肿大，肿大的腮腺常呈半球形，以耳垂为中心，边缘不清，表面发热，有触痛，张口或咀嚼时局部感到疼痛。

流行性腮腺炎的诊断标准：①发病前2～3周有流行性腮腺炎接触史。②初期可有发热、乏力、肌肉酸痛、食欲不振、头痛、呕吐、咽痛等症状，但多数患儿症状不重或不明显。③起病1～2天腮腺肿胀，一般先见于一侧，1～2天后对侧肿胀。腮腺肿胀以耳垂为中心向周围蔓延，边缘不清楚，局部皮肤不红，表面灼热，有弹性感及触痛。腮腺管口可见红肿。患儿感到局部疼痛和感觉过敏，张口、咀嚼时更明显。部分患儿有颌下腺、舌下腺肿胀。同时伴中等度发热，少数高热。腮腺肿胀大多于1～3天到达高峰，持续4～5天逐渐消退而恢复正常，整个病程约10～14天。④血白细胞计数可正常，或稍降低，分类计数淋巴细胞相对增加。血及尿中淀粉酶增高。⑤不典型病例可无腮腺肿胀而以单纯睾丸炎或脑膜脑炎的症状出现，也有仅见颌下腺或舌下腺肿胀者。

辅助检查：①血清和尿淀粉酶测定：90％患者的血清淀粉酶有轻度和中度增高，有助诊断。淀粉酶增高程度往往与腮腺肿胀程度成正比。②对于无腮腺肿痛或再发病例及不典型可疑病例的确诊有赖于血清学及病毒方法。③病原学检查：从患儿唾液、脑脊液、尿或血中可分离出腮腺炎病毒。补体结合试验双份血清的效价 4 倍及其以上者可确诊，或一次血清效价达1∶64 者有诊断意义。用补体结合试验或 ELISA 法检测抗 V（Virus）和抗 S（Soluble）两种抗体，S 抗体在疾病早期的阳性率为 75％，可作为近期感染的证据，患病 6～12 月后逐渐下降消失，病后 2 年达最低水平并持续存在。临床上要注意与急性化脓性腮腺炎、儿童复发性腮腺炎相鉴别。

流行性腮腺炎当属于中医"痄腮"范畴，又称"蛤蟆瘟"、"鸬鹚瘟"、"时行腮肿"、"衬耳风"等。

病案 1

杨某某，女，36 岁。

2011 年 2 月 11 日一诊。患者因不孕症在周平安教授门诊就诊，本次就诊时发热 4 天，恶寒发热，无汗，左侧腮腺肿大疼痛，咽痛，口渴，舌黯红苔薄黄，脉细数。

处方：

生黄芪 15g　仙灵脾 10g　当归 10g　女贞子 15g

赤芍 10g　白芍 10g　生地 15g　板蓝根 15g

柴胡 10g　玄参 15g　升麻 10g　僵蚕 10g

连翘 10g　蒲公英 15g　夏枯草 15g　莪术 10g

马齿苋 15g

14 剂，水煎服，日一剂。

2011 年 2 月 15 日二诊。服药后寒热已退，左侧腮腺肿痛

447

消失，现倦怠乏力，腰酸腰痛，舌质黯红，苔黄腻，脉弦细。

处方：

生黄芪 15g　仙灵脾 10g　当归 10g　女贞子 15g

赤芍 10g　白芍 10g　生地 15g　板蓝根 15g

枸杞子 15g　玄参 15g　升麻 10g　香附 10g

川芎 15g　益母草 15g　桑寄生 15g　川断 15g

生甘草 6g

14 剂，水煎服，日一剂。

患者在治疗不孕症过程中合并了流行性腮腺炎，因此首诊以治疗痄腮为主，兼调冲任，药后肿消，二诊以调补冲任为主，兼顾痄腮，以求痊愈。治疗痄腮以普济消毒饮加减，以蒲公英、板蓝根、连翘、马齿苋清热解毒；僵蚕、莪术、夏枯草清热凉血，活血散结；柴胡、升麻引药上行，收效迅速。

病案 2

王某，女，42 岁。

2010 年 8 月 3 日一诊。左侧耳垂周围肿痛三天。不发热，咽痛，左侧耳垂、面颊周围肿痛，口干，失眠，大便干结。舌红苔薄黄，脉数。

处方：

柴胡 10g　黄芩 10g　黄连 6g　玄参 15g

桔梗 6g　僵蚕 10g　大青叶 10g　板蓝根 15g

连翘 10g　牛蒡子 10g　升麻 10g　生甘草 6g

生地 15g　虎杖 15g　夏枯草 15g

7 剂，水煎服，日一剂。

患者经治疗后症状迅速消失。

普济消毒饮是治疗痄腮的传统经验方，在临床应用时，要结合患者的具体情况，加减变通，收效更好。该患者处方减陈皮、马勃、薄荷，加虎杖清热解毒，活血通腑，使邪热从下而出；夏枯草、生地凉血解毒，散结消肿，合方疏风散邪，清热解毒，收效显著。

临 证 备 要

一、病因病机分析

流行性腮腺炎属于中医学痄腮的范畴，是因感受风温邪毒，壅阻少阳经脉引起的时行疾病，以发热、耳下腮部漫肿疼痛为主要临床特征，一般预后良好。少数儿童由于病情严重，可出现昏迷、惊厥等变证，年长儿如发生本病，可见少腹疼痛、睾丸肿痛等症。

流行性腮腺炎是由于风热毒邪引起的温病，由于人体正气虚弱，或儿童先天禀赋不足，感受风热毒邪后，壅阻于少阳经脉，与气血相搏，郁结不散，结于腮颊，导致耳前后肿胀疼痛，发为痄腮。临床常见证候有温毒在表，热毒壅盛，热毒内陷，湿毒下陷，邪毒窜腹，等等。

风温邪毒从口鼻而入，侵犯足少阳胆经。胆经起于眼外眦，经耳前耳后下行于身之两侧，终止于两足第四趾端。少阳受邪，毒热循经上攻腮颊，与气血相搏，气滞血郁，运行不畅，凝滞腮颊，故局部漫肿、疼痛。热甚化火，出现高热不退，烦躁头痛，经脉失和，机关不利，故张口咀嚼困难。足少阳胆经与足厥阴肝经互为表里，热毒炽盛，正气不支，邪陷厥阴，扰动肝风，蒙蔽心包，可出现高热不退、抽风、昏迷等症。足厥阴肝经循少腹络阴器，邪毒内传，引睾窜腹，则可伴有睾丸肿胀、疼痛或少腹疼痛。肝气乘脾，还可出现上腹疼痛、恶心呕吐等症。

二、辨证治疗要点

痄腮的辨证要点主要是辨别常证与变证，在常证中还要辨别是轻证还是重证。温毒在表属轻证，以发热不高，腮肿不甚并伴风温表证为特点，治以疏风清热，散结消肿；热毒壅盛属重证，以壮热烦渴，腮肿坚硬，咀嚼困难为特点，治以清热解毒，软坚散结。出现邪毒内陷心肝或邪毒引睾窜腹的变证时，临床表现为嗜睡、神昏、抽搐，或睾丸肿痛、少腹疼痛，治以清热解毒，息风镇痉；清肝泻火，活血镇痛；疏肝理气，解毒通腑。

依据流行性腮腺炎的临床表现，其辨证分为常证与变证，常证分为温毒在表，热毒壅盛，变证包括热毒内陷，湿毒下陷，邪毒窜腹。

1. 温毒在表证　微恶寒发热，全身不适，头痛，咽痛，一侧或两侧耳下以耳垂为中心的腮部漫肿疼痛，咀嚼不便，舌红苔薄黄，脉浮数。治以辛凉宣透，解毒散结，方以柴胡银翘散加减。

2. 热毒壅盛证　发热，腮部肿热疼痛，坚硬拒按，张口、咀嚼困难，咽痛，头痛，口渴引饮，大便干结，小便黄赤，舌红苔黄，脉滑数。治以清热解毒，散结消肿，方用普济消毒饮加减。

3. 热毒内陷证　腮颊红肿疼痛，持续高热，头痛呕吐，甚则嗜睡，颈项强直，神志昏迷，四肢抽搐，舌红绛，苔黄，脉数。治以清营解毒，凉血开窍，方用清瘟败毒饮加减。

4. 湿毒下陷证　病至后期，腮部肿痛，咽痛，一侧或两侧睾丸肿大偏坠疼痛，或伴少腹疼痛，痛甚拒按，小便黄赤，大便不畅，舌红苔黄，脉弦滑。治以清利肝胆，解毒利湿，方用普济消毒饮加减。

5. 邪毒窜腹证　初起有腮部肿痛，而后见上腹部疼痛，拒按，严重者呈突发性剧痛，伴恶寒、发热、呕吐、腹胀、腹泻或便秘，舌红，苔黄，脉弦数。治以疏肝理气，解毒通腑，方用大柴胡汤加减。

在流行性腮腺炎的治疗中，周教授主张首先要注重祛邪外出，流腮是由感受风热毒邪引起，外邪是导致疾病的主要原因，因此驱除邪气为治疗的第一要务，辛凉宣透、清热解毒、芳香透邪都是常用方法；同时，由于邪气侵犯少阳，病位在少阳经，处方时要选择引经药，如柴胡、黄芩等。其次，要适量应用具有抗病毒作用的清热解毒药物，如金银花、连翘、板蓝根、大青叶，黄芩、黄连等，疗效更佳。再次，温毒挟湿证患者要注意化湿、利湿，在治疗早期，要注意应用芳香化湿、清热利湿药物，使湿邪有去路，邪去正安，防止湿毒循肝经下陷，引起睾丸炎、卵巢炎、胰腺炎等并发症。如果已经并发睾丸炎，则选用川牛膝、土茯苓、生薏苡仁、马齿苋、黄柏、板蓝根、白花蛇舌草等清泄肝胆湿热，利湿解毒。

普济消毒饮是治疗流行性腮腺炎的常用有效方剂，临床运用时可根据辨证随证加减。外治疗法也是本病的重要治法，腮腺肿痛时局部外敷有很好的消肿止痛效果。常用方剂有：①青黛散、紫金锭、如意金黄散，任选一种，以淡醋或温水调匀后外敷于局部，每日1~2次。②鲜蒲公英、鲜马齿苋、鲜仙人掌（去刺），任选一种，捣烂外敷患处，每日1~2次。③天花粉、绿豆各等份，研成细末，加入冷开水调成糊状，外敷患部，每日1~2次。

第五章 其他疾病

第一节 荨 麻 疹

荨麻疹是由于皮肤黏膜小血管扩张、渗透性增加而出现的一种瘙痒性、暂时性的水肿反应，以皮肤上出现鲜红色或苍白色风团，发无定处，时隐时现，来去迅速，瘙痒无度，消退后不留痕迹为其特点。荨麻疹的自然病程极不一致，50％的患者在发病后数年内消退，而有些患者本病可持续数十年。

荨麻疹的临床表现：荨麻疹是以大小不等、形态各异的风团为特征，发病突然，风团此起彼伏，24 小时内消退，消退后可为正常皮肤。急性者多在数周内痊愈，持续数月以上者为慢性荨麻疹。自觉症状为瘙痒，少数患者可出现发热、恶心、呕吐、腹痛、腹泻、心悸、胸闷、呼吸困难等症状。引起 IgE 依赖性过敏反应的抗原与肥大细胞表面 IgE 结合，促使肥大细胞释放生物活性物质引起血管扩张、渗透性增加。这些抗原是急性荨麻疹最常见的病因，而慢性荨麻疹除免疫介导的原因外，还有非免疫因素。常见的病因有：食物、药物、感染、物理因素、动物、植物、精神因素、内科疾病、遗传等。血常规检查可有嗜酸性粒细胞增高。如因细菌感染引起，白细胞总数可增高以及中性粒细胞百分比增高。

诊断：结合患者病史，即反复发作的瘙痒性风团，可由食物、药物、冷刺激、局部受压、日光照射等诱发，于皮肤上见大小不等、形态各异的风团，皮损持续数小时可自行消退，结合相关实验室检查即可诊断。

荨麻疹可归属于中医学的瘾疹范畴。

一、急性荨麻疹

病案 1

王某某，女，26 岁。

2013 年 9 月 23 日来诊。患者皮肤反复出现云片状红色斑疹一年余，每次发作后数小时可消失，皮疹色淡红，冬重夏轻，近日外感后症状加重，裸露部位皮疹增多，伴见咳嗽，咳白痰，鼻塞，流清涕，畏寒怕冷，小便灼热。舌红，苔白，脉弦细。

处方：自拟柴胡脱敏汤加减

生黄芪 20g　当归 10g　桂枝 10g　白芍 15g

柴胡 10g　黄芩 10g　防风 10g　乌梅 10g

穿山龙 15g　石韦 15g　地肤子 10g　白鲜皮 10g

蛇床子 10g　白蒺藜 10g　辛夷花 10g　土茯苓 15g

白芷 10g　生甘草 6g

14 剂，水煎服，日一剂。

患者素体禀赋不足，肺气亏虚，易感外邪，肺主皮毛，肺气不足皮毛无以荣养，外感风邪泛溢肌表，发为皮疹，故见皮疹色淡红，多见于裸露部位，同时并见咳嗽痰白，鼻塞流清涕，舌红，苔薄白，脉弦细等肺气不足，风寒之邪困束肌表之象。辨证为肺气不足，风寒束表证，治以益气解表，调和营卫，疏风止痒，止咳通窍。方中生黄芪益气补肺，固表实卫；桂枝、白芍调和营卫；防风、地肤子、白鲜皮、蛇床子、白蒺藜、乌梅、辛夷花、土茯苓祛风止痒；穿山龙、石韦化痰止咳。

病案 2

张某某，女，7 岁。

2013 年 9 月 16 日来诊。患者四肢皮肤瘙痒，红色斑疹时发时止，反复发作，今年因外感发作 2 次。就诊时诉手足皮肤瘙痒、粗糙，可见红色风团，遇热加剧，怕热喜冷，大便干燥，既往支气管哮喘病史 4 年，近期哮喘复发，以干咳为主。舌红，苔薄黄，脉滑数。

处方：自拟柴胡脱敏汤化裁

柴胡 5g　黄芩 5g　赤芍 5g　白芍 5g

防风 5g　五味子 3g　穿山龙 6g　石韦 6g

瓜蒌 9g　生苡仁 9g　生地黄 6g　地肤子 6g

白鲜皮 6g　蛇床子 6g　白茅根 9g　生甘草 3g

14 剂，水煎服，日一剂。

患者素病哮喘，肺气亏虚，卫外不固，易感外邪。近期外感风热，泛溢肌表，故见红色风团，遇热加剧，手足皮肤瘙痒，并见舌红，苔薄黄，脉滑数等风热邪气犯表之象。辨证为风热犯表证，治以疏风清热，凉血解毒，化痰平喘。方中柴胡、黄芩疏风发表、清热泻火、和解表里；赤芍、白芍、生地黄清热凉血解毒；防风、地肤子、白鲜皮、蛇床子祛风止痒；五味子、穿山龙、石韦敛肺止咳化痰平喘；瓜蒌润肠通便。

二、慢性荨麻疹

病案 1

骆某某，男，50 岁。

2012 年 6 月 26 日来诊。患者荨麻疹反复发作数年，三周前突然出现大片皮损，风团色红，瘙痒剧烈，搔抓后出现风团或条痕隆起，数小时后可自行消退，反复出现。舌黯红，苔黄腻，脉弦滑。既往慢性阻塞性肺疾病、冠心病病史，两个月前行支架置入术。

处方：芪银三两三合自拟柴胡脱敏汤加减

生黄芪 15g　金银花 15g　生甘草 10g　柴胡 10g

黄芩 10g　赤芍 10g　白芍 10g　防风 10g

乌梅 10g　地肤子 10g　蛇床子 10g　白蒺藜 10g

天麻 10g　荆芥 10g　红花 10g　薄荷 6g（后下）

7 剂，水煎服，日一剂。

患者素有心肺疾患，肺气亏虚，卫外不固，易感外邪，心气不足，血行不畅，气虚血滞，郁久化生瘀热，血热风动，风热之邪泛溢肌表，则见皮肤大片红疹，瘙痒剧烈，搔抓后隆起，并见舌黯红，苔黄腻，脉弦滑等瘀热内蕴，风动于外的临床表现。辨证为瘀热内蕴，化燥生风，治以清热凉血活血，疏风止痒。方中黄芪、银花益气清热解毒；黄芩清热泻火；赤芍、白芍清热凉血敛阴；天麻、防风、荆芥、薄荷、白蒺藜、地肤子、蛇床子祛风止痒；红花活血化瘀。

病案 2

阙某，女，62 岁。

2013 年 9 月 23 日来诊。患者全身反复出现云片状皮疹 5 年余，时发时止，来诊时见皮疹色淡，奇痒难忍，对多种食物过敏，腹泻，平素痰多，右半身发凉，畏风怕寒。舌红，苔白，脉沉细。

处方：自拟柴胡脱敏汤加味

生黄芪 20g　当归 10g　白芍 15g　炒白术 10g

川芎 10g　桂枝 10g　羌活 10g　防风 10g

黄芩 10g　柴胡 10g　乌梅 10g　白蒺藜 10g

穿山龙 15g　生麦芽 15g　大枣 15g　徐长卿 15g

14 剂，水煎服，日一剂。

　　患者禀赋不耐，素对多种食物过敏，加之年老体虚，脾胃功能失常，脾失健运，化生痰浊，内滞胃肠，引动暗伏之内风，泛溢肌肤，故见皮疹时发时止，色淡瘙痒，痰多，身凉，畏寒，舌红，苔白，脉沉细，等等，皆为寒湿之邪困脾，风邪暗动之象。辨证为脾虚湿蕴证，治以健脾燥湿，祛风止痒。方中生黄芪、桂枝益气健脾、通阳散寒；炒白术、麦芽、大枣健脾燥湿和胃；羌活、防风、白蒺藜、徐长卿祛风胜湿止痒。

病案 3

刘某某，女，34 岁。

2013 年 12 月 23 日来诊。患者近两年反复出现皮肤大片红疹，疹色淡红，突发突止，皮疹瘙痒，搔抓后加剧，夜间为甚，皮疹出现与使用化妆品有关，患者平素月经量少。舌红，苔白，脉沉细。

　　处方：芪银三两三和自拟柴胡脱敏汤加减

生黄芪 20g　金银花 20g　当归 10g　生甘草 6g

柴胡 10g　黄芩 10g　赤芍 15g　防风 10g

乌梅 10g　地肤子 10g　白鲜皮 10g　蛇床子 10g

荆芥 10g　白蒺藜 10g　生薏苡仁 15g

　　　　　　　　　　　　　14 剂，水煎服，日一剂。

　　患者青年女性，平素月经量少，冲任不调，肝血不足，风从内生，外发肌表，加之外用化妆品刺激，故见皮肤大片皮疹，色淡瘙痒，并见舌红，苔白，脉沉细等气血亏虚，风动于外之象。辨证为气血不足，血虚生风证，治以益气养血，祛风止痒。方中生黄芪、金银花、当归、生甘草益气活血、清热解毒；黄芪配当归益气以生血；荆芥、防风散风止痒；地肤子、白鲜皮、蛇床子清热解毒，祛湿止痒。

临 证 备 要

一、病因病机分析

瘾疹的病因,一为外感不正之气,二为津血暗耗,风气内动。急性者多因汗出当风,营卫失和,卫外不固,风邪郁于皮毛腠理之间而发病;或因禀赋不耐,进食鱼、虾等荤腥动风之物,或因食物过敏,使湿滞肠胃,积热伤阴,引动内风;慢性者则多因情志不遂,肝郁化热,伤及阴液;或因血分伏热,血热生风;或有慢性疾病,气血损耗,营血不足,冲任不调,阴虚生风,加之风邪外袭,以致内不得疏泄,外不得透达,郁于肌腠,邪正相搏而发病。

其病机常见有风邪外袭,营卫不固:患者多因汗出受风,或露卧寒凉,感受风邪不正之气,加之肺卫失宣,或营卫失和,卫外不固,风邪挟寒或兼热,侵袭肌表,郁于肌腠,邪正相争,外不得透达,内不得疏泄,故而发为瘾疹瘙痒。饮食失宜,风木克土:患者多因禀赋不耐,进食鱼、虾、蟹等动风发物,或辛辣刺激炙煿之品,或陈腐不洁之食,或有肠寄生虫,致脾不健运,化生痰浊,内滞胃肠,引动暗伏之内风,又横逆犯脾,故可见瘾疹、腹痛、吐泻之症。血热内盛,肝风暗伏:患者多因情志不遂,肝郁不舒,心肝郁热,隐伏血分;或因病服药,不耐药毒,化热动血生风;或因素为血热之体,兼感外风,引动心肝血分之伏风,内外风邪交织于肌腠,外泛皮毛,发为瘙痒瘾疹。津气耗损,血虚受风:患者多因久病不愈,津气内耗,营血暗亏,阴虚内热,化燥生风;或因胎产、经期失血,失于调理,以致冲任不调,肝失濡润,肌肤失养,风从内生,外发肌表,化生瘙痒湿疹。

二、辨证治疗要点

周平安教授认为荨麻疹的发作主要由风邪引动，患者禀赋不耐，气血亏虚，营卫失和，卫气失固，则易感受外风或引动内风。禀赋不耐，营卫失和为发病基础，风邪侵扰为致病条件。皮疹发无定处，时隐时现，来去迅速，瘙痒无度，消退后不留痕迹，均符合风邪之性善行而数变的特点。

在用药上，周教授重视祛风解表药的使用，疏风透邪，给邪气以出路，使邪去而正安；解表也是对营卫状态的调整，通过宣透气机之品以开通门径，使营分之邪有外达之机；同时免疫功能的调节要靠气化作用，气化作用的基本形式是气的升降出入，疏风解表药多味薄气轻，可凭借其透泄之性，通行上下内外，舒畅和鼓舞人体气机；多数解表药还具有疏风止痒，祛风胜湿的作用。现代药理研究表明，解表药不仅可以抗感染，而且具有抗过敏、免疫调节等作用，用于过敏性皮肤病恰如其分，常用药物有荆芥、防风、羌活、柴胡、桂枝、薄荷、白蒺藜、白芷、川芎、蝉蜕、天麻等。

组方配伍时，周教授常用自拟柴胡脱敏汤、芪银三两三加减化裁，配合疏风发表药、清热解毒药、凉血活血药等，以补益卫气，固护肌表，调和营卫，透疹止痒。对于荨麻疹急性期，周教授选用自拟柴胡脱敏汤化裁，方药组成为柴胡、黄芩、赤芍、白芍、防风、乌梅、地肤子、白鲜皮等，本方源自祝谌予教授治疗过敏性皮肤病的经验方过敏煎，周平安教授对该方进行发挥，易银柴胡为柴胡，认为柴胡与银柴胡的功用主治不同，柴胡的解表发散之力更强，柴胡与黄芩相配伍，使在表之邪从外宣，在里之邪从内祛，现代药理研究表明，柴胡、黄芩均具有良好的抗感染、抗过敏作用，为周教授治疗过敏性疾病的专药。白芍、赤芍一散一敛，白芍敛阴益营，赤芍散邪行血。乌梅入肺养阴，充肌表之阴分去其燥痒，兼宁心神，清虚烦之热，现代药理研究发现，防风和乌梅可以通过非特异性刺激，使机体产生较多的游离抗体来中和过敏原，这也是中药抗过敏作用的特有类型。荨麻疹的皮疹常分批出现，反复发作，反映出风邪与湿邪相合的特点，风与湿合，其邪难去，故选用地肤子走表，能外散肌肤之风而止痒，兼清湿热；白鲜皮走肌肉，入血脉，祛除蕴于肌肉血脉之湿热，此外，利湿有利于健脾，脾健则营卫充足，使风邪不得内传，且能协助风药，使风邪无所依附而自去。研究证实，过敏性疾病与患者的神经功能亢进有关，柴胡、黄芩、白芍、防风、乌梅等均具有镇静作用，可调整中枢的兴奋性，阻断过敏因子与中枢神经的联系，降低患者对外界不良理化刺激的敏感性，此正合中医"静能生水，动可致火"之说。本方有收有散，有补有泄，有升有降，使气血平调，营卫和谐，疗效卓著。

慢性荨麻疹病情反复难愈，风邪内蕴，经久不解，治疗棘手，周平安教授多选用经验方芪银三两三加味，药用生黄芪、金银花、当归、生甘草、蜈蚣、白芍、桂枝、防风、蝉蜕、川芎等。黄芪补三焦而实卫气，通行上中下内外三焦，是补剂中的风药，《本草述钩玄》认为其"通营卫之功，胜于桂枝"，《本经疏证》谓黄芪"一源三派，浚三焦之根，利营卫之气，故凡营卫间阻滞，无不尽通，所谓源清流自洁者"，本病因虚而邪袭，营卫失和，黄芪正能展其所长；金银花为疮家圣药，有宣散之功，善清肺卫之热，并且泻中有补；当归为血中气药，既可补血，又可活血；芍药与桂枝相配，寓桂枝汤之意，于和营之中有调卫之功；蝉蜕有以皮达皮之力，有免疫抑制和抗过敏的作用；川芎亦为血中气药，性散而能补，炎性产物的堆积是荨麻疹反复发作的原因之一，活血药的应用可改善微循环，使病理产物尽快代谢清除；蜈蚣因医籍记载有大毒，性燥刚猛，许多医家都畏而不用，周平安教授认为，本病迁延日久，若漫投平和之品以塞责，必致贻误病机，而蜈蚣虽性有微毒但专擅解毒，尤善搜风，走窜之力最速，凡气血凝聚之处皆能开之，故宜用之；周教授对使用蜈蚣时的煎服方法也有独特认识，传统蜈蚣服用方法是入煎剂水煎服，但蜈蚣的有效成分是蛋白质，高温煎煮后蛋白被破坏而失去药效，因此周教授常用蜈蚣一条研细面，以中药煎汤代水，冲服蜈蚣细面，从而保留了有效成分，充分发挥其药理作用，现代药理研究证实其有抗感染、免疫调节、抗血小板聚集的作用。芪银三两三宽猛相济，既益气养血扶正气，又清热解毒以扫残邪，周平安教授常用其治疗各种顽固性皮肤病，屡建奇功。

第二节　神经性皮炎

神经性皮炎，又称慢性单纯性苔藓，是一种以阵发性剧烈性瘙痒和皮肤苔藓样变为特征的慢性皮肤病。表现为扁平圆形或多角形的丘疹融合成片，搔抓后皮肤肥厚，皮沟加深，皮嵴隆起，极易形成苔藓化，这是本病的重要特征。其病因目前尚不明确，可能与自主神经功能紊乱有关，过度紧张、兴奋、忧郁、疲劳、焦虑、急躁等因素都可能是神经性皮炎的诱因。

神经性皮炎的临床表现：神经性皮炎的基本损害表现为粟粒大小成簇的圆形或多角形扁平丘疹，呈皮色或淡褐色。皮损逐渐融合成苔藓样斑片，边界清楚。皮损周围可见散在的扁平丘疹。常先有局部瘙痒，不断搔抓或摩擦，阵发性剧痒，尤以晚间为著。局限型主要发生于颈侧、肘部、骶尾部、腘窝、小腿、上睑、耳后等处；播散性可泛发于颈部、躯干、腹股沟、外阴、四肢等处。病程慢性，易反复发作。组织病理可见表皮角化过度，棘层肥厚，表皮突延长，偶见轻度海绵形成及角化不全。真皮血管增生、扩张，血管周围有淋巴细胞浸润，间有噬色素细胞；真皮内成纤维细胞增生，呈纤维化。

诊断：结合患者病史，即有局部瘙痒和搔抓史。病程慢性，易反复发作史。可见发生于颈后、颈侧、上睑、四弯、尾骶部等处的圆形或多角形的扁平丘疹，融合成片，阵发性剧烈瘙痒，搔抓后皮肤肥厚，皮沟加深、皮嵴隆起，极易形成苔藓化。查体可见相应部位的苔藓样变，皮损周围呈散装分布的扁平丘疹，结合相关实验室检查即可诊断。

神经性皮炎可归属于中医学的牛皮癣、银屑病范畴。

病案 1

鞠某，男，48 岁。

2011 年 12 月 23 日来诊。患者患有神经性皮炎 20 余年，近日加重来诊。皮损为红色丘疹，融合成片，皮肤肥厚，四肢为重，夜间瘙痒，每年均在入冬后加重。舌红，苔微黄腻，脉弦细。既往慢性支气管炎病史。

处方：芪银三两三方合自拟柴胡脱敏汤化裁

生黄芪 20g　金银花 20g　黄芩 10g　柴胡 10g

赤芍 15g　丹参 10g　生地黄 15g　白鲜皮 10g

生苡仁 15g　苍术 10g　白术 10g　茵陈 15g

连翘 10g　防风 10g　荆芥 10g　生甘草 6g

天麻 10g

28 剂，水煎服，日一剂。

患者神经性皮炎病史 20 余年，湿热之邪内蕴日久，客于肌肤腠理之间，久病耗伤阴液，营血不足，血虚生风化燥，皮肤失去濡养，故见四肢红色丘疹，融合成片，皮肤肥厚，夜间瘙痒，并见舌红，苔黄腻，脉弦细等湿热蕴结，内风暗动之象。辨证为湿热蕴结证，治以清热解毒，祛风燥湿止痒。方中生黄芪、金银花、黄芩、柴胡、连翘清热解毒透邪；赤芍、丹参、生地凉血活血，清血分之热；生薏苡仁、茵陈清热利湿；苍术、白术健脾燥湿；防风、荆芥、天麻疏散风邪，祛风止痒；白鲜皮解毒除湿止痒。

病案 2

曹某，女，57 岁。

2012 年 7 月 24 日来诊。患者患神经性皮炎 2 年余，可于胸部、腹部、背部、四肢等多处见增厚的皮损，皮肤脱屑、皮色红，每因食凉或黏滑之物皮损明显加重，伴见胃痛、嗳气反酸，牙龈出血，畏风恶寒，有时皮肤起荨麻疹。舌淡红，苔薄黄，脉弦细。

处方：自拟柴胡脱敏汤合当归饮子化裁

生黄芪 30g　当归 10g　桂　枝 6g　赤芍 10g
白芍 10g　柴胡 10g　防风 10g　乌梅 10g
黄芩 10g　川芎 10g　白蒺藜 10g　荆芥 10g
莱菔子 10g　炮姜 6g　甘草 6g　白术 15g
何首乌 15g

14 剂，水煎服，日一剂。

患者脾胃运化失常，中焦气滞，故见胃痛、嗳气反酸；气机阻滞，营卫失调，气血运行不畅，肌肤失养，故见全身多处增厚皮损；舌淡红，脉细俱为气血凝滞，肌肤失养之象。辨证为气血阻滞证，治以益气养血，润燥祛风。方中黄芪、当归益气养血；赤芍、白芍养血润燥；柴胡、防风、荆芥散风发表，透疹止痒；川芎活血行气；桂枝、炮姜温中散寒；白术健脾燥湿；莱菔子消食行气。

病案 3

周某某，男，56 岁。

2012 年 12 月 11 日来诊。患者神经性皮炎病史 3 年余，每于秋冬季加重，皮损多发于头皮、会阴部，皮肤肥厚，粗糙，瘙痒难忍，畏寒怕冷，颈项不利，肩背疼痛，失眠早醒，难再入睡，形体消瘦。舌红，苔白，脉弦细。既往颈椎病病史

10 余年。

处方：芪银三两三方合当归饮子化裁

生黄芪 20g　金银花 20g　当归 10g　生甘草 6g

葛根 20g　桂枝 10g　白芍 15g　羌活 10g

防风 10g　鸡血藤 20g　大血藤 15g　天麻 10g

川芎 15g　酸枣仁 30g　首乌藤 30g

14 剂，水煎服，日一剂。

患者每于秋冬外受风邪后皮损加重，风邪为患，上先受之，故皮损多发于头皮，瘙痒难忍；久病营血亏虚，皮肤失养，伴见失眠，消瘦，舌红，脉细等风邪蕴肤，阴虚内热，血虚风燥之象。辨证为风邪内蕴，血虚风燥证，治以清热解毒，息风止痒，养血安神。方中生黄芪、银花、当归、甘草清热解毒，活血透邪；桂枝、葛根、羌活、防风疏风透邪；白芍、鸡血藤、大血藤养血活血；天麻、川芎息风活血；酸枣仁、首乌藤养血宁心安神。

病案 4

谷某某，女，14 岁。

2013 年 2 月 17 日来诊。患者近 10 年来于四肢关节处、手指关节背面出现大片神经性皮炎，皮肤增厚、干燥脱屑，面部潮红，两颧部更明显，遇冷加重，鼻腔瘙痒，有时出血。舌红，苔白，脉弦细。

处方：芪银三两三方合当归饮子化裁

生黄芪 20g　金银花 20g　生地 15g　丹皮 10g

赤芍 15g　当归 10g　丹参 15g　水牛角片 30g

白茅根 30g　焦山栀 10g　侧柏炭 10g　地肤子 10g

蛇床子 10g　荆芥 10g　辛夷 10g　白芷 10g

生苡仁 15g　防风 10g　生甘草 10g

14 剂，水煎服，日一剂。

患者久病神经性皮炎，阴液亏损，营血不足，血热生风化燥，皮肤失于濡养，故见大片皮肤增厚、干燥脱屑，面红、鼻痒，出血，舌红，苔白，脉弦细等阴虚血热风动之象，辨证为血虚风燥证，治以清热凉血，祛风止痒。方中生黄芪、金银花、生甘草清热解毒，透邪外出；生地、丹皮、赤芍，水牛角清热解毒，凉血活血；当归、丹参补血活血；荆芥、防风祛风透邪；地肤子、蛇床子利湿祛风止痒；辛夷、白芷散风通窍；白茅根、侧柏炭凉血止血。

病案5

王某，男，63岁。

2001年2月17日来诊。患者素有神经性皮炎伴湿疹病史30余年，平素仅两小腿外侧部有少许紫红斑，每年春天或饮酒后局部红肿、瘙痒，可自行消退。近日来由于工作劳累，加之吸烟饮酒过多，双手、下肢及颈项、前额部皮肤红肿、瘙痒，搔抓后随即起红疹，破溃流水，奇痒难忍，心情烦躁，口干渴不欲饮，大便干燥。舌黯红，苔黄腻，脉细数。

处方：芪银三两三方化裁

生黄芪20g　金银花30g　当归10g　生甘草3g

柴胡10g　黄芩10g　赤芍10g　防风10g

秦艽10g　防己15g　虎杖20g　蜈蚣1条（研面冲服）

紫草10g　白茅根30g　苦参10g　土茯苓15g

7剂，水煎服，日一剂。

外洗方药：

白鲜皮10g　枯矾10g　地肤子15g

7剂，水煎外洗，日一剂。

2001年2月24日二诊。服药后患者大便通畅，周身瘙痒略减，舌质黯红，苔黄腻，脉细数。

处方：

上方加龙胆草 10g、野菊花 10g、全蝎 5g。

7 剂，水煎服，日一剂。

外洗方药：

白鲜皮 30g，枯矾 10g，鸡血藤 30g，地肤子 15g。

7 剂，水煎外洗，日一剂。

2001 年 3 月 2 日三诊。患者药后皮损渗出减少，瘙痒减轻。舌黯，苔白，脉细。

生黄芪 20g　金银花 30g　当归 10g　生甘草 3g

柴胡 10g　黄芩 10g　赤芍 10g　防风 10g

野菊花 10g　龙胆草 10g　虎杖 20g　苦参 10g

紫草 10g　土茯苓 15g　全　蝎 5g

14 剂，水煎服，日一剂。

2001 年 3 月 20 日四诊。患者全身皮肤瘙痒、渗出基本得到控制，大便通畅。舌黯，苔白，脉细。

处方：

上方去苦参、土茯苓

加鸡血藤 30g，泽兰、泽泻各 15g。

14 剂，水煎服，日一剂。

患者素嗜烟酒，神经性皮炎、湿疹病史已久，每因劳累及吸烟饮酒后症状加重，湿热之邪内蕴，日久不解，表现为皮肤红疹、瘙痒、破溃流水，伴见烦躁、口渴不欲饮，舌黯红，苔黄腻，脉细数等湿热之象。辨证为湿热内盛，郁结不解，治以清热凉血，化湿解毒。黄芪、金银花相配，清热解毒，生肌敛疮；柴胡、黄芩相配，清热泻火，透散内外之邪；赤芍、白茅根清热凉血；防风、虎杖散风胜湿；土茯苓、苦参、防己清热利水；蜈蚣搜风走窜，通气血。同时配合煎剂外洗，以清热解毒、祛风燥湿止痒。

临 证 备 要

一、病因病机分析

神经性皮炎在中医古代文献中被称为"牛皮癣", "摄领疮", "顽癣", 该病首见于隋代《诸病源候论·摄领疮候》, 曰"摄领疮, 如癣之类, 生于颈上痒痛, 衣领拂着即剧, 云是衣领揩所作, 故名摄领疮也", 指出了衣领摩擦是神经性皮炎发生的诱因。《诸病源候论·牛癣候》又云: "以盆器盛水饮牛, 用其余水洗手面即生癣, 名牛癣, 其状皮厚, 抓之革卯强而痒是也", 描述了神经性皮炎的皮损特征。宋代《圣济总录·诸癣疮》提出"牛皮癣"病名, 曰"风湿毒气搏于肌中, 故痛痒不已, 久而不差, 又谓之大癣", 方用苦参丸治疗。明代《外科正宗·顽癣》称其为"顽癣", 并对皮损作了进一步的描述: "牛皮癣如牛项之皮, 顽硬且坚, 抓之如朽木", 提出病因病机"乃风、热、湿、虫四者为患", 以及"此等总皆血燥风毒克于脾、肺二经"。《医宗金鉴·外科心法要诀》有: "此证总由风热湿邪, 侵袭皮肤, 郁久风盛, 则化为虫, 是以瘙痒之无休也"。《外科大成》对神经性皮炎的病因病机的论述为: "癣发于肺风之风毒, 若疥则属于脾之湿热矣, 总之不外乎风热湿虫四者相合而成。其形有六……坚厚如牛领之皮者为牛皮癣"。

神经性皮炎的病因多为七情所伤, 情绪不安, 过度紧张, 忧愁烦恼, 以致肝气郁闷不舒, 气血运行凝滞, 郁久化火, 或心火内生上炎, 外犯肌肤; 或因衣领、衣物摩擦、搔抓、多汗刺激, 兼因感受风湿热邪, 客于肌肤腠理之间; 久病则多耗伤阴液, 导致营血不足, 血虚生风化燥, 皮肤失去濡养而成。

初起为风湿热之邪阻滞肌肤, 或衣物硬领等外来机械刺激所引起; 病久耗伤阴液, 血虚生风化燥, 皮肤失濡; 肝火郁滞，情志不遂，郁闷不舒，或紧张劳累，心火上炎，以致气血运行失职，凝滞肌肤，每易成为诱发的重要因素，且致病情反复发作。总之，情志内伤、风邪侵扰是本病发病的诱发因素，营血失和、气血凝滞则为其基本病机。

二、辨证治疗要点

神经性皮炎的发生与风邪、热邪、湿邪等密切相关，邪气客于肌肤腠理，形成苔藓样皮损，故清热解毒、祛风胜湿贯穿治疗始终。久病则耗伤阴液，营血不足，血虚生风化燥，肌肤失去濡润，多见皮肤增厚、脱屑，故治疗时需注意调理气血。

临证用药上，周教授常用柴胡脱敏汤、芪银三两三组方、当归饮子化裁，配合疏风发表药、清热解毒、祛风胜湿、凉血活血药等，以清热解毒、生肌托疮，透邪于外，调和气血。

周教授在治疗皮肤疾患中多用自拟柴胡脱敏汤化裁，常用药物由柴胡、黄芩、白芍、赤芍、防风、乌梅、甘草等。方中柴胡、防风解表散邪透疹，黄芩清解内热，使得在表之邪从外而解，在里之邪自内而清；白芍、赤芍一补一泻，一敛一散，白芍养血敛阴，赤芍清热凉血散邪；乌梅入肺敛阴，解肌表之燥；生甘草清热解毒，调和诸药。

周平安教授认为，虽然风湿热邪浸淫肌肤为本病的常见病因，临床应为实证多见，但若皮损时间长，病情反复发作，亦存在正气不足的一面，故常选用芪银三两三方化裁，组方为生黄芪、金银花、当归、生甘草，意在清热解毒，透邪外出，收敛生肌。黄芪益气补虚，通达营卫，透邪外出，金银花清热解毒，宣散肺卫热邪，当归补血活血，生甘草清热解毒，芪银补虚透邪，补泻兼施，清解卫分气分之邪，合以当归兼顾营血。黄芪配伍金银花既能清热解毒又能生肌敛疮，散邪于外，促进受损皮肤痊愈。对于皮损严重、渗出较多的患者，为防止大剂量黄芪引起水钠潴留，应适当减少黄芪用量。周教授认为，久病者多累及营血，致气血循行不利，肌肤失于濡养，芪银相配则表现出益气活血的功效，黄芪补气又具活血通脉之能，《本经逢原》谓其"通调血脉，流行经络，可无碍于壅滞也"，金银花其色有黄白之分，《医学真传》云："金花走血，银花走气，又调和气血之药也，通经脉而调气血"，二者相合，益气解毒通络，现代研究表明，有改善微循环，增加血流量的功效。因此，周平安教授常用芪银三两三组方治疗皮肤病，对皮肤受损明显、气血循环障碍者，效果显著。

周教授临证使用黄芪以生用为主，绝少用蜜炙品。他认为，黄芪味甘，甘能助湿助滞，易于壅滞，于驱邪不利，若再加蜜炙，更为壅滞，有助胀助满之虞，用生黄芪其补气补血之力不弱，而托毒排脓、消肿愈疡、利水祛湿之力更佳。张锡纯《医学衷中参西录》在其"内托生肌散"后云："黄芪必用生者，因生者则补中有宣通之力，若炙之则宜于温补，固于疮家不宜也。"周教授临证黄芪常用量为15～30g，认为药量过大易升阳化燥，于病情反而不利。

由于神经性皮炎的发病与自主神经功能紊乱有关，过度紧张、兴奋、忧郁、疲劳、焦虑、急躁以及生活环境的改变，皆可能是神经性皮炎的诱因，局部刺激、搔抓、衣领的摩擦、过敏体质、多食刺激性食物等，也可能引起神经性皮炎，因此，在临床治疗用药时，还要告知患者注意生活调养，不吃刺激性食物，避免搔抓，忌用热水及肥皂擦洗，调畅情志等，以利于病情的恢复。

第三节 口 腔 溃 疡

口腔溃疡是口腔黏膜溃疡疾病中最常见的、发病率最高的、比较顽固的一种疾病。其特点是表现为口腔黏膜长期反复出现孤立的、圆形或椭圆形的浅层小溃疡，可单发或多发在口腔黏膜的任何部位，局部有剧烈的烧灼性疼痛，病程有自限性，一般 10 日左右可自愈。病因不清，诱发因素包括感染、创伤、应激、营养不良、激素水平改变及全身性疾病等。口腔溃疡常有家族史。

口腔溃疡的临床表现：本病的好发部位为唇内侧、颊黏膜、舌尖、舌缘、舌腹、软腭、腭弓等黏膜角化较差的组织，而角化良好的龈和硬腭相对较少发生。皮肤损害表现为：①前兆期：在皮损出现前 1～2 天，局部可现有刺痛、烧灼或感觉过敏。②疱疹期：口腔黏膜出现单个或多个直径 3～10mm 的圆形或椭圆形、边界清晰的红斑或淡黄色丘疱疹，数小时后其表面变灰白色，起皱如锡箔样，继续增大变为水疱。③溃疡期：水疱持续 2～3 天，破溃形成圆形或椭圆形坏死性表浅溃疡，溃疡中央稍凹下，周边通常有红晕，边缘整齐，基底柔软无硬结，表面清洁，上覆一层淡黄色纤维素膜，患者有剧烈烧灼痛，遇刺激疼痛加剧，影响患者说话与进食。④愈合期：再经过 4～5 天以后疼痛减轻，溃疡表面的膜消失，显露出纤维组织的愈合面。损害通常在 2～3 周内愈合，一般不留痕迹。实验室检查：无特异性血清学检查，病情严重的患者可出现血象异常，主要表现为中性粒细胞增多，血红蛋白轻度下降。组织病理：无特异性，早期（溃疡前期）为急性炎症改变，颗粒层水肿形成浆液性水疱，乳头层毛细血管扩张，管壁增厚，管腔闭锁，有单核细胞为主的炎症细胞浸润；溃疡期表皮有局限型坏死，纤维素性渗出，黏膜下层有大量中性粒细胞浸润，病变部位唾液腺及导管变性、破裂和坏死，导管周围有大量炎症细胞，病灶边缘除中性粒细胞外，还有不同数量的淋病细胞和单核细胞浸润；溃疡后期以慢性肉芽肿改变为主。

诊断：本病好发于年龄 20～30 岁青年人，女性多于男性。好发于唇内侧、颊黏膜、舌尖、舌缘、舌腹、软腭、腭弓等黏膜角化较差的组织。典型皮损为上述部位发生的单个或数个圆形或椭圆形坏死性表浅溃疡，溃疡中央稍凹下，周边通常有红晕，边缘整齐，基底柔软无硬结，表面清洁，上覆一层淡黄色纤维素膜。溃疡通常在2～3周可以自愈，愈后一般不留瘢痕。但反复发作，间隔的周期长短不一。自觉疼痛和烧灼感或感觉过敏。一般无全身症状，严重者可伴有低热、乏力、食欲减退等。结合实验室检查即可诊断。

口腔溃疡可归属于中医学的口疮范畴。

病案1

张某，女，46岁。

2009年7月18日初诊。患者口腔溃疡反复发作数十年，近日复发，口腔内多发溃疡，疮面大，疼痛剧烈，影响进食和睡眠，伴咽痛，大便干燥，二日一行。舌红，苔薄黄，脉沉细。触诊双侧颈部淋巴结肿大，压痛（＋）。

处方：甘草泻心汤加减

生甘草10g　黄连6g　黄芩10g　干姜6g

党参10g　连翘10g　藿香10g　佩兰10g

知母10g　川牛膝10g　细辛3g　生地15g

酒军5g（后下）　竹叶10g　蒲公英15g

7剂，水煎服，日一剂。

2009年7月25日二诊。患者口腔溃疡已基本愈合，无明显疼痛，大便仍偏干。舌红，苔薄黄，脉细，触诊颈部淋巴结仍肿大，压痛（＋）。

处方：

上方加白芥子6g、玄参15g，增加生地至30g。

7剂，水煎服，日一剂。

2009年8月1日三诊。患者口腔溃疡完全愈合，大便已调，舌红苔薄黄，脉沉细，颈部淋巴结仍可触及肿大，无压痛。

处方：

生甘草 10g　黄连 6g　黄芩 10g　干姜 6g

党参 10g　连翘 10g　藿香 10g　佩兰 10g

知母 10g　川牛膝 10g　白芷 10g　生地 30g

酒军 5g（后下）　白芥子 10g　生石膏 30g（先煎）　玄参 15g

7 剂，水煎服，日一剂。

2009 年 8 月 7 日四诊。患者诸症均减，时有腹胀。舌淡红苔薄白，脉沉细。

处方：

上方去藿香、佩兰、白芷、知母

加大腹皮 15g。

7 剂，水煎服，日一剂。

患者口腔溃疡日久，湿热内结，郁久发于上焦，故近日新发多处口腔溃疡，疼痛剧烈，伴见咽痛、便秘，舌红，苔薄黄，脉沉细等心脾热盛，脾胃积热之象，辨证为脾胃积热证，治以清热泻火，方选甘草泻心汤以辛开苦降，清热散结。方中生甘草清热解毒；黄芩、黄连苦寒以清泄上中焦之实火；干姜、半夏温通中焦之郁结，宣畅气机；兼以藿香、佩兰芳香化湿调中，连翘、蒲公英、生地、竹叶清热解毒、凉血清心；川牛膝引火下行；细辛引火归元，现代中药药理研究细辛为黏膜麻醉药，对口腔黏膜有一定的麻醉作用，可以迅速缓解口腔溃疡引起的疼痛；酒军通便泄热；由于患者为复发性口腔溃疡，其脉沉细，故加党参补其不足，促进创面愈合。二诊时口腔溃疡已经基本愈合，效不更方，加白芥子、玄参以软坚散结，化痰消瘰，治疗淋巴结肿大；加大生地用量以清热养阴，润肠通便。三诊患者口腔溃疡已完全愈合，但淋巴结仍肿大，故加用白芷、生石膏，增加白芥子用量，以清热散结消肿。四诊续服七剂以巩固疗效。

病案 2

吴某某，男，45 岁。

2013 年 9 月 9 日初诊。患者口疮反复发作多年，整个口腔、舌体表面均生有溃疡，牙龈肿痛。舌红，苔黄，脉细数。

处方：清营汤合导赤散、甘草泻心汤加减

生甘草 10g　炙甘草 10g　生黄芪 20g　生地 15g

玄参 15g　丹参 20g　赤芍 15g　红花 10g

黄连 8g　莲子心 6g　淡竹叶 10g　吴茱萸 6g

穿心莲 15g　细辛 3g　川牛膝 10g　蒲公英 20g

赤小豆 20g　麦冬 15g　川木通 6g

14 剂，水煎服，日一剂。

2013 年 10 月 14 日二诊。患者口腔溃疡无明显变化，服上方不觉药苦，眼睑痉挛，足踝痛。舌红，苔黄，脉细数。

处方：

上方去生地、淡竹叶、麦冬、木通

改赤小豆减为 15g；加野菊花 10g，天麻 15g。

14 剂，水煎服，日一剂。

2013 年 11 月 11 日三诊。患者仍新发口腔溃疡，足跟痛，腰痛，失眠多梦。舌红，苔白，脉细数。

处方：

生甘草 10g　炙甘草 10g　黄连 6g　生地 15g

玄参 15g　丹参 15g　赤芍 15g　红花 10g

丹皮 10g　蒲公英 20g　莲子心 6g　吴茱萸 3g

赤小豆 20g　川牛膝 10g　补骨脂 15g　杜仲 10g

桑寄生 15g　生黄芪 20g

14 剂，水煎服，日一剂。

2013 年 11 月 25 日四诊。患者口腔溃疡加重，腰痛减。舌黯红，苔微黄，脉细数。

处方：五味消毒饮合黄连解毒汤加减

生黄芪 20g 蒲公英 20g 金银花 15g 连翘 10g

黄连 6g 黄芩 10g 白芷 10g 知母 10g

细辛 3g 吴茱萸 3g 川牛膝 15g 生甘草 5g

14 剂，水煎服，日一剂。

2013 年 12 月 9 日五诊。患者口腔溃疡未有新发，疼痛减轻，咳嗽有痰。舌黯红，苔白，脉细数。

处方：

上方加炙杷叶 10g、炙百部 10g、桔梗 6g。

14 剂，水煎服，日一剂。

患者口腔溃疡反复发作多年，中上二焦蕴热日久，邪热内传营分，耗伤营阴，故可见溃疡遍布整个口腔，牙龈肿痛，舌红，苔黄，脉沉数等热邪熏蒸，心脾火盛之象，辨证为心脾火炽证，治以清热解毒，透热养阴，方选清营汤合导赤散加减，取甘草泻心汤之意以辛开苦降，调畅气机。方中生甘草、炙甘草合用，生甘草清热解毒，炙甘草健脾和胃，二药相合在清解热毒的同时，扶正补虚，固护脾胃；生黄芪益气托毒外出，生肌敛疮；生地黄凉血滋阴、玄参滋阴降火解毒散结、麦冬清热养阴生津，三者共用甘寒养阴保津，清营凉血解毒；黄连苦寒清心解毒，丹参、赤芍、红花清热凉血，活血散瘀，防止热与血结；木通入小肠经，上清心经之火，下导小肠之热，竹叶甘淡清心除烦，淡渗利窍，导心火下行，莲子心、赤小豆归清心利水；细辛、牛膝引火下行，蒲公英清热解毒。二诊患者药后口腔溃疡无明显变化，舌红，苔黄，脉细数，热象明显，减少滋阴利水药物，加入野菊花增加清热解毒之力。三诊患者仍新发溃疡，并见足跟痛，舌红，苔白，脉细数。经上方治疗，患者热邪渐退，减少清热药物用量，同时平补肝肾，止腰痛。四诊患者经六周治疗后，无明显效果，口腔溃疡加重，考虑心脾之火炽烈，前方清热解毒效力不足，更方为五味消毒饮合黄连解毒汤加减。方中生黄芪益气托毒，生肌敛疮，蒲公英、金银花、连翘清热解毒，黄连、黄芩取黄连解毒汤之意清泻上中焦之火热，细辛、牛膝引火下行；白芷消肿，促邪外出。五诊患者病情有所缓解，守上方，随证加入止咳化痰之品。

病案 3

肖某，男，60 岁。

2011 年 10 月 14 日来诊。患者口腔溃疡反复发作，黏膜破损多见于口角处，自服三黄片未效，平素痰多，色白黄相兼，质黏，鼻塞，气短，口干，大便秘结，耳聋。舌黯红，苔花剥，脉沉细。

处方：芪银三两三合五味消毒饮化裁

生黄芪 20g　金银花 20g　蒲公英 20g　野菊花 10g

黄芩 15g　金荞麦 15g　生地黄 15g　玄参 15g

麦冬 15g　黄连 6g　川牛膝 10g　虎杖 15g

莱菔子 10g　辛夷 10g　生甘草 6g

14 剂，水煎服，日一剂。

患者久病口腔溃疡，正气不足无以透邪外出，邪蕴日久化热，郁热化火，上熏口腔，煎灼津液，故见口腔溃疡反复发作，口干便秘，并见痰多黏稠色黄，舌黯红，苔花剥，脉沉细等郁热化火上炎，煎灼津液之象，辨证为郁热化火上炎证，治以清热解毒，凉血滋阴。方中生黄芪、金银花、蒲公英、野菊花、黄芩、黄连、金荞麦益气清热、泻火解毒，生地黄、玄参、麦冬清热凉血、滋阴润燥通便，兼以牛膝引火下行，莱菔子化痰降气、辛夷温通鼻窍。

病案 4

李某某，女，55 岁。

2012 年 2 月 3 日来诊。患者口腔溃疡反复发作 10 余年，复发加重8天。患者口腔多发溃疡，疼痛不已，口干喜饮，口苦，小便短少，眠差。舌淡黯，苔腻，脉细数。

处方：芪银三两三合导赤散化裁

生黄芪20g　金银花20g　蒲公英15g　野菊花10g

广藿香10g　佩兰10g　白芷10g　生石膏30g（先煎）

知母10g　生地黄15g　淡竹叶10g　生甘草10g

川牛膝10g　川木通6g　赤小豆30g　细辛3g

14剂，水煎服，日一剂。

患者口腔溃疡反复发作，中焦脾胃积热已久，火热上炎，灼伤口腔黏膜，形成新口疮；热邪煎灼津液，故见口干喜饮，口苦，小便短少，苔腻，脉细数等内热炽盛，煎灼津液之象，辨证为内热炽盛证，治以清热泻火解毒。方选芪银三两三、导赤散化裁。方中生黄芪、金银花益气清热解毒，透邪于外，清解里热，兼以生肌敛疮；金银花、蒲公英、野菊花取五味消毒饮之意清热解毒，消散疔疮；生地、木通、淡竹叶、生甘草、赤小豆为导赤散，清心火利小便，使邪热从小便而出；生石膏、知母为白虎汤，清热生津，清泻阳明气分实热；藿香、佩兰芳香化湿醒脾，细辛、川牛膝引火下行，兼以止痛。

病案5

杜某某，女，56岁。

2012年5月22日来诊。患者口腔溃疡反复发作多年，近日加重，伴见口渴、口苦，五心烦热，汗出淋漓，胃痛，反酸，脘腹胀满。舌淡红，苔白，脉细数。

处方：当归六黄汤加减

生黄芪20g　当归10g　熟地黄15g　生地黄15g

黄芩10g　黄连6g　关黄柏10g　白芍15g

淫羊藿10g　巴戟天10g　女贞子15g　煅龙骨30g（先煎）

煅牡蛎 30g（先煎） 枳壳 10g 生麦芽 15g 浮小麦 30g
生甘草 5g

14 剂，水煎服，日一剂。

患者为老年女性，"年四十而阴气自半"，肝肾亏虚，虚火上炎，熏灼口腔，故发口腔溃疡；热邪伤津，则见口渴口苦；肾精不足，阴虚火旺，则五心烦热，汗出淋漓；舌淡红，苔白，脉细数俱为肝肾不足，虚热内扰之象，辨证为阴虚火旺证，治以滋阴泻火，固表止汗。方选当归六黄汤加减。方中生黄芪益气实卫固表；当归养血增液，生地、熟地入肝肾而滋肾阴，三药合用，阴血充足则水能制火；黄芩、黄连、黄柏清泻三焦之火；淫羊藿、巴戟天、女贞子补肾益精；煅龙骨、煅牡蛎、浮小麦收敛止汗。

病案 6

王某某，男，26 岁。

2009 年 10 月 14 日来诊。患者主诉口腔溃疡反复发作，伴胸闷憋气两周余。患者两周来口疮此起彼伏，胸闷，憋气，口渴喜饮，口唇干裂。舌红苔薄黄，脉细数。

处方：

生石膏 30g（先煎） 蒲公英 15g 黄芩 10g 生地 15g

竹叶 10g 藿香 10g 佩兰 10g 白芷 10g

瓜蒌皮 15g 紫菀 10g 桔梗 6g 柴胡 10g

穿山龙 15g 石韦 15g 厚朴 10g 生甘草 6g

7 剂，水煎服，日一剂。

本例为胃中素有积热，气滞心胸，气机不畅，郁而化火上炎，故见反复口腔溃疡，胸闷，憋气；唇干，有裂纹，口渴喜饮，一派胃热循经上攻之表现。治以宣发郁热，养阴生津，佐以行气。生石膏清泄肺热，《本草经疏》云："石膏，辛能解肌，甘能缓热，大寒而兼辛甘能除大热。"蒲公英清热解毒；

生甘草清热解毒，缓和药性；生地清热凉血，养阴；竹叶清热除烦，生津止咳；藿香、佩兰芳香化湿醒脾；柴胡、黄芩和解少阳之枢，给邪以出路；桔梗通调恢复肺之宣降；瓜蒌皮以皮走皮，清化热痰，理气宽胸。

病案 7

高某某，女，56 岁。

2010 年 5 月 25 日来诊。患者因口疮反复发作一年余就诊。一年来因情绪不稳反复发作口腔溃疡，此起彼伏，口疮一直不断，口干口苦，大便不通，干结难解。舌红，苔薄黄，脉细。

处方：

生甘草 10g　半夏 9g　黄连 6g　黄芩 10g

银花 15g　紫花地丁 10g　竹叶 10g　川牛膝 10g

藿香 10g　薄荷 6g（后下）　知母 10g　酒军 3g（后下）

细辛 3g　肉桂 3g

14 剂，水煎服，日一剂。

周教授认为口疮属于反复发作的疾患，病机多虚实夹杂，阴阳失调，寒热并存，上实下虚，主张从调节脾胃升降功能，调和阴阳角度论治，常以甘草泻心汤加减治疗，每收良效。一般将甘草泻心汤中炙甘草改为生甘草，以生甘草能大泻火热，清热解毒，与黄芩、黄连合用，苦寒以清泄上中焦心脾之实火，药强力专，以求速效；配干姜、半夏以温通中焦之郁结，宣畅气机，使上下得通；加银花、紫花地丁以清热凉血解毒；竹叶、薄荷透热外出；川牛膝、肉桂引火归元；细辛止痛；知母、酒军清胃泄热；合方清热泻火，凉血解毒，散邪止痛，收效明显。

临 证 备 要

一、病因病机分析

口腔溃疡的病因常见由于六淫的侵袭，或因过食肥甘厚味而使肠胃积热，或是情志的变化，引起机体脏腑功能失调，尤以心、脾、胃、肾的功能失调，影响到口腔的正常生理，而发生病变。故《太平圣惠方》说："夫手少阴心之经也，心气通于舌；凡太阴脾之经也，脾气通于口。腑有热，乘于心脾，气冲于口与舌，故令舌生疮也。"

对于口疮的证候，主要分为虚实两类。《医宗金鉴》论及口疮说："大人口破分虚实，艳红为实淡红虚。实则满口烂斑肿，虚白不肿点微稀。"指出口疮虚证与实证的不同临床表现。而明代薛己在《口齿类要》中总结口疮的病机是"口疮，上焦实热，中焦虚寒，下焦阴火"。实证中多为心火上炎、肺胃蕴热或脾胃积热，加之外感风热之邪，循经上攻，熏灼口舌肌膜，而成口腔糜烂的溃疡。或因口疮反复发作，缠绵日久，"久病入络"，致血滞血瘀成为其重要病机之一；又或湿热内结，郁久发于上焦而成口疮。虚证属阴虚火旺者，多由思虑过度，睡眠不足，心肾失交，肾津亏损，无以上濡，导致阴虚火旺，上炎口腔，灼伤肌膜，而成口腔溃疡。或因相火上冲，上焦失养致气血不足而出现口疮。

二、辨证治疗要点

周平安教授经过多年临床实践，认为口腔溃疡的病因病机多由情志不调、饮食失常、劳倦过度而致机体脾胃不和，升降功能失常，中焦不畅；或阴阳失调，寒热并存，上实下虚，因而从调节脾胃升降功能、调和阴阳角度论治，临床上常以甘草泻心汤加减治疗，多收良效。周平安教授认为口疮为长期反复发作之疾，病机多虚实夹杂。在其发作期，应力求辨证准确，对症下药，以迅速缓解症状，缩短病程，同时要兼顾病程日久患者体质虚弱，在祛邪的基础上注意配合扶正；在缓解期，应嘱咐患者注意饮食起居和生活习惯，根据患者体质服用中药，调整机体气血阴阳的盛衰，以减少和控制口疮的复发。

周教授常用于治疗口腔溃疡发作期的甘草泻心汤基本组方为：生甘草10g，半夏9g，黄连6g，黄芩10g，干姜6g。甘草泻心汤出自张仲景《伤寒论》第158条："伤寒中风，医反下之，其人下利日数十行，谷不化，腹中雷鸣，心下痞硬而满，干呕心烦不得安，医见心下痞，谓病不尽。复下之，其痞益甚。此非结热，但以胃中虚，客气上逆，故使硬也，甘草泻心汤主之。"《金匮要略·百合狐惑阴阳毒病脉证治第三》中说到："蚀于上部则声喝，甘草泻心汤主之。"周教授将原方主药炙甘草改为生甘草，以其"生用大泻火热"，且清热解毒，与黄芩、黄连合用，苦寒以清泄上中焦心脾之实火，药强力专，以求速效，兼能顾护中焦脾胃，防寒凉太过。干姜、半夏辛温以通中焦之郁结，宣畅气机，使得上下得通，标火得清。另外，因口疮发作期以标实为主，又恐滋腻脾胃，故去原方中人参、大枣不用。结合现代中药药理学研究结果，以甘草调节机体免疫机能，减少疮面渗出，缓解疼痛；以黄芩、黄连缓解疼痛，促进溃疡愈合；以干姜镇静、抗炎、影响肾上腺皮质功能，减少疮面渗出，缓解疼痛；细辛为黏膜麻醉药，对口腔黏膜有一定的麻醉作用，可以迅速缓解口腔溃疡引起的疼痛。

在应用甘草泻心汤基础上，周教授常根据患者病情变化随证加减。常加金银花、连翘、竹叶以透邪热外达；加紫花地丁、紫草、蒲公英以清热凉血解毒；加知母、生石膏以清胃泄热；加盐知母、盐黄柏以清上炎之虚热；加川牛膝、肉桂以引火归元；加细辛、白芷以止痛而促进疮面愈合；加丹皮、玄参以凉血养阴；加藿香、佩兰以芳化湿热；加枳壳、川芎以行气活血；加酒军以通便泻热；加女贞子、旱莲草以补肝肾之阴；加当归、生地以养血滋阴；加党参、生黄芪以补益中气，托疮生肌。

第四节　失　　眠

失眠通常指患者对睡眠时间和（或）质量不满足并影响日间社会功能的一种主观体验。

失眠的临床表现：入睡困难（入睡时间超过 30 分钟）、睡眠维持障碍（整夜觉醒次数≥2 次）、早醒、睡眠质量下降和总睡眠时间减少（通常少于 6 小时），同时伴有日间功能障碍。

失眠根据病程分为：急性失眠（病程<1 个月）；亚急性失眠（病程≥1 个月，<6 个月）和慢性失眠（病程≥6 个月）。失眠按病因可划分为原发性和继发性两类。原发性失眠通常缺少明确病因，或在排除可能引起失眠的病因后仍遗留失眠症状，主要包括心理生理性失眠、特发性失眠和主观性失眠3 种类型。原发性失眠的诊断缺乏特异性指标，主要是一种排除性诊断。当可能引起失眠的病因被排除或治愈以后，仍遗留失眠症状时即可考虑为原发性失眠。继发性失眠包括由于躯体疾病、精神障碍、药物滥用等引起的失眠，以及与睡眠呼吸紊乱、睡眠运动障碍等相关的失眠。失眠常与其他疾病同时发生，有时很难确定这些疾病与失眠之间的因果关系，故近年来提出了共病性失眠的概念，用以描述那些同时伴随其他疾病的失眠。临床上，可借助 Epworth 思睡量表、失眠严重程度指数、匹兹堡睡眠质量指数问卷、Beck 抑郁量表、疲劳严重程度量表、生活质量问卷、睡眠信念和态度问卷进行失眠相关情况评估。

失眠的诊断必须符合以下条件：

1. 存在以下症状之一：入睡困难、睡眠维持障碍、早醒、睡眠质量下降或日常睡眠晨醒后无恢复感。

2. 在有条件睡眠且环境适合睡眠的情况下仍然出现上述症状。

3. 患者主诉至少下述 1 种与睡眠相关的日间功能损害：①疲劳或全身不适；②注意力、注意维持能力或记忆力减退；③学习、工作和（或）社交能力下降；④情绪波动或易激惹；⑤日间思睡；⑥兴趣、精力减退；⑦工作或驾驶过程中错误倾向增加；⑧紧张、头痛、头晕，或与睡眠缺失有关的其他躯体症状；⑨对睡眠过度关注。

失眠相当于中医学的不寐。

病案 1

解某某，女，69 岁。

2013 年 12 月 16 日来诊。长期失眠，睡后易醒，醒后睡眠难以接续，平素情绪不畅，心烦口苦，右侧胸胁痛，时有胃脘胀满不适。舌红，苔黄腻，脉弦细。B 超示：胆囊壁毛糙。有十二指肠溃疡病史多年。

处方：温胆汤加味

陈皮 10g　半夏 15g　茯苓 20g　生甘草 5g

枳实 10g　竹茹 10g　郁金 10g　石菖蒲 10g

金钱草 30g　赤芍 15g　香附 10g　合欢花 15g

酸枣仁 20g　夜交藤 20g

14 剂，水煎服，日一剂。

睡眠虽然由心神所主，但与中焦诸脏腑密切相关，胆属木应于东而主春生之气，为清净之府，性喜疏泄而恶抑郁，喜宁谧而恶燥扰。患者平素情志不畅，肝郁气滞，胆失疏泄，木不疏土，气机不畅，肝胃不和，故见胃脘不适，胸胁作痛；胃土郁滞，纳化失常，痰湿内生，痰浊郁热，痰热内扰，心神不宁，故见不寐、口苦；舌红，苔黄腻，脉弦细均为痰热内蕴之象。治以疏利肝胆、清热化痰、和胃安神。温胆汤虽名曰"温胆"，经陈言化裁，以陈皮、半夏燥湿化痰，理气和胃，竹茹清热化痰除烦，枳实降气化痰，茯苓健脾利湿兼能宁心安神，全方共奏理气化痰，清胆和胃之功，并无"温胆"之实。加石菖蒲化湿行滞，醒神开窍，益智安神，酸枣仁养心安神，夜交藤养心安神、交通心肾，为周教授治疗失眠常用药对。再加用香附疏肝解郁，郁金清肝利胆、行气解郁，合欢花解郁安神，因患者素胃脘不适，故不用白芍之阴柔黏滞而用赤芍养血活血兼以清泄肝热。因患者查 B 超示胆囊壁毛糙，右胁痛，恐有胆囊结石形成，加金钱草利胆排石。

病案 2

曹某某，女，20 岁。

2011 年 6 月 7 日初诊。失眠 2 年，因学习压力大而出现失眠，每晚睡 2～3 个小时，甚则彻夜不眠，头痛、头晕，便秘 4 年，2～3 日一行，纳食不香，胃脘灼热，口干，喜冷饮。月经正常。舌淡黯，苔薄，脉弦细。

处方：丹栀逍遥散合酸枣仁汤加减

柴胡 10g	黄芩 10g	当归 10g	丹参 15g
生地黄 30g	赤芍 15g	茯苓 15g	白术 10g
牡丹皮 10g	栀子 10g	酸枣仁 30g	夜交藤 30g
郁李仁 30g	虎杖 15g	知母 10g	生甘草 6g

14 剂，水煎服，日一剂。

2011 年 8 月 9 日二诊。患者服药后症状皆减轻，每晚可安睡 5 小时，近日因颈背部皮疹，瘙痒导致心烦而入睡困难，皮疹处皮肤粗糙脱屑，纳可，大便偏干。月经将来潮。舌淡红，苔薄白，脉细滑。

处方：四物汤合酸枣仁汤加减

当归 15g　生地黄 30g　赤芍 15g　川芎 10g

丹参 15g　牡丹皮 10g　半夏 15g　百合 15g

柴胡 10g　黄芩 10g　防风 10g　生白术 30g

酸枣仁 30g　夜交藤 30g　知母 10g　桃仁 10g

生甘草 6g　蛇床子 10g

28 剂，水煎服，日一剂。

患者学习压力过大，肝气郁结，肝郁化火，扰动心神，神不安则不寐；气机郁滞，大肠传导失司，且有火盛伤津，肠道失润，无水行舟，故大便干结不行；腑气不通，热蒸于上故胃脘灼热，口干，喜冷饮。本病辨为肝郁化火，上扰心神之证，治以疏肝泄热，润肠通便，仲景曰："见肝之病，知肝传脾，当先实脾，四季脾旺不受邪，即勿补之"，患者纳食不香，故仍需兼以健脾。方中柴胡疏肝解郁，使肝气条达；当归养血和血活血，丹参、生地黄、赤芍性寒养血不助热，四味相合，柔肝缓急，养肝体以助肝用，并防柴胡久用劫夺肝阴；黄芩、牡丹皮、栀子清肝泻火；茯苓、白术益气健脾；酸枣仁、知母、茯苓为酸枣仁汤中的三味，酸枣仁养心安神，知母清心除烦，又可滋阴润燥，茯苓除健脾外亦有宁心安神的作用；夜交藤加强宁心安神；治便秘用郁李仁润肠，虎杖泄热通便。二诊患者失眠大减，精神状态有较大改善，现在主要因皮肤瘙痒影响睡眠，其皮损粗糙脱屑，为血虚风燥之象，故用四物汤为主方，既可养血和血，柔肝缓急，又可养血息风润燥，异病同治；加防风、蛇床子以疏风杀虫止痒，治疗皮疹；加柴胡、黄芩、牡丹皮疏肝泻火；加酸枣仁、夜交藤、半夏、百合养心安神，镇静安神；生白术质润通便；因患者月经将来潮，加桃仁以通经泄热，润肠通便。

病案 3

贾某某，女，63 岁。

2013 年 10 月 28 日来诊。患者失眠 6 月余，心烦心悸，神疲乏力，两目干涩，偶有头痛，纳差，腰酸凉痛，形体消瘦。舌淡，苔白，脉沉细无力。

处方：养心汤合交泰丸加减

生黄芪 15g　太子参 20g　生甘草 10g　当归 10g

丹参 15g　川芎 10g　远志 10g　麦冬 10g

五味子 10g　天麻 20g　黄连 5g　肉桂 3g

酸枣仁 20g　夜交藤 20g　半夏 20g　百合 30g

14 剂，水煎服，日一剂。

患者平素形体消瘦，纳差，为脾气亏虚之象；气血生化乏源，则心血亏虚，故见心悸；心主血而藏神，《内经》曰："阴气者，静则神藏，躁则消亡"，心血虚则神动，故见失眠、心烦、神疲乏力；又见腰酸凉痛，为肾阳不足之象；肾水过寒沉于下不能上济心火，心血本就不足，阳无阴制，心火亢旺，神不宁舍；头痛为阴血不足，阴不敛阳，肝阳上亢之象。故本病为心脾两虚，虚阳上亢之证，治以健脾养心，交通心肾。本方为养心汤合交泰丸化裁而来。养心汤中用生黄芪、太子参益气健脾；当归、川芎养血；酸枣仁、远志宁心安神；五味子补心气，益心阴，收敛散越之神气；原方用半夏为"去扰心之痰涎"之义，周平安教授治失眠一证常用至 15～20g，认为较大剂量的半夏有镇静安神除烦的作用；交泰丸中黄连清心火、肉桂温肾水，交通心肾；加百合养阴清心安神，《本草纲目拾遗》评价为："清痰火，补虚损"，故适用于虚实夹杂的失眠患者；加丹参、夜交藤加强养阴血、清心安神功效；加天麻平抑肝阳。

病案 4

车某某，女，43 岁。

2011 年 8 月 23 日初诊。患者入睡困难，每晚仅能睡 3～4

小时，已停经 3 个月，烘热汗出较甚，心烦不宁，手足心热，口干。舌红，苔薄黄，脉弦细。

处方：当归六黄汤加味

生黄芪 20g　当归 10g　生地黄 15g　熟地黄 15g

黄芩 10g　黄连 6g　关黄柏 6g　淫羊藿 10g

巴戟天 10g　女贞子 15g　生龙骨 30g（先煎）　生牡蛎 30g（先煎）

白芍 15g　盐知母 6g　桑叶 15g　酸枣仁 30g

夜交藤 30g

14 剂，水煎服，日一剂。

2011 年 9 月 6 日二诊。服药后患者睡眠改善，汗出较前减少，心烦手足心热明显减轻，仍睡眠不实。舌红，苔白，脉细弦。

处方：

生黄芪 20g　当归 10g　生地黄 15g　熟地黄 15g

黄芩 10g　黄连 6g　关黄柏 6g　淫羊藿 10g

巴戟天 10g　女贞子 15g　生龙骨 30g（先煎）　生牡蛎 30g（先煎）

白芍 15g　盐知母 6g　百合 15g　酸枣仁 30g

夜交藤 30g　丹参 15g

14 剂，水煎服，日一剂。

患者为更年期女性，《素问·上古天真论》曰："七七任脉虚，太冲脉衰少，天癸竭，地道不通，故形坏而无子也。"肝肾冲任精血亏虚，故月经不行；精血亏虚，相火亢旺，扰动心神故入睡困难、五心烦热；阴虚火旺，阴液不能内守，故烘热汗出。辨为阴虚火旺之证，治以滋阴泻火，养心安神。方用当归六黄汤加减，当归、生熟地、女贞子、白芍滋阴养血安神；黄芩、黄柏、黄连分泄上、中、下三焦火；知母清心泻相火，滋养阴液；黄芪益气止汗；加淫羊藿、巴戟天补肾助阳，为阳中求阴之用；加生龙牡潜镇浮阳，镇心安神；加酸枣仁、夜交藤养心安神；加桑叶平抑肝阳止汗。二诊患者睡眠改善，汗出减少，效不更方，加丹参清心除烦；百合宁心安神。

病案 5

安某某，女，66 岁。

2014 年 1 月 6 日来诊。患者长期失眠多梦，多方治疗不佳，神疲乏力，平素情绪不畅，时有胸痛心悸，便秘，汗多，纳差。舌红，苔腻，脉弦细。

处方：血府逐瘀汤加减

柴胡 10g　枳壳 10g　香附 10g　郁金 10g

当归 10g　丹参 15g　赤芍 15g　川芎 10g

红花 10g　川牛膝 10g　桔梗 6g　紫苏梗 10g

厚朴 10g　合欢花 15g　酸枣仁 20g　生甘草 5g

14 剂，水煎服，日一剂。

患者长期失眠，多方治疗效果不佳。"顽疾多瘀血"，观患者平素情绪不畅，气滞血瘀，胸中瘀血阻滞，不通则痛，故时有胸痛；血行不畅，心失所养，故心悸失眠。《医林改错》曰："夜不能睡，用养血安神药治之不效者，此方（注：血府逐瘀汤）若神。"故从瘀论治，选用血府逐瘀汤加减治疗。方中柴胡、香附疏肝理气；桔梗开宣肺气；枳壳行气降气；苏梗、厚朴宽胸，升降共用，使胸中气机调顺，气行则血行；当归、赤芍、川芎、红花、川牛膝、郁金活血化瘀；加合欢花、酸枣仁解郁养心安神。

病案 6

牛某某，女，50 岁。

2012 年 3 月 20 日初诊。患者失眠多梦，心烦，烘热汗出，右胁胀满隐痛，白天精神不振，周身不适，骨关节时痛。

舌淡黯，苔薄黄，脉弦细。

处方：

柴胡 10g　黄芩 10g　枳壳 10g　香附 10g

郁金 10g　当归 10g　川芎 15g　仙灵脾 10g

巴戟天 10g　女贞子 15g　菟丝子 15g　石菖蒲 10g

酸枣仁 30g　合欢皮 30g　知母 10g　百合 15g

半夏 15g　生甘草 5g　大枣 15g

14 剂，水煎服，日一剂。

2012 年 4 月 3 日二诊。患者服药后睡眠稍转好，仍胁肋疼痛，烘热阵作。舌黯红苔微黄，脉弦细。

处方：

柴胡 10g　黄芩 10g　枳壳 10g　香附 10g

郁金 10g　当归 10g　仙灵脾 10g　赤芍 15g

巴戟天 10g　女贞子 15g　石菖蒲 10g　元胡 10g

酸枣仁 30g　合欢皮 30g　知母 10g　百合 15g

半夏 15g　生甘草 5g　大枣 15g　丹参 15g

14 剂，水煎服，日一剂。

2012 年 4 月 17 日三诊。患者服药后诸症均减，无明显烘热汗出，睡眠好转，仍白天精神倦怠，膝关节疼痛。舌黯红苔少，脉弦细。B 超检查示：慢性胆囊炎。

处方：

柴胡 10g　黄芩 10g　枳壳 10g　香附 10g

郁金 10g　仙灵脾 10g　巴戟天 10g　女贞子 15g

石菖蒲 10g　杜仲 10g　桑寄生 15g　川断 15g

金钱草 15g　赤芍 15g　元胡 10g　生甘草 6g

14 剂，水煎服，日一剂。

患者为更年期女性，"七七"之年，天癸将竭，肾精亏虚，不能上济心火，心火偏亢，热扰心神，神不宁舍，则失眠多梦心烦；阴虚阳亢则烘热汗出；《素问·生气通天论》曰："阳气者，精则养神，柔则养筋"，阳气虚亢，亦不能充养形神，故精神不振，昏昏沉沉；乙癸同源，肾阴亏虚则肝血不充，肝失柔养，气机郁滞则胁肋胀满隐痛，周身不适；肝肾亏虚，筋骨失养，故骨关节痛。治以疏肝理气，补益肝肾。方中柴胡、黄芩疏肝理气，清泻郁热；枳壳、香附、郁金疏肝理气、行气止痛；合欢皮、当归、川芎养血和血，柔肝缓急；仙灵脾、巴戟天补肾助阳，强壮筋骨，可阳中求阴；女贞子、菟丝子滋补肝肾阴精；合欢皮解郁安神；酸枣仁、大枣养心安神；患者精神不振，加石菖蒲醒神开窍，宁神益志；知母、百合养阴清心除烦；半夏较大剂量应用镇静安神；生甘草调和诸药。二诊患者睡眠好转，仍有胁痛，因气郁日久，血行不畅，则瘀血渐生，阻于胁络，故加赤芍、元胡、丹参活血止痛。三诊患者诸症均减，继以疏肝理气，活血止痛，补肾壮骨以巩固疗效，因膝关节疼痛，加杜仲、桑寄生、川断补肝肾强筋骨。

临证备要

一、病因病机分析

不寐是指邪气扰动，或正虚失养，导致神不安舍，以经常不能获得正常睡眠为特征的一类病证，主要表现为睡眠时间、深度的不足，轻者入睡困难，或寐而不酣，时寐时醒，或醒后不能再寐，重则彻夜不寐，常影响人们的正常工作、生活、学习和健康。本病病位在心，总因心不藏神而成，与肝、胆、脾、胃、肾密切相关。

人之寤寐，由心神控制，而营卫阴阳的正常运行是保证心神正常调节寤寐的基础。《灵枢·营卫生会》云："阴阳相贯，如环无端……营卫之行不失其常，故昼精而夜瞑"，凡影响营卫气血阴阳的正常运行，使神不安舍，都会导致失眠，《灵枢·大惑论》曰："卫气不得入于阴，常留于阳，留于阳则阳气满，阳气满则阳跷盛，不得入于阴则阴气虚，故目不瞑"，如外邪侵袭、饮食不节、情志失常、思虑劳倦、体虚不足、久病耗伤等因，造成各脏腑功能失调，或产生火（实火、虚火）、湿、痰等病邪，或产生气、血、阴阳的亏虚，都可以影响到卫气的运行而致睡眠障碍。张景岳将不寐的病机概括为有邪、无邪两种类型，《景岳全书·不寐》云："不寐证虽病有不一，然唯知邪正二字则尽之矣。盖寐本乎阴，神其主也，神安则寐，神不安则不寐，其所以不安者，一由邪气之扰，一由营气不足耳。有邪者多实证，无邪者皆虚证。"

二、辨证治疗要点

失眠的临床辨证，首辨虚实。实证多为邪气扰心，临床特点为急躁易怒，口苦咽干，胸闷脘痞，便秘溲赤，等等，一般病程较短，舌偏红，苔多见黄或腻，脉多见弦、滑、数；虚证多属气血阴阳不足，心神失所养，临床特点为神疲食少，面色无华，心悸健忘，等等，病程较长，反复发作，舌苔较薄，脉多见细、沉、弱或数而无力。

次辨病位，本病病位在心，但与肝、胆、脾、胃、肾密切相关。如症见急躁易怒，多为肝火内扰；脘闷苔腻，口苦心烦，多为痰热内扰；腹胀便溏，神疲食少等，多为心脾两虚，心神失养；头晕耳鸣，腰膝酸软，五心烦热，多为阴虚火旺，虚火扰神；虚烦不寐，触事易惊，多属心胆气虚。但临床所见，亦有许多虚实夹杂的复杂证候，临诊需悉心分辨。

另外，长期顽固性不寐，多方不效，伴有心烦、舌质偏黯，有瘀点瘀斑者，根据"顽疾多瘀血"的观点，从瘀论治，可收良效。

周平安教授治疗失眠，尤其重视肝胆在发病中的作用，肝胆与胃的关系，即木与土的关系，木曰曲直，木气条畅舒达，可使脾胃之土得以疏通、松解、和畅，胃和则寐安。犹如耕种播种，只有在春季阳气升发之时，耕犁土地，使土质松软，才能长出好的庄稼。如果木不疏泄，土则壅滞，脾土少运，生湿生痰，胃气上逆，中枢不利，一是可导致阴阳水火不能交济；二是气逆于上更加鼓动阳气，阴阳失和，故不寐。正如《素问·逆调论》云："不得卧……是阳明之逆也。……阳明者，胃脉也，胃者六腑之海，其气亦下行，阳明逆，不得从其道，故不得卧也。"张聿青在《张聿青医案》中对此解释道："痰生于脾，贮于胃，胃为中枢，升降阴阳，于此交通……水火不济，不能成寐……非水火之不欲济也，有阻我水火相交之道者，中枢是也。肝木左升，胆木右降，两相配合。今中虚挟痰，则胃土少降，胆木不能飞渡中枢而从下行，于是肝木升多，胆木降少，肝升太过矣。太过而不生风、不鼓动阳气也得乎……病绪虽繁，不越气虚挟痰也……经云胃不和则卧不安。古圣于不寐之病，不曰心肾，独曰胃不和，岂无意哉。"现代社会工作生活节奏很快，人们情绪紧张急躁，加之人民生活水平普遍提高，饮食丰富，故此证候的不寐愈来愈多见。周教授喜用温胆汤为基础方，和胃利胆、清化痰热，并随证加减进行治疗。气机郁滞明显者加柴胡、薄荷、郁金、香附以疏理气机；胃痞便干者加莱菔子、生槟榔、生山楂、酒大黄、虎杖以消积通腑、和胃降逆；高血压伴有眩晕耳鸣者，配以菊花、葛根、天麻、钩藤以平肝息风、清利头目；围绝经期综合征伴有潮热、汗出、心悸不安者，加盐知母、甘草、浮小麦、大枣、百合以滋阴清热、调养心神。

对于长期、反复发作的顽固性失眠，周平安教授认为，此类失眠虽有烦热躁动的临床表现，但多伴有倦怠乏力、舌淡脉细等候，实为本虚之象。其因可由血虚、气虚、阴虚、阳虚而致心神失养；其主要病机为心脾气血两虚、心肾不交、心肝血虚、阴虚火旺或虚阳浮越。无论气血阴阳何种虚损，周平安教授常以酸枣仁汤为主方加减进行治疗。《金匮要略·血痹虚劳脉证并治第六》曰："虚劳虚烦不得眠，酸枣仁汤主之。"酸枣仁汤方中主药酸枣仁养心安神；茯苓健脾渗湿，针对由于脾虚不运而生的痰、湿、浊，使脾运健而心神得安；川芎养血活血，疏通血脉，解除由于血虚引起的血行不畅，脉络瘀滞；知母一可清心除烦，二可滋养阴液，阴液充足则虚火得抑而不上扰心神，三可泄相火，安君火，使心神安而入眠。合方补养心脾气血，化痰浊、清虚火、通血脉，标本兼顾，补而不滞，是治疗虚烦不眠的良方。周平安教授临床应用时多佐用五味子，与甘草相伍，酸甘化阴，使阳交于阴，阴自动而静，达到调摄阴阳之目的；加交泰丸引火归原，使阴阳调和、水火既济；心悸易惊者加生龙骨、生牡蛎、珍珠母等镇惊安神、潜阳敛阴；面色晦暗无光、心悸不安者加丹参、赤芍、川芎、郁金以活血通络；虚热明显者加青蒿、银柴胡、地骨皮以清虚热；血虚明显者加白芍、当归、生地、鸡血藤、大枣或阿胶以补血养血；阴虚明显者加百合、女贞子、旱莲草或天麦冬以滋补肝肾之阴；阳虚或久治不效者加桂枝、鹿角胶、仙灵脾、仙茅以温阳补肾；还常用夜交藤30g以养血通络安神，夜交藤系何首乌之藤蔓，因其藤入夜则交合而名，其性味甘平，入心、肝二经，有补养阴血、荣养络脉，兼有协调阴阳的作用，可交通心肾而安神。

第五节　痤　疮

痤疮是发生于皮肤毛囊皮脂腺的一种慢性炎症，好发于青春期，以粉刺、丘疹、脓疱、结节、囊肿及瘢痕等多型性损害为特征，好发于皮脂腺发达的部位，如面颈部、上胸部及背部等。痤疮的发病与多种因素有关，其发病机制一般认为是皮脂分泌过多、毛囊皮脂腺导管过度角化、痤疮丙酸杆菌过度繁殖、各种炎症介质和细胞因子的作用等因素相互作用的结果。

痤疮的临床表现：本病的基本损害为毛囊性丘疹，或为白头粉刺、黑头粉刺，用手指挤压，可有小米或米粒样白色脂栓排出；少数呈灰白色的小丘疹，以后色红，顶部发生小脓疱，破溃痊愈，遗留暂时色素沉着或有轻度凹陷的瘢痕；有的形成结节、脓肿、囊肿及瘢痕等多种形态的损害，甚至破溃后形成多个窦道和瘢痕，严重者呈橘皮脸。临床上常以一二种损害较为明显，油性皮脂溢出往往同时存在。

诊断：本病好发于青春期，男性多于女性。损害好发于面颊、额部、颈部及上胸部和背部等部位。皮损表现为多型性损害，如粉刺、丘疹、脓疱、囊肿等，分布于脂溢区域。

痤疮可归属于中医的粉刺、肺风粉刺范畴。

病案1

周某，女，52岁。

2011年6月3日来诊。患者半年来下颌部位的痤疮反复发作，色红肿大，持续难消，月经量少，2～3个月行经一次，夜寐不安，大便秘结不通，需服用泻药，体重增加。舌红，苔薄，脉沉细。

处方：自拟痤疮方化裁

生黄芪15g	金银花15g	蒲公英15g	野菊花10g
白芷10g	生地黄30g	玄参15g	生甘草5g
丹参15g	生白术30g	莱菔子10g	郁李仁10g
酸枣仁20g	夜交藤20g	虎杖15g	枳壳10g

14剂，水煎服，日一剂。

患者年过半百，肾气不足，"七七任脉虚，太冲脉衰少，天癸竭，地道不通，故形坏而无子也"，故月经量少，二、三月一行；肝肾不足，阴虚内热，热邪熏蒸头面，故见头面部位痤疮反复不愈；热邪煎灼，阴液不足，大肠津枯，故肠燥便秘；舌红，苔薄，脉沉细俱为肝肾阴虚，虚热上蒸之象，辨证为阴虚内热证，治以凉血滋阴，清热解毒，理气通便。方中生黄芪、金银花取芪银三两三之意，益气清热，透邪外出，托疮生肌；金银花、蒲公英、野菊花、玄参取五味消毒饮之意，清热解毒，消散疔疮，消肿止痛；生地、玄参、丹参清热滋阴、凉血活血；白芷消肿排脓，促进痤疮消散；生白术、郁李仁健脾润肠通便；莱菔子、虎杖、枳壳理气通便；酸枣仁、夜交藤补养阴血，宁心安神。

病案 2

李某某，女，23 岁。

2011 年 7 月 22 日初诊。患者面部痤疮反复发作半年余，月经前痤疮加重，疮色红肿疼痛，月经后期，第一天行经时腹痛，现为月经第 6 天，大便通。13 岁初潮，至今月经尚未规律过。舌淡黯，苔薄白，脉弦滑。

处方：四物汤合自拟痤疮方化裁

当归 10g　赤芍 10g　白芍 10g　生地黄 15g
川芎 10g　香附 10g　淫羊藿 10g　女贞子 15g
蒲公英 15g　天花粉 15g　野菊花 10g　白芷 10g
生甘草 5g　茵陈 15g　丹参 15g　连翘 10g

14 剂，水煎服，日一剂。

2011 年 8 月 5 日二诊。患者药后无明显不适，舌红，苔微黄，脉细滑。

处方：

上方去淫羊藿

加巴戟天 10g、土茯苓 10g。

14 剂，水煎服，日一剂。

2011 年 8 月 19 日三诊。患者月经已错后 3 天未行，痤疮未见好转。舌红，苔微黄，脉细滑。

处方：

上方加桃仁 10g。

14 剂，水煎服，日一剂。

2011 年 9 月 13 日四诊。患者月经后延 2 周，带经 6 天，经后痤疮减轻。舌淡黯，舌体胖，苔薄，脉沉细。末次月经 8 月 29 日。

处方：四物汤合自拟痤疮方化裁

当归 10g　生地黄 15g　熟地黄 15g　赤芍 10g

白芍 10g　川芎 10g　巴戟天 10g　女贞子 15g

连翘 10g　蒲公英 15g　紫花地丁 10g　茵陈 15g

丹参 15g　土茯苓 15g　白芷 10g　天花粉 15g

防风 10g　生甘草 5g

14 剂，水煎服，日一剂。

2011 年 10 月 21 日五诊。患者本次月经周期正常，末次月经为 9 月 28 日，带经 7 天，经前期痤疮较前减轻。舌红，苔白，脉沉细。

处方：

上方去川芎

加野菊花 10g。

14 剂，水煎服，日一剂。

患者为青年女性，月经长期不规律，经期错后，乃肾气未充，阴血不足之象；阴血不足，化生虚热，上熏头面，故见面部痤疮，红肿疼痛；舌淡黯，苔薄白，脉弦滑俱为阴虚血滞，化热熏蒸头面之象，辨证为阴虚血滞，内热上扰证，治以补肾益精，养血和血，清热解毒，散结透疮。方选四物汤合自拟痤疮方化裁。方中当归甘温，为补血良药，补血活血，养血调经；易熟地为生地，清热凉血，防止滋腻太过；赤芍、白芍相配一补一泻，敛散相合，白芍养血敛阴，赤芍清热凉血散邪；川芎、香附疏肝行气导滞；淫羊藿、女贞子滋补肝肾，益精生

495

血；蒲公英、天花粉、野菊花、连翘清热解毒，散结透疮；白
芷消肿排脓，促进痤疮消散；茵陈清热利湿，丹参凉血活血，
清透血分郁热。二诊时患者无明显变化，继守上方，加巴戟
天、土茯苓加强温阳补肾，利湿解毒作用。三诊时患者月经过
期未行，乃瘀血内结，加桃仁破血行瘀以通经。四诊患者行经
后痤疮减轻，考虑仍为营血虚滞，内热上扰所致痤疮，继以清
热凉血兼以补肾为法，方选四物汤补血调血，痤疮方清热解毒
凉血，兼以补肾益精。五诊患者月经正常，痤疮好转，效不更
方，加野菊花以加强清热解毒作用。

病案 3

张某，女，34 岁。

2012 年 6 月 19 日来诊。患者面部痤疮反复发作，月经提
前，痛经，两手湿疹，气短，大便溏薄，末次月经 5 月 24 日。
舌红，苔黄腻，脉弦细。

处方：四物汤合逍遥散化裁

当归 10g	赤芍 10g	白芍 10g	生地黄 15g
川芎 10g	柴胡 10g	黄芩 10g	丹参 15g
蒲公英 15g	连翘 10g	白芷 10g	藿香 10g
茵陈 15g	生苡仁 15g	香附 10g	生甘草 5g
焦山楂 15g			

14 剂，水煎服，日一剂。

患者青年女性，工作、生活压力大，肝郁气滞，郁而化
火，肝火上炎，熏蒸头面，溢于肌肤而生疮，故见痤疮；热邪
迫血妄行，则月经前期；肝旺乘脾，脾失健运，水精不化，湿
热内蕴，日久生化乏源，故见湿疹、气短、便溏；舌红，苔黄
腻，脉弦细俱为肝郁化火，脾虚血弱之象，辨证为肝郁脾虚，
热毒内蕴证，治以疏肝健脾，养血活血，清热解毒。方选四物
汤合逍遥散化裁。方中当归甘温，补血活血，养血调经；生地

清热凉血；赤芍、白芍相配，敛散相合，白芍养血敛阴，赤芍清热凉血散邪；柴胡、当归、芍药取逍遥散之意，疏肝养血；川芎、香附疏肝行气；蒲公英、连翘取五味消毒饮之意，清热解毒，散结消肿；白芷消肿排脓，促进痤疮消散；藿香、茵陈、生薏苡仁化湿清热，利湿以消疮；丹参凉血活血，清透血分郁热；焦山楂健脾和胃。

病案 4

孟某某，女，35 岁。

2013 年 1 月 22 日来诊。患者面部痤疮反复发作，心烦，恶心欲呕，大便溏薄。舌红，苔白，脉细。

处方：自拟痤疮方化裁

生黄芪 15g　金银花 15g　蒲公英 15g　野菊花 10g

白芷 10g　连翘 10g　丹参 15g　赤芍 15g

茵陈 15g　生苡仁 15g　天花粉 15g　浙贝母 10g

生甘草 6g　姜半夏 10g　黄连 5g

14 剂，水煎服，日一剂。

患者脾胃功能失常，湿热内生，蕴结不解，上熏颜面肌肤导致痤疮；热邪扰乱心神，则见心烦；湿热之邪困阻中焦，气机升降失常，则见恶心、便溏；并见舌红，苔白，脉细等脾胃湿热之象，辨证为脾胃湿热证，治以清热解毒，健脾化湿。方选自拟痤疮方化裁。方中生黄芪、金银花益气清热，透邪外出，托疮生肌；金银花、蒲公英、野菊花、连翘取五味消毒饮之意，清热解毒，消散疔疮；丹参、赤芍凉血活血，清解血分郁热；茵陈、生苡仁清热利湿；天花粉、浙贝母清泻火热，散结消肿，促进痤疮消散；姜半夏、黄连、生甘草取泻心汤之意，辛开苦降，和胃止呕，调畅气机。

病案 5

李某某，男，21 岁。

2013 年 10 月 14 日来诊。患者面部、唇周痤疮 1 月余，足心热，左足麻木，自觉心中烦热，夜寐不安，大便干结。舌黯红，苔腻微黄，脉弦。

处方：白虎汤合清胃散化裁

生石膏 30g（先煎）　知母 10g　升麻 15g　黄连 6g

连翘 15g　天花粉 15g　芦根 30g　蒲公英 30g

丹参 15g　炒栀子 10g　生甘草 6g　防风 10g

虎杖 15g　白芷 10g

14 剂，水煎服，日一剂。

患者青年男性，阳热偏盛，热邪侵扰上焦，则见口周、面部痤疮；热邪炽盛，耗伤津液，则大便干结难解，并见眠差、烦热，舌黯红，苔腻微黄，脉弦等阳明热盛之象，辨证为热毒炽盛证，治以清热解毒，泻火除烦，方选白虎汤合清胃散化裁。方中石膏辛甘大寒，入肺胃二经，功善清解，透热出表，以除阳明气分之热，知母苦寒质润，助石膏清肺胃之热，滋阴润燥救已伤之阴；黄连苦寒泻火，清中焦之热，升麻引经入胃，清热解毒的同时轻清升散，透发郁遏之火，二药合用，降中寓升；天花粉、芦根、栀子清热泻火，生津除烦，散结消肿，促痤疮消散；连翘、蒲公英清热解毒；防风、白芷透邪散结肿；虎杖活血化瘀，泄热通便。

病案 6

陆某某，男，23 岁。

2010 年 12 月 10 日初诊。患者因面部痤疮反复发作 5 年余来诊，5 年前开始出现痤疮，时轻时重，现面颊部及颈部可见大量脓疱，皮损夜间瘙痒，渴喜冷饮，大便干结，数日一行。舌红苔黄腻，脉滑。

处方：

生黄芪 15g　金银花 15g　蒲公英 15g　野菊花 10g

紫花地丁 10g　蚤休 10g　白芷 10g　藿香 10g

防风 10g　白花蛇舌草 15g　虎杖 15g　生甘草 6g

赤芍 15g　丹参 15g　生地 15g　紫菀 10g

14 剂，水煎服，日一剂。

2010 年 12 月 21 日二诊。患者治疗两周后脓疱减少，红肿疼痛减轻，口渴喜饮，大便仍干。舌红，苔黄腻，脉细滑。

处方：

生黄芪 15g　金银花 15g　蒲公英 15g　野菊花 10g

紫花地丁 10g　蚤休 10g　白芷 10g　藿香 10g

防风 10g　白花蛇舌草 15g　虎杖 15g　生甘草 6g

赤芍 15g　丹参 15g　生地 15g　紫菀 10g

川芎 10g　皂刺 10g

28 剂，水煎服，日一剂。

患者为青年男性，素体阳热偏盛，怕热喜冷，大便干结，证属热毒内蕴，血热炽盛，治以清热解毒，凉血散结。周教授善用五味消毒饮治疗痤疮，以清热解毒，消散疔疮，方以金银花清热解毒，消散痈肿为君药；以蒲公英、野菊花、紫花地丁清热解毒散结为辅佐；面部为阳明经所属，故配以藿香、白芷引经入于阳明，透邪于外；丹参、赤芍、生地、紫草凉血活血清热解毒，合方清热解毒，散结消肿，是治疗痤疮的良方。

病案 7

高某某，女，28 岁。

2011 年 1 月 11 日初诊。患者因痤疮反复发作多年就诊，月经期多发痤疮，病灶呈结节状，肿硬疼痛，消失缓慢。舌淡红，苔微黄，脉弦细。

处方：

当归 10g　丹参 15g　赤芍 15g　生地 15g

玄参 15g　黄芩 10g　黄连 5g　野菊花 10g

499

蒲公英 15g　连翘 10g　白芷 10g　浙贝母 9g

夏枯草 10g　生牡蛎 30g（先煎）　皂角刺 10g　生甘草 6g

14 剂，水煎服，日一剂。

2011 年 1 月 25 日二诊。服药后痤疮未见新发，仍有肿硬结节。舌红苔白，脉弦细。

处方：

上方去玄参、野菊花

加土茯苓 15g、茵陈 15g。

21 剂，水煎服，日一剂。

2011 年 2 月 15 日三诊。服药后痤疮新发减少，肿硬结节基本消散。舌红苔黄腻，脉细。

处方：

当归 10g　丹参 15g　赤芍 15g　生地 15g

玄参 15g　黄芩 10g　黄连 5g　野菊花 10g

蒲公英 15g　连翘 10g　白芷 10g　浙贝母 9g

夏枯草 10g　生牡蛎 30g（先煎）　皂角刺 10g　生甘草 6g

茵陈 20g　天花粉 15g　炙乳没各 6g

14 剂，水煎服，日一剂。

患者为青年女性，平素工作繁忙，气机郁结不畅，郁久化火，热毒内蕴，熏蒸头面而生痤疮，治以清热解毒，凉血散结。周教授治疗女性痤疮，与男性患者不尽相同，女性以血为本，痤疮多为血分热毒，故以养血凉血活血为主，常以养血补血的四物汤为基础方，再配伍五味消毒饮清热解毒，佐以化痰软坚，散结消肿之品白芷、皂角刺、夏枯草、生牡蛎、连翘、浙贝母等。

临 证 备 要

一、病因病机分析

隋·巢元方在《诸病源候论·面疱候》中说:"面疱者,谓面上有风热气生疱,头如米大,亦如谷大,白色者是。"描述了本病的症状。《外科正宗·肺风粉刺酒渣鼻》指出了病因和治法,如"肺风、粉刺、酒渣鼻三名同种,粉刺属肺,渣鼻属脾,总皆血热郁滞不散所致……内服枇杷叶丸,黄芩清肺饮"。《医宗金鉴·肺风粉刺》论述较为全面:"此证由肺经血热而成。每发于面鼻,起碎疙瘩,形如黍屑,色赤肿痛,破出白粉汁。日久皆成白屑,形如黍米白屑。宜内服枇杷清肺饮,外敷颠倒散,缓缓自收功也。"外涂化妆品刺激、某些化学因子或药物、情绪紧张等是本病的常见诱因。

从脏腑而论,肺主皮毛,患者肺经郁热,受风邪引动,上扰熏蒸头面,则发为痤疮。肺与大肠相表里,若饮食失宜,致大肠传导失常,可见排便困难,腑气不通,肺气不降,肺的宣降功能失常,皮毛郁滞,形成痤疮。脾胃是后天生化之源,脾主运化,胃主受纳、腐熟水谷,若患者嗜食肥甘,脾胃功能失常,湿热内蕴,上扰肌肤,可成痤疮。若脾气亏虚,运化失司,水湿内停,郁久化热,湿热蕴结,阻滞肌肤,亦可成痤疮。

从经络循行来看,痤疮形成与肺经、肝经联系密切。《灵枢·经脉》篇曰:"肝足厥阴之脉,起于大趾丛毛之际……上入颃颡,连目系,上出额,与督脉会于巅。其支者,以目系下颊里,环唇内。其支者,复从肝别贯膈,上注肺。"肝经有分支循行至面颊、口周、前额,肝上注于肺,二者相通,肺经之病与肝经之病相互影响,故痤疮的发生发展与肝密切相关。肝主疏泄、主藏血，若肝失疏泄，脾胃运化失常，食滞不消，日久化热，上熏头面，发为痤疮；肝脾不调，升降失常，郁久化火，煎灼津液成痰，痰热凝滞肌肤，发为痤疮。

二、辨证治疗要点

痤疮的发病群体以中青年居多，主要与饮食因素、情志因素密切相关。随着生活水平的提高，中青年人长期饮食肥甘厚味，肺胃积热，郁久化湿生痰，湿、热、痰、瘀凝滞肌肤，发为痤疮。现代社会工作、生活压力大，情绪紧张，肝气郁结，日久化热，熏蒸头面，发为痤疮。故在治疗上需重视清热解毒、凉血活血、疏肝解郁，在辨证论治的同时，还要注重生活调养，清淡饮食，条畅情志。

在临证用药上，周平安教授自拟痤疮方，以清热解毒，活血除疮，能够有效治疗痤疮，方药组成为蒲公英、金银花、野菊花、白芷、赤芍、甘草等。本方兼顾清热解毒，凉血活血，散结消肿，力求气血调和，使邪有出路。随证加减滋阴生津、健脾化湿、疏肝解郁、补血活血之品，使得邪去正安，痤疮自愈。方中金银花、连翘清热解毒，蒲公英清热解毒，散结消肿，配合使用，其清热解毒之力强，并能散结消肿；赤芍清热凉血，活血化瘀，清血分之热，常与白芍合用，一散一敛，白芍敛阴益营，赤芍散邪行血；白芷辛温，归肺、胃、大肠经，对于疮疡初起，红肿热痛者，可散结消肿止痛，无脓则散结消肿，有脓亦可排脓透散，在方中配伍清热解毒药物使用，透邪外出，促进痤疮消散。中焦热盛者，常配伍黄芩、黄连，苦寒而降，清热燥湿，泻火解毒，善除胃热，泻肝胆、大肠之火，增强清热解毒之力。

在临床治疗时，周教授特别强调要注重调和气血，《素问·调经论》篇指出："气血不和，百病乃变化而生"，营血运行于脉络之中，若内热蕴结，脉络不畅，皮毛郁滞，而发痤疮，故在治疗中需调和气血营卫，养血益营，凉血活血。常用桃仁配当归，养血补血，活血化瘀，使瘀血去，新血生，促进皮损消退，且桃仁、当归均有润肠通便之功，可使热毒从大便而排；当归配川芎，川芎辛温香窜，能伸能散，走而不守，上升巅顶，下行血海，旁达四肢，外彻皮毛，入血分理血中之气，当归以养血为主，川芎以行气为要，二者气血兼顾，相须为用；丹参配丹皮，清热解毒，凉血活血，清透血分郁热，促进皮损消退。部分患者的发病与气血虚弱，冲任失调有关，多伴有痛经、月经量少、月经后期等症状，治疗应以补气养血，调理冲任为要，用四物汤、八珍汤化裁，以益气养血，调补冲任。

第六节 耳 鸣

耳鸣是累及听觉系统的许多疾病不同病理变化的结果，病因复杂，机制不清，主要表现为无相应的外界声源或电刺激，而主观上在耳内或颅内有声音感觉，耳鸣可为单侧或双侧，也可为头鸣，可持续性存在也可间歇性出现，声音可以为各种各样，音调高低不等。在临床上它既是许多疾病的伴发症状，也是一些严重疾病的首发症状（如听神经瘤），常常是耳聋的先兆。

引起耳鸣的常见病因有：

1. 听觉系统疾病　①外耳：外耳道耵聍栓塞、肿物或异物。②中耳：各种中耳炎、耳硬化症。③内耳：梅尼埃病、突发性聋、外伤、噪声性聋、老年性聋等。

2. 全身性疾病　①心脑血管疾病、高血压、高血脂、动脉硬化、低血压等。②自主神经功能紊乱、精神紧张、抑郁等。③内分泌疾病：甲状腺功能异常、糖尿病等。④其他：神经退行性变（如脱髓鞘性疾病）、炎症（病毒感染）、外伤、药物中毒、颈椎病、颞颌关节性疾病或咬合不良等。

耳鸣主要依据患者的主诉及病史，即可诊断。

病案 1

闫某某，女，59岁。

2012年9月25日初诊。患者耳鸣反复发作14年，眩晕，睡眠不安，烦躁易怒，食少纳呆。舌红苔白，脉弦细。

处方：天麻钩藤饮加减

天麻10g　钩藤15g　黄芩10g　白芍15g

杜仲10g　益母草15g　葛根30g　川芎15g

川牛膝15g　生石决明30g（先煎）　磁石30g（先煎）
神曲10g

鸡内金10g　莱菔子10g　生甘草6g　生麦芽15g

14剂，水煎服，日一剂。

2012年10月9日二诊。患者服药后自觉耳鸣有所减轻，仍眩晕，睡眠不安，时有心悸。舌红苔微黄，脉弦细数。

处方：

上方去黄芩、益母草

加当归10g。

14剂，水煎服，日一剂。

2012年10月23日三诊。患者耳鸣减轻，睡眠时间增加，仍眩晕，颈项疼痛，转侧不利。舌黯红苔白，脉弦数。

处方：

天麻10g　钩藤15g　白芍15g　葛根30g

川牛膝15g　茺蔚子10g　杜仲10g　川芎15g

生石决明30g（先煎）　珍珠母30g（先煎）　磁石30g
（先煎）　神曲10g

鸡内金10g　莱菔子15g　生甘草5g　三七块10g

14剂，水煎服，日一剂。

患者郁怒伤肝，肝胆之气循经上逆，犯于清窍，故耳鸣、眩晕；火扰心神，神不守舍，故眠差、烦躁；肝木乘克脾土，脾气亏虚，故食少纳呆；舌红苔白，脉弦细均为肝阳上亢之征。治疗以平肝潜阳、开郁通窍为主。方中天麻、钩藤、白芍、川芎平肝息风，生石决明、磁石重镇潜阳，黄芩清热泻火，益母草活血利水，杜仲补益肝肾，川牛膝引血下行，神曲、鸡内金、莱菔子、生麦芽健脾消食。

病案2

刘某某，女，58岁。

2012年9月25日来诊。患者耳鸣、脑鸣12年，现耳鸣、脑鸣，听力下降，失眠，胃脘胀满，大便溏薄。舌黯红苔白，脉弦细。

处方：天麻钩藤饮加减

天麻10g　钩藤15g　杜仲10g　白芍15g

川芎15g　丹参15g　赤芍15g　当归10g

桑寄生15g　川牛膝15g　磁石30g（先煎）　生石决明30g（先煎）

神曲10g　葛根20g　羌活10g　酸枣仁30g

合欢花30g　蝉衣10g

28剂，水煎服，日一剂。

患者肝气郁结，清窍郁闭，故耳鸣、脑鸣，听力下降；肝气郁而化火，火扰心神，神不守舍，故失眠；肝木乘克脾土，中焦脾胃气机升降失常，湿浊阻滞，故胃脘胀满，大便溏薄；气机阻滞导致气血津液运行失常，血滞为瘀，故舌质黯红。治以平肝潜阳，养血柔肝，开郁通窍为主。方中天麻、钩藤、生石决明、杜仲、磁石、蝉衣、葛根、羌活平肝潜阳，息风通络，川牛膝引血下行，桑寄生补益肝肾，丹参、赤芍、白芍、当归、川芎养血活血，行气化瘀，神曲健脾消食，酸枣仁、合欢花疏肝解郁、宁心安神。

病案 3

陈某某，女，40 岁。

2012 年 5 月 8 日来诊。患者耳鸣二周，听力尚可，目眶暗黑，手指麻木，在外院耳鼻喉科诊断为"鼓膜内陷"。舌黯苔白，脉沉细。

处方：血府逐瘀汤加减

当归 10g　赤芍 15g　川芎 15g　生地黄 15g

丹参 15g　郁金 10g　香附 10g　红花 10g

益母草 15g　川牛膝 15g　蝉衣 10g　柴胡 10g

葛根 20g　枸杞子 15g　甘草 5g

14 剂，水煎服，日一剂。

患者肝郁气滞，气机阻滞导致气血运行失常，血滞为瘀，瘀血闭阻清窍，故耳鸣、目眶暗黑；瘀阻络脉，血液运行不畅，故手指麻木；舌黯苔白，脉沉细均为气滞血瘀之征。治疗以行气活血为主。方中当归、赤芍、川芎、丹参、郁金、香附、红花、益母草、柴胡等行气活血，川牛膝、枸杞子补益肝肾，蝉衣、葛根祛风通窍。

临 证 备 要

一、病因病机分析

在内科门诊就诊的耳鸣患者多为高龄老年患者，患有高血压、糖尿病、高脂血症等慢性疾患，耳鸣常伴有脑鸣，周教授认为，这类耳鸣患者由于久病年高，肝肾不足，阴虚阳亢，虚火循经上炎，而致耳鸣、脑鸣，甚则耳聋。正如《素问·六元正纪大论》所说："木郁之发……甚则耳鸣旋转"，《灵枢·海论》所说："髓海不足，则脑转耳鸣"，可见肝肾不足与耳鸣密切相关，肝肾功能失调易致耳鸣。《内经》时代已经奠定了耳鸣病因病机学基础，仍可用于指导临床实践。

临床上耳鸣常由多种原因引起，病因病机复杂，虚实夹杂多见。实证主要以肝火上扰、痰火郁结多见，虚证主要以肝肾亏虚、脾肾两虚为主。肝肾不足者多半阴虚阳亢，虚火上炎，甚则痰火郁结；脾肾两虚者常生湿化饮，水饮上蒙清窍，而致下虚上盛。反复发作，久治不愈，又可血瘀入络，病情更加复杂。

二、辨证治疗要点

周教授治疗耳鸣，喜用天麻钩藤饮加味，该方出自胡光慈主编的《中医内科杂病证治新义》，为肝肾亏虚，肝阳上亢，风阳上扰的头痛，眩晕而设，方中天麻、钩藤、石决明均有平肝息风之效，用以为君；山栀、黄芩清热泻火，使肝经不致偏亢，是为臣药；益母草活血利水，牛膝引血下行，配合杜仲、桑寄生能补益肝肾，夜交藤、朱茯神安神定志，俱为佐使药，合方平肝息风为主，配合补益肝肾，佐以清热活血，对于肝肾不足，阴虚阳亢的耳鸣、脑鸣亦有很好治疗效果。在临床应用时，周老师还常常配伍重镇潜摄的灵磁石、珍珠母；养血活血的当归、赤白芍、三七、丹参、红花；行气解郁的郁金、香附等。

对于脾肾两虚，水饮内停，上干清窍者，周教授喜用益气聪明汤加味，配合半夏白术天麻汤以燥湿化饮。

此外，周教授在耳鸣的治疗中还多配伍具有疏风作用的药物，这类药物味薄而气轻，药性升浮，可达高巅，能通能行，内达孔窍，外达腠理，能载药上行，常用葛根、柴胡、蝉衣、薄荷、升麻、桑叶、菊花、牛蒡子、白芷、蔓荆子、川芎等。周教授尤其喜用葛根，一般用量30g左右，葛根既能疏风发表，又能升清降浊，现代药理研究具有扩张血管的作用，可以改善微循环，有效缓解头晕头痛、耳鸣耳聋等症状。但风类药物大多味辛性燥，走窜力强，不宜久服，如久用或过量，容易伤阴耗气，临床应用时，药味不宜多，药量不宜大，且要注意配伍佐制，以免过燥伤阴，变生他证。

第七节 贫 血

贫血是以皮肤、眼结膜、口唇指甲苍白以及全身虚弱为主要特征的慢性疾患，从功能上讲，贫血可以定义为机体红细胞总量减少，不能对组织器官供氧的一种病理状态。凡单位体积血液中的血红蛋白水平、红细胞计数及血细胞比容低于可比人群正常值的下限即可认为有贫血存在。

贫血是继发于多种疾病的一种临床表现，类型较多，根据其发病机制可概括为红细胞生成不足或减少、红细胞破坏过多和失血三类，分述如下：

1. 红细胞生成不足或减少　红细胞生成起源于多能造血干细胞。红细胞生成素作用于红系定向祖细胞水平，促进红细胞生成。红细胞生成不足的常见机制有：①骨髓衰竭：包括造血干细胞数量或质量缺陷，如再生障碍性贫血及范可尼贫血；②无效造血：包括获得性和遗传性无效造血，前者如骨髓异常增生综合征，后者如先天性红系造血异常性贫血；③骨髓受抑：如肿瘤的放射治疗或化学治疗造成的血细胞损伤；④骨髓浸润：如血液恶性肿瘤、肿瘤骨髓转移、骨髓纤维化，可直接造成骨髓有效造血组织的减少；⑤造血刺激因子减少：如慢性肾功能衰竭所致的 Epo 合成减少；⑥造血微环境异常：造血微环境由多种基质细胞成分、非细胞性大分子生物活性物质、微循环、神经内分泌因子及其之间的复杂网络构成，为造血干细胞分化、发育、增殖和成熟提供必需的条件和场所，因目前无法模拟体内造血微环境的复杂体系，故对其在贫血发病中的确切意义尚所知甚少，但在某些贫血如再生障碍性贫血的发病中可能有一定的作用；⑦造血物质缺乏：叶酸和（或）维生素B_{12}缺乏导致细胞 DNA 合成障碍，引起巨幼细胞贫血。铁是合成血红蛋白的重要物质，铁缺乏可造成缺铁性贫血。

2. 红细胞破坏过多　此类贫血的共同特点是红细胞寿命缩短，称为溶血性贫血。红细胞破坏主要涉及红细胞内在和外在两种机制。①红细胞内在缺陷：红细胞基本结构包括细胞膜、代谢酶类和血红蛋白异常或缺陷均可造成其寿命缩短；②红细胞外在因素：基本可以分为免疫相关性和非免疫相关性。前者主要是通过体液免疫抗体介导红细胞破坏所致的一类溶血性贫血。后者包括多种非免疫因素，如物理、化学和生物因素等所致的溶血性贫血。

3. 失血　包括急性和慢性失血。急性失血主要造成血流动力学的变化，而慢性失血才是贫血最常见的原因。

贫血的临床表现：贫血导致向全身组织输氧能力的降低和组织缺氧，故可以引起多器官和系统的不同表现，如皮肤黏膜苍白，口唇甲床色淡，皮肤干枯无华；心率、呼吸加快；头痛、头晕、耳鸣、倦怠、记忆力减退；食欲减退、腹胀、恶心、便秘或腹泻；多尿、低比重尿、蛋白尿；月经周期紊乱、经少或闭经等。

实验室检查：

（1）全血细胞计数：为诊断贫血提供依据并可判断贫血的程度及受累细胞系，国内诊断贫血的标准定为：成年男性血红蛋白<120g/L，红细胞<4.5×10^{12}/L 及血细胞比容<0.42；成年女性血红蛋白<110g/L，红细胞<4.0×10^{12}/L 及血细胞比容<0.37。网织红细胞计数可以判断红细胞生成活性；红细胞指数、网织红细胞计数和血涂片形态学观察提供的信息，有助于初步确定追查贫血病因的方向。

（2）骨髓检查：有助于判断贫血的病因及机制，包括穿刺涂片和活检。溶血性贫血的红细胞生成明显活跃，髓细胞/红细胞比例可以倒置。再生障碍性贫血的骨髓造血活性全面降低，非造血细胞增多。白血病和其他血液系统恶性肿瘤的骨髓出现相应的肿瘤细胞，正常造血受到抑制。骨髓铁染色是评价机体铁储备的可靠指标。环形铁粒幼细胞见于 MDS 和铁粒幼细胞贫血。与骨髓穿刺相比，骨髓活检在有效造血面积评估、异常细胞浸润和分布以及纤维化诊断上更具优势。

诊断：根据临床表现和实验室检查结果，可对贫血作出诊断，但贫血只是一种症状，所以贫血的诊断过程更主要的是查明引起贫血的病因。

贫血可归属于中医学的"虚劳"、"血虚"、"萎黄"等范畴。

病案 1

杨某某，女，61 岁。

2012 年 4 月 24 日来诊。患者于外院诊断为慢性肾功能衰竭，肾性贫血，现患者腰、胁、肩关节，全身肌肉关节疼痛，腹胀，深呼气则胸痛，纳少，恶心，咽痒，咳嗽，少痰，畏寒怕冷。舌淡，苔白，脉沉细。

处方：十全大补汤化裁

生黄芪 20g　当归 10g　熟地黄 15g　白芍 15g

川芎 15g　党参 15g　炒白术 20g　茯苓 15g

灵芝 15g　香附 10g　元胡 10g　炙甘草 6g

淫羊藿 10g　穿山龙 15g　粉防己 15g

7 剂，水煎服，日一剂。

患者有慢性肾病多年，肾气不足，日久脾气亦虚，脾虚失运，气血生化乏源，则气血两虚，故出现贫血；肾主骨生髓，肾精亏耗，精血俱损，脾主四肢肌肉，脾肾两虚，可见关节肌肉疼痛，腹胀、纳少、恶心、畏冷，舌淡，苔白，脉沉细等症，辨证为脾肾两虚，气血双亏证，治以益气养血，滋补脾肾，方选十全大补汤加减。方中黄芪补气健脾以生血；当归、白芍补血活血、养血和营；党参、熟地黄益气养血；熟地配伍川芎、当归滋阴填精，与白芍合用，养血补髓；白术、茯苓益气健脾；佐以川芎活血行气使气血补而不滞，诸药合用气血双补；更配伍灵芝补气健脾，纳气平喘；元胡、香附、穿山龙、粉防己理气通络止痛。

病案 2

蒋某某，男，58 岁。

2012 年 12 月 18 日来诊。患者于外院诊断为骨髓增生异常综合征，现全血贫，心悸心慌，气短乏力，头颈颤动，下肢浮肿。舌淡嫩，苔白腻，脉沉细而弱。

处方：归脾汤化裁

生黄芪 30g　当归 10g　鸡血藤 30g　大枣 15g

党参 15g　炒白术 15g　淫羊藿 10g　巴戟天 10g

女贞子 15g　枸杞子 15g　菟丝子 15g　肉桂 6g

熟地黄 15g　肉苁蓉 15g　炙甘草 6g　鹿角胶 10g（烊化兑服）

14 剂，水煎服，日一剂。

患者久病，耗伤肾精，脾胃功能失常，气血生化乏源，心脉失养、肝失濡润、肾阳衰惫，故见心慌、气短、头颤、肢肿，舌淡嫩，苔白腻，脉沉细弱等心肝脾肾虚损，气血阴阳匮乏之象，辨证为脾肾气血两虚证，治以益气养血，阴阳双补，方选归脾汤化裁。方中生黄芪、党参、白术、炙甘草甘温，补益脾气，使气旺而血生；当归、大枣、鸡血藤补血养血，与补气药合用，补气以生血；淫羊藿、肉苁蓉、巴戟天、菟丝子、肉桂补肾助阳，益精生髓；熟地黄、女贞子、枸杞子滋养肝肾之阴；鹿角胶乃血肉有情之品，补肝肾，壮元阳，益精血，诸药合用，益气养血，阴阳双补。

病案 3

王某，女，64 岁。

2011 年 6 月 10 日初诊。患者 2011 年 6 月 7 日检查血常规发现 HGB 64g/L，患者面色萎黄，心悸心慌，不思饮食，纳少，颜面下肢水肿。舌淡嫩，苔白，脉细数。既往有甲状腺功能减低病史。

处方：归脾汤化裁

生黄芪 30g　当归 10g　党参 15g　炒白术 15g

熟地黄 15g　白芍 15g　淫羊藿 10g　巴戟天 10g

枸杞子 15g　川芎 10g　炙甘草 6g　大枣 15g

枳壳 15g　灵芝 15g　肉桂 6g　鹿角胶 10g（烊化兑服）

14 剂，水煎服，日一剂。

2011 年 6 月 17 日二诊。6 月 16 日复查血常规：RBC 1.75×10^{12}/L，HGB 44g/L，HCT 0.153，MCH 25.1pg，MCHC 288g/L。现患者头晕心慌，体倦乏力，肢体浮肿，面色萎黄，有少量腹水。舌淡嫩，苔白，脉细数无力。

处方：

上方加代赭石 30g（打碎先煎）。

7 剂，水煎服，日一剂。

2011 年 7 月 1 日三诊。患者于人民医院就诊，明确诊断为"缺铁性贫血"。现患者腹胀减轻，食欲好转，下肢水肿减轻。舌淡红，苔白，脉细数。

处方：

生黄芪 30g　当归 10g　白芍 15g　川芎 10g

生地黄 15g　熟地黄 15g　苍术 30g　白术 30g

淫羊藿 10g　巴戟天 10g　女贞子 15g　枸杞子 15g

　　枳壳 10g　鸡血藤 30g　大枣 15g　鹿角胶 10g（烊化兑服）

　　党参 15g　人参粉 3g（冲服）

14 剂，水煎服，日一剂。

2011 年 7 月 12 日四诊。7 月 7 复查血常规示：RBC 3.16 ×10^{12}/L，HGB 84g/L，HCT 0.29。服药后食欲持续好转，食量增加，身热，面部红疹。舌质淡黯，苔薄，脉细滑。

　　处方：

　　上方去淫羊藿、人参

　　加怀牛膝 10g，盐知母、盐黄柏各 6g。

14 剂，水煎服，日一剂。

　　患者不明原因贫血，伴见纳少，面色萎黄，心悸，下肢水肿，舌淡嫩，苔白，脉细数等气血生化乏源、心神失养之象，辨证为心脾气血两虚证，治以益气补血，补益脾肾，方选归脾汤化裁。方中生黄芪、党参、白术、炙甘草甘温，补益脾气以生血，气旺而血生；当归补血活血，与黄芪合用，补气以生血；四物汤补血生血；淫羊藿、巴戟天、肉桂、枸杞子补肾阳，益精血，助肾化生精血；灵芝补气健脾，调理脾胃，以生化气血；鹿角胶补肾阳，益精血，滋补先天之精以化生精血；枳壳理气宽中，防止滋腻碍胃。二诊时患者血红蛋白持续下降，建议患者到血液科就诊，以明确诊断，同时加用代赭石以凉血止血，防止出血。三诊患者明确诊断为缺铁性贫血，服药后症状有所减轻，上方加熟地黄、苍术、女贞子、鸡血藤、人参以兼顾脾肾，共奏益气养血，补养脾肾，滋阴助阳之功。四诊患者服药后红细胞、血红蛋白均有所上升，治疗有效，继服上方，加牛膝、盐知柏，入肾经，引药下行以滋肾阴，降虚火。

病案 4

　　张某，男，26 岁。

2011 年 11 月 11 日来诊。患者于外院诊断为"阵发性睡眠性血红蛋白尿"1 年余，经常出现"酱油色尿"，几乎每月要输血一次（每次输血 1200ml），2011 年 2 月 24 日检查结果：尿含铁血黄素阳性，红细胞 CD59 比例 21.49%（<5%），粒细胞 CD59 比例 90.38%（<5%），红细胞 CD55 比例 30.05%（<5%），粒细胞 CD55 比例 93.17%（<5%），结论：红细胞和粒细胞 CD59、CD55 比例均明显高于正常。现每天服甲强龙 10 片治疗。舌黯红，苔微黄，脉虚大无力。既往再生障碍性贫血 8 年余。

处方：

生黄芪 30g　生晒参 10g（另煎冲兑）　生地炭 15g　白及 10g

仙鹤草 15g　补骨脂 15g　小蓟 15g　生甘草 10g

山萸肉 10g　升麻炭 15g　银花炭 15g　三七粉 3g（冲服）

大黄炭 10g　阿胶 10g（烊化兑服）

7 剂，水煎服，日一剂。

患者长期反复大量失血，气血耗伤，可见舌黯红，苔微黄，脉虚大无力之气血亏虚，瘀热内停之象，辨证为气虚血脱证，治以大补元气，活血止血。方中生黄芪、生晒参大补元气，益气摄血，补气行滞；诸药炭炒增强收敛止血的作用，生地炭、银花炭、升麻炭、小蓟凉血收敛止血；大黄炭、三七粉化瘀止血，涤荡瘀血，瘀去新生，邪不留存，从而达到止血目的；白及收敛止血；仙鹤草补虚止血；阿胶补血滋阴止血；补骨脂、山萸肉补益肾阳肾精，助肾生精化髓，生甘草缓和药性，调和诸药。

病案 5

张某某，女，22 岁。

2012 年 3 月 23 日来诊。患者近两年来月经周期后延，每次行经淋漓不断，20多天始净，末次月经2月20日，至今未净。3月22日子宫B超示：右卵巢显示不清，子宫体积稍大，宫颈内多发不规则无回声区，右侧附件区（33mm×30mm）无回声区，呈圆形，性质待定。血常规示：HGB 88g/L。患者不思饮食，倦怠乏力，皮肤面色㿠白无华，心悸心慌，近日感冒鼻塞。舌淡胖，苔白，脉细数。

处方：归脾汤合胶艾汤化裁

生黄芪30g　当归10g　党参15g　白芍15g

仙鹤草30g　熟地黄15g　炒白术10g　川芎10g

益母草20g　贯众炭10g　艾叶炭6g　炮姜炭6g

鸡血藤30g　阿胶10g（烊化兑服）　大枣15g　三七粉3g（冲服）

14剂，水煎服，日一剂。

患者月经周期不规律，行经淋漓不断，经血量多，日久损伤气血，气血不足，心脾失养，故见不思饮食，倦怠乏力，面色㿠白无华，心悸，舌淡胖，苔白，脉细数等脾虚气血生化乏源之象。辨证为心脾气血两虚证，治以益气健脾、养血止血，方选归脾汤合胶艾汤化裁。方中生黄芪、党参、白术补益脾气以生血；大枣、当归、鸡血藤补血活血，与黄芪合用，补气生血；四物汤化裁为胶艾汤，养血止血调经，阿胶滋阴补血止血；仙鹤草补虚止血；益母草、三七粉行血祛瘀止血；贯众炭凉血止血；艾叶炭、炮姜炭温经止血。诸药合用，补气以生血，止血而不留瘀。

临 证 备 要

一、病因病机分析

虚劳的病因多种多样，无论先天不足，或后天失养，或大病久病，引起脏腑气血阴阳的亏虚，日久不复，均可致虚劳。其常见病因病机有：①饮食失宜，或食物摄入不足，营养缺乏；或妇女妊娠及婴幼儿需要增多，而摄入不足；或饮食单一，过于偏食，均可致水谷精微不足，气血生化乏源而发生血虚贫血。②脾胃虚弱，饮食无度，暴饮暴食，或劳倦思虑过度，或肝胆之疾横犯脾胃，或素体脾胃不足，使脾胃受纳运化功能不足，气血生化之源匮乏，渐至气血虚损，而成血虚贫血。③肾精不足，肾为先天之本，藏精生髓，而精血同源，肾精不足，则生血功能不旺。由于父母体弱，或胎中失养，而先天禀赋不足，或早婚多育，房劳过度，或烦劳太过，或久疾伤肾，均可使肾气虚衰，肾精不足，精不化血，导致血虚贫血。④失血过多，凡因各种出血病证，量多或持久者皆可致血虚。由于感受外邪，损伤血络；或饮酒过多，嗜食辛辣厚味，滋生湿热，灼伤血络；或劳倦过度，伤及脾气，气虚不摄；或久病、热病之后，伤阴血、生内热，阴虚内热、灼络血溢；或久病入络，血脉瘀阻，血不归经。以上诸多病因，均可使血不循经，溢于脉外而为出血，反复失血，可导致血虚贫血。⑤虫积于内，由于居处不洁，接触含有钩虫蚴的泥土，钩虫蚴从皮肤侵入，伏于肠中发育成虫，一则损伤脾胃，扰乱胃肠气机、运化失司，二则虫居于肠中，吸食水谷精微，耗伤人体气血，三则虫伏于内，伤及脉络，导致失血、形成血虚贫血。

二、辨证治疗要点

中医学对血的生成，早在《黄帝内经》中即有阐述："中焦受气，变化而赤，是谓血。"《张氏选通》有云："气不耗，归精于肾而为精，精不泄，归精于肝而化精血。"可见血的来源，一是脾胃后天之本，吸收水谷精微，化为营气，注于血脉，化而为血；二是由肾精转化而成，因肾藏精，主骨生髓，精血同源，互相转化，互相滋生，肾精充沛，可化生精血。

　　因此在贫血的临床治疗中，周平安教授提倡脾肾双补，既补养先天肾精生髓化血之本，又补益后天脾胃气血生化之源，以健脾益气，补肾填精立法。选方时，补益脾气多采用归脾汤化裁，益气以补血，健脾养心。或选用气血双补的十全大补汤加味，益气健脾以生血，即《温病条辨·治血论》之意："善治血者，不求之有形之血，而求之无形之气。"方中用黄芪、党参、白术、茯苓、甘草健脾益气，当归、白芍、熟地、川芎补血养血，黄芪配当归为当归补血汤，益气以生血，合方益气生血，养血和营，补而不滞，温而不燥，是益气生血的良方。

　　补肾填精常用二仙汤，左归饮、右归饮加减，常用淫羊藿、肉苁蓉、巴戟天、菟丝子、肉桂以补肾助阳，益精生髓；熟地黄、女贞子、枸杞子以滋养肝肾之阴；同时可加用鹿角胶、龟板胶、阿胶等血肉有情之品，以补肝肾，壮元阳，益精血，发挥补肾填精，益髓生血的作用。

　　对于月经过多所致的血虚诸证，当注重养血调经。张景岳指出："调经之要，贵在补脾胃以资血之源，养肾气以安血之室。知斯二者，则尽善矣。"女子月经过多则耗血太过，无以滋养先天之本，故致肾精亏虚，脾脏失养，而脾胃为气血生化之源，脾虚则生化不足，直接影响血液的化生，同时气虚则血溢脉外，更致本病加重。肾气，乃肾精所化之气，肾精不足则肾气虚，肾阳不足，不能温煦脾阳，亦致中阳不振，气血生化不足。治疗上以四物汤为基础方，或化裁为胶艾汤，或以归脾汤加减，益气健脾，养血止血。

　　同时，在治疗中需注意标本缓急，对于急性出血患者，以止血为第一要务，及时明确病因，必要时采取西医治疗；慢性患者可补益脾肾、气血双补，补益先天后天，增益生化之源。